Zugänge medizinischen Personals zur Patientensicherheit

Bedarfsanalyse und Entwurf
eines integrierten Lehrprojekts
für die medizinische Lehre

Inauguraldissertation zur
Erlangung des Doktorgrades
der Universität zu Köln

2016

vorgelegt
von

Michael Rosentreter M.A.
aus
Mönchengladbach

Referent: Herr Prof. Dr. Frank Schulz-Nieswandt
Korreferent: Herr Prof. Dr. Holger Pfaff

Tag der Promotion: 7. Februar 2017

Michael Rosentreter

Patientensicherheit lehren

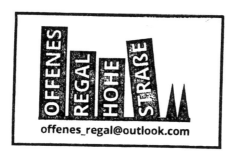

Organisation und Individuum

herausgegeben von

Prof. Dr. Frank Schulz-Nieswandt
(Professur für Sozialpolitik
und Methoden der qualitativen Sozialforschung
im Institut für Soziologie und Sozialpsychologie
der Wirtschafts- und Sozialwissenschaftlichen Fakultät
der Universität zu Köln)
und

Prof. Dr. Holger Pfaff
(Institut für Medizinsoziologie, Versorgungsforschung
und Rehabilitationswissenschaft (IMVR)
der Humanwissenschaftlichen Fakultät
und der Medizinischen Fakultät der Universität zu Köln)

Band 8

LIT

Michael Rosentreter

Patientensicherheit lehren

Bedarfsanalyse und Konzeption eines
integrierten Lehrprojekts für die medizinische Ausbildung

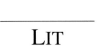

Gedruckt auf alterungsbeständigem Werkdruckpapier entsprechend
ANSI Z3948   DIN ISO 9706

Bibliografische Information der Deutschen Nationalbibliothek
Die Deutsche Nationalbibliothek verzeichnet diese Publikation in der
Deutschen Nationalbibliografie; detaillierte bibliografische Daten sind
im Internet über http://dnb.d-nb.de abrufbar.

ISBN 978-3-643-13761-6
Zugl.: Köln, Univ., Diss., 2016 u. d. T.: *Zugänge medizinischen Personals zur Patientensicherheit. Bedarfsanalyse und Entwurf eines integrierten Lehrprojekts für die medizinische Lehre*

© **LIT** VERLAG Dr. W. Hopf Berlin 2017
Verlagskontakt:
Fresnostr. 2   D-48159 Münster
Tel. +49 (0) 2 51-62 03 20
E-Mail: lit@lit-verlag.de   http://www.lit-verlag.de

Auslieferung:
Deutschland: **LIT** Verlag Fresnostr. 2, D-48159 Münster
Tel. +49 (0) 2 51-620 32 22, E-Mail: vertrieb@lit-verlag.de
E-Books sind erhältlich unter www.litwebshop.de

Danksagung

Ganz besonders danke ich meinem Doktorvater Herrn Professor Dr. Schulz-Nieswandt für seine fordernde und förderliche Art der Betreuung und meinem Zweitgutachter Herrn Professor Dr. Holger Pfaff für seine Ermutigung.

Herrn Professor Dr. mult. Dominik Groß vom Institut für Geschichte, Theorie und Ethik der Medizin an der RWTH Aachen danke ich für die mir zugestandene wissenschaftliche Freiheit, zur Patientensicherheit zu forschen und zu lehren. Ebenfalls möchte ich meinen damaligen Institutskollegen und -kolleginnen für die Unterstützung bei der Durchführung der Befragung in ihren Seminaren sowie den Studierenden für ihre Teilnahme danken.

Außerdem habe ich meinem Freund, Herrn PD Dr. Christoph Schweikardt für seinen Zuspruch und seine kritischen Anmerkungen aus ärztlicher Perspektive zu danken sowie vor allem meiner Ehefrau Maria Klassen für ihre Geduld, ihr Lektorat und ihre kritischen Einwände, wenn ich Sachverhalte verkomplizierend formuliert habe.

Köln, den 7. Februar 2017
Michael Rosentreter

Inhaltsverzeichnis

Inhaltsverzeichnis VII
Abbildungsverzeichnis XII
Tabellenverzeichnis XIII
Abkürzungsverzeichnis XIV

Einführung 1

A Patientensicherheit – Problembeschreibung und Methode 5
1 Patientensicherheit durch Lernen aus Fehlern 5
2 Forschungsstand zu Patientensicherheit und Sicherheitskultur ... 18
   2.1 Konzepte in der Patientensicherheit 19
   2.2 Forschungsstand zur Aus- und Weiterbildung 30
3 Methode, Fragestellung und Ausblick 43

B Bedarfsanalyse: Eine Bestandsaufnahme 55
1 Epidemiologie und Ausbildungsangebot 55
   1.1 Begrifflichkeit und Fehlerhäufigkeit 56
   1.2 Lehrinitiativen in Deutschland 59
2. Bedarf: Stellungnahmen aus Politik und Verbänden 64
   2.1 International: Weltgesundheitsorganisation und
       Europäische Union 65
   2.2 Nationale Politik: Sachverständigenrat und
       Gemeinsamer Bundesausschuss 70
   2.3 An der Basis: Patientensicherheit-Korporationen und
       Bundesärztekammer 74
3 Defizite: Behandlungsfehlerstatistik und Studierendenwissen ... 79
   3.1 Behandlungsfehler-Begutachtung der Ärztekammern
       und Krankenkassen 80
       3.1.1 Struktur und Verfahren 81
       3.1.2 Statistiken 85
   3.2 Studierendenwissen: Ergebnisse einer Befragung
       im 10. Semester 90
       3.2.1 Fragestellung, Methode und Stichproben-
            beschreibung 92
       3.2.2 Ergebnisse: Wissen und Risikobewusstsein 95
       3.2.3 Ergebnisse: Einstellungen und Bedarf 102
       3.2.4 Ergebnisse: Akzeptanz des Aachener Lehrprojekts .. 104
       3.2.5 Diskussion: Methode und Befund 107

4 Vorstellung und Evaluation des Aachener
  Lehrprojekts Patientensicherheit 111
  4.1 Kontext 111
  4.2 Seminarkonzeption 113
  4.3 Evaluationsergebnisse: Lernerfolg und Lehre 117
5 Fazit der Bedarfsanalyse 120

**C Bedingungsanalyse: Medizinische Versorgung und
  Ausbildung in Deutschland 129**
1 Bedingungen und Praxis der medizinischen Versorgung
  in Deutschland 131
  1.1 Verfassungsrechtliche Grundlagen des Sozialstaates 132
  1.2 Sozialversicherungen – Solidarität als gesellschaftlicher
      Konsens 135
  1.3 Die Stellung der Ärzte in der medizinischen Versorgung 144
      1.3.1 Ärzte und Ärztinnen in Praxen 146
      1.3.2 Ärzte und Ärztinnen in Krankenhäusern 150
2 Charakteristika des therapeutischen Verhältnisses 156
  2.1 Expertenstatus und Expertenmacht der Ärzte 157
  2.2 Von der Arztwahl zum Behandlungsvertrag 167
  2.3 Patientenautonomie im ambulanten Therapieverhältnis 172
  2.4 Rollenzuweisung und Machtverteilung in der
      stationären Versorgung 175
3 Die medizinische Ausbildung – Vom Studium zum
  lernenden Arzt 182
  3.1 Medizinstudium im Aufbruch? 183
  3.2 Auswahlverfahren 188
  3.3 Regelstudiengang 189
  3.4 Reform- und Modellstudiengänge 194
  3.5 Fachärztliche Weiterbildung 197
  3.6 Kontinuierliche Fortbildung (CME) 199
4 Paradigmenwechsel und Wandel in
  der Gesundheitsversorgung 202
  4.1 Medizinisch-technischer Fortschritt 205
  4.2 Demographische Entwicklung 208
  4.3 Marktwirtschaftlicher Wettbewerb im
      Gesundheitssystem 212
  4.4 Gesellschaftlicher Wandel 215
5 Fazit der Bedingungsanalyse 218

D Sicherheitskultur: Der Umgang mit Fehlern 225
1 Fehlerentstehung, Ansätze zur Erklärung menschlicher
   Fehlleistungen 226
   1.1 Anthropologische Konstanten 230
        1.1.1 Evolution und Kultur 231
        1.1.2 Evolutiv-kognitive Erklärungen 233
   1.2 Soziologie des Handelns in komplexen Systemen 239
        1.2.1 Soziales Handeln 239
        1.2.2 Normen, Regeln und Routinen 241
        1.2.3 Handlungssituation und Systemkomplexität 243
   1.3 Menschliches Versagen: Kognition, Problemlösen und
        Fehlleistungen 249
        1.3.1 Problemlösen und Fehlleistungen 250
        1.3.2 Das Generische Fehler-Modellierungs-System 255
   1.4 Schwachstellen: Fehlerketten, Sicherheitsbarrieren und
        Unfälle 258
        1.4.1 Menschliche Faktoren und Systemschwächen 259
        1.4.2 Integrierte Perspektive und Implikationen für
               die Ausbildung 263
2 Sicherheit und Schadensfolgen 267
   2.1 Sicherheit 268
   2.2 Die Perspektive der betroffenen Patienten 269
   2.3 Die Perspektive des beteiligten medizinischen Personals 272
   2.4 Ökonomische Folgen: Krankenhäuser und
        Haftpflichtversicherer 274
3 Fehlleistungen vermeiden – aus Fehlern lernen 278
   3.1 Grundlegende Annahmen zum Lernen aus Fehlern und
        Risiken 279
   3.2 Bewusstsein und Handeln 282
   3.3 Organisation und Lernen 283
        3.3.1 Organisationsentwicklung und Lernende
               Organisation 286
        3.3.2 Lernpotenziale von Fehlern nutzen 288
4 Fazit 291

**E Curriculumanalyse: Synopse vorhandener Anleitungen und
    Lehrpläne** 295
1 Handreichungen, Lehrpläne und Lernzielkataloge zur
   Patientensicherheit 296

2	Weltgesundheitsorganisation: *WHO Patient Safety Curriculum Guide for Medical Schools*	300
	2.1 Abschnitt A: Teachors Guide	301
	2.2 Abschnitt B: Curriculum Guide – Introduction	305
	2.3 Abschnitt B: Curriculum Guide – Topics	307
	2.4 Anmerkungen zum WHO Curriculum Guide	309
3	Ärztliches Zentrum für Qualität in der Medizin/ Bundesärztekammer: *CME-Concept for Patient Safety/ Fortbildungskonzept Patientensicherheit*	310
4	Schweizerische Akademie der Medizinischen Wissenschaften: *Ausbildung und Weiterbildung in Patientensicherheit und Fehlerkultur*	314
5	European Union Network For Patient Safety (EuNetPaS): *A General Guide for Education and Training in Patient Safety*	318
6	Aktionsbündnis Patientensicherheit (APS): *Wege zur Patienten-sicherheit. Lernzielkatalog für Kompetenzen der in Patientensicherheit*	324
7	Medizinischer Fakultätentag und Gesellschaft für Medizinische Ausbildung: N*ationaler Kompetenzbasierter Lernzielkatalog Medizin* (NKLM)	330
8	Fazit	335
F	**Begründung der Lernziele und des Humanistischen Bildungsansatzes**	**343**
1	Bestimmung der Richtziele entlang eines therapeutischen Habitus	345
	1.1 Theoretische Grundlagen: Habitus, Humankapital, Sozialisation	345
	1.2 Theoretische Grundlagen: Kompetenzen, Kognitiver Stil	349
	1.3 Entwurf eines therapeutischen Habitus	353
	1.4 Richtziele des Lehrkonzepts Patientensicherheit	360
2	Bestimmung der Grobziele entlang eines Handlungsmodells	364
	2.1 Begründung der Notwendigkeit hermeneutischer Kompetenz	364
	2.2 Modell hermeneutischer Handlungskompetenzen	367
	2.2.1 Motivation: Verantwortungsgefühl und (Wert-)Orientierung	369

    2.2.2 Entscheiden: Reflexionsfähigkeit und Urteilskraft 370
    2.2.3 Soziales Handeln: Kommunikation und Patienten-
         orientierung 372
3 Bildungstheoretische Begründung des Humanistischen
   Bildungsansatzes 373
   3.1 Hermeneutik als Methode: Denken 373
   3.2 Medizin und Mensch: Handeln 375
   3.3 Bildung und Wissenschaft: Person 377
4 Fazit 379

G Entwurf des integrierten Lehrkonzepts Patientensicherheit 383
1 Kontextuelle Bedingungen: Medizinische Fakultäten und
   Medizinstudium 385
2 Didaktischer Ansatz und methodische Prinzipien 388
   2.1 Allgemeindidaktische Überlegungen 389
       2.1.1 Allgemeine Prinzipien des Lehrkonzepts 390
       2.1.2 Bildungsinhalte des Lehrkonzepts 392
   2.2 Fachdidaktische Überlegungen 393
   2.3 Formale Aspekte und Organisation 398
       2.3.1 Verortung eines Faches Patientensicherheit 398
       2.3.2 Zielgruppe und Lernort 399
       2.3.3 Lehrpersonal und Qualifikation 400
       2.3.4 Lernerfolgskontrollen 402

*Exkurs: Beispiel einer integrierten Unterrichtseinheit: Macht
und Verantwortung* 403

3 Aufbau des Lehrkonzepts und Begründung der Lerninhalte 404
   3.1 Medizinstudium und Praktisches Jahr 406
   3.2 Ärztliche Weiterbildung 417
   3.3 Medizinische Fortbildung und die Bedeutung sozialer
       Netzwerke 424

H Zusammenfassung der Ergebnisse und Diskussion 429
1 Ergebnisse 429
2 Diskussion 434

Literaturverzeichnis 443

XII

Anhang
A Übersicht Lehrangebote Medizinischer Fakultäten
   zur Patientensicherheit 2006-2015 490
B Behandlungsfehlerstatistik Gutachter- und Schlichtungsstellen
   und Behandlungsfehlerbegutachtung des MDK 492
C Fragebogen – Studierendenwissen und Einstellungen zur
   Patientensicherheit 494
D WHO-Methodenempfehlungen für die Lehre 498
E WHO-Empfehlungen zur Lernerfolgskontrolle 500
F Vergleichende Übersicht der Curricula und Lernzielkataloge 502
G Literaturempfehlungen zur Vorbereitung eines Lehrprojekts
   Patientensicherheit 506
H Beispiel eines Modulplans für das Aufbaumodul A2 514

Abbildungsverzeichnis

Abbildung 1: Studierendenbefragung, Wahrheitsgehalt von
              Aussagen zur Patientensicherheit 97
Abbildung 2: Studierendeneinschätzung klinischer Risikoprofile 100
Abbildung 3: Stufen der Entscheidungsfindung und kognitive
              Abkürzungen nach Rasmussen und Jensen, 1974 254
Abbildung 4: Phasen des Modells hermeneutischer Handlungs-
              kompetenzen 368

Tabellenverzeichnis

Tabelle 1:	Studierendenbefragung, Wissen PaS, Häufigkeit richtiger Antworten	98
Tabelle 2:	Studierendenbefragung, Risikoeinschätzung, Verteilung übereinstimmender Antworten	101
Tabelle 3:	Studierendenbefragung. Lehrangebot Patientensicherheit, Einstellungen und Bedarf	103
Tabelle 4:	Studierendenbefragung, Gründe für die Nichtteilnahme am Seminar, Mehrfachantworten	105
Tabelle 5:	Studierendenbefragung, Themen für ein begleitendes Lehrangebot im PJ	107
Tabelle 6:	Seminarkonzeption des Aachener Lehrprojekts Patientensicherheit	116
Tabelle 7:	Lerneffekte im Aachener Seminar PaS und AMTS (Selbsteinschätzung)	118
Tabelle 8:	Dimensionen des Umgangs mit Fehlleistungen	280
Tabelle 9:	Methoden und Arrangements für die Lehre in der Patientensicherheit	304
Tabelle 10:	Module und Inhalte des Fortbildungskonzepts Patientensicherheit (ÄZQ/ BÄK)	312
Tabelle 11:	SAMW Aus- und Weiterbildung, Themengebiete, Inhalte, Lernformate	316
Tabelle 12:	Lernziele in Handreichungen, Curricula und Lernzielkatalogen zur Ausbildung Patientensicherheit	336
Tabelle 13:	Modulübersicht des integrativen Lehrkonzepts Patientensicherheit	405

III Abkürzungsverzeichnis

AGG	Gleichbehandlungsgesetz
ÄAppO	Approbationsordnung für Ärzte
AGnES	Arztentlastende Gemeindenahe E-Health-gestützte Systemische Intervention
AMTS	Arzneimitteltherapiesicherheit
AOK	Allgemeine Ortskrankenkassen
APS	Aktionsbündnis Patientensicherheit
ÄQM-RL	Änderung der Qualitätsmanagementrichtlinie
AWMF	Arbeitsgemeinschaft der Wissenschaftlichen Medizinischen Fachgesellschaften
ÄZQ	Ärztliches Zentrum für Qualität in der Medizin
BÄK	Bundesärztekammer
BÄO	Bundesärzteordnung
BGB	Bürgerliches Gesetzbuch
BKK	Betriebskrankenkassen
BMG	Bundesministerium für Gesundheit
BMJ	Bundesministerium der Justiz
BMV-Ä	Bundesmantelvertrag Ärzte
CIR	Critical Incident Reporting
CIRS	Critical Incident Reporting System → MERS
CME	Continuing Medical Education
CP	Credit Points → ECP
CRM	Crew Resource Management
CRMT	Crew Resource Management-Training
DRG	Diagnosis Related Group, Diagnosebezogene Fallgruppen
EbM	Evidence Based Medicine, Evidenzbasierte Medizin
EBM	Einheitlicher Bewertungsmaßstab (in der ärztlichen Vergütung)
ECP	European Credit Points → CP

ECTS	European Credit Transfer (and Accumulation) Systems
EU	Europäische Union
EuNetPaS	European Union Network for Patient Safety
EWR	Europäischer Wirtschaftsraum
G-BA	Gemeinsamer Bundesausschuss
GBE	Gesundheitsberichterstattung des Bundes
GG	Grundgesetz
GKV	Gesetzliche Krankenversicherung
GKV-SV	GKV-Spitzenverband
GKV-WSG	GKV-Wettbewerbsstärkungsgesetz
GKV-FQWG	GKV-Finanzstruktur- und Qualitäts-Weiterentwicklungsgesetzes
GMA	Gesellschaft für Medizinische Ausbildung
GMG IV	Gesetz zur Modernisierung der gesetzlichen Krankenversicherung IV
GOÄ	Gebührenordnung der Ärzte
GuS-Stellen	Gutachterkommissionen und Schlichtungsstellen der Landesärztekammern
HRG	Hochschulrahmengesetz
HRO	High Reliability Organization
HVM	Honorarverteilungsmaßstab
IfPS	Institut für Patientensicherheit
IGeL	Individuelle Gesundheitsleistungen
InEK	Institut für das Entgeltsystem im Gesundheitssystem
KAiG	Konzertierte Aktion im Gesundheitswesen
KBV	Kassenärztliche Bundesvereinigung
KHEntgG	Krankenhausentgeltgesetz
KHG	Krankenhausfinanzierungsgesetz
KQM-RL	Krankenhäuser-Qualitätsmanagement-Richtlinie
kRM	Klinisches Risikomanagement
KV	Kassenärztliche Vereinigung
m	Arithmetischer Mittelwert (engl. *mean*)

MBO-Ä	(Muster-)Berufsordnung der Ärzte
MFO	(Muster-)Fortbildungsordnung
MWBO	(Muster-)Weiterbildungsordnung
MCQ	Multiple Choice Question
MDK	Medizinischer Dienst der Krankenkassen
MEQ	Modified Essay Question
MERS	Medical Error Reporting System → CIRS
MFT	Medizinischer Fakultätentag
MGV	Morbiditätsbedingte Gesamtvergütung
MINT	Mathematik, Informatik, Naturwissenschaft und Technik
MME	Master of Medical Education
NC	Numerus Clausus
NKLM	Nationaler Kompetenzbasierter Lernzielkatalog Humanmedizin
NKLZ	Nationaler Kompetenzbasierter Lernzielkatalog Zahnmedizin
PaS	Patientensicherheit
OSCE	Objective structured Clinical Examination
PaSQ	European Union Network for Patient Safety and Quality of Care
PCCL	Patient Clinical Complexity Level
PJ	Praktisches Jahr; letzter, praktischer Ausbildungsabschnitt des Medizinstudiums
PKV	Private Krankenversicherung
POL	Problemorientiertes Lernen
PSI	Patientensicherheitsindikatoren
PSQCWG	Patient Safety and Quality of Care Working Group/ Arbeitsgruppe „Patientensicherheit und Qualität der Pflege" der Europäischen Kommission
QM	Qualitätsmanagement
QP	Qualifikationsprofil
RLV	Regelleistungsvolumen

RSA	Risikostrukturausgleich
RWTH	Rheinisch-Westfälische Technische Hochschule Aachen
SAMW	Schweizerische Akademie der Medizinischen Wissenschaften
SBA	Short Best Answer Paper
SBL	Simulationsbasiertes Lernen
SBME	Simulation based Medical Education
SfH	Stiftung für Hochschulzulassung (ehem. → ZVS)
SGB	Sozialgesetzbuch
stddev	Standardabweichung (engl. *standard deviation*)
SVR-G	(seit 1988: SVR-G) Sachverständigenrat für die Begutachtung der Entwicklung im Gesundheitswesen
UE	Unerwünschte Ereignisse in der Medizin
Verah	Versorgungsassistentin in der Hausarztpraxis
VUE	Vermeidbares Unerwünschte Ereignisse in der Medizin
VVG	Versicherungsvertragsgesetz
WHO	World Health Organization, Weltgesundheitsorganisation
WIdO	Wissenschaftliches Institut der AOK
WINEG	Wissenschaftliche Institut der Technikerkrankenkasse
ZVS	Zentralstelle zur Vergabe von Studienplätzen

Einführung

Die Medizin in ihrer gegenwärtigen Ausprägung erscheint vielschichtig und gegensätzlich angesichts ihres Gegenstands – dem Erhalt und der Wiederherstellung von Gesundheit als höchstem, weil konditionalem Gut. Denn soziale Teilhabe, die Realisation von Lebenschancen und Selbstverwirklichung setzen zumindest graduell die „Abwesenheit von Krankheit und Gebrechen"[1] voraus. Obwohl der Mensch, insbesondere als Individuum, Gegenstand des medizinischen Handelns ist, bedient sich die Medizin nahezu ausschließlich naturwissenschaftlicher Erkenntnisse und Methoden, welche ihr die Forschung der sog. MINT-Fächer[2] erschließt.

Für den Bestand gegenwärtiger Gesellschaften ist die Medizin als Institution ebenso „systemrelevant"[3] wie eine integre Administration. Die Modernität und Humanität von Staaten wird am Vorhandensein der Institutionen einer öffentlichen Gesundheitsversorgung und ihrer Funktionalität bemessen. Dennoch ist innereuropäisch die gesundheitspolitische Tendenz eines Abrückens vom Prinzip der Daseinsfürsorge hin zu marktwirtschaftlichem Wettbewerb zu beobachten. Von den Patienten, die bei ihren Ärzten[4] professionelle Hilfe suchen, wird nun erwartet, dass sie als aufgeklärte Konsumenten über Bedarf und Inanspruchnahme medizinischer Leistungen entscheiden, als wenn Gesundsein ein beliebig zu erweckendes Bedürfnis wäre. Gleichzeitig gerät die ärztliche Rolle unter Spannung zwischen dem traditionellen Bild des helfenden Heilers, in das zuneh-

---

[1] Vgl. World Health Organization (2014), S. 1.
[2] MINT-Fächer, Akronym für die Zusammenfassung der Disziplinen Mathematik, Informatik, Naturwissenschaft und Technik.
[3] Der Begriff „systemrelevant" erhielt im Zusammenhang mit der Finanzkrise 2007/2008 erneut Bedeutung, als große Banken unter der wirtschaftspolitischen Annahme, ihre Insolvenz könne die Stabilität des gesamten Finanzsektors gefährden, mit öffentlichen Mitteln in erheblichem Umfang gestützt wurden.
[4] Zur Verwendung der generischen Bezeichnungen: Frauen und Männer sind in den folgenden Darlegungen immer gedanklich gleich einbezogen. Dies findet Berücksichtigung in der lt. Duden empfohlenen Verwendung von Schrägstrichen und Klammern. Auf durchgängige Doppelnennungen wird zugunsten des Leseflusses verzichtet. Wo Ersatzformulierungen (Adjektive, Partizipien) nicht dem Umstand adäquat zum Ausdruck bringen, dass es konkrete Personen sind, die handeln, und nicht irgendwelche neutralen Abstrakta, werden die weibliche oder männliche Form synonym verwendet.

mend psychiatrische Aspekte projiziert werden,[5] und betriebswirtschaftlichen Anforderungen als selbstständigem Unternehmer oder angestelltem Arzt gegenüber einem Krankenhausmanagement.

Der Arzt und Gesundheitsökonom Matthias Schrappe beschreibt diese gesundheitspolitische Entwicklung mit den Etappen *Kostendeckung, Kostendämpfung* sowie *value of care* und legt dar, wie die Verhältnismäßigkeit von Behandlungsergebnis, medizinischen Aufwendungen und deren Honorierung ein funktionierendes Qualitätsmanagement erforderlich macht.[6] Qualität wird nach der entsprechenden Norm definiert als „der Grad, in dem ein Satz inhärenter Merkmale [eines Produkts, einer Leistung] Anforderungen erfüllt."[7] Die Kunst des Qualitätsmanagements (QM) besteht folglich in der Verbesserung von Prozessen, Leistungen und Produkten bis zu dem Grad, in dem ein konsumentengerechtes Verhältnis von Produktbeschaffenheit und Preis erzielt worden ist. Insofern soll QM zu mehr Effizienz führen, was für Konsumenten aber auch bedeutet, dass einem bestimmten Preis ein Produkt mit der entsprechenden Ausstattung gegenübersteht.

Der kranke Mensch möchte aber nicht Gesundheit im Umfang eines bestimmten Preis-Leistungsverhältnisses, sondern beansprucht verständlicherweise die beste Behandlung und maximale Wiederherstellung seiner Gesundheit. An diesem Punkt kommt die Patientensicherheit ins Spiel. Im Rahmen aktueller Managementtheorien wird sie dem Qualitäts- und Risikomanagement zugeordnet. Aber Sicherheit ist nur eine Mindestanforderung an die Qualität des medizinischen Handelns und in der gegenwärtigen Medizin offensichtlich nicht so selbstverständlich, wie man es erwarten könnte. Dies legen die Statistiken der Schlichtungskommissionen und Haftpflichtversicherer über medizinische Schadensfälle und die Aktualität, die das Thema in der Forschung erlangt hat, nahe. Das Ausmaß möglicher Schäden reicht über die im Einzelfall beeinträchtigte Unversehrtheit hinaus, denn die Grundlagen des therapeutischen Verhältnisses sind Vertrauen und die ärztlichen Kompetenzen.

---

[5] Vgl. Jaspers (1986a), S. 13.
[6] Vgl. Schrappe (2009), S. 169-172, siehe auch Porter (2010), S. 2477.
[7] Qualitätsmanagementnorm EN ISO 9000 (2005), zitiert nach Gembrys/ Herrmann (2007), S. 11.

In den westlichen Zivilisationen, in denen Technik und Wissenschaft nahezu alle Lebensbereiche durchdrungen haben, ist die wissenschaftliche Fundierung des Handelns keineswegs mehr eine Besonderheit der Medizin.[8] Kurioserweise werden die Biowissenschaften neuerdings als *Lebenswissenschaften* bezeichnet, als wären die übrigen Wissenschaften nicht lebensdienlich – als wäre die Beschäftigung mit Geist und Psyche, Geschichte, Kultur, Gesellschaft u.a. für das Leben weniger bedeutend oder sogar verzichtbar. Das Problem der Patientensicherheit verweist indes dringlich auf die Bedeutung universeller Bildungsinhalte und die Notwendigkeit ihrer Vermittlung in der medizinischen Ausbildung.

---

[8] Vgl. Schelsky (1978), S. 114f.

A Patientensicherheit – Problembeschreibung und Methode

1 Patientensicherheit durch Lernen aus Fehlern

Zweifellos hat der im Jahr 2000 erschienene Report „To err is Human" des amerikanischen *Institute for Medicine*[1] zu einem Umdenken über die Qualität und Sicherheit der Gesundheitsversorgung beigetragen. Ausführlich stellen die Herausgeberinnen das Ausmaß und die volkswirtschaftliche Dimension von Zwischenfällen in der Medizinischen Versorgung auf der Basis eines Literatur-Reviews dar[2] und machen diese zur Grundlage ihrer Empfehlungen für eine verbesserte, d.h. sicherere Gesundheitsversorgung. Obwohl die aufsehenerregenden Befunde, darunter die oft zitierte *Harvard Medical Practice Studie*[3] von 1991, schon seit mehr als 15 Jahren vorlagen, war es offensichtlich dieser Bericht, der die Aufmerksamkeit auf das Problem der Patientensicherheit lenkte.

In ihrem Strategiepapier verweist die schweizerische *Task Force Patientensicherheit* explizit auf die persönlichen Folgen kritischer Zwischenfälle für die betroffenen Patienten und das beteiligte Personal sowie die Belastung der Ressourcen von Leistungserbringern und Sozialleistungsträgern.[4] Zu ihren Empfehlungen gehören u.a. die Initiierung lokaler Programme und Initiativen zur Risikoreduktion in der Gesundheitsversorgung sowie deren Vernetzung, die Entwicklung und Implementierung von Meldesystemen für medizinische Zwischenfälle[5] und die Durchführung von Ausbildungs- und Schulungsprojekten im Bereich der Patientensicherheit.[6]

Als Antwort auf die zunehmende Technisierung der medizinischen Versorgung und der Erfolge, insbesondere der Luftfahrt in der Reduzierung von Risiken, orientierte man sich schon früh an den Hochrisikobereichen, wie der Öl- und Atomindustrie. Zielführend war dabei die Umsetzung der Erkenntnisse aus dem Flugverkehr, dass Risiken einerseits durch Sicherheitsroutinen minimiert und andererseits durch nicht-technische Kompetenzen der Besatzungsmitglieder besser beherrschbar gemacht werden

---

[1] Kohn/ Corrigan/ Donaldson (1999).
[2] Vgl. Kohn/ Corrigan/ Donaldson (1999), Kap. 2, S. 2f.
[3] Brennan et al. (1991), s.a. Leape et al. (1991).
[4] Vgl. Task Force Patientensicherheit (2001), S. 3f. und 7.
[5] Vgl. Task Force Patientensicherheit (2001), S. 3 und 5.
[6] Vgl. Task Force Patientensicherheit (2001), S. 13, 14, 16 und 19.

können. Die unterschiedlichen aufeinander abgestimmten Lösungsansätze beinhalten u.a. die Einführung von Systemen zur Meldung und Analyse kritischer Zwischenfälle (*Critical Incident Reporting, CIR*), Sicherheitsroutinen entlang abfragbarer Checklisten, formalisierte Kommunikationsprozesse (Briefing, De-briefing) und vor allem ein umfassendes Training der Mannschaften. Dieses *Crew Resource Management-Training* (CRMT) dient der Entwicklung nicht-technischer Fertigkeiten wie der Kooperations- und Kommunikationsfähigkeit, dem Führungsverhalten und der Entscheidungsfindung sowie der situativen Aufmerksamkeit.[7] Ein nicht intendierter, aber positiver Nebeneffekt dieses Maßnahmenpakets ist die verbesserte Kommunikation und Nivellierung traditioneller Hierarchien im Cockpit.[8]

In der Gesundheitsversorgung setzt man indessen nach wie vor auf „Fehlermeldesysteme" als dem Kernstück des Risikomanagements.[9] Kein Instrument des Risiko- und Fehlermanagements wird in den Fachpublikationen hinsichtlich Implementierung, Evaluation und Akzeptanz derart häufig thematisiert wie die *Critical Incident Reporting Systems* (CIRS). Und mit der Änderung der *Qualitätsmanagementrichtlinie für die vertragsärztliche Versorgung* (ÄQM-RL) durch den *Gemeinsamen Bundesausschuss* (G-BA) und ihrem Inkrafttreten am 17. April 2014 ist die Einführung von Risikomanagement- und Fehlermeldesystemen für vertragsärztliche Praxen und Krankenhäuser verbindlich vorgeschrieben.[10] Fort- und Weiterbildungen im Bereich „Praxisführung/ Mitarbeiter/ Organisa-

---

[7] Vgl. Korne et al. (2014): S. 733f.
[8] Vgl. Müller (2004), S. 561-564.
[9] Vgl. Task Force Patientensicherheit (2001), S. 3.
[10] Vgl. Gemeinsamer Bundesausschuss (2014); Gemeinsamer Bundesausschuss (2014a). Die Änderung der ÄQM-RL durch den Gemeinsamen Bundesausschuss erfolgte am 23.01.2014 und wurde mit Veröffentlichung im Bundesanzeiger (BAnz AT 16.04.2014 B3) am 17.04.2014 rechtskräftig. Nach § 135a Abs. 2 Nr. 2 SGB V sind Leistungsanbieter in der vertragsärztlichen Versorgung (GKV-Versicherte) zur Einführung und Weiterentwicklung eines Qualitätsmanagements in ihren Einrichtungen verpflichtet. Die Richtlinien des G-BA schreiben diesbezüglich Mindestanforderungen fest und geben Hinweise für deren Ausgestaltung. Mit Wirkung zum 16. November 2016 wurden die Qualitätsmanagement-Richtlinien für die vertragsärztliche Versorgung und die Qualitätsmanagement-Richtlinie für Krankenhäuser von einer sektorenübergreifenden Qualitätsmanagement-Richtlinie abgelöst. Vgl. Gemeinsamer Bundesausschuss (2015).

tion" werden als Grundelemente eines Qualitätsmanagements erachtet, jedoch nicht näher spezifiziert.[11]
Patientensicherheit bleibt somit eine Angelegenheit von Experten, die als Wissenschaftler, Risikomanager, Beauftragte von Verbänden oder engagierte Kliniker mit dem Thema befasst sind. Außerhalb dieses Personenkreises stößt man – inzwischen seltener – auch auf Fachkollegen, denen man erläutern muss, dass Patientensicherheit „das Produkt aller Maßnahmen in Klinik und Praxis [ist], die darauf gerichtet sind, Patienten vor vermeidbaren Schäden in Zusammenhang mit der Heilbehandlung zu bewahren"[12]. Bei Laien löst die vereinfachte Formel, Patienten sollen durch medizinische Verfahren keinen Schaden nehmen, regelmäßig ungläubige Verwunderung aus, steht doch diese Aussage in offenem Gegensatz zum ehernen Prinzip des *Primum nihil nocere*[13] in der Medizin. Aber sind am Patientenbett im Grunde nicht alle Experten – die Patienten für ihr Leiden, die Mediziner für Diagnose und Therapie und die Pflegenden für Betreuung und Versorgung?
Im Jahr 2008 brachte das inzwischen in Berlin gegründete *Aktionsbündnis Patientensicherheit e.V.* die Broschüre „Aus Fehlern lernen" heraus, in der sich prominente „Profis aus Medizin und Pflege" zu Fehlern in der Patientenversorgung bekannten, die ihnen während ihrer klinischen Praxis unterlaufen waren.[14] Diese Initiative war ein Novum im Umgang mit kritischen Ereignissen in der medizinischen Versorgung und sie wurde vor allem in der Fachpresse überwiegend positiv besprochen. Denn der Appell an alle Angehörigen der Gesundheitsberufe wirbt für einen offenen Umgang mit Fehlern, um daraus zu lernen. Doch obwohl prominente Vertreter des Gesundheitswesens über „Fehler" aus ihrer Zeit als Ärzte, Pflegende und Physiotherapeuten reflektieren, fokussiert die Broschüre ausschließlich auf „Fehlerberichts- und Lernsysteme", die im Anhang aufgelistet werden.[15] Der Zusammenhang zwischen persönlichen Einstellungen und der Fähigkeit zur Reflexion einerseits, sowie der Nutzung von

---

[11] Vgl. Gemeinsamer Bundesausschuss (2014), S. 3.
[12] Vgl. ÄZQM (2005), S. 8.
[13] Grundsatz der hippokratischen Medizin: „Primum non nocere, secundum cavere, tertium sanare", zuerst einmal nicht schaden; zweitens vorbeugen; drittens heilen.
[14] Aktionsbündnis Patientensicherheit (2008).
[15] Siehe Aktionsbündnis Patientensicherheit (2008), S. 42.

Fehlermeldesystemen andererseits, wird jedoch nicht hergestellt.[16] Bemerkenswert ist zudem der unbeachtet gebliebene sprachliche Wandel vom neutralen „kritischen Ereignis" zum negativ konnotierten „Fehler". Die dadurch konstruierte Wirklichkeit ist keineswegs unproblematisch für die Entwicklung von Lösungsansätzen, da der Begriff des „Fehlers" in seiner deutschen Verwendung das persönlich verschuldete Scheitern impliziert.

Von einem „Mentalitätswandel in der medizinischen Fehlerdiskussion"[17] im Sinne eines kollektiven Bewusstseins kann auch deshalb noch nicht die Rede sein, weil der Beschluss des G-BA zur Ausgestaltung eines Qualitätsmanagements explizit an die Verantwortlichen in den Einrichtungen adressiert ist. Patientensicherheit bleibt somit eine Angelegenheit von Experten. Außerdem werden Fehlermeldesysteme, einem unwiderlegbaren Faktum gleich, als einziges Instrument des Erkenntnisgewinns aus Fehlern aufgefasst, was einem ausgesprochen eingeschränkten Verständnis von Lernen entspricht.

Wenn die Patientensicherheit im Sinne einer anzustrebenden Sicherheitskultur, wie es programmatisch gefordert wird,[18] Teil des kollektiven Bewusstseins aller Angehörigen der Gesundheitsberufe werden soll, dann muss das Thema systematisch und frühzeitig an diese Basis herangetragen werden. Bislang wurden aber kaum Lehrprojekte zur Patientensicherheit an deutschen Medizinischen Fakultäten realisiert, obwohl vor allem aus dem angelsächsischen Sprachraum konkrete und umfassende Curricula mit klaren Hinweisen und Materialien für die Durchführung des Unterrichts vorliegen.[19] Im Sommersemester 2009 wurde den Studierenden an der Medizinischen Fakultät Aachen das Seminar mit dem sperrigen Titel „Patientensicherheit – Der klinische Umgang mit Patienten- und

---

[16] Entgegen dem Gedanken des Lernens aus Fehlern wird die Nutzung von Fehlermeldesystemen bzw. CIRS in der Fachliteratur ausschließlich als das Melden von Ereignissen operationalisiert. Die Tätigkeit des Lernens umfasst aber auch die Rezeption und Wiedergabe, d.h. das Lesen der Fälle und das Kollegengespräch.
[17] Beispiele: Madea/ Dettmeyer (2007), S. XI, Fahrion (2008), Merten (2008), Deutscher Bundestag (2010).
[18] Vgl. Haller (2005), S. 155.
[19] Zum Beispiel das australische „National Patient Safety Education Framework" (2005), die kanadischen „The Safety Competences" (2008) und der „WHO Patient Safety Guide for Medical Schools" (2009).

Eingriffsverwechslungen sowie Medikationsfehlern" im Rahmen des Wahlpflichtbereichs[20] angeboten.[21] Es war das erste Mal in der Bundesrepublik Deutschland, dass dieses Fach in einem Format, das über eine vierstündige Vorlesung hinausgeht,[22] unterrichtet wurde. In Studiengängen wie Medizintechnik, Gesundheitsökonomie oder Health Care Management[23] wird die Patientensicherheit bereits explizit thematisiert. Und in der Pflege kommen seit 2010 die Hamburger „Curriculumbausteine Patientensicherheit"[24] zur Anwendung. Zum Gegenstand der Lehre wird die Patientensicherheit also derzeit für ganz andere Zielgruppen als für angehende Mediziner.

„Aus Fehlern lernen" war von Anfang an und nicht erst mit dem Erscheinen der gleichnamigen Broschüre im Jahr 2008 das Motto der Bestrebungen um die Verbesserung der Patientensicherheit. Die Begriffe „Fehler" und „Lernen" sind es wert, im Zusammenhang mit kritischen Ereignissen in der Medizin etwas genauer beleuchtet zu werden. Zunächst einige Gedanken zu Fehlern:

1.) Im Brockhaus von 1954 werden Fehler psychologisch definiert als „eine unbeabsichtigte Falschleistung, deren Unrichtigkeit bedingt ist durch ein Versagen der psychischen Funktionen → Aufmerksamkeit, Gedächtnis, Denken"[25]. Diese Erklärung, fernab der modernen Definitionen, ermöglicht einen grundsätzlicheren Blick auf das Phänomen des Fehlers. Die unbeabsichtigte Falschleistung stellt das nicht-intendierte Ergebnis einer Handlung dar. Dieses nicht-intendierte Ergebnis kann in einer von der Norm abweichenden Verfahrensweise oder dem Hervorbringen eines mangelbehafteten Ergebnisses bestehen. Da die Falsch-

---

[20] „Individuelles Qualifikationsprofil" des Aachener Modellstudiengangs Medizin.
[21] Vgl. Rosentreter/ Groß/ Schäfer (2011).
[22] Lehrangebot Patientensicherheit im SS 2009 gem. Vorlesungsverzeichnisse der medizinischen Fakultäten: eine 4-stündige Vorlesung an der Johann Wolfgang Goethe Universität Frankfurt und im Rahmen eines „Longitudinalkurs mit ergänzenden Fähigkeiten" an der Ludwig-Maximilians-Universität München.
[23] Lehrveranstaltungen Patientensicherheit anderer Studiengänge: Universität Ilmenau im Studiengang Medizintechnik, Universität Köln im Studiengang Gesundheitsökonomie und Dresden International University in der Seminarreihe Health Care Management.
[24] Vgl. Behörde für Soziales (2010).
[25] Brockhaus (1954), Bd. 4, S. 7.

leistung unbeabsichtigt ist, kann man davon ausgehen, dass niemand vorsätzlich Fehler macht. Allerdings entsteht die „Unrichtigkeit" durch ein Versagen psychischer Funktionen, was bedeutet, dass den menschlichen Handlungen immer das Risiko der Fehlleistung beiwohnt. Wenn Irren menschlich ist, dann ist es nur konsequent, von einer Null-Fehler-Annahme abzuweichen und zu akzeptieren, dass Fehler auch in der medizinischen Versorgung möglich sind.[26] Auch hier gilt, dass der Fehler den intendierten Handlungserfolg konterkariert, weswegen davon auszugehen ist, dass niemand schuldhaft, d.h. vorsätzlich im juristischen Sinne, Fehler macht. Dieser Umstand ist bei grober Fahrlässigkeit genauer zu prüfen, kann aber sowohl auf den „Verursacher" wie auf die Umstände verweisen.[27]

2.) Eine Falschleistung oder Fehler ist noch kein Schaden, im Sinne der Beeinträchtigung eines Rechtsgutes. Ein Fehler muss auch nicht zu einem konsekutiven Schaden führen, erhöht gleichwohl das Risiko dafür. Im Zusammenhang mit der medizinischen Versorgung sind Schäden überwiegend Personen- und Gesundheitsschäden, wodurch sie eine ethische, medizinische, ökonomische und juristische Dimension erlangen. Die ethischen und medizinischen Aspekte betreffen unmittelbar das medizinische Handeln und das therapeutische Verhältnis; die juristischen und ökonomischen Konsequenzen beziehen sich auf die mittelbare Haftung und Schadensregulierung in der zeitlichen Folge, wenn das Ausmaß der Schuld oder der Beeinträchtigung eine zwischenmenschliche Regelung verhindern. Die Verquickung der verschiedenen Dimensionen in der

---

[26] Vgl. Schrappe (2005), S. 187; Haller et al. (2005), S. 147.

[27] Verschulden, zivilrechtlich die Verantwortlichkeit einer zu einer bestimmten Leistung verpflichteten Person sowie die Verpflichtung, für Leistungsstörung eintreten zu müssen. Der Begriff enthält den Vorwurf einer rechtswidrigen Handlung, die nicht im vollen Umfang gegeben sein muss, z.B. beim Vorliegen von (leichter) Fahrlässigkeit. Anders als im Strafrecht, wo die persönliche Einsichts- und Handlungsfähigkeit als Schuldkriterien gelten, wird für die Fahrlässigkeit ein objektiver Maßstab zugrunde gelegt: Demnach handelt fahrlässig, wer die im Umgang und Handeln (jurist. Verkehr) erforderliche Sorgfaltspflicht (bewusst oder unbewusst) außer Acht lässt. (§ 267 I 2 BGB). Die Voraussetzung für den Vorwurf der groben Fahrlässigkeit besteht in der Verletzung der üblichen Sorgfalt in besonders grobem Maß, d.h. dass „selbst einfachste, jedem einleuchtende Überlegungen nicht angestellt wurden". *Vorsatz* ist das Wissen und Wollen des rechtswidrigen Erfolgs. Vgl. Creifelds (2014), Sp. 1115f.

Komplexität der klinischen Abläufe und Verhältnisse behindert oft einen einwandfreien zwischenmenschlichen Umgang der Betroffenen (Patienten) und (am Zwischenfall) Beteiligten. Als Beispiel sei nur auf den verbreiteten Irrtum unter klinischem Personal hingewiesen, eine Entschuldigung käme – wie bei einem Straßenverkehrsunfall – einem Schuldeingeständnis gleich. Da auch eine versehentliche Gesundheitsschädigung bei allen Beteiligten starke Emotionen auslöst – Verletzung und das Gefühl von Ungerechtigkeit seitens der Geschädigten, Scham und Schuldgefühle seitens der „Verursacher" – erfordert der konstruktive Umgang mit Fehlern eine gewisse zeitliche Distanz.[28]

3.) In der Begrifflichkeit zum Thema Patientensicherheit ist das Fehlen einer gewissen Trennschärfe zu beklagen.[29] Ein Grund dafür besteht in der Vielzahl der ebenfalls nicht konsequent einheitlich genutzten englischen Originalbezeichnungen und der entsprechenden Probleme bei der Übertragung ins Deutsche. Ein weiterer Grund liegt darin, dass die Mediziner die Patientensicherheit zu ihrer Domäne gemacht haben, die Vielschichtigkeit der Problematik jedoch eine interdisziplinäre Herangehensweise erfordert. Insbesondere die Komposita mit dem Substantiv „Fehler" tragen nicht zu einer eindeutigen Verständigung bei.[30]

Damit in den folgenden Kapiteln keine Ursache für Missverständnisse gelegt wird, erfolgt an dieser Stelle die begriffliche Abgrenzung der wichtigsten Fehlertermini (siehe auch Kap. B.1.1). Dabei wird auf die knappen und verständlichen Erklärungen des Mediziners und Gesundheitsökonomen Matthias Schrappe zurückgegriffen:

Im Zusammenhang mit auftretenden Besonderheiten im Verlauf der medizinischen Behandlungen spricht man neutral von **Ereignissen** (*Event, Incident*). Im Falle eines negativen Ergebnisses, das eher durch die Behandlung als durch den Krankheitsverlauf bedingt ist, wird daraus ein **Unerwünschtes oder Kritisches Ereignis** (*Adverse Event, Critical Incident*). Liegt diesem eine Regelverletzung oder falscher Plan zugrunde und besteht potenziell die Bedrohung einer Schädigung, so spricht man

---

[28] Vgl. Schrappe (2005), S. 189.
[29] Vgl. Schrappe (2005), S. 172. „Die terminologische Hauptschwierigkeit besteht in der Überschneidung von juristischer und epidemiologischer Terminologie"; ders. (2010), S. 364, siehe auch Thomeczek et al. (2004), S. 1.
[30] Siehe z.B. Glazinki (2004), insbes. Glossar, S. 148f.: „Fehlerkompetenz, -kultur, -propädeutik" usw.

von einem **Fehler** (*Error*). Grundsätzlich ist davon auszugehen, dass auch der Fehler ein Schädigungspotenzial aufweist, der nicht in direktem Zusammenhang mit einem Unerwünschten Ereignis steht. Dies wird im Kapitel D.1.4. deutlich werden, wenn die Fehler- und Schadensentstehung erläutert werden. Wie gesagt, muss eine Regelverletzung oder ein falscher Plan nicht zwingend zu einem konsekutiven Schaden führen. So werden die meisten Fehler rechtzeitig bemerkt, bevor es überhaupt zu einem Kritischen Ereignis oder gar Schaden kommt. Bei solchen **Beinahe-Schäden** (*Near Miss*) handelt es sich also um Fehler, die nicht zu einem unerwünschten Ereignis geführt haben. Dabei ist es zunächst unerheblich, ob kein Schaden eingetreten oder ob dieser aktiv vermieden worden ist. Die Tragik der **Vermeidbaren unerwünschten Ereignisse/ Schäden** (*Preventable Adverse Event*) besteht darin, dass sie eben nicht durch rechtzeitiges Erkennen von Regelabweichungen, falschen Plänen oder fehlerbegünstigenden Umständen vermieden worden sind.[31]

Von dieser Art von Fehlern ist der sog. **Behandlungsfehler** (*Negligent Adverse Event*) abzugrenzen, weil in diesem Begriff die juristische Dimension der verletzten Sorgfaltspflicht als Ursache für ein Unerwünschtes Ereignis oder einen Schaden mitschwingt.[32] Aus dem Rechtswörterbuch entstammt hingegen die Definition eines **Schadens** als jeder Nachteil, den jemand durch ein bestimmtes Ereignis erleidet.[33]

Nach dieser kurzen Einführung in grundlegende Aspekte des Fehlerbegriffs folgen nun einige Überlegungen zu „Lernen" in diesem Kontext:

1.) Aus erziehungswissenschaftlicher Perspektive handelt es sich beim *Lernen aus Fehlern* um einen Spezialfall des erfahrungsbasierten Lernens. Bei diesem konstruktivistischen Lernansatz wird davon ausgegangen, dass die Reflexion über eine konkrete Erfahrung zu einer Veränderung der kognitiven Strukturen auf der Ebene der Begriffe führt. Das Ergebnis dieses Umdenkungsprozesses ist die Fähigkeit, ein ähnliches Problem besser bewältigen oder für eine andere Problemsituation kreativ eine Lösung entwickeln zu können (*Performance*). Lernen aus Fehlern (*Erfahrungslernen*) und der Anspruch der Fehlervermeidung bilden aber einen offensichtlichen Widerspruch, wenn nicht von der verbreiteten

---

[31] Vgl. Thomeczek et al. (2004), Ärztliches Zentrum für Qualität (2005).
[32] Vgl. Schrappe (2010), S. 364.
[33] Vgl. Creifelds (2014), S. 1092: „ein Nachteil in diesem Sinne kann jede vorübergehende oder dauerhafte Beeinträchtigung sein."

Null-Fehler-Annahme abgewichen und akzeptiert wird, dass auch in der Gesundheitsversorgung Fehler unvermeidbar sind.[34] Im Gegensatz zum Qualitätsmanagement in anderen Wirtschaftszweigen sind der Fehleroffenheit und Fehlertoleranz in der medizinischen Versorgung jedoch enge Grenzen gesetzt, denn das Risiko des Schadens betrifft immer die Gesundheit eines Menschen. Möglicherweise ist eine übergreifende Ausbildungsinitiative zur Patientensicherheit bisher nicht zustande gekommen, weil dieser Widerspruch zwischen Erfahrungslernen und Fehlervermeidung als unüberwindliche Hürde erscheint.

2.) Die Entstehung von Vermeidbaren unerwünschten Ereignissen bzw. Schäden kann man sich vereinfacht als eine Aneinanderreihung von Ereignissen vorstellen, von denen jedes einzelne kein oder nur ein geringes Schädigungspotenzial aufweist. Solche Ereignis- oder Fehlerketten bestehen aus menschlichen Fehlern sowie begünstigenden organisatorischen und strukturellen Faktoren. Die Akkumulation dieser „latenten Fehler" kann schließlich am sog. scharfen Ende (*sharp end*) zu einem Schaden führen. Das letzte, schadensauslösende Ereignis ist ein „akuter Fehler", nämlich die Fehlleistung derjenigen Person bzw. Personen, die am Ende dieser Fehlerkette handeln und entscheiden.[35] Angesichts der Komplexität medizinischer Prozeduren und der Vielzahl der Übergänge zwischen den Systemen (Mensch-Mensch, Mensch-Maschine) ist diese zweidimensionale Darstellung der Schadensentstehung sehr vereinfacht. Mit zunehmender Komplexität potenzieren sich Risiken[36] um die Zahl der Schnittstellen zwischen den Systemkomponenten und die eindeutige Zuweisung einer persönlichen Verantwortlichkeit wird zunehmend unmöglich. Deshalb vermelden die Medien häufig „Menschliches Versagen" als quasi universelle Ursache schwerer Unglücke oder Katastrophen. Entscheidend für die Vermeidung eines Schadens ist folglich, dass die zu einem Schadensereignis führende Entwicklung möglichst frühzeitig erkannt und unterbrochen wird. An diesem Punkt wird die Rolle jedes einzelnen am Versorgungsprozess Beteiligten für die Entstehung bzw. der

---

[34] Vgl. Schrappe (2005), S. 186f.
[35] Vgl. Reason (2009), S. 768.
[36] *Risiko* als das Produkt aus Eintrittswahrscheinlichkeit eines unerwünschten Ereignisses und dem Schadensausmaß, *Schnittstellen* (engl. *Interface*), Übergänge zwischen physischen und/ oder sozialen Systemen, an denen Informationen ausgetauscht werden. Das Gelingen der Kommunikation hängt davon ab, inwieweit die Systemübergänge aufeinander abgestimmt sind.

Vermeidung von Schäden deutlich. Offensichtlich wird aber auch die Bedeutung umfassender Kompetenzen, damit Angehörige der Gesundheitsberufe gut vorbereitet sind, um Vermeidbare unerwünschte Ereignisse erkennen und vermeiden zu können.

3.) „Lernen aus Fehlern" beinhaltet natürlich auch die Art, wie mit Fehlern, Risiken und Schäden konstruktiv umgegangen werden soll. In diesem Zusammenhang ist in der Debatte um die Patientensicherheit vielfach die Rede von einer notwendig neuen *Fehlerkultur* oder, positiv bezeichnet, *Sicherheitskultur* als die Abwesenheit von Risiken.[37] Der Begriff Kultur bezeichnet, vereinfacht gesagt, die Gesamtheit der Verhaltenskonfigurationen einer sozialen Gruppe. Diese bestehen als Ideen und Wertvorstellungen im Bewusstsein, werden durch Symbole und Rituale vermittelt und nehmen ihre Gestalt in den Erzeugnissen der menschlichen Produktivität an.[38] Nach neuerer Auffassung ist Kultur nicht als starrer gesellschaftlicher Rahmen aufzufassen, sondern sie wird zwischen den Kollektiven und ihren Angehörigen in einem fortlaufenden dynamischen Prozess stets aufs Neue „konstruiert".[39] Die Verwendung der Begriffe Fehler- bzw. Sicherheitskultur im Zusammenhang mit der Patientensicherheit erscheint auf den ersten Blick plausibel, wirkt jedoch irreführend. Zum einen, weil Bemühungen um die Sicherheit und die Vermeidung von Risiken selbstverständlicher Bestandteil jeder Handlung sind, um ihren Erfolg sicherzustellen. Und zum anderen, weil eine Kultur nicht losgelöst von der sozialen Gruppierung bestehen kann, für die sie Orientierungen und Verhaltensmuster bietet. Die Bereitschaft des Lernens aus Fehlern und die Gestaltung sicherer Prozessabläufe stellen keineswegs eine eigene Kultur dar, sondern sind untrennbare Bestandteile *einer* Organisationskultur. Dazu gehört das individuelle Lernen aus Fehlern ebenso wie die Verknüpfung der auf individueller und mikrosozialer Ebene erlangten Wissensbestände und Erfahrungen als Kern des Organisationslernens.

Will man soziologisch weiter ausdifferenzieren, dann unterscheidet man zwischen *Kultur* als sinnstiftenden Bezugs- und Orientierungsrahmen für das Handeln einerseits und *Zivilisation* als deren technischer Aspekt im

---

[37] Vgl. Thomeczek et al. (2004), S. 836; Schrappe (2005), S. 186; (2006), Australian Commission (2006), S. 32; Paula (2007), S. 7578.
[38] Vgl. Fuchs (1988), S. 437f.
[39] Vgl. Lipp (2002), S. 298-301, siehe auch Berger/ Luckmann (2007).

Bestand des zweckbestimmten Wissens (z.B. Ökonomie und Technik) andererseits.[40] Die von den Initiativen zur Patientensicherheit ausgesprochenen Empfehlungen zum Umgang mit Fehlern, Risiken und Schäden erscheinen eher wie Maßnahmen zur „Zivilisation von Fehlern", d.h. zur technischen Beherrschbarkeit dieses Faktors von Unsicherheit. Doch ganz gleich, ob es um zivilisatorisches Wissen geht, wie Sicherheit gewährleistet wird, oder um einen kulturellen Bezugsrahmen, der Orientierung für sicheres Handeln gibt – in jedem Fall ist Lernen und damit Ausbildung erforderlich. In ersterem Fall bleiben Lehre und Lernen auf die Vermittlung von Wissen und Techniken beschränkt, im letzteren gehen sie weit darüber hinaus in die Vermittlung bzw. Aneignung von Einstellungen und Haltungen sowie die Entwicklung eines medizinisch bzw. pflegerischen Habitus. Die Argumentation für die Verankerung der Patientensicherheit als Fach in der Lehre lässt sich in der gleichen Weise hinsichtlich der Rolle des Individuums für die Schadensvermeidung und für die lernende Organisation sowie seiner Funktion als Träger einer Organisationskultur durchdeklinieren.

Wie umfassend und vielschichtig die erforderlichen Kompetenzen und Qualifikationen sind, um in komplexen Systemen sicher handeln zu können, zeigt die thematische Vielfalt des *Crew Resource Management*-Ansatzes. Angesichts der strengen Auswahlverfahren mögen Bildungsangebote zur Persönlichkeitsentwicklung in der Luftfahrt hinter die Vermittlung konkreter Fertigkeiten zurücktreten. In der Medizin geht es um das Handeln am und mit Menschen. Patientensicherheit findet im direkten Kontakt mit den Menschen statt, die das Objekt des medizinischen Handelns sind, ohne ihr Subjektsein verloren zu haben,[41] und mit den Menschen, die ebenfalls als Experten am Gelingen dieses Werks mitwirken. Aufgrund dieser heterogenen Erfordernisse liegt es in der Natur der Sache, Patientensicherheit als Querschnittfach zu konzipieren und zu lehren.

Die moderne Medizin ihrerseits definiert sich seit Mitte des 19. Jahrhunderts, als das *Philosophikum* im Medizinstudium durch das *Physikum*

---

[40] Vgl. Klein (1995), S. 174-176. Die Differenzierung nach Zivilisation und Kultur findet sich in den romanischen und angelsächsischen Sprachen nicht in dieser Weise.
[41] Vgl. Jaspers (1986b), S. 19f; ders. (1986c), S. 41f; Jonas (1985), S. 147.

abgelöst wurde, als rationale Naturwissenschaft.[42] Dementsprechend sind es insbesondere naturwissenschaftliche Erkenntnisse und technische Verfahren, die den medizinischen Fächerkanon bis an die Grenzen des lernbaren Stoffes anfüllen. Obwohl durch die Umstellung auf Modell- und Reformstudiengänge die Kluft zwischen vorklinischer Theorie und praktischen klinischen Fertigkeiten verringert werden soll und in Simulationszentren (sog. *Skills-Labs*) medizinische Techniken und Notfallsituationen abseits der klinischen Praxis trainiert werden, führt der überaus kompakte Lehrplan zu folgendem Ergebnis: In einer Art von Lernökonomie bereiten Medizinstudierende das Faktenwissen für die anstehende Prüfung auf; Wiederholungen dienen nicht der Vertiefung des Wissens, sondern lediglich der Vorbereitung auf Klausuren und Examina, nach deren Bestehen das abgefragte Faktenwissen dem Vergessen anheimfällt.[43] Vor diesem Hintergrund ist die kritische Frage nach dem Sinn eines zusätzlichen Faches im ohnehin straff ausgefüllten medizinischen Lehrplan berechtigt. Abgesehen von einer vermutlich überfälligen Curriculumrevision[44] kann die Kritik mit dem Hinweis auf den Nutzen des neuen Faches entkräftet werden. Ein Fach Patientensicherheit muss ein breites Kompetenzspektrum abdecken, um auf die Erfordernisse sicheren Handelns in der klinischen Praxis vorzubereiten. Diese setzen bei universellen Fertigkeiten wie der Methodenkompetenz (Wissensaneignung, Kreativität, Problemlösen) an und reichen bis in die Persönlichkeitsentwicklung und berufliche Sozialisation[45] hinein. Aus diesem Grund ist die Einführung eines Faches Patientensicherheit die Chance, im Medizinstudium universelle Kompetenzen unter Nutzung des methodischen und didaktischen Repertoires der humanitären Wissenschaften[46] zu vermitteln. Die Angehörigen der

---

[42] Vgl. Bohrer (2010).
[43] Das sog. bulimische Lernen – die schnelle Wissensaufnahme zur kurzfristigen Prüfungsvorbereitung ist ein grundsätzliches Problem der internationalen Bildungspolitik in Schule und Studium. Vgl. Coffield (2014).
[44] Der Nationale Kompetenzbasierte Lernzielkatalog Medizin (NKLM), der am 29.06.2015 auf dem ordentlichen Medizinischen Fakultätentag in Kiel verabschiedet wurde, stellt lediglich eine Empfehlung an die Fakultäten dar, die nun in die Verantwortung genommen sind, die Lernziele in Abgleich mit den Fachdisziplinen in der Lehre umzusetzen. Vgl. Becker (2015).
[45] *Habitus*, Gesamtheit stabiler Dispositionen von Personen innerhalb ihrer sozialen Strukturen hinsichtlich Wahrnehmung und Handlungsschemata.
[46] Die Verwendung von Anglizismen zur Benennung der Wissenschaftszweige ist aufgrund der unterschiedlichen Bildungssysteme problematisch. Anstelle der

Gesundheitsberufe haben das Recht auf eine Ausbildung, die einer komplexer werdenden Medizin und steigenden Anforderungen angemessen ist.

Am 3. Mai 2010 kamen in den Räumlichkeiten der Ärztekammer Berlin Angehörige verschiedenster Gesundheitsberufe und Vertreter bundesweiter Einrichtungen der Gesundheitsversorgung zur konstituierenden Sitzung der Arbeitsgruppe Bildung und Training des Aktionsbündnisses für Patientensicherheit e.V. zusammen. Zum Auftakt der Veranstaltung erklärte Prof. Matthias Schrappe es zum Ziel, die Patienten- und Arzneimittelsicherheit innerhalb der nächsten drei Jahre in der curricularen Lehre des Medizinstudiums zu verankern.[47] Seitdem sind neue Curricula und Lernzielkataloge formuliert worden; doch trotz der thematischen Relevanz betreffen bestehende Lehrangebote zur Patientensicherheit fast ausschließlich die ärztliche Fort- und Weiterbildung. Es ist zu vermuten, dass dieser Umstand seine Ursache in den fest gefügten Lehrplänen des Medizinstudiums, den Strukturen der universitären Lehre sowie dem Primat der klinischen Fächer in der medizinischen Ausbildung hat.

Deshalb ist das Ziel der vorliegenden Arbeit, ein „Lehrkonzept Patientensicherheit" zu entwickeln, das sowohl die erforderlichen Kompetenzen für sicheres Handeln in der Gesundheitsversorgung und den Umgang mit Fehlern vermittelt als auch in die bestehenden Strukturen integrierbar ist. Zentral für das vorgestellte Konzept ist eine andere als die übliche Sichtweise auf Fehler, wobei vor allem auf deren Lernpotenzial unter bestimmten Bedingungen rekurriert wird. Dem Einwand der verhältnismäßig langen Dauer der ärztlichen Ausbildung von ca. zehn Jahren einschließlich der Weiterbildung zum Facharzt wird durch den Ansatz des Lebenslangen Lernens begegnet. Gemäß der Bedeutung des Individuums für die *lernende Organisation* wird ein universeller Bildungsansatz favorisiert. Dazu wird untersucht, inwieweit der Rückgriff auf Inhalte, Methodik und Didaktik der humanistischen Fächer nützlich sein kann, um

---

kaum abzugrenzenden Begriffe *Humanwissenschaften*, *Human sciences* und *Humanities* und zur Vermeidung falscher Analogien wird in dieser Arbeit von „humanistischen Fächern" die Rede sein. Damit werden die wissenschaftlichen Disziplinen bezeichnet, die sich mit den Menschen als Individuen oder im Kollektiv befassen und sich auf die pädagogischen Ideen des Neuhumanismus (u.a. von Humboldt, Schleiermacher, Herbart) beziehen.
[47] Zitiert nach eigenen Notizen des Autors.

sicherheitsrelevante Lernziele wie z.B. die individuelle Urteils- und Handlungsfähigkeit zu fördern. Eine solche Herangehensweise legt auch die ethische Dimension des Themas nahe. Der vermeintliche Gegensatz der hermeneutischen Befassung mit einem Lerngegenstand und dem erfahrungsbasierten Lernen ergänzen einander sinnvoll, wenn Module zielgruppenorientiert nach Ausbildungsabschnitten und Lebensphasen bzw. beruflichen Stationen aufeinander gestimmt werden. Die Gewährleistung einer sicheren Patientenversorgung liegt in der Verantwortung aller an der Gesundheitsversorgung beteiligten Berufsgruppen und Funktionsträger. Dennoch erfolgen die Bedarfs- und Bedingungsanalyse sowie die Konzeption eines Lehrkonzepts Patientensicherheit in dieser Arbeit explizit für die ärztliche Ausbildung. Die Entscheidung für dieses Vorgehen beruht auf der besonderen Position, die der Ärzteschaft in der bundesrepublikanischen Gesundheitsversorgung zugeschrieben wird. Die Richtung des klinischen Wissens- und Innovationstransfers verläuft vorwiegend von der Medizin zur Pflege und den anderen Therapieberufen. Der Entwurf eines Lehrkonzepts Patientensicherheit für die medizinische Ausbildung könnte für die adaptive Übertragung auf andere Ausbildungs- und Studiengänge Modellcharakter haben, nicht zuletzt auch vor dem Hintergrund der voranschreitenden Akademisierung weiterer Gesundheitsberufe. Eine weitere thematische Eingrenzung besteht darin, dass Aspekte wie Qualitäts- und Risikomanagement nur insofern behandelt werden, als sie für ein Lehrangebot Patientensicherheit relevant sein können.

Der Entwicklung des Lehrkonzepts als Lösung für das Problem der Integration und Implementierung der Patientensicherheit in der medizinischen Ausbildung gehen umfassende Analysen voraus. Die entsprechenden Fragen werden im folgenden Abschnitt aus der Darstellung des Forschungsstands heraus generiert.

2 Forschungsstand zu Patientensicherheit und Sicherheitskultur

Die ethische und ökonomische Dimension verleihen dem Thema Patientensicherheit seinen hohen Grad an sozialer Brisanz. Vor dem Hintergrund der politischen Empfehlungen auf europäischer und nationaler Ebene zur Qualitätsverbesserung in der Gesundheitsversorgung wächst kontinuierlich die Anzahl der wissenschaftlichen Publikationen, in denen die Befunde angewandter Forschung vorgestellt werden. Diese haben bisher den Charakter von Handlungsaufforderungen, in denen unter anderem explizit die Notwendigkeit betont wird, das Fach Patientensicherheit in den Ausbildungsgängen der Gesundheitsberufe zu verankern. Ein Überblick über die Stellungnahmen der europäischen Gremien, des Gemeinsamen Bundesausschusses und Sachverständigenrates sowie der nationalen und internationalen Foren für Patientensicherheit wird im Kapitel B.2.2 gegeben.

Es ist der Natur der Sache geschuldet, dass es zum Thema Patientensicherheit keine fachliche Deutungshoheit geben kann. Gerade die Sozialwissenschaften leisten in Forschung und Anwendung wichtige Beiträge zur Patientensicherheit. Darüber hinaus verfügen sie über ein Methodenrepertoire, mit dem sie Sachverhalte verstehen, erklären und erforschen können, die sich mittels der medizinischen Methodik nicht erschließen lassen.[48] Dementsprechend entstammen die Forschungsansätze einerseits unterschiedlichen wissenschaftlichen Disziplinen und wird andererseits der Diskurs vornehmlich innerhalb der Medizin geführt. Insbesondere dort, wo der Hauptdiskurs stattfindet, kommt es zu einem Begriffsgemenge aus der sozialwissenschaftlichen, medizinischen und betriebswirtschaftlichen (Management-) Terminologie sowie der Verwendung von Neologismen[49]. Aus diesem Grund werden zunächst die unterschiedlichen Ansätze und Konzepte in Relation zueinander gestellt, um das Thema einzugrenzen. Auf dieser Basis wird anschließend der Forschungsstand zur Lehre in der Patientensicherheit vorgestellt.

2.1 Konzepte in der Patientensicherheit[50]

Das den Diskurs bestimmende und forschungsleitende Paradigma[51] der Patientensicherheit entstammt dem Bereich der Hochrisikoindustrien wie

---

[48] Vgl. Ovretveit (2009), S. 1780: „That [the purpose of the article] is to show, how social sciences help to understand, explain and address many issues which traditional medical research methods are not designed to penetrate."
[49] Die Wortschöpfungen haben fast durchgängig ihren Ursprung in der linearen Übertragung englischer Begriffe ins Deutsche.
[50] Da dieser Abschnitt die Wiedergabe des fachlichen Diskurses und des Forschungsstands thematisiert, wird entgegen den vorherigen Ausführungen zur Problematik des Fehlerbegriffs der in der Literatur überwiegend genutzte Terminus „Fehler" verwendet.
[51] Die Verwendung des Begriffs des wissenschaftlichen Paradigmas als Bündel geteilter Annahmen, Fragestellungen und Methoden erscheint angesichts des Diskurses um die Patientensicherheit angemessen. Zur Verbindlichkeit und

der Luft- und Raumfahrttechnik oder der Energiegewinnung aus Kernkraft. Dieser Umstand mag seine Ursache darin haben, dass insbesondere die Luftfahrt, die durch hohe Systemkomplexität und die Kontrolle verhältnismäßig großer Risiken gekennzeichnet ist, mit ihren konzertierten Programmen zur Verbesserung der Sicherheit als vorbildlich für andere Dienstleistungsbereiche gilt. Eine einfache Internetrecherche liefert Ergebnisse wie „Hochrisikobereich Krankenhaus, Krankenhausmanagement im Hochrisikobereich" oder „Patientensicherheit im Hochrisikobereich"[52]. Vor allem in der Anfangsphase der Forschung zur Patientensicherheit war eine Vielzahl der Fachpublikationen den Besonderheiten und Anforderungen an die Medizin als Hochrisikobereich gewidmet. In neueren Veröffentlichungen ist man im Zusammenhang mit Fehlermanagement und Sicherheitskultur zur präziser umschriebenen Bezeichnung der *Hochzuverlässigkeitsorganisation* übergegangen.

Der englische Begriff *High Reliability Organization* (HRO) bezeichnet sozio-technische Systeme, „die zuverlässige Hochleistungen in Hochrisikobranchen repräsentieren"[53]. Damit Systeme mit einem hohen Grad an Komplexität schwerwiegende Risiken[54] kontrollieren können, gelten für HRO folgende Prinzipien (*Dimensionen der Zuverlässigkeit*):

- Skepsis bei der Komplexitätsreduktion: Misstrauen gegenüber simplen Annahmen und Interpretationen;
- Sensibilität für betriebliche Abläufe: Aufmerksamkeit für betriebliche Prozeduren und Routinen hinsichtlich ihres Fehlerpotenzials;
- Respekt vor fachlicher Kompetenz: Strukturierte Entscheidungsfindung vorort nach dem Prinzip „Expertise vor Hierarchie";
- Flexibilität und Improvisationsfähigkeit: Reaktionsfähigkeit auf Fehler und andere Systemveränderungen.

Wandel von Paradigmen siehe die Wissenschaftsanalyse T.S. Kuhns, im Überblick dargestellt bei Gethmann (2004), S. 33-35.
[52] Allerdings treibt einen die Vorstellung von hochrisikoreichen Therapien dazu, Molières Argwohn gegenüber der Medizin zu teilen.
[53] Vgl. Buerschaper (2012), S. 177.
[54] Risiko, verstanden als das Produkt von Eintrittswahrscheinlichkeit und Ergebnisschwere bzw. Schadensausmaß.

Das Zusammenwirken dieser Einstellungen und Aktivitäten zur bewussten Wahrnehmung von Systemabweichungen und Antizipation von Risiken folgt dem Prinzip der Achtsamkeit. In diesem Zusammenhang kommt der Kommunikation innerhalb der Organisation zentrale Bedeutung zu, sei diese in einer bestimmten Weise strukturiert (Teambesprechungen, Meldungen), reflektierend (Nachbesprechungen) oder analytisch (Risikoanalyse, Zwischenfallauswertung).[55]

Diese Variante der *Lernenden Organisation* dient gegenwärtig dem Gros der Forschung als Orientierungspunkt für ihre Annahmen und der Medizin als Zielmarke. So wünschenswert ein solches Verständnis von der Medizin ist, so wenig werden drei wesentliche Unterschiede im Vergleich zu den üblichen High Reliability Organisationen in der Fachliteratur thematisiert. Zum ersten, das Wesentliche der Medizin ist das Handeln am Menschen in der Einzigartigkeit seiner Person und seines Falls.[56] Hier steht dem medizinischen Handeln in den Einrichtungen der Gesundheitsversorgung die Kontrolle und Steuerung von Routinen in den Hochrisikobereichen gegenüber. Zweitens werden Piloten und Ingenieure selbst zu den Opfern ihrer Fehler, wodurch die Motivation zu sicherem Handeln einem ganz anderen Impetus entspringt. Drittens, und dieser Punkt ist vor allem für die öffentliche Wahrnehmung des Problems relevant, können Fehler in Hochrisikobereichen zu einem Schadensausmaß von katastrophaler Größenordnung führen, während der geschädigte Patient auch in der Summe der Schadensereignisse immer ein Einzelschicksal bleibt.

Ein zweiter Argumentationsstrang in der Literatur zur Patientensicherheit, der mit den Annahmen über die Hochsicherheitssysteme eng verbunden ist, greift die Menschliche Einflussgröße auf. Beim interdisziplinären Ansatz der *Human Factors* geht es um die menschliche Rolle in komplexen Systemen und die Passung zwischen Mensch und Arbeitsumfeld. Menschliche Faktoren (*Human Factors*) lassen sich definieren als „die Gesamtheit der physischen, psychischen, kognitiven und sozialen Eigenschaften von Menschen, welche die Interaktion mit sozialen bzw. technischen Systemen beeinflussen oder von diesen beeinflusst wer-

---

[55] Vgl. Buerschaper (2012), S. 178; Fahlbruch/ Schöbel/ Marold (2012), S. 26f.; Sommer/ Kranz/ Steffens (2014), S. 646; Schulman (2004), S. ii40; Pierre (2013), S. 25f.
[56] Vgl. Jonas (1985), S. 148.

den"⁵⁷. Die Bedeutung der Wechselwirkung zwischen Mensch und sozialen bzw. technischen Systemelementen (z.B. Arbeitsumfeld, Team, Geräte usw.) wird in den medizinischen Arbeiten, die sich mit *Human Factors* im Zusammenhang mit Simulationstraining befassen, meistens auf die Verhaltenskomponente reduziert.⁵⁸ Sie beziehen sich auf Untersuchungen, denen zufolge die Ursachen für kritische Ereignisse und Unfälle in den genannten Industrien zu 70 bis 80 Prozent auf menschliches Versagen zurückzuführen seien, wie z.b. Wahrnehmungsverzerrungen, falsche Ausführung eines Plans, unvollständige Absprachen.⁵⁹ Damit wird die Person zum Kausalzentrum von Ereignissen gemacht, ohne dass die Bedeutung beeinflussender Umgebungsfaktoren und Reize berücksichtigt wird.⁶⁰ Das Problem dieser Wahrnehmungsverzerrung besteht darin, dass ein zentrales Anliegen der Patientensicherheit, nämlich die Abkehr von Schuldzuweisung und die Evokation von Scham im Zusammenhang mit kritischen Ereignissen konterkariert werden.⁶¹ Ein auf diese Weise abgeleiteter Schulungs- oder Trainingsbedarf impliziert zudem, wenn auch nicht intendiert, dass Menschen den technischen Systemen anzupassen seien. Diese Annahme ist insofern ein Fehlschluss, da die Art und Weise der Wahrnehmung, Informationserarbeitung und Interpretation eine Grundbedingung des menschlichen Seins ist.⁶² Wo bestimmte Situationen durch Training scheinbar kontrollierbar und sicher geworden sind, finden Spontaneität, kognitive Verkürzungen und menschlicher Ideenreichtum bis dahin ungeahnte Sicherheitslücken. Unter Beachtung der Prämisse,

---

⁵⁷ Vgl. Badke-Schaub/ Hofinger/ Lauche (2012), S. 4; Pierre/ Hofinger (2014), S. 6f.
⁵⁸ Vgl. Pierre/ Hofinger (2014), S. 8.
⁵⁹ Eine Nennung der einschlägigen Publikationen mit diesem Ansatz findet sich bei Pierre/ Hofinger (2014), S. 9 und Badke-Schaub/ Hofinger/ Lauche (2012), S. 5.
⁶⁰ In der Sozialpsychologie wird dieses Artefakt der sozialen Wahrnehmung als *Fundamentaler Attributionsfehler* bezeichnet. Die Attributionstheorien beschreiben zumeist unbewusst verlaufende Prozesse der Zuschreibung persönlicher Eigenschaften durch äußere Merkmale wie Verhalten und dessen Ergebnisse. Vgl. Herkner (2001), S. 275-311; Aronson/ Wilson/ Akert (2004), S. 100-147.
⁶¹ Vgl. Pierre/ Hofinger (2014), S. 8.
⁶² Zwei charakteristische Akte der Wahrnehmung und Informationsverarbeitung: *Selektion* bestimmter Reize nach Stärke oder (hedonistischer) Relevanz und *Interferenz* als das unbewusste Schließen auf das Wahrnehmungsobjekt über die beobachteten Informationen hinaus. Vgl. Herkner (2003), S. 277f.

dass die individuelle Anpassungsfähigkeit begrenzt ist, liegt der Wert von Trainingsmaßnahmen[63] darin, die Hürden für kognitive Fehlleistungen und ihre Umsetzung in Handlungen zu erhöhen.

Tatsächlich lassen sich aus dem Human-Factor Ansatz Ausbildungsziele für die Patientensicherheit ableiten. Denn die gleichen menschlichen Eigenschaften, wie Spontaneität, Kreativität oder die Fähigkeit des Lernens aus Erfahrung, die als Ursache des Sicherheitsproblems betrachtet werden, ermöglichen es Menschen, Lösungen für komplexe Probleme auch unter erschwerten Bedingungen zu entwickeln.[64] Dieser Aspekt ist in der Definition der *Human Factors* enthalten, da von einer gegenseitigen Wechselbeziehung und Beeinflussung zwischen Menschen und den sozio-technischen Systemen ausgegangen wird. Daraus ergibt sich mit Blick auf die Bedingungen für eine sichere Patientenversorgung die Aufgabe, in zweierlei Hinsicht eine Optimierung der Bedingungen anzustreben. Zum einen geht es dabei um die ergonomische Anpassung der Arbeits- und Organisationsbedingungen an die Natur des Menschen. Zum anderen reicht es angesichts der steigenden Systemkomplexität offensichtlich nicht aus, für Funktionen und Abläufe in Systemen und Organisationen auszubilden. Berufliche Sozialisation und lebenslanges Lernen erfordern darüber hinaus die Vermittlung umfassender Kompetenzen, damit Individuen dazu befähigt werden, Anforderungen und Ressourcen zu erkennen, Probleme zu analysieren, Verantwortung zu übernehmen und Lösungen zu entwickeln. Für die Sicherheit und Schadensabwehr ist dies die handlungsfähige und in außerordentlichen Situationen reaktionsfähige Person. Ihre besondere Rolle für die Organisationsentwicklung erlangt eine derart gebildete Person, weil sie in die Interaktion mit dem System konstruktive Impulse einbringen kann.

Die Definition eines umgangssprachlich so vieldeutig verwendeten Begriffs wie dem der Organisation beinhaltet die Schwierigkeit, die übliche Trennung von institutionellen und instrumentellen Aspekten zu berücksichtigen. Das Beispiel des Krankenhauses, in dem Ressourcen und Prozeduren für eine sichere Patientenversorgung aufgewendet werden, verdeutlicht, dass Institution, Organisationszweck und die dazu verwendeten

---

[63] Training hier verstanden als Einüben von Handlungsabläufen in Abgrenzung zu Ausbildung/ Schulung. Beide Wortbedeutungen sind im englischen *training* enthalten.
[64] Vgl. Reason (2000), S. 770; Pierre/ Hofinger (2014), S. 21f.

Instrumente nicht voneinander zu trennen sind. Aus diesem Grund ist es hilfreich, auf das soziologische Verständnis von Organisation zurückzugreifen. Der Soziologe Günter Büschges bezeichnet Organisationen prägnant als „auf Dauer angelegte und zur Bewältigung spezifischer Probleme geschaffene Interaktionssysteme"[65]. Als solche sind Organisationen komplexe soziale Gebilde, die u.a. durch planmäßige Strukturen, Arbeitsteilung, Hierarchien sowie Entscheidungs- und Kontrollmechanismen gekennzeichnet sind.[66] Wo Menschen im Kollektiv interagieren, entstehen unvermeidlich Sitten, Gewohnheiten und Normen, die Erwartungen und Verhaltenskonfigurationen regeln und durch Symbole und Rituale repräsentiert werden.[67]

Aus diesem ebenfalls soziologischen Verständnis zeigt sich, dass Organisationen ohne eine für sie jeweils typische Kultur nicht denkbar sind. Da Organisationen einem ständigen Anpassungsdruck aus ihrer Umwelt ausgesetzt sind, verändern sich ihr Instrumentarium, ihre Kultur und im äußersten Fall ihre Ziele. Singuläre Reaktionen auf einzelne Aspekte des Wandelns lösen systemimmanente Eigendynamiken aus, deren Effekte nicht steuerbar sind. Die verzögerte Einführung der fallpauschalisierten Vergütung (DRGs) ist beispielhaft dafür,[68] wie diese nicht intendierten Nebeneffekte solange toleriert werden, wie sie mit der erforderlichen Anpassungsleistung in Einklang gebracht werden können.[69] Erst wenn der Anpassungsdruck so hoch ist, dass die Organisationsziele gefährdet sind, ist der Handlungsbedarf nicht mehr aufzuschieben. Unterdessen schafft der externe Wandel Fakten, wodurch die der Organisation verfügbaren Handlungsalternativen nach ihrer Art und Anzahl bestimmt werden.

---

[65] Vgl. Büschges/ Abraham/ Funk (1996). S. 184.
[66] Vgl. Büschges/ Abraham/ Funk (1996). S. 182-184; Büschges (2002), S. 391f.
[67] Vgl. Lipp (2002), S. 298f.
[68] Seit dem 1. Januar 2003 konnten Kliniken ihre Leistungen freiwillig nach dem System der diagnosebezogenen Fallgruppen (Diagnosis Related Groups, DRGs) abrechnen, die zum 1. Januar 2004 verbindlich eingeführt worden sind. Dennoch konnten sich etliche Krankenhäuser erst im Verlauf des Jahres 2005 auf den neuen Modus umstellen, weil die Budgetverhandlungen mit den Kostenträgern als notwendige Voraussetzung noch nicht abgeschlossen waren.
[69] Vgl. Mayntz/ Nedelmann (1997).

Die Patientensicherheit ist inzwischen zu einem Problem von erheblicher Brisanz geworden (siehe Kap. B.1), so dass nicht mehr die Bereitschaft zur Gestaltung des Wandels genügt, sondern der dringende Handlungsbedarf einer veränderten Organisationskultur in der Gesundheitsversorgung erforderlich geworden ist. Da der Kulturbegriff zunächst keine Aussage über deren Qualität zulässt, wird diese zumindest im Hinblick auf die Sicherheit in einer Organisation konkretisiert. Demnach umfasst eine *Sicherheitskultur* die allgemeinen Merkmale von Kultur, bezogen auf die Sicherheit in einer Organisation. Eine Definition könnte folglich lauten: *Sicherheitskultur* umfasst die geteilten Einstellungen, Überzeugungen und Wissensbestände der Organisationsangehörigen hinsichtlich der sicheren Gestaltung von Arbeitsplätzen und -prozessen, die sich in Normen und Werten formulieren lassen.[70] Somit ist Sicherheitskultur als der Teilaspekt der Organisationskultur aufzufassen, der speziell auf die Strukturen und Prozesse im Umgang mit Risiken gerichtet ist.[71] Die Gestaltung der Organisationsbedingungen, umfasst bauliche Strukturen, Prozeduren, Arbeitsplätze und Arbeitsgeräte, damit sicheres Arbeiten ermöglicht wird. Diese Konditionen sind zugleich ein Ausdruck realisierter Sicherheitskultur[72] als auch notwendige Bedingung für sicheres Handeln. Im Gegensatz dazu sind die Motive und Qualifikationen der Mitarbeiter sowie die Qualität ihrer sozialen Beziehungen dem Einfluss des Managements weitgehend entzogen. Doch sind diese die hinreichende Bedingung dafür, dass die Kriterien sicheren Handelns auch erfüllt werden. Erst wenn Informationen über Ereignisse transparent gemacht werden, Fairness den Umgang mit den Beteiligten bestimmt, Risikosituationen flexibel gehandhabt werden und die grundsätzliche Bereitschaft zu lernen gegeben ist, kann von einer „gelebten Sicherheitskultur" gesprochen werden.[73]

Am Beispiel der Sicherheitskultur zeigen sich die Grenzen von Managemententscheidungen, die der Legitimierung durch geteilte zweck- und wertrationale Interessen der Belegschaft entbehren. Zwar verfügt die Unternehmensführung über die Macht, ihren Willen auch gegen das

---

[70] Vgl. Fahlbruch/ Schöbel/ Marold (2012), S. 31-34; Pierre/ Hofinger (2014), S. 280-287; Pierre (2013); Pfaff et al.(2009), S. 494.
[71] Vgl. Pierre/ Hofinger (2014), S. 281f.
[72] Synonym zu *Sicherheitskultur* in der Literatur verwendete Begriffe: *Fehlerkultur*, *Risikokultur*.
[73] Vgl. Pierre/ Hofinger (2014), S. 286f; Buerschaper (2012), S. 178-180.

Widerstreben der Mitarbeiter durchzusetzen,[74] doch ist dies mit unkalkulierbaren Opportunitätskosten für Kontrollmaßnahmen und Sanktionen verbunden.

Mit diesen Ausführungen soll die Komplementarität von Risikomanagement und Sicherheitskultur verdeutlicht werden. Während das betriebswirtschaftliche Risikomanagement auf die Steuerung und Kontrolle von Aktivitäten zur Vermeidung unternehmerischer Risiken zielt, lässt sich das klinische Risikomanagement (kRM)[75] als „strukturiertes und systematisches Verfahren zur Verhütung unerwünschter Ereignisse und hieraus resultierender Patientenschäden"[76] definieren. Zu den unternehmerischen Risiken zählen Haftungsansprüche und steigende Versicherungsprämien infolge von Behandlungsschäden;[77] die klinischen Risiken umfassen konkret den Schaden der betroffenen Patienten und des beteiligten Personals,[78] den Vertrauens- und Prestigeverlust der Einrichtung sowie zusätzliche Behandlungskosten für die gesundheitliche Wiederherstellung der Geschädigten. Zur Minimierung derartiger Risiken bedarf es beider Faktoren: ein steuerndes und kontrollierendes Management, das die strukturellen Bedingungen für sicheres Handeln schafft als auch eine Sicherheitskultur, die sich in gemeinsamen Werten, Überzeugungen und Motiven benennen sowie in konkreten sicherheitsbezogenen Verhaltensweisen beschreiben lässt.

---

[74] Vgl. Weber (2005), S. 38f., 157-166.

[75] Die Differenzierung zwischen betriebswirtschaftlichem und klinischem Risikomanagement wird in der Literatur zur Patientensicherheit nicht stringent eingehalten. Im Zusammenhang mit einer sichereren Gesundheitsversorgung ist in der vorliegenden Arbeit immer von klinischem Risikomanagement die Rede.

[76] Vgl. Tegtmeier/ Wiedensohler (2013), S. 10.

[77] Der Anstieg der Schadensfrequenz infolge einer veränderten Problemwahrnehmung und des Schadensaufwands pro Fall durch die Höhe zugestandener Schadensersatzansprüche und Rehabilitationskosten führen zu gestiegenen Versicherungsprämien für Krankenhäuser und Arztpraxen. Vgl. Petry (2009), S. 241. In den USA hat dies dazu geführt, dass einzelne Kliniken die Versicherungsprämien nicht mehr aufbringen können oder gar nicht erst einen Versicherer finden, der bereit wäre, ihre Haftpflichtrisiken abzudecken (*Malpractice crisis*). Vgl. Schrappe (2009), S. 180.

[78] Zu den Folgen des an Schadensereignissen beteiligten Personals (*Second victim*) vgl. Schwappach/ Hochreutener/ Laue (2010); Schwappach/ Hochreutener (2008); Schwappach/ Boluarte (2008); Wu (2000).

Das konstituierende Element einer Organisation ist laut Definition der Zusammenschluss von Personen zur Erreichung gemeinsamer Ziele. Der Zweck von Krankenhäusern, Arztpraxen und ambulanten Einrichtungen ist die sichere Versorgung ihrer Patienten im therapeutischen Prozess. Unabhängig von den individuellen Motiven der Organisationsangehörigen ist diese gemeinsame Zielsetzung das integrative Moment der Organisation.[79] Unter diesem Aspekt lassen sich gemeinsame Werte, Überzeugungen, Orientierungen, verbindliche Verhaltensweisen usw. für Organisationsangehörigen als Konsens kommunizieren.

Eine Organisations- oder Sicherheitskultur lässt sich nicht per Dienstanweisung etablieren, weil ihr Zustandekommen das Ergebnis der sozialen Konstruktion von Wirklichkeit innerhalb einer Gemeinschaft ist.[80] In der zeitlichen Abfolge komplizierter sozialer Prozesse wird u.a. ein gemeinsamer Wissensbestand geschaffen, ein Wertekonsens ausgehandelt, werden Normen generiert sowie Instrumente und erwünschte Verhaltensweisen definiert. Damit ist auf die Bedeutung von (Aus-)Bildung in diesem kommunikativen und interaktiven Geschehen verwiesen. Sie ist einerseits Teil dieses Vorgangs, in dem idealerweise die notwendigen Wissensbestände vermittelt, Kompetenzen erworben und Einstellungen gefestigt werden. Andererseits sollte als Ergebnis dieser Intervention die so (aus-)gebildete Person stehen, die in der Lage ist, sich eigenverantwortlich und konstruktiv in die Ausgestaltung einer Sicherheitskultur einzubringen. Mit diesem Anspruch wird ein Bildungsziel angestrebt, das über die Vermittlung sog. sicherheitsrelevanter *skills* und *non-technical skills*, wie sie in der englisch- und deutschsprachigen Fachliteratur bezeichnet werden, hinausgeht. Im Englischen werden damit allgemein *Kenntnisse, Fertigkeiten, Fähigkeiten* und *Kompetenzen* bezeichnet. Für die Konzeption eines Lehrkonzepts Patientensicherheit ist eine genaue Differenzierung nach den Ursachen der Fehlerentstehung notwendig, da sie sich auf unterschiedliche Ebenen von Lernzielen beziehen. (Siehe Kap. E.1)

---

[79] Selbst wenn man den Organisationsangehörigen eine rein nutzenmaximierende Motivation unterstellt, führen Bestrebungen, z.B. nach einem sicheren Arbeitsverhältnis, nach leistungsgerechter Vergütung oder Gewinnerzielung über die Sicherheit der Patientenversorgung. In diesem Fall wird zwar aus dem Ziel das Mittel zum Zweck, beide sind aber nicht zu trennen, weil selbst diese Motivationen nur über die sichere Versorgung der Patienten zu realisieren sind.
[80] Vgl. Pfaff et al. (2009), S. 469; Berger/ Luckmann (2007).

Wenn, wie einhellig in der Literatur postuliert, das Ziel der Patientensicherheit nur über die Etablierung einer Sicherheitskultur zu erreichen ist, dann müssen sowohl die Befähigung zu sicherem Arbeiten als auch die „Kulturfähigkeit" als Ziele von Aus- und Weiterbildungsmaßnahmen formuliert werden.

Nach diesem Überblick der Konzepte, aus denen der Bedarf und Inhalte für die „Aus- und Weiterbildung Patientensicherheit" begründet werden, lässt sich das Thema dieser Arbeit eingrenzen:

Vor dem Hintergrund komplexer technischer Systeme zur Beherrschung schwerwiegender Risiken besteht ein „Problem der Passung" hinsichtlich des Faktors Mensch. Als menschliches Versagen werden in der Regel die Ursachen von kritischen Ereignissen bezeichnet, die infolge kognitiver Fehlleistungen zustande kommen. Konsequenterweise sind aber auch solche bedingenden Faktoren wie z.b. die Konzeption von Geräten oder Prozessen, die nicht sicher zu handhaben sind, auf menschliche Faktoren zurückzuführen. Die physischen, psychischen und sozialen Eigenschaften des Menschen spielen beim Umgang mit Risiken eine doppelte Rolle. Es sind vor allem die kognitiven Besonderheiten der menschlichen Informationsverarbeitung und -interpretation, die sowohl bei der Fehlerentstehung wie bei der Schadensvermeidung bzw. Begrenzung von Bedeutung sind. In der Fachliteratur werden technische und nicht technische „Skills" diskutiert (siehe nächsten Abschnitt), mit denen die Passung zwischen Menschen und sozio-technischen Systemen durch Aus- und Weiterbildungsmaßnahmen optimiert werden soll. In dieser Vorstellung klingt ein normatives Verständnis von Ausbildung an, wonach Menschen funktional und reaktiv auf Systemherausforderungen abgestimmt werden sollen.[81] Die Erörterungen der Sicherheitskultur zeigen auf, dass den sog. Human Factors ebenso das Potenzial der Schadensbegrenzung und -vermeidung innewohnt. Gleichsam bilden in der menschlichen Psyche tiefer liegende Bewusstseinsinhalte das integrative Element zwischen den steuernden und kontrollierenden Bestrebungen des Managements und den

---

[81] Als *Normative Pädagogik* wird die Ableitung erzieherischer Handlungsweisen aus nicht-pädagogischen Normen verstanden. Für das Verständnis von Ausbildung bedeutet dies, dass aus der Praxis abgeleitete und operationalisierte Lernziele entsprechend abzuprüfen sind. De facto führen die empirischen Randbedingungen dazu, dass andere Motive oder Normen als die pädagogisch intendierten in der Realität angewendet werden. Vgl. Lenzen (1999), S. 26-30.

tatsächlich realisierten Verhaltensweisen in einer Arbeitsorganisation. Kultur in den Ausprägungen einer Organisations- bzw. Sicherheitskultur beinhaltet menschliche Potenziale, die über Kenntnisse, Fertigkeiten, Fähigkeiten und Kompetenzen hinausgehen. Aus psychologischer Perspektive wären hier beispielsweise Motive und Motivationen[82] oder Selbstbild und Selbstwirksamkeitskonzepte zu nennen. Aus den Annahmen der Humanistischen Pädagogik stammen Konzepte wie Selbstbestimmtheit (Autonomie) und menschlicher Selbstzweck (Selbstwerdung) oder Eigenverantwortung und Urteilskraft (Analyse und Reflexionsfähigkeit).

Angesichts der Einsicht in die Bedeutung einer Organisations- bzw. Sicherheitskultur wirkt die Forderung nach „Funktionsträgern", die im Sinne einer normativen Pädagogik mit entsprechenden Skills ausgestattet werden, absurd.[83] Im Gegensatz dazu erwartet man von „Kulturträgern", dass sie aus ihrer intrinsischen Motivation heraus selbsttätig agieren und handlungsfähig sind. Diese Argumentation mit Idealtypen dient allein dem Zweck, deutlich zu machen, dass dem Aspekt der Interaktion in den Definitionen von Human Factors und Kultur zentrale Bedeutung zukommt.

Hierin liegt der Ansatz für das Lehrkonzept Patientensicherheit, das in dieser Arbeit begründet und entwickelt wird. Der Fokus richtet sich auf auszubildende und approbierte Ärzte und Ärztinnen, denen in ihrer Aus- und Weiterbildung selbstverständlich sicherheitsrelevante Qualifikationen zu vermitteln sind, aber darüber hinaus ebenso weiterreichende uni-

---

[82] *Motiv*, zeitlich überdauernder richtunggebender und antreibender psychischer Bestimmungsgrund für das Handeln, der affektiv, emotional und intellektuell unterbaut ist. *Motivation*, aktuell aktivierender richtunggebender Vorgang, der die Auswahl, Stärke und Aktualität einer Verhaltenstendenz bestimmt. Vgl. Bergius (1994), S. 490f.

[83] Diese Bildungskonzepte entstammen dem angelsächsischen Sprachraum und werden in der Diskussion – kaum reflektiert – auf die kontinentalen Verhältnisse bezogen. Ihr Vorteil liegt in ihrer auch dem erziehungswissenschaftlichen Laien verständlichen Plausibilität, wohingegen ein evaluierender Vergleich nach der Effektivität der pädagogischen Konzepte methodisch schwierig ist. Nichtsdestoweniger ist festzuhalten, dass aus diesen Ideen sehr attraktive und praxisrelevante Konzepte von Unterrichtsformen sowie Lehr- und Prüfungsformaten hervorgehen, die sich mit aktuellen Tendenzen der Erwachsenenbildung in Einklang bringen lassen.

verselle Kompetenzen. Das Ziel der (Aus-)Bildung sind Individuen, die ihre Rolle innerhalb ihrer Organisationen erfüllen können, indem sie Organisationskultur aktiv mitgestalten.[84]

2.2 Forschungsstand zur Aus- und Weiterbildung Patientensicherheit

Die Brisanz des Themas Patientensicherheit lässt sich an der exponentiell angestiegenen Zahl der Publikationen ablesen, die international in den vergangenen 15 Jahren erschienen sind. Obwohl Studien aus den Vereinigten Staaten, Kanada, Australien und Großbritannien die Diskussion anführen, ergibt sich im Vergleich mit Europa und der Situation in Deutschland ein relativ einheitliches Bild. Eine eigene Kategorie, die nicht direkt der wissenschaftlichen Literatur zuzuordnen ist, bilden die Empfehlungen politischer Gremien sowie der Initiativen für Patientensicherheit auf nationaler und internationaler Ebene. Die Stellungnahmen wie zum Beispiel der Ministerkonferenz der Europäischen Union oder des Gemeinsamen Bundesausschusses und des Sachverständigenrats Gesundheit (SVR-G) sowie der Weltgesundheitsorganisation (WHO) und des Aktionsbündnisses Patientensicherheit (APS) sind Gegenstand des Kapitels B.2.

Ein Überblick über die wissenschaftliche Literatur zum Thema Aus- und Weiterbildung in Patientensicherheit lässt sich, ausgehend von den Arbeiten des US-Psychologen James Reason zu menschlichen Irrtümern und den Innovationen in der Luftfahrt, entlang des Fachdiskurses strukturieren. In nahezu allen Arbeiten stellen die Untersuchungen James Reasons die Referenz hinsichtlich der Fehlerentstehung und des Umgangs mit Fehlern in Hochrisikobereichen dar (ausführlich in Kap. D.1).[85]

Mit Bezug auf die positiven Erfahrungen in der Luftfahrt war Patientensicherheit von Anfang an eng mit der Idee des Lernens aus Fehlern ver-

---

[84] Auf die Begriffe *Fehlermanagement* und *Fehlerkultur* wird an dieser Stelle nicht eingegangen. Das Fehlermanagement ist als eine spezifische Ausrichtung des Risikomanagements aufzufassen; der Begriff der Fehlerkultur wird überwiegend synonym mit Sicherheits- oder Risikokultur verwendet. Auf die Erörterung dieser Begriffe wird in der vorliegenden Arbeit verzichtet, weil ihre ungenaue oder fehlende Abgrenzung in der Literatur nicht zur Klarheit des fachlichen Diskurses beiträgt.
[85] Vgl. Reason (2000), (1995) und (1994).

bunden, um kritischen Ereignissen vorzubeugen und Schäden zu vermeiden. In der US-amerikanischen Luftfahrt haben Berichtssysteme im Verbund mit anderen Maßnahmen, wie z.b. Crew Ressource Management Training (CRM), Chccklisten oder Nachbesprechungen dazu beigetragen, die Rate fataler Unfälle im Zeitraum zwischen 1994 und 2006 von 0,05 auf 0,02 pro 100.000 Starts abzusenken.[86] Dieser Effekt wurde unter anderem dadurch erzielt, dass die Wahrnehmung von Risiken und Sicherheitslücken verbessert, bestehende Aversionen gegen das Berichten von Fehlern abgebaut und soziale Orientierungen sowie die Beherrschung von Risiken gefördert wurden.

Entsprechend ehrgeizige Erwartungen wurden in die Einführung sogenannter *Critical Incident Reporting Systemen* (CIRS) in die Gesundheitsversorgung gesetzt, wie sie in anderen Hochrisikobereichen als Beitrag zum Lernen aus Fehlern etabliert sind. Diese anonymisierten Datensammelsysteme ermöglichen sowohl die Aufdeckung als auch die Analyse von Fehlern und dienen der Rückmeldung an die involvierten Praktiker ebenso wie als Lernplattform für andere Gesundheitsprofis. Tastsächlich aber entbehrt die Realität einer ausreichenden Bereitschaft des Gesundheitspersonals, über Behandlungsschäden zu berichten, an denen man selbst beteiligt war oder deren Zeuge man geworden ist.

Empirische Befunde verweisen auf chronisch niedrige Meldequoten.[87] Die Ursachen dafür sind einerseits eine weitverbreitete Unsicherheit unter dem medizinischen Personal darüber, welche Ereignisse berichtet werden sollen.[88] Andererseits stellen Organisationsdefizite in der Art mangelnder Benutzerfreundlichkeit der Meldesysteme, fehlender Transparenz der Verfahren oder einer ungenügenden institutionellen Integration, zusätzliche Hindernisse dar.[89]

Im Hinblick auf die Verbreitung dieses wichtigen Instruments ergab die Krankenhausbefragung 2012, dass in nur 35,5% der Kliniken Berichts-

---

[86] Vgl. Pronovost et al. (2009), S. w480; Müller (2004), S. 561-564.
[87] Vgl. Hui-Ying et al. (2010); Lederman et al. (2013); Pfeiffer et al. (2013).
[88] Vgl. Lauterberg (2009), S. 14.
[89] Vgl. Odwazny (2005).

systeme für kritische Ereignisse eingerichtet sind, wobei diese Einrichtungen CIRS im Durchschnitt seit 2,2 Jahren genutzt haben.[90]

Mit der paradigmatischen Vorstellung des Lernens aus Fehlern wurde die Suche nach Ansätzen zur Lösung der Sicherheitsproblematik in der Patientenversorgung gleichzeitig auf die Fehlermeldesysteme und die in der Medizin bereits etablierten Simulationstrainings gerichtet. Bei der *Simulation based Medical Education* (SBME) handelt es sich um eine Spezialform des erfahrungsbasierten Lernens, „in der Ausschnitte medizinischer Aufgabenstellungen von den Lernenden alleine oder in Teams zu bearbeiten sind"[91]. Dieses Einüben technischer Fertigkeiten in der Simulation an Modellen hat in der medizinischen Ausbildung eine historische Tradition, die durch die Problematik der Patientensicherheit neu bewertet wird.[92] Einen dementsprechenden Anteil nehmen die Studien um Formate und Evidenz des simulationsbasierten Lernens (SBL) in der Forschungsliteratur ein. Inzwischen verfügen fast alle deutschen Universitäten mit einer medizinischen Fakultät über Trainings- und Übungszentren (*Skills-Lab*). Dabei geht es schon lange nicht mehr um das Einüben grundlegender klinischer Techniken wie Blutentnahme, Intubation oder Reanimation an anatomischen Phantomen. Die technischen Möglichkeiten schaffen neue Einsatzbereiche und somit Konzepte des simulationsbasierten Lernens. Der Schwerpunkt liegt nach wie vor auf der Einübung praktischer Fertigkeiten (*skills, technical skills*), wofür anatomische Modelle, virtuelle (computerbasierte) Task-Trainer und Patientensimulatoren sowie virtuelle Patienten zur Verfügung stehen. Die beiden letzten erlauben es zudem, Behandlungskonzepte und Abläufe in der Simulation praxisnah auszuprobieren. Für Kommunikationsübungen werden Simulationspatienten eigens schauspielerisch geschult.[93]

In der Diskussion um Ausbildungskonzepte in Patientensicherheit argumentieren die Vertreter des SBL, die zumeist über eigene Anschauung aus ihrer Arbeit in einem Trainings- und Übungszentrum verfügen, mit

---

[90] Vgl. Lauterberg et al. (2012), S. 33f. Die Befunde der aktuellen Krankenhausbefragung zum Einführungsstand des Klinischen Risikomanagements 2015/2016 lagen bei Drucklegung noch nicht vor.
[91] Vgl. Koppenberg et al. (2014), S. 375.
[92] Vgl. Georg (2014), S. 121.
[93] Vgl. Georg (2014), S. 122.

der Möglichkeit, ganze Behandlungsszenarien simulieren zu können. Diese Anwendung erlaubt es, den Umgang mit medizinisch-technischen Entwicklungen oder die Handhabung komplexer Abläufe in der Simulation einzuüben, ohne Patienten einer Gefährdung auszusetzen. Das Simulationslabor fungiert hier als geschützter Lernraum, in dem Fehler zugestanden werden, um daraus zu lernen. Ganz im Gegenteil ermöglicht die Simulationstechnik das Steuern des Trainings, indem Risiken provoziert werden.[94] Das Alpha und Omega jeder Simulationsveranstaltung sind daher die Nachbesprechung (*Debriefing*) und Rückmeldung (*Feedback*)[95] als Kern des Lernprozesses. Unter einem überwiegend defizitären Verständnis, wonach menschliche Faktoren vorrangig ein Sicherheitsrisiko darstellen, verweisen diese Autoren auf den Vorteil der im Training automatisierten Tätigkeitsabläufe.[96]

Die Frage nach ausbildungsrelevanten Inhalten in der Patientensicherheit führt unweigerlich zu den sozialen und personalen Kompetenzen (sog. *soft skills*), welche die Kommunikation, Teamarbeit, Analysefähigkeit oder das Entscheidungsverhalten unmittelbar beeinflussen. Auch hierauf haben die Befürworter des simulationsbasierten Lernens eine Antwort, indem sie den Nutzen des Gruppentrainings für die Entwicklung dieser sog. nicht-technischen Fertigkeiten (*non-technical skills*) hervorheben,[97] ohne jedoch den Widerspruch zwischen automatisiertem Verhalten und Problemlösungsverhalten konzeptuell aufzulösen.

Bei allen gepriesenen Vorteilen lassen die Autoren die verhältnismäßig hohen Kosten von Skills-Labs nicht unerwähnt, die neben der Anschaffung der technischen Ausstattung durch die spezielle Schulung des Lehrpersonals (technisch und didaktisch-methodisch) sowie durch den Zeit-

---

[94] Vgl. Georg (2014), S. 123; Schmidt/ Goldhaber-Fiebert/ Ho (2013), S. 426; Koppenberg et al. (2014), S. 376.
[95] Vgl. Schmidt/ Goldhaber-Fiebert/ Ho (2013); Koppenberg et al. (2014); Trentzsch et al. (2013) heben zusätzlich die Vorteile von Videoaufnahmen zur Unterstützung der Selbstreflexion (*Videodebriefing*) hervor; siehe. S. 903.
[96] Vgl. Armitage-Chan (2014); Koppenberg et al. (2014), S. 373; Trentzsch et al. (2013), S. 901; Rall/ Oberfrank (2013), S. 893f.; Rall/ Gessel/ Staender (2011), S. 258.
[97] Vgl. Koppenberg et al. (2014), S. 375; Trentzsch et al. (2013), S. 902; Rall/ Oberfank (2013), S. 894.

und Personalaufwand entstehen.[98] So stehen die Realität des Klinikalltags und die ökonomischen Zwänge einer anderen, für die Qualitätsentwicklung der Kliniken interessanten Anwendung des SBL entgegen. Das moderne Equipment ermöglicht es, kabellose Patientensimulatoren fernab des Labors zur Übung in die Klinikabläufe einzubringen und mittels dieser *Simulation in situ* Notfallsimulationen zu üben und Schwachstellen[99] zu analysieren.[100]

Bedingt durch die Laborsituation ist die Effektivität des simulationsbasierten Lernens im Verhältnis zu anderen Interventionen in der Lehre gut evaluierbar.[101] Die Verknüpfung von Theorie und Praxis trägt dazu bei, dass Simulationstrainings bei Studierenden beliebt sind, was aus der eigenen Lehrerfahrung des Autors angemerkt werden kann.

Das defizitäre Verständnis der SBL-Verfechter von den Human Factors und der daraus abgeleitete Ansatz des Einübens automatisierter Verhaltensweisen stehen in einem Widerspruch zu der Anforderung, Risiken zu erkennen und kognitiv Strategien zur Abwendung von Schäden zu entwickeln. Es ist nicht von der Hand zu weisen, dass Übung einen positiven Effekt auf die Sicherheit von praktischen Handlungen und Abläufen hat.[102] Ein Blick auf die Bedingungen, unter denen Fehler unterlaufen, verweist jedoch auf die Bedeutung der klinischen Routinen.[103] Dieser Kontext wird in der Argumentation um simulationsbasierte Lernformate ausgeblendet. Anstatt dessen fokussiert man vor allem auf das Erlernen praktischer Fertigkeiten in der Chirurgie, Anästhesie und in Notfallsituationen. Einen ebenso unbestreitbaren Vorteil des SBL stellt der geschützte Lernraum des Simulationslabors dar, wobei der kritische Einwand berechtigt ist, warum solche organisatorisch berücksichtigten Räume des angeleiteten Lernens aus der Klinik ausgelagert werden sollen? So ist beispielsweise die Anleitung des ärztlichen Nachwuchses im klinischen

---

[98] Vgl. Schmidt et al. (2013), S. 430; Koppenberg et al. (2014), S. 377; Trentzsch et al. (2013), S. 902.
[99] Vgl. Clausen (2003), S. 19-24.
[100] Vgl. Koppenberg et al. (2014), S. 377; Trentzsch et al. (2013), S. 905.
[101] Vgl. Hoffmann/ Siebert/ Euteneier (2015), S. 91; Schmidt et al. (2013), S. 428f.
[102] Vgl. Hoffmann/ Siebert/ Euteneier (2015, S. 91; Schmidt et al. (2013), S. 428f.
[103] Vgl. Ollenschläger (2001).

Setting und am Patienten (*Bedside teaching*) ein konstitutiver Bestandteil der medizinischen Ausbildung in allen angelsächsischen Ländern.

Das SBL wird allgemein als erfahrungsbasiertes Lernen deklariert, wobei die Fokussierung auf die Automatisierung von Tätigkeiten eher auf das operante Lernen nach Burrhus F. Skinner verweist. Dies haben einige Autoren erkannt, indem sie die Notwendigkeit wiederholten Trainings problematisieren.[104] In groben Zügen lässt sich diese Lerntheorie wie folgt beschreiben: Erwünschte Verhaltensweisen werden durch Belohnung irgendeiner Art verstärkt, wodurch die Wahrscheinlichkeit, dass die Lernenden dieses Verhalten in einer ähnlichen wie der Lernsituation wiederholen, erhöht wird. Unerwünschte Verhaltensweisen werden nach Skinners Lerntheorie nicht sanktioniert,[105] wodurch ihre Auftretenswahrscheinlichkeit vermindert wird (*Extinktion*). Damit die Lernkurve auf einem bestimmten Niveau gehalten werden kann, d.h. das eingeübte Verhaltensmuster nicht verlernt wird, sind Wiederholungen der Lernsituation in unregelmäßigen zeitlichen Abständen notwendig.[106]

In diesem Zusammenhang sind auch Effekte des viel diskutierten *Heimlichen Lehrplans* (*Hidden Curriculum*) zu bewerten, die auf Prozessen der sekundären Sozialisation, d.h. der Norm- und Wertorientierung an gleichaltrigen Bezugsgruppen (*peer-groups*) beruhen. Welche Verhaltensweisen hier positiv (Verstärkung) oder negativ (Löschung) sanktioniert werden, entzieht sich weitgehend dem Einfluss von Lehrern und Dozenten.[107] Vielmehr deutet dieser Aspekt auf die Bedeutung von Rollenvorbildern und das Modelllernen (am Vorbild) für die Aneignung von „nicht-technischen Fertigkeiten" und insbesondere von Einstellungen wie z.B. Team- und Patientenorientierungen.[108]

---

[104] Vgl. Koppenberg et al. (2014), S. 376; Trentzsch et al. (2013), S. 903.

[105] Im Gegensatz zu Vertretern anderer behavioristischer Lerntheorien misst Skinner der negativen Verstärkung durch unangenehme Verhaltenskonsequenzen (Strafe o.ä.) einen lernhemmenden Effekt bei.

[106] Vgl. Lefrancois (1994), S. 32-50; Edelmann (1996), S. 107-171.

[107] Vgl. Cocks (2014), S. 152; Martimianiakis et al. (2015).

[108] Vgl. Smith/ Arfanis (2013). Zur Theorie des Modelllernens nach Albert Bandura vgl. Lefrancois (1994), S. 201f. und Edelmann (1996), S. 282-307.

In den letzten Jahren kommt dem ebenfalls aus der Luftfahrt bekannten Konzept des *Crew Resource Management-Trainings* (CRMT)[109] erhöhte Aufmerksamkeit zu. Synonym werden auch die Begriffe *Human Factor-Training* oder *Teamtraining* verwendet, womit auf den Gegenstand dieser Ausbildungsmaßnahmen verwiesen ist. Neben den technischen Fertigkeiten geht es um personale und soziale Kompetenzen, die effektive und koordinierte Problemlösungen in Teams begünstigen. In Abgrenzung zu den technischen Fertigkeiten bezeichnet der Begriff der nichttechnischen Fertigkeiten (*non-technical skills*) die „psychologischen Bedingungen individueller Leistungsfähigkeit sowie der Gestaltung von Gruppenprozessen"[110]. Bei diesem Ansatz werden die Menschlichen Eigenschaften als beherrschbare Sicherheitsrisiken erachtet, denen gleichzeitig das Potenzial der Problemlösung innewohnt.[111] Entsprechende Aspekte des Human Factor Trainings sind die Gruppenbildung (*team formation*), der Gruppenerhalt (*team maintenence*) und organisatorisch-strategische Fähigkeiten (*generic competencies*).[112] Übertragen auf die Sicherheit in der Patientenversorgung wird dieses unbestimmte Feld menschlicher Eigenschaften in der anästhesiologischen Fachliteratur auf die folgenden Fähigkeiten eingegrenzt: situative Aufmerksamkeit (*situation awareness*), Teamarbeit, Aufgabenmanagement (*leadership*), Entscheidungsfindung und Kommunikation als das integrierende Element.[113] Wie in der gesamten Diskussion um die Ausbildung in Patientensicherheit gefordert, kann im Rahmen des Teamtrainings auch die interdisziplinäre Zusammenarbeit gefördert werden.

---

[109] *Crew Resource Management* bezeichnet eine „Strategie zur optimalen Ausnutzung aller einem Team zur Verfügung stehenden Möglichkeiten und Ressourcen". Müller (2004), S. 560.
[110] Vgl. Strohschneider (2012), S. 317. Die folgende Definition betont stärker den Aspekt sicheren Handelns: „Non-technical skills are defined as the cognitive, social, and personal resource skills that complement technical skills, and contribute to safe and efficient task performance." Flin et al. (2010), S. 38.
[111] Vgl. Pierre (2013), S. S25; Pierre/ Hofinger (2014), S. 21f.
[112] Vgl. Strohschneider (2012), S. 317.
[113] Vgl. Armitage-Chan (2014), S. 221f.; Korne et al. (2014), S. 735; Lang (2010), S. 368. Flowerdew et al. (2012) nennen neun Kategorien, die sich mit den genannten überschneiden. In anderen Publikationen werden ähnliche Fertigkeiten aufgezählt ohne eine Klassifizierung vorzunehmen. Vgl. Dedy/ Bonrath/ Zervin (2013); Long et al. (2011), S. 478f.

In diesem Sinne deklarieren die Vertreter des simulationsbasierten Lernansatzes, die gleichzeitig über die entsprechenden Ressourcen verfügen, auch das CRM-Training zu ihrer Domäne. Dass die Verfügbarkeit über ein Skills-Lab nicht die Voraussetzung für gelungenes Teamtraining ist, belegen beispielsweise Projektberichte aus Deutschland und den Niederlanden. Bernd Lang et al. beschreiben den typischen Ablauf eines Teamtrainings in der Luftrettung mit interdisziplinärer Besetzung (Flug- und medizinisches Personal) im Format eines *classroom teaching*. Das Ziel der Teamentwicklung im umfassenden Sinne beinhaltet die systematische Erarbeitung von Gemeinsamkeiten wie Sprache und Ziele oder das Verständnis von Prozessen und Teamressourcen. Der dazu notwendige Perspektivenwechsel zwischen Selbst- und Fremdwahrnehmung und die Sensibilisierung für kulturelle Unterschiede zeigen auf, dass es hier vor allem auf eine multiprofessionelle Herangehensweise ankommt. Dies machen die Auswahl der verwendeten Lernmaterialien (Arbeitshefte, Handbücher, Computersimulation) sowie die angewandte interaktive Methodik (z.B. Fallstudien, Narrationen, Gruppenübungen, körper- und vorstellungsbasierte Übungen) deutlich.[114]

Es werden aber auch die Limitationen offenbar. Crew Resource Training zielt auf die Entwicklung eines bestehenden Teams. Die Realität des klinischen Alltags ist indes von Personal- und Schichtwechsel sowie rotierenden Besetzungen gekennzeichnet. Dennoch ließen sich signifikante Effekte auf die Versorgungssicherheit in einer Klinik durch ein Mitarbeitertraining unter der Anleitung von Experten aus der Luftfahrt nachweisen. Dirk de Korne et al. beschreiben, wie das Vorbild des Flugpersonals bei den Teilnehmern zu einer erhöhten Aufmerksamkeit für Sicherheitsbelange und einer sozialen Umorientierung, weg von hierarchisch-funktionalen Denkmustern, geführt hat. In der Folge ließen sich in der Klinik ein Anstieg der gemeldeten Zwischenfälle[115] und die Reduzierung chirurgischer Seitenverwechslungen signifikant nachweisen.[116]

---

[114] Vgl. Lang et al. (2010).
[115] Der vermeintlich paradoxe Effekt der vermehrten Zwischenfallmeldungen ist auf die verbesserte Aufmerksamkeit und Problemsensibilität zurückzuführen. Dieser gewünschte Effekt ist charakteristisch für gelungene Interventionen in der Patientensicherheit.
[116] Vgl. Korne et al. (2014).

Mit diesen Beispielen wird die Möglichkeit aufgezeigt, Studierenden oder Mitarbeitern ein Teamtraining anzubieten, ohne dass dafür ein technischer Aufwand nötig wäre, der über den Rahmen einer üblichen Klassenraumausstattung hinausgeht. Gleichzeitig stehen die Beispiele für die Notwendigkeit des multiprofessionellen Lehrens in der Patientensicherheit, die weitreichendere Kompetenzen erfordert als die womöglich automatisierte Beherrschung technischer Fertigkeiten.

Etwa gleichzeitig mit den Erörterungen zum Wert von Fehlermeldesystemen und Simulationstrainings kam die Frage nach geeigneten Aus- und Weiterbildungskonzepten in die Debatte um die Verbesserung der Patientensicherheit. Die Auswertung systematischer Literaturreviews und aktueller Publikationen ergibt ein sehr heterogenes Bild. Grundlegende Tendenzen sind die Erhebung des Ausbildungsbedarfs (vorhandenes sicherheitsrelevantes Wissen) und die Identifikation von Ausbildungsinhalten (insbesondere notwendiger nicht-technischer Fertigkeiten) sowie Projektberichte und deren Evaluierung hinsichtlich Konzeption und Effektivität. Der größte Anteil der Studien kommt aus den USA, Kanada, Australien sowie Großbritannien und lässt sich mit Befunden aus Deutschland in Übereinstimmung bringen.

Hinsichtlich der Zielgruppe, des Formates und Unterrichtsvolumens sowie der Inhalte von Lehrprojekten besteht eine große Varianz.[117] Die Mehrzahl der bestehenden Lehrangebote ist an approbierte Ärzte in der Weiterbildung gerichtet; in den wenigsten Lehrplänen der medizinischen Ausbildung (*Undergraduate Medical Education*) ist die Patientensicherheit implementiert.[118] So sind Lernformat und Unterrichtsumfang in starkem Maße vom Engagement der Lehrkräfte und der Freiwilligkeit der Teilnehmer abhängig.[119] Dementsprechend variiert die Stundenzahl von lediglich vier Lehreinheiten bis hin zu studienbegleitenden Modulen. In Abhängigkeit dazu bestimmt der Stundenumfang das Lehrformat vom Frontalunterricht und der Vorlesung bis hin zur Nutzung des gesamten methodischen Repertoires, in dem Fallbesprechungen und Simulationen

---

[117] Vgl. Gordon/ Darbyshire/ Baker (2012); Nie et al. (2011); Teigland et al. (2013); Wong et al. (2010).
[118] Vgl. Nie et al. (2011); Nabilou/ Feizi/ Seyedin (2015); Teigland et al. (2013); Wong et al. (2010).
[119] Vgl. Kirch / Boysen (2010); Nie et al. (2011); Walton et al. (2013); Wong et al. (2010).

möglich sind. In der Folge sind die Inhalte sehr unterschiedlich gewichtet, so dass nicht immer alle relevanten Themen, über die im Fachdiskurs Konsens besteht, im Unterricht behandelt werden.[120]

Angesichts der vielfältigen Ansätze und Studiendesigns verwundert es nicht, dass die Ergebnisse der Lehrevaluation und der Lernerfolge ebenfalls breit streuen.[121] Gerade der Nachweis von Auswirkungen auf die Versorgungsqualität (*outcome*) stellt erhebliche methodische Anforderungen an das Studiendesign und die Ressourcen. Diese Limitationen ermöglichen im üblichen Ausbildungsbetrieb bestenfalls die Evaluation der Lehre und die Selbsteinschätzung der Teilnehmer. In der Literatur hat sich das sechsstufige Schema nach Kirkpatrick zur Outcome-Messung von Lerninterventionen bewährt. Die ersten vier Ebenen erfassen im Rahmen des Lehrbetriebs relativ leicht zu evakuierende Veränderungen der Zufriedenheit und Einstellungen, des Wissens und der Fertigkeiten sowie des Verhaltens.[122] Dem schulischen Geschehen weitgehend entzogen und methodisch sehr anspruchsvoll ist hingegen die Messung der Effekte auf die klinischen Prozesse und den Patientennutzen.[123] Die Mehrzahl der Studien belegt – unter Berücksichtigung der genannten methodischen Limitationen – zumindest hinsichtlich der intendierten Einstellungsänderung und des Wissenszuwachses signifikante Effekte.[124] Im Hinblick auf den angestrebten Wandel der Sicherheitskultur ist diese Sensibilisierung für das Thema ein erster wichtiger Schritt.

Die angeführte Heterogenität verweist auf die ebenso unterschiedlichen Bedingungen für die Implementierung zusätzlicher, bisher nicht curricular vorgegebener Lehrprojekte.

Die Reihe der Beschränkungen umfasst eine Vielzahl personeller, institutioneller und thematischer Faktoren. So werden der Mangel an für das

---

[120] Vgl. Nie et al. (2011); Teigland et al. (2013); Wong et al. (2010).
[121] Vgl. Dedy/ Bonrath/ Zervin (2013); Nie et al. (2011); Wong et al. (2010).
[122] *Learning outcomes* nach Kirkpatrick: Level (1) Learners' satisfaction, (2A) Learners' attitudes, (2B) Knowledge acquisition, (3) Learners' behavior: behavioral change, (4A) Changes to clinical processes (4B) Benefits to patients. Vgl. Wong et al. (2010), S. 1427f.
[123] Studien mit dem Nachweis klinischer Effekte von Ausbildungsmaßnahmen, siehe Dedy/ Bonrath/ Zervin (2013) und insbes. Korne et al. (2014).
[124] Vgl. Dedy/ Bonrath/ Zervin (2013); Klamen/ Sanserino/ Skolnik (2013); Nie et al. (2011);Schmidt et al. (2013); Wong et al. (2010).

Fach Patientensicherheit geeignetem Lehrpersonal ebenso angeführt wie der Bedarf an entsprechender Ausbildung von Assistenzärzten als Dozenten oder die grundsätzliche Notwendigkeit der pädagogischen Ausbildung akademischen Lehrpersonals.[125] Weitere Hindernisse bestehen in institutionellen Gegebenheiten wie den fakultätseigenen Lehrplänen, organisatorischen Rahmenbedingungen und dem grundsätzlichen Fehlen eines generellen, praxisbezogenen Curriculums. Hier stehen seit 2009 der *Patient Safety Curriculum Guide for Medical Schools* und seit 2011 der *Patient Safety Curriculum Guide Multi-professional Edition* der Weltgesundheitsorganisation zur Verfügung, die neben den curricularen Inhalten umfassende Orientierung und Hilfen für die Organisation und Durchführung von Lehrprojekten anbieten. Auf dieser Basis durchgeführte Lehrprojekte zeitigen Effekte auf dem vierten Niveau nach Kirkpatrick und sind, unabhängig von Bildungssystemen und kulturellen Besonderheiten, global implementierbar.[126] Als Hindernisse für die Einführung der Patientensicherheit in die medizinische Lehre an deutschen Fakultäten werden sowohl formale als auch pragmatische Probleme angeführt. Nicht zuletzt die mangelnde Verbindlichkeit, die durch fehlende Regelungen in Berufsgesetzen und Ausbildungsverordnungen besteht, wird als formale Hürde erachtet.[127] Abgesehen von einem vermeintlichen Mangel an methodisch und inhaltlich geschultem Lehrpersonal, scheitert die Umsetzung vor allem am Transfer der umfassenden Lernzielkataloge in konkrete Lehrkonzepte sowie ihre Integration in „bereits dicht gepackten Lehrplänen".[128]

Die Überlegungen einiger Autoren dazu, ab welchem Zeitpunkt Patientensicherheit als Thema in der Lehre eingeführt werden sollte, sind sehr fundiert und überlegenswert. Durchweg wird ein möglichst früher Beginn – spätestens vor dem klinischen Ausbildungsabschnitt – der Ausbildung in Patientensicherheit befürwortet und mit der thematischen Sensibilisierung, der beruflichen Sozialisation und dem Heimlichen Lehrplans (*Hidden Curriculum*) begründet.[129] Der Tenor der Argumentation zielt auf den

---

[125] Vgl. Chakraborti et al. (2008); Dudas et al. (2011); Kirch / Boysen (2010); Nie et al. (2011); Rodrigue et al. (2013); Wong et al. (2010).
[126] Vgl. Farley et al. (2015); Leotsakos et al. (2014).
[127] Vgl. Hoffmann/ Siebert/ Euteneier (2015), S. 92f.
[128] Hoffmann/ Siebert/ Euteneier (2015), S. 92.
[129] Vgl. Busemann et al. (2013); Kirch/ Boysen (2010); Klamen/ Sanserino/ Skolnik (2013); Smith/ Arfanis (2013); Walton et al. (2013).

angestrebten Wandel der Sicherheitskultur quasi von unten durch einen Paradigmen- bzw. den Generationenwechsel des medizinischen Personals.

Nicht nur in diesem Zusammenhang werden immer wieder Optionen des interdisziplinären Lernens und multiprofessionellen Lehrens postuliert.[130] Dabei gehen entsprechende Ansätze über die Durchführung von Lehrveranstaltung oder das Durchlaufen von Teamtrainings für Angehörige verschiedener Gesundheitsberufe hinaus. So wird beispielsweise von guten Erfahrungen mit Apothekern oder Krankenschwestern als Dozenten für Studierende der Medizin berichtet.[131]

Die erwähnte Unwägbarkeit hinsichtlich eines Curriculums Patientensicherheit forciert die Bemühungen um die empirische Bestimmung sicherheitsrelevanter Lerninhalte, obwohl die beiden WHO Curriculum Guides hier sehr explizit sind.[132] Dieser Umstand ist vor allem der Unbestimmtheit des Begriffes „nicht-technische Fertigkeiten" geschuldet.[133] Methodisch reichen diese Bemühungen von der Wissensabfrage bei Medizinstudierenden[134] bis zu qualitativen Ansätzen der Expertenbefragung und Triangulation[135]. Befragungen von Studierenden hinsichtlich ihres Wissens und ihrer Einschätzungen zur Relevanz der Patientensicherheit offenbaren einen generellen Ausbildungsbedarf.[136]

Die nicht-technischen Fertigkeiten beziehen sich auf die sozialpsychologischen und kognitiven Aspekte aus dem Human Factor-Ansatz. Im Wesentlichen kreisen die empirisch identifizierten sicherheitsrelevanten Aspekte um die kommunikative Kompetenz, Verantwortungsbewusstsein (für Risiken und Situationen), die menschliche Rolle an den Übergängen von Mensch-Mensch/ Mensch-Maschinen-Systemen (Schnittstellen-

---

[130] Vgl. Hoffmann/ Siebert/ Euteneier (2015), S. 90; Chakraborti et al. (2008); Dedy/ Bonrath/ Zervin (2013); Jeffs et al. (2013); Klamen/ Sanserino/ Skolnik (2013); Korne et al. (2014); Rall/ Gessel/ Staender (2011).
[131] Vgl. Klamen/ Sanserino/ Skolnik (2013), S. S47.
[132] Vgl. Hoffmann/ Siebert/ Euteneier (2015), S. 90.
[133] Vgl. Flowerdew et al. (2012).
[134] Vgl. Dudas et al. (2011); Teigland et al. (2013); Toennessen/ Swart/ Marx (2013); Nabilou/ Feizi/ Seyedin (2015).
[135] Vgl. Mayer et al. (2009); Long et al. (2011).
[136] Vgl. Nabilou/ Feizi/ Seyedin (2015); Toennessen/ Swart/ Marx (2013). Ergebnisse einer eigenen Befragung im Kapitel B.2.3.

problematik), Teamfähigkeit sowie die Analyse- und Entscheidungsfähigkeit.[137]

Obwohl die meisten Befunde aus dem englischsprachigen Raum stammen, lässt sich die geschilderte Problematik auf die deutsche Situation übertragen.[138] Probleme ergeben sich auch hier unter anderem aus der vermeintlichen Paradoxie, gleichzeitig aus Fehlern zu lernen und diese dennoch zu vermeiden. Der sog. Heimliche Lehrplan wirft Fragen nach der Bedeutung der beruflichen Sozialisation und Enkulturation auf. Ebenso bleibt zu beantworten, ob pädagogische Interventionen erziehungswissenschaftlich begründet werden sollten,[139] oder ob sie vielmehr ihren Wert in der Aus- und Weiterbildung durch praktische Anwendung (Bildung durch Wissenschaft?) entwickeln. Diese Überlegung ist angesichts der auf praktische Anwendung fixierten Debatte in der Patientensicherheit nicht unbedeutend. Ein ebenso nicht zu unterschätzendes Problem für die Zukunft der Aus- und Weiterbildung in Patientensicherheit zeichnet sich in der Vehemenz aus, mit der inzwischen die verschiedenen Ausbildungsansätze (CIRS, SBL, CRMT usw.) vertreten werden. Eine „Konkurrenz der Schulen" würde bei aller Ambition den Zweck der Sache konterkarieren.

Und schließlich darf bei all dem nicht vergessen werden, dass Patientensicherheit nicht nur eine Frage des „Wissens und der richtigen Praxis" ist, sondern insbesondere ein ethischer Imperativ, adressiert an die Verantwortlichen im Gesundheitswesen und die Angehörigen der Gesundheitsberufe, in deren Obhut sich die Patienten vertrauensvoll begeben.

Nach diesem Problemaufriss ergeben sich für die vorliegende Untersuchung im Hinblick auf die Entwicklung eines integrierten Lehrprojekts Patientensicherheit die folgenden Fragen:

1. Welcher Bedarf besteht an einem Lehrprojekt Patientensicherheit in der medizinischen Aus- und Weiterbildung? (Bedarfsanalytische Frage)

---

[137] Vgl. Hoffmann/ Siebert/ Euteneier (2015), S. 91; Gordon et al. (2012); Flowerdew et al. (2012); Dedy/ Bonrath/ Zervin (2013).
[138] Vgl. Hoffmann/ Siebert/ Euteneier (2015); Hoffmann/ Jonitz (2014).
[139] Vgl. Gordon/ Darbyshire/ Baker (2012).

2. Welche beruflichen Anforderungen und gesellschaftlichen Herausforderungen werden an zukünftige Mediziner gestellt, auf die ein Lernangebot zur Patientensicherheit vorbereiten soll? (Bedingungsanalytische Frage)
3. Welche Rahmenbedingungen sind für die Planung eines Lernangebotes Patientensicherheit zu berücksichtigen? (Situationsanalytische Frage)
4. Welche Lernziele, zu vermittelnden Kompetenzen und geeigneten Bildungsinhalte lassen sich aus den zuvor genannten An- bzw. Herausforderungen unter besonderer Berücksichtigung der Patientensicherheit ableiten? (Didaktische Frage I)
5. Inwieweit können universelle Bildungsziele und humanistische Bildungsinhalte angesichts der thematischen Breite des Themas einen Beitrag in der Aus- und Weiterbildung Patientensicherheit leisten? (Didaktische Frage II)
6. Wie sollte ein Lernangebot Patientensicherheit konzipiert sein, damit es in die bestehenden Ausbildungsstrukturen integriert werden kann? Wie können komplementäre Ausbildungskonzepte zur Patientensicherheit sinnvoll integriert werden? (Methodische Frage)

3 Methode und Ausblick

Aus erziehungswissenschaftlicher Perspektive handelt es sich bei der didaktisch begründeten Konzeption eines Lehrprojekts, wie hier zur Patientensicherheit, um die Entwicklung eines Fachcurriculums. Seit den 1960er Jahren werden Curricula nicht mehr als starre Lehrpläne aufgefasst,[140] sondern bezeichnet der Begriff *Curriculum-Entwicklung* sowohl einen Prozess wie auch dessen Ergebnis. Da der Wandel der Lebens- und

---

[140] Das Umdenken im bundesdeutschen Diskurs der Nachkriegszeit um den fehlenden Lebensbezug in der geisteswissenschaftlichen Lehrplantheorie wurde durch Saul B. Robinsohn und seine 1967 erstmals erschienene Schrift „Bildungsreform als Revision des Curriculum" (sic) ausgelöst. Darin plädiert der damalige Direktor des Max-Planck-Instituts für Bildungsforschung für eine Demokratisierung der Lehrpläne, indem die tradierten Bildungsinhalte hinsichtlich ihrer Relevanz für die Bewältigung der Lebens- und Arbeitswelt zu begründen seien. Dieser Aspekt ist zum kennzeichnenden Kriterium eines Curriculums im Unterschied zum Lehrplan geworden. Vgl. Robinsohn (1967); Huisinga/ Lisop (2005), S. 38.

Arbeitswelt die kontinuierliche Anpassung des Lernens und seiner Inhalte erfordert, ist dieser Prozess idealerweise als wiederkehrender Zyklus von Konzeption, Implementierung, Evaluation und Revision der Curricula aufzufassen.[141]

Gegenstand der vorliegenden Untersuchung ist die Feststellung des Bedarfs und der Entwurf eines Ausbildungskonzepts Patientensicherheit in Deutschland. In das hier vorgestellte Lehrkonzept fließen die Erfahrungen des Autors aus seiner Mitwirkung in der Arbeitsgruppe „Training und Bildung" des Aktionsbündnisses Patientensicherheit und vor allem die praktischen Erkenntnisse aus der Konzeption und Durchführung eines Lehrprojekts „Patienten- und Arzneimittelsicherheit" ein. Das Lehrangebot im Umfang von zwei Semesterwochenstunden bestand an der Medizinischen Fakultät der RWTH Aachen vom Sommersemester 2009 bis zum Sommersemester 2012. Die Evaluation dieses Lehrangebots[142] wird im Entwurf des vorliegenden Konzepts berücksichtigt, womit quasi die revidierte und erweiterte Fassung eines Fachcurriculums zur Patientensicherheit vorgelegt wird. Der Zyklus der Curriculum-Entwicklung setzt mit der Bedarfsanalyse (Kap. B) als erstem Schritt ein, worauf die Bedingungsanalyse (Kap. C) und die Formulierung der Lernziele aufbauen. Die Lernzielformulierung und methodische Strukturierung finden ihre Form in phasengegliederten Modulplänen für die jeweiligen Ausbildungsschritte (*Artikulation*).

Dem eigentlichen Prozess der Curriculum-Entwicklung wird eine Bedarfsanalyse vorangestellt, um die Notwendigkeit eines Lehrangebots zur Patientensicherheit zu begründen. Die Ergebnisse einer Internet-Recherche in Vorlesungsverzeichnissen geben einen Überblick über das bestehende Lehrangebot der medizinischen Fakultäten zur Patientensicherheit. Dieses kontrastiert mit den Befunden internationaler Untersuchungen und der Schätzung zur Häufigkeit medizinischer Zwischenfälle in der Bundesrepublik Deutschland. Der Bedarf an Ausbildung zur Patientensicherheit wurde frühzeitig – seit dem Jahr 2006 – in politischen Aussagen auf internationaler (WHO), europäischer und der nationalen Ebene von den verschiedenen Initiativen für Patientensicherheit formuliert. Dem stehen offensichtliche Defizite gegenüber, wie man offiziellen Statistiken entnehmen kann. Die Größenordnung der anerkannten Medizinschadensfälle

---

[141] Vgl. Ott (2011), S. 162f.; Kleiner (2005), S. 14.
[142] Vgl. Rosentreter/ Groß/ Schäfer (2011).

erschließt sich über die „Statistische Erhebung der Gutachterkommissionen und Schlichtungsstellen" der Bundesärztekammer sowie der „Behandlungsfehler-Begutachtung der MDK-Gemeinschaft"[143].

Den Kern der Bedarfsanalyse stellt die Befragung von 216 Medizinstudierenden an der RWTH Aachen aus dem Jahr 2013 dar, die unmittelbar vor Eintritt in das Praktische Jahr erhebliche Wissensdefizite hinsichtlich der Patientensicherheit offenlegt. Der Vergleich mit ähnlichen Surveys zeigt, dass die Befunde repräsentativ sind. Die Methodik und deskriptiven Ergebnisse wird im Kapitel B.3.2. ausführlich dargestellt.

Abschließend werden die Ergebnisse der Lehrevaluation des an der RWTH Aachen gehaltenen Seminars „Patienten- und Arzneimittelsicherheit" als Teil der Bedarfsanalyse vorgestellt, die in die revidierte Curriculumversion einfließen.

Bei der didaktischen Begründung eines Lehrkonzepts für die Hochschulausbildung ist man mit drei Problemen konfrontiert: Zum ersten stellt sich die Frage nach der Verortung von Hochschule und Studium zwischen traditionellen Bildungsvorstellungen und den Erfordernissen der Berufsausbildung. Der zweite Aspekt betrifft die Unterscheidung zwischen dem historischen Anspruch der *Erwachsenenbildung* auf Personenbildung und beruflich qualifizierender *Weiterbildung*. Des Weiteren ist das Verständnis von *Curriculum* zu konkretisieren, da begriffsgeschichtlich unterschiedliche Denktraditionen und Fachsprachen nebeneinander bestehen.[144]

Bereits in der ersten Fassung des Hochschulrahmengesetzes (HRG) vom 26. Januar 1976 wird die Bedeutung der staatlichen Hochschulen[145] als berufliche Ausbildungsstätten hervorgehoben. Im 1. Abschnitt (Allgemeine Bestimmungen) § 2 heißt es:

„Die Hochschulen dienen entsprechend ihrer Aufgabenstellung der Pflege und der Entwicklung der Wissenschaften (…) durch Forschung, Lehre und Studium. Sie bereiten auf berufliche Tätigkeiten vor, die die Anwendung

---

[143] MDK, Medizinischer Dienst der Krankenversicherungen (MDK).
[144] Vgl. Riedel (2012), S. 298.
[145] *Staatliche Hochschulen*, Bildungseinrichtungen, die nach Landesrecht als staatliche Hochschulen gelten.

wissenschaftlicher Erkenntnisse und wissenschaftlicher Methoden oder die Fähigkeit zur künstlerischen Gestaltung erfordern."[146]

Damit tritt im Grunde genommen der historische Bildungsanspruch einer universalen Bildung (*universitas*) hinter den der Ausbildung von „Fachleuten für eine verwissenschaftlichte berufliche Praxis" zurück.[147] Allerdings verliert diese auf den ersten Blick eindeutige Aussage mit der Neufassung des Hochschulrahmengesetzes vom 19. Januar 1999 an Eindeutigkeit. Denn nun wird betont, dass sich die Aufgaben der Hochschulen – die Pflege der Wissenschaften durch Forschung, Lehre, Studium und Weiterbildung – „in einem freiheitlichen, demokratischen und sozialen Rechtsstaat"[148] vollziehen. Aus erziehungswissenschaftlicher Perspektive kann dieser Zusatz als Relativierung eines ursprünglich ausschließlich beruflichen Ausbildungsanspruchs durch die Einführung eines staatsbürgerlichen Bildungsanspruchs interpretiert werden. Der pädagogische Auftrag bestünde dann in einer Rückorientierung des universitären Bildungsauftrags auf universelle Bildungsinhalte.

Somit wird die erste Frage in der Art beantwortet, dass die Aufgabe der Hochschulen vorrangig in der Vorbereitung auf eine berufliche Tätigkeit besteht, wobei die staatsbürgerliche Implikation die Berücksichtigung universeller, allgemeinbildender Bildungsinhalte im Fächerkanon erfordert. Für das Medizinstudium mit seiner Ausrichtung auf eine praktische Berufstätigkeit bedeutet dies eine stärkere Berücksichtigung allgemeinbildender Fächer im Fächerkanon.

Obwohl inzwischen keine bildungstheoretische Debatte mehr an dem Begriff des *Lebenslangen Lernens* vorbeiführt, wirkt die traditionelle Unterscheidung zwischen personenbezogener Erwachsenenbildung und berufsorientierter Weiterbildung in den Vorstellungen fort. Unter den Bedingungen der sozialen Entwicklung in Wirtschaft und Produktion sowie der Zivilgesellschaft wurde in den 1970-er Jahren eine strikte Differenzierung zwischen Wissen und Institutionen zur Vermittlung personenbezogener Allgemeinbildung einerseits und berufsbezogener Fachbildung anderseits vorgenommen. Den Erfordernissen der bundesdeutschen Gesellschaft waren zu dieser Zeit sowohl die Befähigung zur Teilhabe an der demokratischen Gesellschaft durch die Vermittlung allgemeinbilden-

---

[146] Vgl. Hochschulrahmengesetz (1976), 1. Kap., 1. Abschn., § 2.
[147] Vgl. Böhm (2000), S. 244.
[148] Vgl. Hochschulrahmengesetz (1999), 1. Kap., 1. Abschn., § 2.

der Inhalte als auch die berufliche Qualifikation durch funktionales berufspraktisches Wissen und Fertigkeiten geschuldet. Die zugrunde liegende Annahme bestand darin, dass ein gegebener Kanon erworbenen Grundwissens durch die Wiederaufnahme organisierten Lernens in einer tertiären Bildungsphase an die veränderten gesellschaftlichen Bedingungen anzupassen sei.[149] Zu dieser Zeit war das Konzept des lebenslangen Lernens bereits seit längerem Gegenstand im internationalen Bildungsdiskurs.

Wichtige Marksteine waren der Kommissionsbericht der UNESCO, der sogenannten Faure-Report 1972/73 und das EU-Memorandum für lebenslanges Lernen 2001.[150] Entsprechend dieser Empfehlungen sind die Förderung der aktiven Staatsbürgerschaft und der Beschäftigungsfähigkeit nach wie vor wichtige Anliegen der europäischen Bildungspolitik. Allerdings werden der institutionelle Rahmen des Lernens und die Bildungsinhalte nun anders gewichtet: Lebenslanges Lernen erfolgt über die Schul- und Berufsbildung hinaus eigenverantwortlich und selbst organisiert.[151] Folglich vollzieht sich Lernen zunehmend losgelöst von Bildungsinstitutionen fakultativ in jedem erdenklichen Kontext und zu jeder Zeit, wie z.B. Berufstätigkeit oder Freizeitbeschäftigung.[152] Im Zentrum eines solchen Lernverständnisses steht die Person, die mit notwendigen Kenntnissen, Fähigkeiten und Einstellungen ausgestattet werden muss, um diese Eigenverantwortlichkeit wahrnehmen zu können.[153] Ein dergestalt erweiterter Lernbegriff beinhaltet „Wissen, Qualifikationen und Kompetenzen (…) im Rahmen einer persönlichen, bürgergesellschaftlichen, sozialen, bzw. beschäftigungsbezogenen Perspektive"[154]. An dieser Stelle kommt jenen Bildungsinhalten, die über Fachbezogenheit und Zwecksetzung außerhalb der Person hinausgehen und die Verbindung zwischen Welt und Subjekt herstellen, ihre vermittelnde Bedeutung zu.[155] Dabei kommt es nicht darauf an, auf welche Bildungstheorie man letztlich zurückgreift, um „Beobachtung, Urteilskraft und kritischen Ver-

---

[149] Vgl. Nolda (2008), S. 11.
[150] Vgl. Faure et al. (1972); Europäische Kommission (2000).
[151] Vgl. Faure et al. (1972), S. 15 und 222.
[152] Vgl. Nolda (2008), S. 13.
[153] Vgl. Nolda (2008), S. 12.
[154] Vgl. Europäische Kommission (2000), S. 3.
[155] Vgl. Nolda (2008), S. 125.

stand"[156] zu fördern, sondern darauf, dass diese für das Weltverständnis unerlässlichen Kenntnisse vermittelt werden.

Die Frage, inwieweit für ein Fachcurriculum im Rahmen eines Hochschulstudiums Grundsätze der Erwachsenenbildung neben den Erfordernissen der beruflichen Weiterbildung berücksichtigt werden sollten, lässt sich wie folgt beantworten: In wissenschaftlich-technischen Zivilisationen, wie sie die westlichen Industriegesellschaften repräsentieren, werden Prozesse aufgrund ihrer Geschwindigkeit, Gleichzeitigkeit und Gegenläufigkeit zunehmend unkontrollierbar. An diesem Punkt erlangt die Fähigkeit zur individuellen Selbststeuerung – sei es die Kreativität im Lösen von Problemen oder die Akzeptanz strenger Routinen wie in Hochrisikobereichen – zunehmend Relevanz. Unter den Vorgaben der beruflichen Qualifikation kommt universellen (persönlichen und sozialen) Kompetenzen ebensolche Bedeutung zu wie funktionalen Fach- und Methodenkompetenzen. Fachübergreifende Kenntnisse und Fähigkeiten können Handlungsorientierung geben und helfen, diffuse Komplexität auf übersichtliche Zusammenhänge zu reduzieren.

Das sind genau die Kenntnisse, Fertigkeiten, Fähigkeiten und Einstellungen, die das Problem der Patientensicherheit erfordert. Für das medizinische Berufsverständnis liegt ihr Wert in der Bestimmung, die sie sowohl der persönlichen Orientierung der Handelnden als der Orientierung auf die Patienten verleihen. Schließlich bilden universelles Wissen und Können die Voraussetzung, um in komplexen Systemen die Grenzen zwischen den Disziplinen zu überwinden.

Die letzte der genannten Fragen bezieht sich auf die mangelnde Trennschärfe der Begriffe *Lernzielkatalog*, *Lehrplan* und *Curriculum*. Anstelle einer Darstellung der Begriffsgeschichte wird an dieser Stelle eine Arbeitsdefinition als Ausgangspunkt eingeführt: Ein Curriculum ist ein Konzept zur Rechtfertigung und Strukturierung von Lernzielen und Lerninhalten. Es präzisiert Hierarchien und Relationen von Lerneinheiten unter erkenntnistheoretischer und entwicklungspsychologischer Perspektive in Bezug auf die angestrebten Kompetenzen der Lernenden. Konstitutive Elemente eines Curriculums sind Lernzieltaxonomien als Be-

---

[156] „Basic education must be many-sided, designed not only for children and adolescents but also for adults (…). It must endeavour to instil, (…) to know, to ask questions and to question themselves, while developing the faculties of observation and judgement and the critical spirit." Faure et al. (1972), S. 184.

schreibung eines beobachtbaren Lernfortschritts und die Begründung von Lerninhalts- und Lernorganisationsentscheidungen mit Bezug auf den jeweiligen Bedingungszusammenhang.[157]

Mit der hier vorgelegten Untersuchung wird ein Fachcurriculum entwickelt, in dem Lernziele und -inhalte für die Patientensicherheit begründet und um methodische Hinweise für die Organisation der Lehre ergänzt werden. Damit soll die Lücke zwischen den vorhandenen, didaktisch und methodisch jedoch kaum präzisierten Lernzielkatalogen, Guides usw. zur Unterrichtspraxis überbrückt werden. Die Anforderungen eines Curriculums im Sinne der eingeführten Definition erfüllt am ehesten der „WHO Patient Safety Curriculum Guide for Medical Schools"[158]. Mit seinem Modellcharakter kann er als idealtypische Vorlage in regional und kulturell unterschiedlichen Kontexten herangezogen werden (siehe Kap. E.2). Das in dieser Arbeit entwickelte Fachcurriculum rekurriert konkret auf den Bedingungszusammenhang der medizinischen Ausbildung in Deutschland sowie auf den hier geführten bildungstheoretischen Diskurs.

Aus den eingangs erörterten Problemen werden die folgenden Annahmen für die Entwicklung des Curriculums Patientensicherheit hergeleitet:
1. Das Ziel dieses Curriculums ist die „Entwicklung und Entfaltung der Humanpotenziale sowie die Entwicklung [des] konkreten Arbeitsvermögens zur Bewältigung der Lebenspraxis"[159].
2. Vor diesem Hintergrund erscheint die bildungstheoretische Didaktik Wolfgang Klafkis als geeigneter theoretischer Entwurf zur Begründung von Lernzielen und -inhalten. In dieser pädagogischen Zieltheorie kommt dem Bildungsbegriff eine zentrale Bedeutung zu, indem die Ganzheit des Lernens betont und gleichzeitig an die pädagogischen Theorien mit ihrem kritisch-konstruktiven Bezug angeknüpft wird.[160] Ein wesentlicher Vorteil dieses didaktischen Ansat-

---

[157] Vgl. Böhm (2000), S. 118; Huisinga/ Lisop (2005), S. 39; Ott (2011), S. 160; Riedel (2012), S. 301.
[158] Analog dazu für alle Gesundheitsberufe der „WHO Patient Safety Curriculum Guide. Multi-professional Edition". Vgl. World Health Organization (2009) und (2011).
[159] Huisinga/ Lisop (2005), S. 39.
[160] Vgl. Klafki (2011), S. 14; ders. (2007).

zes besteht in seiner Verbreitung und der Nachvollziehbarkeit der übergeordneten Orientierungs- und Beurteilungskriterien für alle pädagogischen Maßnahmen. Dies bezieht curriculare Entscheidungen ebenso mit ein wie die Unterrichtsplanung. Lehrenden wird anhand dieser Prinzipien ein Instrument an die Hand gegeben, Unterricht zielgruppenorientiert und situationsgerecht zu planen und durchzuführen.[161] Vor allem lassen offene Curricula durch den Verzicht auf detaillierte Vorausplanungen die Freiheit zur kreativen Unterrichtsgestaltung sowie den Freiraum zur Berücksichtigung situativer Gegebenheiten und Möglichkeiten.[162]

3. Die Voraussetzung für diese freiheitliche Option der Lehre ist die Offenheit des Curriculums. Im Gegensatz zu einem zentral erstellten und hoch formalisierten geschlossenen Curriculum werden in offenen Curricula bewusst Handlungsspielräume eingeplant, um eine situationsgerechte Unterrichtsgestaltung und diverse Formen erfahrungsbasierten Lernens zu ermöglichen. Während in einem geschlossenen Curriculum Lehr- und Lernbezüge detailliert festgelegt sind, werden die Lerninhalte und Methoden offener Curricula von den lernenden Subjekten ausgehend entwickelt. Flexible Arrangements alternativer Lernsituationen und der dazugehörigen didaktisch-methodischen Ansätze schaffen Raum für individuelle Lernerfahrungen in umfassenden Prozessen sozialer Interaktion. Lernenden wie Lehrenden wird so ein Maximum an Selbstbestimmung eingeräumt, wodurch freilich hohe Anforderungen an die Qualifikation und Motivation der Beteiligten gestellt sind.[163] Angesichts der Relevanz, die der Kommunikation und dem Problemorientierten Lernen für Lernformate zur Patientensicherheit beigemessen werden, erscheint die Festlegung auf ein offenes Fachcurriculum adäquat. Dem vermeintlichen Nachteil des zeitlichen und organisatorischen Aufwands für die Planung und Durchführung offener Unterrichtskonzepte stehen die Vorteile der Flexibilität und Nachhaltigkeit der Lernerfahrung gegenüber. So kann dem Problem knapper Ressourcen (Lehrpersonal, Zeit usw.) durch die Kombination geschlossener inhaltsbetonter und offener erfahrungsbasierter Unterrichtseinheiten

---

[161] Vgl. Klafki (2011), S. 15f.
[162] Vgl. Böhm (2000), S. 118.
[163] Vgl. Brinkmann (1975), S. 7f.; Schwendenwein (2000), S. 83; Steindorf (2000), S. 106f.

in Abhängigkeit zum jeweiligen Lerngegenstand begegnet werden, beispielsweise der terminologischen Einführung oder der Vorstellung von Instrumenten der Patientensicherheit.
4. Offene Curricula und Lehrformate kommen dem Erfordernis der Lehre nach aktuellem lebens- und arbeitsweltlichen Bezug entgegen. Diese bildungstheoretische Forderung ist mindestens so alt wie das Bildungsprogramm Wilhelms von Humboldt, in dem die Vermittlung zwischen Subjekt und Welt zentralen Gehalt hat (siehe Kap. F.2). Das heutige Missverständnis der sogenannten klassischen Bildung besteht in der Gleichsetzung von theoretischem Anspruch und sozialem Tatbestand. Das gegliederte Schulsystem mit der früh einsetzenden Selektion ist das Ergebnis eines historischen Prozesses, dessen Auswüchse Humboldt bereits zu seinen Lebzeiten als bloße „gelehrte Bildsamkeit" kritisiert hat.[164]

Die hier vorgenommene Konzeption eines Fachcurriculums Patientensicherheit folgt methodisch den ersten drei Schritten der Curriculum-Entwicklung: Bedarfs- und Bedingungsanalyse, Qualifikationsbestimmung einschließlich der Bestimmung der Lernziele und die Strukturierung der Lernorganisation als eigentliche Planung. Die nachfolgenden Schritte der Implementierung des Lehrprojekts, seiner Evaluation und der Curriculumrevision können im Rahmen dieser Untersuchung leider nicht erbracht werden.

Aufgrund der Komplexität und Vielfalt des medizinischen Tätigkeitsfelds lassen sich kaum konkrete Situationen auswählen und benennen, auf welche die Ausbildung vorbereiten soll. Diesem generellen Problem der Berufspädagogik ist selbst bei der Erstellung eines fachlich begrenzten Curriculums nicht beizukommen.[165] Aus diesem Grund beschreibt die Situationsanalyse, aus der heraus die berufsvorbereitenden Qualifikationen bzw. Kompetenzen hergeleitet werden, eher generelle Bedingungen der ärztlichen Tätigkeit wie den gesundheitspolitischen Rahmen, die ärztliche Position in der Gesundheitsversorgung und das therapeutische Verhältnis. (Kap. C.1 und C.2). Ein ergänzendes Kapitel (C.3) ist der Darstellung der medizinischen Aus- und Weiterbildung gewidmet, um die

---

[164] Siehe Schelsky (1978), insbes. S. 114f., 118-121.
[165] Vgl. Kröll (2006).

Voraussetzungen für die Implementierung und Integration des Lehrprojekts in die bestehenden Strukturen zu bestimmen.

Die zu vermittelnden Qualifikationen[166] werden in zweifacher Weise bestimmt. Eine synoptische Betrachtung der vorhandenen Lernzielkataloge, Anleitungen und Empfehlungen gibt einen Überblick über die zu vermittelnden Kompetenzen, die im Fachdiskurs erörtert werden (Kap. E). Die Auswahl der sechs analysierten Curricula, Lernzielkataloge und Ausbildungsempfehlungen erfolgt unter dem Kriterium ihres Bezugs zur medizinischen Ausbildung in Deutschland. Auch wenn einige Aus- und Fortbildungskonzepte früher erschienen sind, wird der „WHO Patient Safety Curriculum Guide for Medical Schools" aufgrund seiner Kompaktheit und seiner Bedeutung im Fachdiskurs als Referenz herangezogen.

Zu den Besonderheiten des Problemfelds Patientensicherheit zählen die Rolle von Fehlern/ Fehlleistungen und die Bedeutung einer Sicherheitskultur. Aus diesen beiden Aspekten lassen sich Lernziele herleiten, die in den Quellen nicht aufgeführt werden. Das betrifft insbesondere Kenntnisse und Fähigkeiten im Zusammenhang mit dem lebenslangen Lernen, deren Vermittlung ebenfalls Gegenstand eines Lehrprojekts zur Patientensicherheit sein sollte. (Kap. D.3 und F)

Der dritte Schritt der Curriculum-Entwicklung beinhaltet die eigentliche Planung (Kap. G.1 und G.2). Dazu gehören die Lernzielformulierung, die Strukturierung der Lehrmethoden und die Phasengliederung (*Artikulation*), d.h. die hierarchische und zeitliche Strukturierung. Zur Formulierung der kognitiven und affektiven Lernziele (Wissen und Einstellungen) wird die Taxonomie Benjamin Blooms und seiner Ko-Autoren angewendet, die auch in der Medizin einen gewissen Bekanntheitsgrad hat. Die psychomotorischen Lernziele (Fertigkeiten) werden in Anlehnung an Ravindrakumar Dave kategorisiert, der ebenfalls bei Bloom studiert hat.[167] In der Strukturierung und Artikulation werden die Ergebnisse der Lehrevaluation des Aachener Lehrprojekts Patientensicherheit berück-

---

[166] Qualifikationen werden hier verwendet als Oberbegriff für Wissen, Fertigkeiten, Fähigkeiten und Haltungen. Zur Problematik des Qualifikationsbegriffs und der Abgrenzung zu Kompetenzen siehe Kap. F.1.1.
[167] Vgl. Bloom et al. (1975); Krathwohl/ Bloom/ Masia (1975) und Dave (1973). Lernziele und Lernzieltaxonomien in einer übersichtlichen Einführung bei Ott (2011), S. 164-176.

sichtigt. Die Phasengliederung wird entlang der Abschnitte der medizinischen Aus-, Fort- und Weiterbildung entwickelt.

Diese Vorgehensweise entspricht dem Ziel dieser Arbeit, ein integrierbares Fachcurriculum Patientensicherheit unter Berücksichtigung der Anforderungen an das lebenslange Lernen vorzulegen. Die Phasen der medizinischen Ausbildung legen einen modularen Aufbau des Lernkonzepts entsprechend des Bedarfs im Medizinstudium (Vorklinik, Klinik), in der fachärztlichen Weiterbildung und der kontinuierlichen ärztlichen Fortbildung nahe (Kap. G.3).

Ein dergestalt gestaffeltes Lehrkonzept bietet gerade im Kontext der akademischen Bildung, in dem Stundenvolumina knapp bemessen sind, den Vorteil, ein Thema wie die Patientensicherheit intensiv und fortlaufend aktualisierend zu behandeln. Die Schaffung solcher planerischen Reserven schafft zudem den Freiraum, sich Lerngegenständen in einer Lernspirale didaktisch sinnvoll zu nähern, Bekanntes aufzugreifen, zu vertiefen und das Neue zu durchdringen.[168]

Da die Erfordernisse der Patientensicherheit sehr unterschiedliche Kompetenzen voraussetzen, ist ein Lehrkonzept entsprechend querschnittartig anzulegen. Dennoch wird in dem vorliegenden Entwurf eine starre Fächerstruktur entlang der Bezugswissenschaften nach Möglichkeit vermieden, sondern eine Strukturierung nach Lernfeldern angestrebt. Weitere Prinzipien des vorgestellten Lehrprojekts sind ein vermittelnder Ansatz zwischen Allgemein- und Berufsbildung und die methodisch begründete Integration möglichst umfassender praktischer Ausbildungsanteile, die erfahrungsbasiertes Lernen fördern.

---

[168] Vertiefung der Komplexität, Internalisierung und Koordination z.B. entlang der Lernspirale nach Gagné oder im Dreischritt eines lernpsychologischen Bezugsrahmens. Vgl. Ott (2011), S. 50 und 231; Huisinga/ Lisop (2005), S. 59.

B Bedarfsanalyse: Eine Bestandsaufnahme

In diesem Kapitel geht es darum, den Bedarf an Ausbildung zur Patientensicherheit jenseits moralisierend präskriptiver Stellungnahmen – quasi *sine ira et studio* – zu begründen. Ein erster Eindruck vermittelt sich, wenn man die Anzahl der bestehenden Lehrangebote an medizinischen Fakultäten ins Verhältnis zur aktuellen Schätzung der Häufigkeit kritischer Ereignisse und Schäden in Deutschland setzt. Trotz der methodischen Probleme solcher Schätzungen wird der Eindruck dieser Diskrepanz durch den Bedarf verstärkt, den politische Gremien der Europäischen Union, nationale Institutionen und Initiativen in ihren Analysen und Empfehlungen formuliert haben. Am deutlichsten offenbaren sich vorhandene Defizite hingegen an harten Fakten und empirischen Daten. Die Statistiken der Gutachter- und Schlichtungsstellen der Landesärztekammern sowie der Medizinischen Dienste der Krankenversicherungen vermitteln eine Vorstellung vom Ausmaß solcher Schäden, die anerkanntermaßen durch Behandlungsfehler verursacht werden. Diese Befunde sind methodisch und in der Sache nicht unproblematisch, weil zum einen *per definitionem* nur Behandlungsfehler dokumentiert werden, und zum anderen schuldhaftes Versagen in den Mittelpunkt des Interesses gestellt wird, was den Prinzipien einer angestrebten Sicherheitskultur zuwider läuft.

Der konkrete Ausbildungsbedarf wird in dieser Untersuchung anhand der Ergebnisse einer repräsentativen Befragung von Studierenden zu Einstellungen und Wissen hinsichtlich der Patientensicherheit, unmittelbar vor ihrem Eintritt in das praktische Jahr, abgebildet. Eine knappe Vorstellung des am Universitätsklinikum Aachen gehaltenen Seminars Patientensicherheit und der Evaluationsergebnisse, die in der Konzeption des geplanten Lehrprojekts berücksichtigt werden, schließt dieses Kapitel ab.

1 Epidemiologie und Ausbildungsangebot

Die methodische Problematik bei der Erfassung kritischer Ereignisse im Kontext der medizinischen Versorgung (Medizin und Pflege) ist bereits angeklungen. Da ist zunächst das Problem, dass nur erfasst werden kann, was definitionsgemäß als patientensicherheitsrelevantes Ereignis benannt wird. Zum Verständnis der epidemiologischen Befunde werden die wichtigsten Begriffe hier noch einmal kurz erläutert (siehe Kap. A.1).

1.1 Begrifflichkeit und Fehlerhäufigkeit

Als **Kritisches Ereignis** wird grundsätzlich jeder Zwischenfall bezeichnet, der mit einem Schädigungspotenzial einhergeht, falls nicht gegengesteuert wird. Da Ereignisse mit unterschiedlichen Risiken einhergehen, werden sie nach ihrem Schädigungspotenzial differenziert. **Unerwünschte Ereignisse** beispielsweise können möglicherweise, aber nicht zwangsläufig infolge der Behandlung oder des Krankheitsverlaufs zu einem konsekutiven Schaden führen. Ein solcher Fall wäre die nicht bekannte Unverträglichkeit eines Patienten auf ein Medikament, die während der Behandlung erstmalig auftritt und medizinisch leicht zu handhaben ist. An diesem Beispiel wird die Notwendigkeit deutlich, das Auftreten solcher Ereignisse zum frühestmöglichen Zeitpunkt zu erkennen und Folgeschäden gemäß den geltenden Sorgfaltsregeln zu verhindern. Wurden mögliche Gegenmaßnahmen nicht ergriffen, um eine Schädigung abzuwehren, spricht man von einem **Vermeidbaren unerwünschten Ereignis**. Dies wäre der Fall, wenn eine vorhandene Allergie des Patienten im Anamnesegespräch nicht erfragt worden wäre. Die Definition des **Behandlungsfehlers** hebt den Zusammenhang von Schaden und Außerachtlassung der nach den Erkenntnissen der medizinischen Wissenschaft und ärztlichen Praxis erforderlichen Sorgfalt hervor.[1]

Ein weiteres Methodenproblem ist im Mangel an spezifischen Indikatoren zur Patientensicherheit begründet. Die Schwierigkeit besteht darin, die Abwesenheit schädigender Ereignisse abbildbar zu machen. Damit das nicht Vorhandene darstellbar wird, behilft man sich damit, den Grad der Schadensfreiheit *ex negativo* als die Eintrittswahrscheinlichkeit bestimmter Risiken, Beinahe-Schäden (*near miss*) oder Qualitätsmarker zu operationalisieren. Allerdings variieren diese Merkmale je nach medizinischer Fachdisziplin, wodurch die Entwicklung von Patientensicherheitsindikatoren (PSI) zusätzlich erschwert wird. Der Sachverständigenrat Gesundheit hat sich in seinem Gutachten 2007 ausführlich dem Thema gewidmet und befürwortet die Entwicklung spezifischer Patientensicherheitsindikatoren zur Herstellung von Transparenz bezüglich dieses grundlegenden Aspekts von Qualität.[2]

---

[1] Vgl. Ärztliches Zentrum (2005), S. 3; Sachverständigenrat (2007), S. 240-242; Geraedts (2014), S. 5.
[2] Vgl. Sachverständigenrat (2007), S. 246-273.

Aus den genannten methodischen Gründen gestaltet sich die epidemiologische Erfassung risikobehafteter Ereignisse in der Medizin schwierig, weswegen deren Häufigkeiten für Deutschland auf der Basis eines systematischen Litcraturrcvicws geschätzt wurden.

Jährlich gibt das Wissenschaftliche Institut der AOK (WIdO) einen Krankenhausreport heraus, in dem neben aktuellen Themen (Daten, Analysen, Diskussionen) ein Schwerpunktthema behandelt wird. Der „Krankenhausreport 2014" war dem Thema Patientensicherheit gewidmet. Eröffnet wurde der thematische Schwerpunkt mit dem Artikel „Das Krankenhaus als Risikofaktor", in dem die geschätzten Häufigkeiten kritischer Ereignisse, Behandlungsfehler und dadurch bedingter Todesfälle für Deutschland dargestellt wurden.[3] Die Reaktion der öffentlichen Medien erinnert an das entsetze Staunen im Zusammenhang mit dem Erscheinen der Broschüre „Aus Fehlern lernen" 2008, in der sich prominente Personen aus Medizin und Pflege zu ihren Fehlern bekannten. Die Reaktion in den Fachmedien und von Fachverbänden war kontrovers und zum Teil heftig, obwohl die konservativ geschätzten Häufigkeiten, die moderat an die Entwicklung der Behandlungsziffern angepasst worden sind, im Grunde nichts Neues waren. Auch die Methodik der Schätzung war in dem Artikel ausführlich offengelegt.[4]

Das Ausmaß von kritischen Ereignissen und Behandlungsschäden in den USA war spätestens seit dem Erscheinen des Berichts des „Institute of Medicine" im Jahr 1999 bekannt. Darin entwickeln die Autorinnen, ausgehend von den Resultaten fehlerepidemiologischer Studien, Konzepte für ein sichereres Gesundheitssystem.[5] Infolgedessen war es konsequent, dass das noch junge Aktionsbündnis für Patientensicherheit 2006 eine eigene Untersuchung zur Bezifferung von Ereignissen, Behandlungsfehlern und Schäden für die Bundesrepublik vornahm. Auf der Basis eines umfassenden und systematischen Reviews internationaler Literatur zwischen 1995 bis 2006 (n = 184 Studien) wurden die Befunde in der

---

[3] Vgl. Geraedts (2014).
[4] Vgl. Geraedts (2014), S. 7.
[5] Vgl. Kohn/ Corrigan/ Donaldson (2000). Zu den Befunden der US-Studien siehe dort, S. 29-35.

Agenda Patientensicherheit 2007 veröffentlicht und vom Sachverständigenrat für das aktuelle Gutachten übernommen.[6] Auf dieser Grundlage nahmen die Experten des WIdO sieben Jahre später ihre Schätzung vor, wobei sie von 18,8 Millionen Krankenhausfällen und etwa 49,4 Millionen komplizierten medizinischen Behandlungen im Jahr 2011 ausgingen.[7] Demzufolge sei von der folgenden Ereignishäufigkeit auszugehen:[8]

- 0,9 bis 1,8 Millionen (5% – 10%) Unerwünschte Ereignisse,
- 360 bis 720 Tausend (2% – 4%) mit einem Schaden verbundene Vermeidbare unerwünschte Ereignisse,
- 188 Tausend (1%) Behandlungsfehler und
- 18.800 (0,1%) Todesfälle infolge eines Fehlers.

Bemerkenswert ist, dass die Veröffentlichung dieser Daten ein kontroverses Echo hervorrief, obwohl die Schätzung nur unwesentlich von denen des Aktionsbündnisses Patientensicherheit abweicht, teilweise sogar darunter liegt. Der Autor des Beitrags räumt erläuternd ein, dass die Risiken der medizinischen Behandlung unter den Bedingungen des Wandels zugenommen haben. In dieser Weise wirkende Faktoren sind eine ältere Patientenpopulation, kompliziertere sowie invasive Behandlungsprozeduren, die in der Komplexität der Krankenhausabläufe unter Zeitdruck durchgeführt werden müssen.[9] Angesicht dieser Tatsache erscheint der Anstieg um 2.000 Todesfälle infolge vermeidbarer unerwünschter Ereignisse im Vergleich zur Schätzung des APS von 2007 als moderat. Und auch der Sachverständigenrat merkte 2007 an, „dass der systematische Review eher als konservative Näherung anzusehen ist"[10]. Vor diesem Hintergrund verwundert die methodisch oder intentional begründete Kritik aus Ärzteschaft und Versicherungsbranche.[11]

---

[6] Vgl. Schrappe et al. (2007), S. 20-24; Sachverständigenrat (2007), Kap. 5.2 Patientensicherheit.
[7] Vgl. Geraedts (2014), S. 6.
[8] Vgl. AOK Bundesverband (2014).
[9] Vgl. Geraedts (2014), S. 4.
[10] Vgl. Sachverständigenrat (2007), S. 245.
[11] Der Präsident der Bundesärztekammer F.U. Montgomery warf der AOK ein „durchsichtiges taktisches Manöver" vor und im Informationsdienst eines renommierten Krankenhaushaftpflichtversicherers wurde dem AOK-Bundesverband eine „schädliche Skandalisierung" vorgeworfen. Vgl. Giesecke (2014)

Diese konservativ geschätzten Werte mit den damit verbundenen Fehlerkonsequenzen zeigen die Dringlichkeit des Handlungsbedarfs auf (siehe Kap. D.2). Dies umso mehr, wenn man sich vergegenwärtigt, dass die Zahl der Todesfälle infolge medizinischer Fehler die der Verkehrstoten um das Fünffache übersteigt. Auch wenn Ausbildungsinitiativen zur Patientensicherheit nur einen Aspekt der Gegenmaßnahmen darstellen, stellt sich die Frage nach vorhandenen Lehrangeboten im Medizinstudium.

1.2 Lehrinitiativen in Deutschland

Zur Beantwortung dieser Frage wurden für diese Arbeit die Vorlesungsverzeichnisse der medizinischen Fakultäten (2009, 2011 und 2013, 2015 soweit zugänglich) und die Tagungsbände der Jahrestagungen der *Gesellschaft für Medizinische* Ausbildung (GMA) von 2010 bis 2015 gesichtet. Überschneidungen ergaben sich insbesondere aus dem innovativen Potenzial solcher Lehrkonzepte und der Dynamik des universitären Lehrbetriebs, um diese bei der zuständigen Fachtagung vorzustellen. Diese Befunde wurden um die Ergebnisse einer Literaturrecherche zu durchgeführten und evaluierten Lehrprojekten ergänzt. Der Fokus ist auf das Lehrangebot für Medizinstudierende an medizinischen Fakultäten in der Bundesrepublik Deutschland gerichtet, obgleich es an Schweizer Universitäten bereits vielversprechende Lehrprojekte zur Patientensicherheit gibt. Für die Recherche wurden die Suchworte *Patientensicherheit*, *Fehlerkultur*, *Fehlermanagement* und *Risikomanagement* verwendet. Der Begriff *Qualitätsmanagement* zeigte sich wegen seiner mannigfaltigen Verwendung als unspezifisch im unmittelbaren Zusammenhang mit der Patientensicherheit. Der Zugriff auf die Vorlesungsverzeichnisse ist inzwischen durch die Umstellung auf universitätsinterne Campus- bzw. Informationssysteme erschwert.

Insgesamt lässt sich feststellen, dass dem Thema Patientensicherheit vermehrt Bedeutung zukommt, sei es zur Begründung von Lehrprojekten, Maßnahmen zur Verbesserung der Prozessqualität oder völlig anders gearteter Aktivitäten, wie etwa die Systematisierung von Übergaben (*Handover*). Schwer nachweisen lässt sich indes die Kontinuität von Lehrinitiativen, von denen einige inzwischen sogar eingestellt wurden, so

---

und Klocke (2014). Beim Hauptstadtkongress 2014 in Berlin waren diese Befunde Gegenstand etlicher Diskussionen, die z.T. in diesem Ductus geführt wurden. (Erfahren durch eigene Teilnahme).

z.B. die Vorlesung an der Johann Wolfgang Goethe-Universität Frankfurt (2008/2009) oder das Lehrprojekt an der Rheinisch-Westfälischen Technischen Hochschule Aachen (2009-2013), das mit dem Schwerpunkt der Arzneimitteltherapiesicherheit (AMTS) fortgeführt wird. Dieser Umstand verweist auf diverse Probleme des akademischen Lehrbetriebs und die Bedeutung der Finanzierung sowie des persönlichen Engagements der Dozenten in der Etablierung von Innovationen in der Lehre, die nicht unmittelbar mit medizinisch-technischer Forschung verbunden sind.

Neben den universitären Lehrprojekten zur Patientensicherheit besteht eine Reihe an Bildungsangeboten von freien Wohlfahrtverbänden, des wissenschaftlichen Instituts der Technikerkrankenkasse, dem „Bildungsnetz Krankenhaus" und dem Institut für Patientensicherheit an der Universität Bonn mit seinem breiten Wirkspektrum. Die privatwirtschaftlichen Bildungsunternehmen bewerben ihre Simulationstrainings für Rettungsassistenten und Notfallärzte mit dem Argument der Patientensicherheit. Zu nennen sind zudem die explizit als Fortbildungsmaßnahmen konzipierten Angebote des „Ärztlichen Zentrums für Qualität in der Medizin", der Landesärztekammern[12] sowie der medizinischen Fachgesellschaften[13].

Insgesamt konnten elf Lehrprojekte identifiziert werden, die aktuell an Studierende der Medizin gerichtet sind. Von diesen sind drei als z.T. interdisziplinäre Summer School[14] bzw. Workshop[15] und eins als interaktives E-Learning-Modul (Freiburg)[16] konzipiert. Eine Ausbildungsmaßnahme für Medizinstudierende wird vom Wissenschaftlichen Institut der Technikerkrankenkasse als außeruniversitäre Einrichtung angeboten.[17] Anhang A gibt eine Übersicht und Beschreibung dieser Ausbildungsmaßnahmen zur Patientensicherheit. Der Befund spiegelt die im Kapitel A.2.2 referierten Ergebnisse internationaler Literatur zu Lehrprojekten wider. So weisen Stundenvolumen, Inhalte und Methodik z.T.

---

[12] Vgl. „Fortbildungskonzept ‚Patientensicherheit'" der Bundesärztekammern.
[13] Hier als Beispiel genannt das HOTT-Notfalltraining (Schockraumsimulation) der Deutschen Gesellschaft für Unfallchirurgie.
[14] Vgl. Dietz et al. (2012) und Wissenschaftliches Institut der Technikerkrankenkasse, WINEG.
[15] Vgl. Brockert et al. (2014).
[16] Vgl. Ahne et al. (2015).
[17] Siehe A: Übersicht der Lehrangebote Medizinischer Fakultäten zur Patientensicherheit 2006-2015.

erhebliche Differenzen auf. Die Kontaktzeiten haben eine Spanne von einer bis zu 28 Unterrichtseinheiten in universitären Kursen bzw. 36 UE[18] in den Summer Schools. Das Themenspektrum umspannt von thematischen Einführungen über die Akzentuierung, z.B. von Kommunikation oder Fehlermanagement bis zur weitgefächerten Vertiefung. Auch in der Methodik besteht eine Varianz, die klassische Unterrichtsformate ebenso einschließt wie Problemorientiertes Lernen (POL), Simulationen, Fallbesprechungen und Exkursionen, wobei das Bestreben nach einem praxisbetonten Methodenmix festzustellen ist. Diese Kombination z.T. aufwendiger Methoden wird bemerkenswerterweise auch bei Lehrveranstaltungen mit relativ knappem Stundenumfang beschrieben. An den wenigsten medizinischen Fakultäten ist die Patientensicherheit als Bestandteil der Pflichtlehre etabliert (Bochum[19], Charité Berlin[20], Greifswald[21], Freiburg[22]). In der Regel obliegt die Teilnahme an einer Wahl(pflicht)veranstaltung den persönlichen Prioritäten der Studierenden, wobei zeitliche und thematische Präferenzen in Konkurrenz zueinander geraten.[23] Dort, wo die Patientensicherheit eine verpflichtende Lehrveranstaltung ist, ist sie zumeist in chirurgische oder anästhesiologische Blockpraktika integriert (Greifswald, Freiburg). An der Universität Bonn führt das dort angegliederte Institut für Patientensicherheit (IfPS), neben diversen Lehrangeboten in den Querschnittbereichen der Gesundheitswissenschaften, Fortbildungen im Praktischen Jahr durch.

Die als Summer School und Workshop konzipierten Ausbildungsmaßnahmen zur Patientensicherheit haben eher den Charakter einmaliger Projekte.[24] So initiierte eine Kooperation der Universitäten Witten/ Herdecke und München mit der Helios-Klinik Wuppertal im Jahr 2013 eine einwöchige Summer School für Medizinstudierende. Finanziert wurde

---

[18] Unterrichtseinheiten verstanden als reguläre Unterrichtsstunden zu je 45 Minuten.
[19] Vgl. Peters et al. (2011).
[20] Vgl. Mühlinghaus et al. (2007).
[21] Vgl. Busemann et al. (2013).
[22] Vgl. Ahne et al. (2015).
[23] Dieses Problem der Nachrangigkeit eines Wahlmoduls Patientensicherheit in Konkurrenz zu zeitlich vorteilhafter gelegenen Veranstaltungen oder solche mit direktem medizinischen Bezug wird in etlichen Projektberichten diskutiert. Vgl. Busemann et al. (2013); Rosentreter/ Groß/ Schäfer (2011).
[24] Vgl. Rosentreter/ Groß/ Schäfer (2011); Ahne et al. (2015).

das Projekt von der Volkswagen-Stiftung.[25] Ein singuläres Projekt scheint auch der einwöchige interdisziplinäre Workshop des Aixtra (Skills-Lab) an der RWTH Aachen zu sein.[26] Mit konsequenter Regelmäßigkeit führt das Wissenschaftliche Institut der Technikerkrankenkasse (WINEG) seit 2006 einwöchige Summer Schools zu gesundheitswissenschaftlichen Themen für Studierende und Doktoranden der Gesundheitsberufe durch, in denen immer auch die Patientensicherheit breiten Raum einnimmt.

Die Aktualität des Themas Patientensicherheit trägt Impulse in die medizinische Lehre, weswegen mit dieser Aufzählung bei allem Bemühen kein Anspruch auf Vollständigkeit erhoben werden kann. Hinzu kommt, dass der Zugang zu den Vorlesungsverzeichnissen durch die weitgehende Umstellung auf universitätsinterne und somit geschlossene Informationssysteme sehr eingeschränkt ist.

So ist es z.B. kaum vorstellbar, dass das Institut für Allgemeinmedizin an der Universität Frankfurt/ Main und das Institut für Didaktik und Ausbildungsforschung in der Medizin an der LMU München, die in der Forschung zur Patientensicherheit und Lehre sehr aktiv sind, selbst keine Lehrveranstaltungen anbieten. Entsprechende Einträge ließen sich aber auch auf den Institutswebseiten nicht belegen, sieht man von den Simulationstrainings in den Skills-Labs einmal ab.

Der Blick ins deutschsprachige Nachbarland offeriert modellhafte Lehrangebote zur Patientensicherheit an den Universitäten Zürich[27] und Basel[28]. Dies betrifft sowohl den zeitlichen Rahmen von durchschnittlich 28 Unterrichtseinheiten, die Strukturierung der Inhalte als auch die Anwendung aktivierender und erfahrungsbasierter Methoden. Hier wird

---

[25] Vgl. Dietz et al. (2012).
[26] Vgl. Brockert et al. (2014).
[27] Vgl. Schubert/ Wacker/ Staender (2015). Das seit 2010 an der medizinischen Fakultät Zürich implementierte Projekt wurde 2014 mit dem Deutschen Preis für Patientensicherheit (3. Platz) des Aktionsbündnisses für Patientensicherheit e.V. (APS) ausgezeichnet.
[28] Das Institut für Pflegewissenschaft an der Universität Basel richtet seit 2006 fortlaufend eine Summer School zur Patientensicherheit und Qualitätsverbesserung für Doktoranden, Fakultätsangehörige und Forschende aus allen Gesundheitsbereichen sowie Pflegepersonal und Ärzte/Ärztinnen in Leitungsfunktionen aus. Vgl. Universität Basel (2011).

deutlich, dass der Einsatz partizipativer Lernformate an die zeitlichen Rahmenbedingungen gebunden ist. Ebenfalls erwähnenswert sind die z.t. postgradualen Studiengänge „Patientensicherheit und Qualität im Gesundheitswesen" an der Universität Wien, „Patientensicherheit intensiv" der Alpen-Adria Universität Klagenfurt oder „Master of Science in Clinical Risk- and Quality Management" der Donau-Universität Krems, die jedoch andere Adressaten als Medizinstudierende haben. Damit wird Patientensicherheit jedoch zu einer Angelegenheit von Experten, die in der Zukunft, z.b. als Multiplikatoren, benötigt werden. Ein Lehrprojekt Patientensicherheit soll hingegen frühzeitig zur Begründung und Verbreitung einer Sicherheitskultur in der Gesundheitsversorgung beitragen – ein Aspekt, der bisher in der klinischen Medizin, aber auch in der medizinischen Ausbildung wenig etabliert ist.

Ohne Zweifel betreffen Aussagen zu einem Ausbildungsbedarf in Patientensicherheit alle medizinischen, pflegerischen, rehabilitativen oder anderweitig therapeutischen Berufe. Für die medizinische Ausbildung, die hier im Zentrum der Betrachtung steht, lässt sich mit Blick auf die epidemiologischen Daten ein Missverhältnis feststellen. Dieses besteht in den Relationen des Ausmaßes kritischer Ereignisse zu der Anzahl der durch Ausbildungsmaßnahmen erreichten angehenden Mediziner sowie dem Stellenwert, der dem Thema in der medizinischen Ausbildung beigemessen wird. Die hier kritisierte Nachrangigkeit zeigt sich auch darin, dass die Patientensicherheit in der Mehrheit der Fälle nur als Wahlpflichtfach und dann mit geringem Stundenumfang – in Abhängigkeit von befristeten Fördergeldern und dem Engagement der Verantwortlichen – implementierbar zu sein scheint.

Von den zehn nachgewiesenen universitären Ausbildungsangeboten haben drei Projekte eine befristete Förderzeit (Witten/Herdecke mit LMU München und Helios,[29] RWTH Aachen[30] und Uni Freiburg[31]). Das heißt, von 37 medizinischen Fakultäten in Deutschland halten acht explizit und kontinuierlich ein Lehrangebot zur Patientensicherheit vor, wobei Stundenumfang, Inhalte und Konzeption stark variieren. Dies ist im Verhältnis zum ersten Rechercheergebnis in den Vorlesungsverzeichnissen der medizinischen Fakultäten von 2009 ein erheblicher Fortschritt. Damals

---

[29] Vgl. Dietz et al. (2012).
[30] Vgl. Brockert et al. (2014).
[31] Vgl. Ahne et al. (2015).

bestand das Missverhältnis in der einen an der Universität Frankfurt gehaltenen Vorlesung und den Veranstaltungen zur Patientensicherheit in gänzlich anderen Fachgebieten, z.B. in den Studiengängen Medizintechnik an der Universität Ilmenau, Gesundheitsökonomie an der Universität Köln oder Health Care Management an der Dresden International University.

Unbenommen des vorliegenden Befundes klingen Patientensicherheit und Qualität in den Lehrveranstaltungen der jeweiligen Fachdisziplinen und Lernfelder vermutlich in einem gewissen Umfang an. Der zwar auf einer Schätzung beruhende, aber dennoch wissenschaftlich begründete Anstieg der Todesfälle infolge kritischer Ereignisse macht deutlich, dass die Verankerung eines Pflichtfaches im Medizinstudium ein wichtiger Schritt zur Verbesserung der Patientensicherheit ist.

Es fragt sich, ob politische Appelle zu wirken vermögen, wo Fakten offensichtlich nicht überzeugen. Damit kommen wir zu dem Bedarf, der seit etwa 2006 in Form politischer Stellungnahmen und Empfehlungen auf nationalem und europäischem Niveau zunehmend eindringlich formuliert wird.

2 Bedarf: Stellungnahmen aus Politik und Verbänden

Die hier vorgestellten Stellungnahmen und Empfehlungen internationaler und nationaler Gremien offenbaren weitgehend einen Konsens über die Bedeutung von Schulung, Training und anderen Bildungsmaßnahmen zur Verbesserung der Qualität und Sicherheit in der Patientenversorgung. Es zeigen sich indes zum Teil erhebliche Unterschiede in den Vorstellungen darüber, wann Aus-, Weiter- und Fortbildungsmaßnahmen einsetzen sollen sowie über deren Reichweite. Diese variiert von der Befähigung zur Nutzung von Fehlermeldesystemen im Rahmen des Risikomanagements über Team- und Simulationstrainings bis zu generalistischen Bildungsinitiativen. Das Missverhältnis von gesundheitspolitischem Anspruch und der Realität ist, wie die internationalen Befunde zu Lehrprojekten zeigen, kein genuin deutsches Phänomen. Zur Bekundung dieses politischen Willens werden im Folgenden ausgewählte Quellen möglichst chronologisch entlang der politischen Ebenen vorgestellt.

2.1 International: Weltgesundheitsorganisation und Europäische Union

Obwohl die Weltgesundheitsorganisation (WHO) sich laut eigenem Internetauftritt seit 2004 mit der Entwicklung von Trainingsmaterialien für Einzelpersonen und Organisationen befasst,[32] konkretisiert sie die Notwendigkeit von Ausbildungsmaßnahmen zur Patientensicherheit erst ab 2008/2009[33]. Unter dem Motto „Reporting and Learning" standen bis dahin die Fehlermeldesysteme *(Critical Incident Reporting Systems,* CIRS) im Zentrum des Interesses.[34] Dabei wurde Ausbildung spätestens seit 2006 zumindest implizit mitgedacht, als der Impuls der Forschung für Politik, Programme und Verfahren zur Verbesserung der Patientenversorgung hervorgehoben wurde, da Aus- und Weiterbildung konditionale Bedingung für den Transfer von Forschungsergebnissen in die Praxis sind.[35] Im „Foreward Programme 2008-2009" wird der Ausbildungsbedarf des medizinischen Personals für die Patientensicherheit explizit formuliert:

> „It is vital that all health-care practitioners understand the relevance of patient safety issues in their work and what they can do to improve the safety of care. (…) However, most training programmes for health-care workers do not include patient safety science, and often only include safety issues in passing. (…) Patient safety education of health-care workers has the potential to improve the safety of patients worldwide by creating a basis for

---

[32] Vgl. Internetseite der WHO „Education & Training": http://www.who.int/patientsafety/education/en/, (Zugriff am: 18.03.2017).
[33] Seit 2004 gibt die WHO im Zweijahrestakt ihr Programm „World Alliance for Patient Safety" heraus, in dem Fortschritte und zukünftige Ziele formuliert werden. Im Jahr 2006 startete sie das „High 5s-Project" in zunächst fünf Ländern, um die dringlichsten Probleme der Patientensicherheit durch Einführung standardisierter Handlungsempfehlungen *(Standardized Operating Protocols,* SOP) und begleitende Evaluationskonzepte anzugehen: die Arzneimitteltherapiesicherheit bei Übergängen im Behandlungsprozess, operative Eingriffs- und Seitenverwechslungen, der Gebrauch konzentrierter Injektionslösungen, die Kommunikation bei medizinischen Übergaben und behandlungsbedingte Infektionen. Kooperierende Staaten sind Australien, Frankreich, Deutschland, Kanada, die Niederlande, Singapur, Trinidad und Tobago und die Vereinigten Staaten von Amerika. Vgl. World Health Organization (2014b), S. 9 und 17.
[34] Vgl. World Health Organization (2004), S. 23; dies. (2006), S. 5.
[35] „The World Alliance for Patient Safety is particularly concerned with how best to translate research findings into practical outcomes which influence policies, programmes and practices." World Health Organization (2006), S. 30.

trainees to then build on in professional life. It is vital for all health-care workers to receive training in patient safety, and (…) to encourage the spread of patient safety teaching to all those involved in delivering patient care."[36]

Mit dieser Stellungnahme wird einerseits der Bedarf an entsprechenden Ausbildungsmaßnahmen mit der Verbesserung der Patientenversorgung begründet und andererseits der Anspruch auf die Eigenständigkeit eines solchen Faches (*Patient safety science*) erhoben.

Da Handlungen mehr überzeugen als Stellungnahmen und Ankündigungen, entwickelte die WHO in den folgenden Jahren etliche Ausbildungsleitfäden und Trainingsmaterialien wie z.B. den „WHO Patient Safety Curriculum Guide for Medical Schools" (2009), den „WHO Patient Safety Curriculum Guide: Multi-professional Edition" (2011) oder den „Patient Safety Research. A Guide for developing training programmes" (2012). Deutlicher kann man sich für die Einführung eines Faches Patientensicherheit in die Ausbildung der Gesundheitsberufe nicht positionieren.

Unter anderem mit Bezugnahme auf die Programmatik der Weltgesundheitsorganisation hat der Rat der Europäischen Union (Ministerrat)[37] seine Empfehlungen zur Verbesserung der Qualität und Patientensicherheit im Zusammenhang mit unerwünschten Ereignissen (2006) und mit therapieassoziierten Infektionen (2009) ausgesprochen. Die beiden Verlautbarungen stimmen in ihren allgemeinen Forderungen und hinsichtlich der Überlegungen zur Aus- und Fortbildung (*education and training*) in Patientensicherheit weitgehend überein. Mit Blick auf die herausragende Bedeutung der Patientensicherheit („the underpinning philosophy")[38] für Qualitätsverbesserungen in der Gesundheitsversorgung hebt insbesondere die „Recommendation Rec(2006)7" jene Voraussetzungen hervor, die für die Entwicklung nationaler Strategien erforderlich sind. Dazu sollen die Regierungen u.a. eine proaktive und präventive Haltung gegenüber der Entstehung von Fehlern einnehmen, um in einem systembasierten Ansatz

---

[36] World Health Organization (2008), S. 65.
[37] Im Rat der Europäischen Union (Ministerrat) kommen die verantwortlichen Minister der EU-Länder zusammen, um ihr politisches Handeln abzustimmen, Rechtsbestimmungen im Namen ihrer Regierungen zu erörtern und zu beschließen.
[38] Vgl. Council of Europe (2006), Einleitung.

sichere Strukturen, Verfahren und Prozesse zu schaffen. Da die Patientensicherheit und die damit in enger Beziehung stehenden Humanfaktoren von vielen Aspekten abhängen, sind (a) die Verfügbarkeit ausreichend vorhandenen und qualifizierten Personals sowie (b) die Schaffung geeigneter Arbeitsbedingungen und der entsprechenden Atmosphäre nur zwei von vielen Voraussetzungen, die im Rahmen dieses Ansatzes erfüllt sein sollten.[39]

Unter den als Appendix geführten Auslegungen zu Humanfaktoren und Ausbildung finden sich nicht nur die Argumente zur Begründung von Lehrinitiativen zur Patientensicherheit:

> "In order to reduce and prevent patient-safety incidents, health professionals must understand their own behaviour patterns, their decision-making process and their ability to cope with challenging situations in daily activities."[40]

> "Continuous education should contribute towards building a safety culture in health care by changing attitudes, from an illusion of infallibility to acceptance of human error and to the ability to learn from mistakes."[41]

Hier werden offensichtlich nicht bloße Wissensbestände und eingeübte Fertigkeiten gefordert, sondern breit gefächerte Persönlichkeitseigenschaften wie Reflexionsfähigkeit sowie Analyse- und Problemlösungsfähigkeiten. Ziel der Bildungsmaßnahmen sind Änderungen der Einstellungen und des Verhaltens, womit auf tiefergehende, universelle Bildungskonzepte verwiesen wird. Darüber hinaus verdeutlicht das breite Spektrum der geplanten Bildungsintervention auf alle Beteiligten und Systemebenen der Gesundheitsversorgung, welche Bedeutung der EU-Ministerrat dem Problem der Patientensicherheit beimisst. Folglich gelten nicht nur angehende Ärzte, Pflegekräfte und Angehörige anderer Gesundheitsberufe zu den Adressaten von Bildungsmaßnahmen zur Patientensicherheit, sondern ebenso Manager und Verwaltungspersonal:

> "Education for patient safety should be introduced at all levels within health-care systems, including individual public and private health-care organisations. The main focus should be on educating health-care professionals, including managers and senior figures involved in health-care governance, in patient-safety issues relevant to their function. In order to promote

---

[39] Vgl. Council of Europe (2006), Appendix A: Prerequisites 1, 3 und 5.
[40] Vgl. Council of Europe (2006), Appendix F: Human factors, Pkt. 1.
[41] Vgl. Council of Europe (2006), Appendix F, Pkt. 8.

a change in attitudes towards greater patient safety, informing and educating to this end should begin for future doctors, nurses and other health professionals, and for administrators, as part of their training."[42]

Die dem Thema beigemessene Relevanz schlägt sich auch im Spektrum der als notwendig erachteten Inhalte nieder, deren unterrichtliche Erarbeitung einen zeitlichen Rahmen beansprucht, der den bisheriger Lehrprojekte zur Patientensicherheit bei weitem übersteigt und mit der gegenwärtigen Realität des Medizinstudiums kaum in Einklang zu bringen ist. Die Fülle der Nennungen, die als inhaltliche Mindestanforderung an Ausbildungsprogramme zur Patientensicherheit angeführt werden, lassen sich unter den folgenden Punkten zusammenfassen:

- Entscheidungsfindung in klinischen Routinen und Risikosituationen
- Ethische und rechtliche Aspekte
- Reflexion eigener und kollektiver Einstellungen und Verhaltensweisen
- Sicherheitskultur
- Humanfaktoren
- Patientenorientierung (Patientenperspektive, Informations- und Sicherheitsbedürfnis)
- Kommunikation im Team, mit anderen Gesundheitsberufen sowie mit Patienten und deren Angehörigen
- Methoden der Ursachen- und Fehleranalyse
- Umgang mit Fehlern (Berichten, Offenlegen, Umgang mit Emotionen)[43]

Auch der institutionelle Rahmen und die Verantwortlichkeit für die Ausbildung werden abgesteckt, indem alle Bildungseinrichtungen im Gesundheitssystem für die Aus-, Fort- und Weiterbildung aller Angehörigen der Gesundheitsberufe mit der Entwicklung von Lehrplänen und Zertifizierungsmaßnahmen in die Pflicht genommen werden.[44]

---

[42] Vgl. Council of Europe (2006), Appendix H: Patient-safety education, Pkt. 1.
[43] Vgl. Council of Europe (2006), Appendix F, Pkt. 7 und Appendix H, Pkt. 4.
[44] Vgl. Council of Europe (2006), Appendix H, Pkt. 3 und Council of European Union (2009), Abschn. I, Pkt. 4b.

Die Ministerrat-Empfehlung des Jahres 2009 bleibt in ihren Aussagen zur Patientensicherheit allgemein und weniger ausführlich, wiederholt und bekräftigt aber den Anspruch auf Aus- und Weiterbildung (*education and training*).[45]

Es ist bemerkenswert, dass Ausbildung im Zusammenhang mit Patientensicherheit vom Ministerrat im Konnex einer Sicherheitskultur mit interdisziplinärer Kooperation, flachen Hierarchien und offener Kommunikation gesehen wird, in die auch Patienten durch Stärkung ihrer Position (*Empowerment*) einzubeziehen sind.[46] Damit erfahren Bildungsgegenstände wie beispielsweise Kommunikation, Entscheidungsfindung, Einstellungsreflexion oder Patientenorientierung eine Dimension, die über bloßen Informationsaustausch und Interaktion hinaus weist und umfassendere Bildungsüberlegungen notwendig macht.

Die Europäische Kommission[47] verfasst in regelmäßigen Abständen ihre Berichte zur Umsetzung der beschriebenen Empfehlungen (2006)/7 und 2009/C 151/01 an den Ministerrat. Bezüglich der Aus- und Fortbildung kommt sie in ihrem aktuellen Bericht vom Juni 2014 zu der lakonischen Feststellung: „This area remains under-implemented."[48] Insgesamt haben gerade einmal sechs (von 27) Mitgliedstaaten und Norwegen die Patientensicherheit in irgendeiner Weise in der Ausbildung implementiert. Drei Viertel der zuständigen Länderbehörden haben der Kommission überhaupt keine Auskünfte zu durchgeführten Ausbildungsmaßnahmen gegeben, obwohl seitens der EU mehrfach dazu aufgefordert wurde, solche Initiativen zu fördern.[49]

Dieser ernüchternde Befund wird durch die Untersuchung der Arbeitsgruppe „Patientensicherheit und Qualität der Pflege" (PSQCWG), die der Europäischen Kommission angegliedert ist, illustriert. Mittels Befragung wurde ein Überblick der vorhandenen Bildungsinitiativen zur Patientensicherheit in Europa gewonnen, der aufgrund der befragten Zielgruppe

---

[45] Vgl. Council of European Union (2009), Abschn. I, Pkt. 4.
[46] Vgl. Council of Europe (2006), Appendix F, Pkt. 9 und Appendix G: Patients' empowerment and citizens' participation.
[47] Die europäische Kommission ist das politisch unabhängige Exekutivorgan der EU. Sie erarbeitet Rechtsvorschriften und setzt die Beschlüsse des Europäischen Parlaments und Ministerrats um.
[48] European Commission (2014), S. 4.
[49] Vgl. European Commission (2014), S. 4.

und verwendeten Methode aufschlussreich ist, aber einen Vergleich nur eingeschränkt zulässt.[50] Zum Abschluss der Untersuchung wird zum wiederholten Male die Empfehlung ausgesprochen, die Patientensicherheit in den Curricula der fachlichen Aus- und Weiterbildung aufzunehmen, was angesichts der Befunde wie ein verzweifelter Appell anklingt.[51]

2.2 Nationale Politik: Sachverständigenrat und Gemeinsamer Bundesausschuss

In Deutschland erstellt der Sachverständigenrat zur Begutachtung der Entwicklung im Gesundheitswesen (SVR) in regelmäßig erscheinenden Gutachten seit 1985 Analysen und Handlungsempfehlungen zur medizinischen Versorgung und ihren ökonomischen Rahmenbedingungen. Die Themen Ärztliche Ausbildung, Fehler in der Medizin, Kooperation der Gesundheitsberufe und Patientensicherheit waren Gegenstand seiner Gutachten der Jahre 2000/ 2001, 2003 und 2007.

Im zweiten Band des Gutachtens 2000/ 2001 „Qualitätsentwicklung in Medizin und Pflege" forderte der SVR,

> „die Organe der ärztlichen Selbstverwaltung auf, bei der geplanten Weiterbildungsreform die Patientensicherheit (…), die Erfordernisse einer (…) kooperativen Versorgung und die Anforderungen einer kontinuierlichen professionellen Entwicklung in den Vordergrund ihrer Überlegungen und Absprachen zu stellen."[52]

Während in späteren Gutachten die Patientensicherheit schrittweise als Gegenstand der Ausbildung in allen Gesundheitsberufen angemahnt wird, sind die Empfehlungen hier noch auf die Betreuung von Ärzten im Praktikum und die ärztliche Weiterbildung beschränkt.[53]

---

[50] Vgl. Patient Safety and Quality of Care Working Group (2014). Die ebenfalls auf EU-Ebene verfassten Empfehlungen zur Integration der Patientensicherheit in der Aus- und Weiterbildung der Gesundheitsberufe, die Luxemburg-Deklaration von 2005 und das Krakau-Statement von 2011 werden hier nur der Vollständigkeit halber erwähnt.
[51] Vgl. Patient Safety and Quality of Care Working Group (2014), S. 33.
[52] Sachverständigenrat (2000/2001), S. 48, Abs. 106.
[53] „Im Interesse der Patientensicherheit und einer effektiven Weiterbildung ist es dringend erforderlich, die Betreuung und Supervision von Weiterbildungsassistenten, insbesondere von Ärzten im Praktikum, zu verbessern." Sachverständigenrat (2000/ 2001), S. 49, Abs. 114.

Der Bericht des Institute of Medicine mit der Veröffentlichung epidemiologischer Daten zu Fehlerhäufigkeit und Patientenschäden in den USA[54] löste bei seinem Erscheinen im Jahr 2000 international heftige Reaktionen in der Fachwelt aus. In diesem Zusammenhang sind die konkreter werdenden Empfehlungen des SVR zur Verbesserung der Patientensicherheit in seinen Folgegutachten zu sehen.

Im Band II „Finanzierung und Nutzenorientierung" des Gutachtens 2003 ist den Fehlern in der Medizin ein ganzes Kapitel gewidmet,[55] wobei sich der SVR auf die weitreichende Aktivitäten zur Reduktion solcher Ereignisse bezieht, die inzwischen von den angelsächsischen Ländern ausgehend initiiert wurden.[56] Der Schwerpunkt der vorgeschlagenen Vermeidungsstrategien liegt auf der Etablierung einer Fehlerkultur und eines Fehlermanagements in der Gesundheitsversorgung.[57] Hier wird zunächst noch mit Verweis auf das Gutachten 2000/2001 auf die Verbesserung der ärztlichen Weiterbildung rekurriert.[58]

Doch im weiteren Verlauf führt der Argumentationsstrang über die Notwendigkeit eines Kulturwandels im Umgang mit Fehlern und die Verantwortlichkeit aller Akteure im Gesundheitssystem für die Patientensicherheit zur Feststellung des Bedarfs an gezielter Aus-, Weiter- und Fortbildung. Durch die Segmentierung der Gesundheitsversorgung muss die Patientensicherheit „ein von allen Akteuren im Gesundheitswesen getragenes Anliegen werden"[59]. Deshalb erfordern die Etablierung einer neuen Fehlerkultur und eines Fehlermanagements laut SVR, dass „alle Akteure im Gesundheitswesen zu einer geänderten Einstellung gegenüber Fehlern in der Medizin gelangen"[60]. Im Weiteren argumentieren die Gutachter zu Bedarf und Funktion von Fehlermeldesystemen (CIRS) sowie Fehlerdatenbanken als essenziellen Bestandteilen eines Fehlermanagements,[61] um zum Schluss des Kapitels eine bedingte Empfehlung bezüglich der

---

[54] Vgl. Kohn/ Corrigan/ Donaldson (2000).
[55] Siehe Sachverständigenrat (2003), Kap. 4: Fehler in der Medizin - Ursachen, Vermeidungsstrategien und patientenorientierte Schadensregulierung.
[56] Vgl. Sachverständigenrat (2003), S. 150-154.
[57] Vgl. Sachverständigenrat (2003), S. 154-157.
[58] Vgl. Sachverständigenrat (2003), S. 156, Abs. 433.
[59] Vgl. Sachverständigenrat (2003), S. 155, Abs. 427. In diesem Zusammenhang betont der SVR die Vorbildfunktion von Ausbildern und Vorgesetzten.
[60] Vgl. Sachverständigenrat (2003), S. 177, Abs. 488.
[61] Vgl. Sachverständigenrat (2003), S. 154-157.

Bedeutung von Bildungsmaßnahmen zur Patientensicherheit auszusprechen.[62] Darin wird der Zusammenhang von etablierter Fortbildung und Behandlungsfehlern bzw. Schäden benannt, die Notwendigkeit der Aus-, Weiter- und Fortbildung aber auf das Einfließen der Erkenntnisse aus systematischen Fehleranalysen beschränkt. Dabei lassen die vorherigen Ausführungen des SVR durchgängig die Bedeutung von Schulungsmaßnahmen für die Patientensicherheit erkennen. Denn sowohl die für eine veränderte Fehlerkultur erforderlichen Einstellungsänderungen als auch das notwendige Verständnis für den Umgang mit Fehlermeldesystemen und Daten setzen Bildung und Information voraus.

Das SVR-Gutachten 2007 hat die zukünftige Kooperation der Gesundheitsberufe und die integrierte Versorgung zum Gegenstand; der Patientensicherheit ist dementsprechend ein Unterkapitel gewidmet. Schulungs- und Ausbildungsmaßnahmen werden in diesem Zusammenhang allerdings nicht thematisiert. Sie sind Objekt der Betrachtungen zur Überwindung tradierter Rollen- und Berufsmuster angesichts moderner und komplexer gewordener Versorgungsstrukturen in den ersten Kapiteln des Gutachtens. Mehrfach stellen die Experten fest, dass die Ausbildungsinhalte der Gesundheitsberufe nicht aufeinander abgestimmt sind und entsprechend inadäquat auf Teamarbeit und Kooperation vorbereiten.[63]

Ausführlich werden die Voraussetzungen für die Kooperation der ärztlichen Profession und die gegenwärtig hierarchisch nachgestellten Heilberufe zwischen Vorbehaltsaufgaben, Delegation und „Poolkompetenzen"[64] sowie die Probleme von Überschneidungen bzw. nicht klar abgegrenzter Kompetenzbereiche erörtert. Als Beispiel werden die *Advanced Nursing Practitioners* (ANP) herangezogen – teils akademisch ausgebildete Pflegekräfte mit einem hohen Grad an Spezialisierung und Kompetenz, die weltweit und nicht nur in Regionen mit geringer Versorgungsdichte therapeutische Aufgaben wahrnehmen.

---

[62] Vgl. Sachverständigenrat (2003), S. 172, Abs. 496. In diesem Absatz hebt der SVR die Effektivität einer praxisrelevanten Kasuistik sowie selbst referierter Erlebnisse von Ärzten in Fortbildungen (Supervision) hervor.

[63] Vgl. Sachverständigenrat (2007), S. 96, Abs. 250 und S. 96, Abs. 265.

[64] Der Begriff *Poolkompetenz* ist erziehungswissenschaftlich nicht belegbar. Im Kontext der Fortentwicklung in den Gesundheitsberufen werden damit übergeordnete, gemeinsame Verantwortlichkeiten bezeichnet, die über die jeweilige berufsspezifische Kernkompetenzen hinausreichen, wie z.B. die Anleitung und Beratung von Patienten und Angehörigen.

Der Zusammenhang von Patientensicherheit und gelingender Kooperation unter den Angehörigen der Gesundheitsberufe wird unmissverständlich benannt:

> „Gerade die aktuelle Diskussion um Patientensicherheit offenbart die Abhängigkeit eines modernen Gesundheitssystems von intakter Kommunikation, flachen Teamstrukturen und Entkopplung von Funktion und hierarchischer Weisungsbefugnis."[65]

Dazu empfiehlt der SVR recht abstrakt, „die Ausbildung aller Gesundheitsberufe auf das Handeln am gemeinsamen Gegenstand auszurichten"[66].

Dieser kleinste gemeinsame Nenner ist die Orientierung am Patienten und an seiner Sicherheit. Zu den *Advanced Nursing Practitioners*, deren Berufsbild national erhebliche Unterschiede aufweist, und der Frage der abgeschotteten Kompetenzbereiche ist folgende Anmerkung zu machen. In den Niederlanden hat man bei der Neuorganisation der ärztlichen und pflegerischen Aufgaben bewusst Überschneidungen eingeplant, um eine lückenlose und sichere Versorgung der Patienten zu gewährleisten. Dieser Aspekt schafft der Erfahrungen nach nicht mehr Komplexität, sondern ist ein Beitrag zu ihrer Handhabung, da auf diese Weise in hocharbeitsteiligen Systemen ständig handlungsbefähigte Mitarbeiter am Patienten sind.[67]

Die plausiblen Argumente des Sachverständigenrats fanden ihre Umsetzung in eine bindende Rechtsnorm erst im Januar 2014. Im Beschluss des Gemeinsamen Bundesausschusses über die grundsätzlichen Anforderungen an ein einrichtungsinternes Qualitätsmanagement wurden die diesbezüglichen Bestimmungen des fünften Sozialgesetzbuches(SGB V) entsprechend ergänzt (§ 137)[68] bzw. die Qualitätsmanagement-Richtlinie Krankenhäuser – KQM-RL geändert. Der Gemeinsame Bundesausschuss (G-BA) ist das oberste Beschlussgremium der gemeinsamen Selbstverwaltung der an der vertragsärztlichen Versorgung teilnehmenden Praxen[69], Krankenhäuser und der gesetzlichen Krankenkassen. In seinen Richtlinien trifft er u.a. Bestimmungen zum Leistungskatalog, zur Quali-

---

[65] Vgl. Sachverständigenrat (2007), S. 78, Abs. 196 und S. 95, Abs. 248.
[66] Sachverständigenrat (2007), S. 99, Abs. 266.
[67] Vgl. Schober/ Affara (2008), S. 62f.
[68] Vgl. Gemeinsamer Bundesausschuss (2014a).
[69] Praxen von Ärzten, Zahnärzten und Psychotherapeuten.

tätssicherung und zu Versorgungsformen. Als Entscheidungsgremium mit Richtlinienkompetenz haben seine Richtlinien den Charakter untergesetzlicher rechtlich bindender Normen.

Der G-BA erachtet Risikomanagement und Fehlermeldesysteme als zentrales Element des klinischen Qualitätsmanagements. Demzufolge wurde den Einrichtungen die Einführung dieser Maßnahmen zur Verbesserung der Patientensicherheit zum 26. Februar 2014 verbindlich vorgeschrieben.[70] Die Patientensicherheit und Ausbildung betreffend wird im Beschluss vom 23. Januar 2015 festgelegt, dass das Personal über Maßnahmen des Risikomanagements zu informieren und nach Möglichkeit darin einzubinden ist, was „insbesondere [durch] Schulungen der Mitarbeiter sowie Fallanalysen und -besprechungen" gewährleistet werden soll. Das Gleiche betrifft die Vorbereitung zum Umgang sowohl mit internen als auch mit einrichtungsübergreifenden Fehlermeldesystemen.[71] Der G-BA begründet den Bedarf an entsprechender Schulung allgemein als Voraussetzung für ein funktionsfähiges Risikomanagement durch die Befähigung, Risiken zu identifizieren und zu analysieren.[72] Darüber hinaus sollen die Mitarbeiter durch Schulungen auf ihre Rolle in der Qualitätssicherung vorbereitet werden, gleichwohl ob dies die Einbindung in konkrete Verbesserungsmaßnahmen oder die aktive Gestaltung des Risikomanagements betrifft.[73]

Analoge Beschlüsse hinsichtlich Fort- und Weiterbildung bzw. Schulung und Training werden abschließend zum vertragsärztlichen Qualitätsmanagement gemacht, wobei den Fehlermeldesystemen zum Umgang mit sicherheitsrelevanten Ereignissen im Kontext ärztlicher und therapeutischer Praxen eine vergleichsweise nachgeordnete Bedeutung beigemessen wird.[74]

2.3 An der Basis: Patientensicherheit-Korporationen und Bundesärztekammer

Im Gegensatz zu den impliziten Ausführungen des Sachverständigenrats und den Vorgaben des Gemeinsamen Bundesausschusses zum Schulungsbedarf in Bezug auf Fehlermeldesysteme haben sich die Korpora-

---

[70] Vgl. Fünftes Sozialgesetzbuch (SGB V), § 137, Abs. 2, S. 1d.
[71] Vgl. Gemeinsamer Bundesausschuss (2014a), § 5, Abs. 2, 3 und 6.
[72] Vgl. Gemeinsamer Bundesausschuss (2014b), S. 3.
[73] Vgl. Gemeinsamer Bundesausschuss (2014b), S. 4 und 5.
[74] Vgl. Gemeinsamer Bundesausschuss (2014c), S. 1.

tionen zur Verbesserung der Patientensicherheit auf nationaler Ebene früh und konkret zu Ausbildungsinitiativen in Studium, Aus- und Fortbildung positioniert. Dabei sprechen die ausgearbeiteten Lernzielkataloge und Bildungskonzepte eine deutlichere Sprache als formale Stellungnahmen.

Ab der zweiten Hälfte der 1990-er Jahre wurden, von den angelsächsischen Ländern ausgehend, nationale Institutionen gegründet und Strategiepapiere zur Verbesserung der Versorgungsqualität und Patientensicherheit verabschiedet.[75] Für die kontinentale Entwicklung markiert der Vorschlag für ein nationales Programm der schweizerischen *Task Force Patientensicherheit* einen wichtigen Schritt.[76] Aktives Lernen aus Fehlern und teambezogenes Lernen sowie die Förderung nicht-technischer Fähigkeiten bilden demnach wichtige Grundlagen einer Organisationskultur.[77] Folgerichtig empfiehlt die Expertenkommission die Gründung einer Arbeitsgruppe „Teambasierte Ausbildung"[78] und entsprechende Ausbildungsinitiativen nach dem Vorbild der Luftfahrt zu fördern.[79] Das Gutachten des SVR 2003 geht in seiner Problemanalyse tiefer als die Task Force, kommt aber zu weitgehend gleichen Schlüssen und Lösungsstrategien.[80]

Bis zu seiner Agenda 2010[81] hat das im Jahr 2005 gegründete Aktionsbündnis Patientensicherheit (APS) zwar keine offizielle Stellungnahme zur Aus-, Weiter- und Fortbildung in Patientensicherheit getätigt, gleichwohl war dies längst geläufiger Tagungsordnungspunkt. Mit dem abgedruckten Vortrag der Kölner Pflegedirektorin Vera Lux und der Vorstellung der „Arbeitsgruppe Bildung und Training" im gleichen Band bezieht das APS eindeutig Stellung:

---

[75] Für die USA sind beispielsweise zu nennen die *Advisory Commission on Consumer Protection and Quality in the Health Care Industry* (1997) oder die *Quality Interagency Coordination Task Force* (1098), für Australien die *National Expert Advisory Group on Safety and Quality in Australian Health Care* (1999) und für Großbritannien die *National Patient Safety Agency* (2001). Einen Überblick gibt der SVR in seinem Gutachten 2003. Vgl. Sachverständigenrat (2003), S. 150-154.
[76] Vgl. Task Force Patientensicherheit (2001).
[77] Vgl. Task Force Patientensicherheit (2001), S. 13.
[78] Vgl. Task Force Patientensicherheit (2001), S. 14.
[79] Vgl. Task Force Patientensicherheit (2001), S. 20.
[80] Vgl. Sachverständigenrat (2003), Bd. I, Kap. 4.
[81] Vgl. Jonitz et al. (2010).

„Um eine Sensibilisierung zum Thema Patientensicherheit von Beginn der beruflichen Sozialisierung an zu erreichen, sollte schon in der Ausbildung (Studium der Humanmedizin, Pflegeberufe, MFA, andere Heilberufe) Patientensicherheit ein fester curricularer Bestandteil sein."[82]

Und in der Präsentation der Arbeitsgruppe Training und Bildung (AG B&T) werden folgende Ziele genannt und begründet:

„Viele der bisherigen Ausbildungskonzepte in der Medizin entsprechen in Bezug auf Themen der Patientensicherheit nicht mehr dem bekannten Bedarf im Medizinalltag. Hierzu zählen insbesondere die nahezu komplette Vernachlässigung von Ausbildung und Training in Human Factors (…). Der Schwerpunkt der AG B&T ist die Optimierung der Patientensicherheit mit Fokus auf entsprechend optimierte Ausbildungs- und Trainingsmethoden."[83]

Daneben bestanden bereits ausgearbeitete Konzepte der Steuerungsgruppe „Zukunft Medizin Schweiz" zur Aus- und Weiterbildung (2007) und der Bundesärztekammer/ des Ärztlichen Zentrums für Qualität in der Medizin zur Fortbildung in Patientensicherheit. Im Jahr 2012 legte die AG Bildung und Training des APS die revidierte Fassung ihres Lernzielkatalogs für Kompetenzen in der Patientensicherheit vor. Diese Bildungskonzepte sowie andere Empfehlungen und Lehrpläne sind Gegenstand der Curriculumanalyse im Kapitel E.

Maßgeblich für die ärztliche Ausbildung in der Bundesrepublik Deutschland ist die Approbationsordnung für Ärzte (ÄApprO) aus dem Jahr 2002 in der geänderten Fassung vom 2. August 2014. Die Patientensicherheit im weitesten Sinne betreffenden Bestimmungen finden sich in § 1 des ersten Abschnitts, in dem die Ziele der ärztlichen Ausbildung vorgeschrieben werden:

„Die Ausbildung soll auch Gesichtspunkte ärztlicher Gesprächsführung sowie ärztlicher Qualitätssicherung beinhalten und die Bereitschaft zur Zusammenarbeit mit anderen Ärzten und mit Angehörigen anderer Berufe des Gesundheitswesens fördern. Das Erreichen dieser Ziele muss von der Universität regelmäßig und systematisch bewertet werden."[84]

Das Bekenntnis zur Qualität und Kooperation bleibt auf diese eine Aussage beschränkt, denn in der gesamten ÄApprO finden sich keine weite-

---

[82] Vgl. Lux (2010), S. 12.
[83] Vgl. Rall (2010), S. 38f.
[84] Approbationsordnung (2002), Abschn. I, § 1, Satz 1.

ren Ausführungen dazu. Dabei sollte man im zweiten und dritten Abschnitt zu den ärztlichen Prüfungen Aussagen darüber erwarten können, wie die Erreichung dieser Ziele systematisch bewertet werden sollte.[85]
In der jüngsten Überarbeitung ihrer Empfehlungen zur ärztlichen Fortbildung vom 24. April 2015 hat die Bundesärztekammer den aktuellen Stand der Diskussion um ärztliche Rolle und Verständnis im Zusammenhang mit der Patientensicherheit aufgenommen:

> „Darüber hinaus soll [die ärztliche Fortbildung] die ärztliche Befähigung zu Kommunikation, Teamfähigkeit, Führung, medizinischer Entscheidungsfindung, Risikomanagement und Patientensicherheit, unabhängigem wissenschaftlichen Denken und Arbeiten, Weitergabe von Wissen und lebenslangem Lernen stärken und die Persönlichkeitsentwicklung fördern und für die eigene Fürsorge sensibilisieren. Auch gesundheitssystembezogene Inhalte, die der ärztlichen Berufsausübung dienen, können in der Fortbildung Berücksichtigung finden."[86]

Darüber hinaus wird gefordert, dass Fortbildungsinhalte u.a. den Kriterien des Qualitäts- und Risikomanagement sowie der Patientensicherheit zu genügen haben.[87] Es fällt auf, dass in dieser wirklich beeindruckenden Aufzählung ärztlicher Kompetenzen der Begriff „Patientenorientierung" nicht vorkommt. Davon einmal abgesehen zielt die Kritik an dem im Zitat zum Ausdruck gebrachten Bildungsverständnis auf den Umstand ab, dass diese universellen Bildungsinhalte erst in der ärztlichen Fortbildung zum Tragen kommen sollen. Oder anders gefragt: Gehört ein solch profunder Bildungsansatz nicht in die Programmatik der Ärztlichen Approbationsordnung, der gemäß die Medizinstudierenden auf eine verantwortungsvolle Berufstätigkeit in einem komplexen System vorbereitet werden sollen?
Abschließend sei der Vollständigkeit halber erwähnt, dass die 87. Gesundheitsministerkonferenz 2014 den Beschluss gefasst hat, den Gesetzgeber dazu aufzufordern, die Patientensicherheit in den Berufsgesetzen

---

[85] Einen Überblick über die Berücksichtigung der Patientensicherheit in deutschen Ausbildungsverordnungen von Gesundheitsberufen geben Hoffmann/ Siebert/ Euteneier (2015).
[86] Bundesärztekammer (2015e), S. 5f.
[87] Vgl. Bundesärztekammer (2015e), S. 5f.

bzw. Ausbildungs- und Prüfungsordnungen der Gesundheitsberufe zu berücksichtigen.[88]

Letztendlich bleibt abzuwarten, was die Umsetzung des laut Koalitionsvertrag für die 18. Wahlperiode beschlossenen „Masterplans Medizinstudium 2020" ergeben wird.

Zwischenfazit: Es ist bemerkenswert, wie weit die Empfehlungen und Vorgaben der nationalen Institutionen zu Ausbildungsinitiativen in der Patientensicherheit hinter den Empfehlungen der Weltgesundheitsorganisation und des Rats der Europäischen Union (Ministerrat) bleiben. Sie sind weitgehend beschränkt auf die Befähigung zum Umgang mit Fehlermeldesystemen und wage bezüglich irgendwelcher Aussagen zu Art, Umfang und Einsetzen von Bildungsmaßnahmen zur Patientensicherheit. Die Beschreibung der vorgestellten Quellen ergibt ein heterogenes Bild zu den Positionierungen hinsichtlich der Notwendigkeit von Bildungsmaßnahmen zur Patientensicherheit. Man erhält den Eindruck, je weiter die aussprechenden Institutionen vom Tagesgeschäft der nationalen Gesundheitspolitik entfernt sind, desto weitreichender sind ihre Vorstellungen von den Bildungszielen, -inhalten und -formaten. Die Dringlichkeit problemlösender Ansätze zur Verbesserung der Versorgungssicherheit schlägt sich in den Daten zur Häufigkeit von Behandlungsfehlern und Schäden bis hin zur Letalität nieder. Angesichts dieser Dramatik erstaunt der zeitlich lange Vorlauf bis zur Realisierung politischer Initiativen. Man erinnert sich unweigerlich an Max Webers Zitat aus „Politik als Beruf", die Politik bedeute „ein starkes langsames Bohren von harten Brettern mit Leidenschaft und Augenmaß zugleich"[89]. Allerdings vergeht das Schmunzeln, das dieses Zitat gemeinhin hervorruft spätestens dann, wenn man das bisher gezeichnete Bild von geschätzten Fehlerhäufigkeiten, Ausbildungsrealität und politischen Willensbekundungen um empirische Befunde ergänzt. Dies soll im nächsten Schritt erfolgen, in dem die Daten der Behandlungsfehlerstatistik von Gutachter- und Schlichtungsstellen vorgestellt werden sowie die Befunde einer repräsentativen Befragung von Medizinstudierenden unmittelbar vor ihrem Praktischen Jahr. Die offenkundigen Wissensdefizite und Unterschätzung bestehender Risiken sprechen ihre Sprache, wie im nächsten Kapitel aufgezeigt wird.

---

[88] Vgl. Gesundheitsministerkonferenz (2014). Top 11.3.
[89] Weber (2002), S. 555.

3 Defizite: Behandlungsfehlerstatistik und Studierendenwissen

Im vorherigen Abschnitt wurde die Schätzung des Wissenschaftlichen Instituts der AOK von kritischen Ereignissen und Schadensfällen vorgestellt. Die systematische Erfassung kritischer Ereignisse, die im Zusammenhang mit der medizinischen Behandlung stehen, hat neben dem Zweck der Fehleranalyse vor allem eine ökonomische Dimension. Mit dieser sehen sich Krankenkassen, Arztpraxen und Krankenhäuser sowie ihre Haftpflichtversicherer konfrontiert. Für die Leistungsanbieter bedeuten Komplikationen im Behandlungsverlauf und schuldhaft verursachte Behandlungsfehler erhebliche unternehmerische Risiken. Diese bestehen im therapeutischen Mehraufwand und in verlängerten Aufenthalten für die Wiederherstellung ihrer Patienten sowie in unabsehbaren Kosten für die haftungsrechtliche Kompensation von Regressansprüchen und juristische Verfahren. Diese Risiken werden weniger durch einen Anstieg gemeldeter Schadensersatzansprüche oder Tendenzen in der Rechtsprechung unkalkulierbar als durch den erheblich erhöhten Schadensaufwand pro Fall.[90] In der Folge sehen sich die Haftpflichtversicherer vor ähnliche Probleme gestellt und reagieren notwendigerweise mit der Erhöhung der Versicherungsprämien.[91] Die Krankenversicherungen, die sich infolge der Gesundheitsgesetzgebung ebenfalls in einem marktwirtschaftlichen Wettbewerb befinden, sehen sich ihrerseits dazu veranlasst, ihnen entstandene Mehrkosten gemäß dem Verursacherprinzip an die Leistungsanbieter zurückzuweisen. Auf diese Weise werden bei den Spitzenverbänden der Leistungsanbieter und Krankenversicherungen sowie den Haftpflichtversicherern laufend Daten über Behandlungsfehler, Schäden und Schadensausmaß aggregiert. Die Bundesärztekammer und der Medizinische Dienst der Krankenversicherungen veröffentlichen jährlich die Ergebnisse ihrer Gutachtertätigkeit, die hier im Kontext der Fragestellung nach dem Bedarf an Ausbildungsangeboten zur Patientensicherheit vorgestellt werden. In der Literatur wird nicht selten hervorgehoben, dass sich diese Zahlen im Verhältnis zu etwa 19 Millionen Krankenhausfällen und etwa 50 Millionen Behandlungen[92] im Promillebereich bewegen.[93]

---

[90] Vgl. Ulsenheimer (2003), S. 624; Petry (2009), S. 241.
[91] Vgl. Petry (2009), S. 241.
[92] Gemäß den Angaben des WIdO für das Jahr 2011. Vgl. Geraedts (2014), S. 3.
[93] Der Medizinjurist Klaus Ulsenheimer spricht von 10.000 bis 12.000 zivilrechtlichen und 3.000 strafrechtlichen Prozessen im Jahr 2001, wobei noch nichts über den Verfahrensausgang gesagt wird. Das Robert Koch-Institut geht in seiner

Abgesehen von den methodischen Limitationen dieser Statistiken lässt sich mit ähnlichem Zynismus angesichts der individuellen Schicksale sowie der z.T. ruinösen Folgekosten fragen, ob diese Bilanz denn immer noch keinen Ausbildungsbedarf in Patientensicherheit begründet.

In diesem Kapitel werden – ebenfalls als empirischer Befund – die Ergebnisse einer Befragung von Medizinstudierenden im zehnten Semester zu Wissen, Einstellungen und Verhaltensweisen hinsichtlich der Patientensicherheit präsentiert. Angesichts der sichtlichen und z.T. erheblichen Wissensdefizite sowie Fehleinschätzungen ist umgekehrt zu fragen, ob denn wohl diese Befunde als Grund für eine Ausbildungsinitiative zur Patientensicherheit geeignet sind.

3.1 Behandlungsfehler-Begutachtung der Ärztekammern und Krankenkassen

Neben der Klage vor einem Zivilgericht steht den Patienten, die den Verdacht hegen, Opfer eines Behandlungsfehlers geworden zu sein, die Möglichkeit der außergerichtlichen Klärung etwaiger Ansprüche auf Schadensbegleichung offen. Dazu können sie sich an die Gutachterkommissionen und Schlichtungsstellen der Landesärztekammern, die Behandlungsfehlerbegutachtung der MDK-Gemeinschaft über die örtliche Niederlassung ihrer Krankenkasse oder direkt an die Haftpflichtversicherungsträger der Leistungserbringer wenden. Der Vorteil der außergerichtlichen Einigung besteht darin, dass ihnen für Begutachtung und Schlichtungsverfahren keine Kosten entstehen.[94]

Der Behandlungsfehlervorwurf fällt juristisch unter die Grundsätze des Vertragsarzt- und Arzthaftungsrechts[95]. Demnach liegt die Verantwortlichkeit – und somit die Haftung auf Schadenersatz ausschließlich beim Vertragsarzt, falls ein Verschulden nachweisbar ist.[96] Grundsätzlich stellt

---

Schätzung (Gesundheitsberichterstattung 2001) von 12.000 nachgewiesenen Behandlungsfehlern pro Jahr aus. Vgl. Ulsenheimer (2003), S. 624; Hansis/ Hart (2001), S. 7.
[94] Vgl. Berner (2007), S. 34; Kaiser (2014), S. 23; Medizinischer Dienst (2014), S. 3.
[95] Vgl. SGB V, § 76 Abs. 4: „Die Übernahme der Behandlung verpflichtet die in Absatz 1 genannten Personen oder Einrichtungen dem Versicherten gegenüber zur Sorgfalt nach den Vorschriften des bürgerlichen Vertragsrechts."
[96] Vgl. Bürgerliches Gesetzbuch (BGB), § 278 Satz 1, „Verantwortlichkeit des Schuldners für Dritte".

jede Verletzung der Pflichten, die sich aus dem Behandlungsvertrag ergeben, einen Behandlungsfehler dar.[97] Dies schließt auch Unterlassungen hinsichtlich der ärztlichen Aufklärungspflichten ein, wobei juristisch diffizile Unterscheidungen zwischen Selbstbestimmungsaufklärung und Sicherungsaufklärung[98] getroffen werden. Grundsätzlich gilt, dass für einen berechtigten Behandlungsfehlervorwurf und für die daraus ableitbaren Schadensersatzansprüche drei Voraussetzungen gegeben sein müssen: (1) muss ein Behandlungsfehler im Sinne der Definition nachgewiesen werden, (2) muss ein Schaden vorliegen und (3) ein kausaler Zusammenhang (*Behandlungsschaden*) bestehen.[99]

3.1.1 Struktur und Verfahren

Die Prüfung dieses Sachzusammenhangs können Patienten bei bestehendem Behandlungsfehlerverdacht von den Gutachtern der Landesärztekammern und dem Medizinischen Dienst der Krankenversicherung prüfen lassen. Da diese Begutachtung ausschließlich auf Behandlungsfehler im Zusammenhang mit dem Arzthaftungsrecht gerichtet ist, sei der Begriff an dieser Stelle noch einmal definiert:

„Ein Behandlungsfehler liegt vor bei einem diagnostischen oder medizinischen Eingriff,
- der medizinisch nicht indiziert war,
- oder bei dem die nach den Erkenntnissen der medizinischen Wissenschaft und der ärztlichen Praxis unter den jeweiligen Umständen erforderliche Sorgfalt objektiv außer Acht gelassen wurde,
- sowie beim Unterlassen eines nach diesem Maßstab medizinisch gebotenen Eingriffs."[100]

---

[97] Vgl. Neu (2013), S. 1.
[98] Die *Selbstbestimmungsaufklärung* betrifft die Entscheidungsfreiheit der Patienten. Hierzu gehören die Diagnose-, Risiko- und Behandlungsaufklärung. In die arzthaftungsrechtlich bedeutsamere *Sicherungsaufklärung* fallen Informationen zur Mitwirkung sowie Schutz- und Warnhinweise zur Sicherung des Heilerfolgs. Vgl. Ulsenheimer (2013), S. 1; Hensche (o.J.): Informationen zum Thema Arzthaftung - Behandlungsfehler.
[99] Vgl. Neu (2013), S. 1. Siehe auch Patientenrechtegesetz § 630h, Abs. 1: „Ein Fehler des Behandelnden wird vermutet, wenn sich ein allgemeines Behandlungsrisiko verwirklicht hat, das für den Behandelnden voll beherrschbar war und das zur Verletzung des Lebens, des Körpers oder der Gesundheit des Patienten geführt hat."
[100] Ärztliches Zentrum für Qualität (2005), S. 3.

Entsprechend gilt für einen Behandlungs- oder iatrogenen Schaden, dass er „nicht durch krankheitsimmanente Komplikationen, sondern entweder durch vermeidbare Behandlungsfehler oder (...) behandlungsimmanente Wirkungen entstanden [ist]"[101].

Der Nachweis eines berechtigten Schadensausgleichs obliegt nach deutschem Zivilrecht der Partei, die aus dessen Feststellung den Nutzen trägt, also im Falle eines Behandlungsfehlervorwurfs dem Patient oder der Patientin.[102] Die Beweislast wendet sich gegen den Arzt oder die Ärztin, wenn zu vermuten ist, dass eine Schädigung billigend in Kauf genommen wurde, z.B. im Falle grober Fahrlässigkeit (*grober Behandlungsfehler*) oder eines sog. Übernahmeverschuldens, wenn Fachgebietsgrenzen überschritten werden oder Berufsanfänger Aufgaben übernehmen, die ihre Kompetenzen überschreiten.[103] Das Patientenrechtegesetz vom 20. Februar 2013 stärkt diesbezüglich die Position geschädigter Patienten.[104]

Ganz gleich, ob Patienten eine zivilrechtliche Entscheidung oder außergerichtliche Schlichtung anstreben, führt die Beweisführung über die fachliche Expertise von Gutachtern. Der Weg zu den Gutachterkommissionen und Schlichtungsstellen (GuS-Stellen)[105] führt über die Niederlassungen der Landesärztekammern; jener zur Behandlungsfehlerbegutachtung der MDK-Gemeinschaft über die Geschäftsstellen der Gesetzlichen Krankenkassen[106]. Privat Versicherten bleibt als Alternative zu den GuS-Stellen nur die Möglichkeit, mit ihren Kassen eine Kostenübernahme für die Begutachtung auszuhandeln.

---

[101] Ärztliches Zentrum für Qualität (2005), S. 3.
[102] Die Beweislast trägt jede Partei für „die tatsächlichen Voraussetzungen der ihr günstigen Rechtsnorm", Vgl. Creifelds, (2014). S. 217.
[103] Sog. *Beweislasterleichterung*, Vgl. Hansis/ Hart (2001), S. 11; Medizinischer Dienst (2014), S. 6.
[104] Siehe Patientenrechtegesetz, § 630c, Abs. 2, S. 2: „Sind für den Behandelnden Umstände erkennbar, die die Annahme eines Behandlungsfehlers begründen, hat er den Patienten über diesen auf Nachfrage oder zur Abwendung gesundheitlicher Gefahren zu informieren." Des Weiteren sind diesbezüglich die Paragrafen 630g (Einsichtnahme in die Patientenakte) und 630h (Beweislast bei Haftung) zu nennen.
[105] In Ermangelung einer gebräuchlichen Abbreviatur für „Gutachterkommissionen und Schlichtungsstelle" wird hier das bei Kaiser (2014) verwendete Kürzel „GuS-Stellen" benutzt.
[106] Vgl. Quirmbach (2007), S. 53.

Der naheliegenden Vermutung tendenzieller Entscheidungen von Gutachtergremien der Leistungsanbieter einerseits und Kostenträgern andererseits wird u.a. durch die Prinzipien der Unabhängigkeit, Kooperation und Transparenz begegnet:[107] Die Gutachter bzw. Schlichter unterliegen keinen Weisungen. Zur Vermeidung der Doppelbearbeitung von Fällen tauschen sich GuS-Stellen und Medizinischer Dienst der Krankenkassen (MDK) aus;[108] die Statistiken der Behandlungsfehlerbegutachtung werden jährlich veröffentlicht.[109]

Der Zweck der Begutachtungs- und Schlichtungsverfahren besteht einerseits in der möglichst schnellen und unbürokratischen Unterstützung der Geschädigten durch außergerichtliche Einigung[110] und andererseits im Erkenntnisgewinn über Fehlerentstehung und Fehlerarten[111]. Folglich greift die Behandlungsfehlerbegutachtung nicht in laufende Gerichtsverfahren oder zum Zwecke einer Urteilsrevision ein.[112] Das Beschreiten des Rechtswegs bleibt den Antragstellern dennoch offengestellt.[113] Zur Analyse von Fehlern und Schadensereignissen wird von der Gemeinsamen Schlichtungsstelle der Norddeutschen Ärztekammern[114] seit 2005 ein *Medical Error Reporting System* (MERS) betrieben, in das inzwischen die Gutachter- und Schlichtungsstellen aller 17 Landesärztekammern ihre Daten einspeisen. In dem System werden die dokumentierten Daten jedes Falles wie z.B. der Behandlungsanlass, medizinische Maßnahmen, der Patientenschaden nach Kausalität und Ausmaß sowie das Verfahrensergebnis erfasst.[115] Über die Wahrnehmung der Interessen ihrer Versi-

---

[107] Vgl. Berner (2007), S. 35; Bundesärztekammer (2011), S. 7; Kaiser (2014), S. 22.
[108] Vgl. Kaiser (2014), S. 25.
[109] Vgl. Berner (2007), S. 35;
[110] Vgl. Hansis/ Hart (2001), S. 5; Bundesärztekammer (2011), S. 8.
[111] Vgl. Hansis/ Hart (2001), S. 5; Berner (2007), S. 37; Kaiser (2014), S. 23.
[112] Vgl. Bundesärztekammer (2011), S. 8; Kaiser (2014), S. 23.
[113] Vgl. Berner (2007), S. 36; Kaiser (2014), S. 23.
[114] Die Gemeinsame Schlichtungsstelle für Arzthaftpflichtverfahren der Norddeutschen Ärztekammern ist ein Zusammenschluss der Landesärztekammern von Berlin, Brandenburg, Bremen, Hamburg, Mecklenburg-Vorpommern, Niedersachsen, Saarland, Sachsen-Anhalt, Schleswig-Holstein und Thüringen. Vgl. Bundesärztekammer (2011), S. 18; Kaiser (2014), S. 22.
[115] Vgl. Berner (2007), S. 36f.; Bundesärztekammer (2011), S. 11; Kaiser (2014), S. 22.

cherten hinaus besteht ein Anliegen der Krankenkassen in der Geltendmachung etwaiger Regressansprüche gegenüber den Leistungsanbietern für schadensbedingte Mehrausgaben.[116]

Die Gutachterkommissionen bestehen aus einem Juristen mit der Befähigung zum Richteramt und zwei Medizinern, von denen mindestens einer dem betreffenden Fachgebiet angehört.[117] Beim MDK werden die Anträge von der *MedJur-Fallberatung* – einem in der Behandlungsfehlerbegutachtung erfahrenen (fachgebietsunabhängigen) Schwerpunktgutachter und einem besonders geschulten Kassenmitarbeiter (z.B. Sachbearbeiter Regress) – geprüft, bevor über die Vergabe eines Gutachtenauftrags an das Referat Behandlungsfehler entschieden wird.[118] Zur Begutachtung werden die Krankenakten und andere Dokumente wie Röntgenbilder, Arzt- und Entlassungsberichte, Verordnungen für Medikamente und Hilfsmittel oder die Pflegedokumentation ausgewertet.[119] Falls die Patienten nicht über die Krankenunterlagen verfügen, müssen die beteiligten Ärzte von der Schweigepflicht entbunden werden, damit die Gutachter Akteneinsicht nehmen können.[120] Grundlage der Begutachtung sind Evidenzbasierte Leitlinien der Fachgesellschaften, die von der Arbeitsgemeinschaft der Wissenschaftlichen Medizinischen Fachgesellschaften (AWMF) gesammelt werden.[121]

Die Leistung des MDK erstreckt sich lediglich auf die Erstellung des Gutachtens als Grundlage für ein zivilgerichtliches Verfahren oder zur Herbeiführung einer außergerichtlichen Einigung. Nicht allen Landesärztekammern ist eine Schlichtungsstelle angegliedert.[122] Falls eine vorhanden ist, liegt der Vorsitz bei einem Mediziner, dem ein Jurist mit richterlichen Befugnissen beisteht.[123]

---

[116] Vgl. Lauterberg/ Mertens (2007), S. 57; Kaiser (2014), S. 25.
[117] Vgl. Berner (2007), S. 34; Bundesärztekammer (2011), S. 6.
[118] Vgl. Quirmbach (2007), S. 54; Medizinischer Dienst des Spitzenverbands (2009), S. 23.
[119] Vgl. Kaiser (2014), S. 23; Medizinischer Dienst (2014), S. 5.
[120] Vgl. Bundesärztekammer (2011), S. 7; Kaiser (2014), S. 23.
[121] Vgl. Vgl. Hansis/ Hart (2001), S. 11; Medizinischer Dienst (2009), S. 7.
[122] Vgl. Berner (2007), S. 34; Bundesärztekammer (2011), S. 17-20; Kaiser (2014), S. 22.
[123] Vgl. Berner (2007), S. 34; Bundesärztekammer (2011), S. 6.

B Bedarfsanalyse 85

Diese verhältnismäßig ausführliche Beschreibung der Gutachterkommissionen und Schlichtungsstellen sowie der Behandlungsfehlerbegutachtung des MDK dient dazu, eine Vorstellung davon zu geben, wie die Statistiken zustande kommen. Die folgenden Angaben beruhen auf den Berichten der Jahre 2010 bis 2014.

3.1.2 Statistiken

Dem gleichen Erkenntnisinteresse entsprechend, folgen beide Statistiken einem einheitlichen Klassifikationsschema nach Behandlungsfehlern, Schäden und Kausalität. Warum die Ergebnisse der GuS-Stellen in absoluten Häufigkeiten und die des MDK in relativen Häufigkeiten präsentiert werden, ist nicht nachvollziehbar. Zur Vergleichbarkeit werden die umgerechneten Ergebnisse im Anhang B dargestellt.[124] Bei der Interpretation der Prozentangaben ist zu bedenken, dass ihnen sehr unterschiedliche Fallzahlen zugrunde liegen. Die Zahl der bearbeiteten Fälle differiert erheblich. Zudem berücksichtigen die GuS-Stellen, dass ein Antrag mehrere Behandlungsfehlervorwürfe enthalten kann, weswegen die Aussagen über Behandlungsfehler, Schäden und Kausalitäten auf die Anzahl der Sachentscheidungen bezogen sind.

Nachdem die Rate der Behandlungsfehlervorwürfe in den Vorjahren stabil war, stieg sie in den Jahren 2012/ 2013 merklich an und ist seit dem relativ konstant. Die Gutachterkommissionen hatten 1.125 zusätzliche Fälle im Jahr 2012 zu bearbeiten, die Medizinischen Dienste 2.102 im Jahr 2013. Die Ursache dieses Anstiegs um 10,1% bzw. 16,8% wird vom MDK in der Verabschiedung des Patientenrechtegesetzes gesehen.[125] Ein Effekt der kontrovers diskutierten Schätzung des Wissenschaftlichen Instituts der Ortskrankenkassen, die schon im Januar 2014 veröffentlicht wurde, ist in den vorliegenden Daten 2010 bis 2014 nicht erkennbar. Im Durchschnitt gehen beim MDK jährlich 2.510 (17,2%) Anträge mehr ein als bei den GuS-Stellen.

Ausgehend von durchschnittlich 14.624 bearbeiteten Anträgen der Medizinischen Dienste und 7.836 Sachentscheidungen der Gutachterkommissionen in den Jahren 2013 und 2014 konnte der Behandlungsfehlervorwurf in 72,8% der Fälle (n = 17.593) nicht bestätigt werden. Hingegen

---

[124] Anhang B: Behandlungsfehlerstatistik Gutachter- und Schlichtungsstellen und Behandlungsfehlerbegutachtung des MDK.
[125] Vgl. Medizinischer Dienst (2014), S. 9.

waren Behandlungsfehler und Behandlungsschäden in durchschnittlich 26,9% der Begutachtungen nachweisbar. Da beide Einrichtungen sich absprechen, um Doppelbefunde auszuschließen, sind die absoluten Werte von GuS-Stellen und MDK zu addieren. Dies entspricht im Durchschnitt insgesamt 5.947 Behandlungsfehlern und -schäden, die in Begutachtungsverfahren der Ärztekammern und Krankenkassen nachgewiesen wurden.[126] Laut Definition muss ein Fehler nicht zwingend zu einem konsekutiven Schadensereignis führen.

Erst das ärztliche Verschulden rechtfertigt einen haftungsrechtlichen Anspruch, so dass die Kausalität als eigene Kategorie in der Statistik berücksichtigt wird. Von den nachgewiesenen Behandlungsfehlern und -schäden standen gemäß dem gutachterlichen Urteil im Schnitt 79% in einem kausalen Zusammenhang.[127] Von einer höheren Anerkennungsrate des Medizinischen Dienstes kann folglich keine Rede sein.[128] Bezieht man diese Anteile auf die Gesamtheit der Gutachterentscheidungen, so beträgt der Anteil des nachgewiesenen Zusammenhangs von Behandlungsfehlern und Schäden 21,3%. (GuS: 23,7%; MDK: 19%). Das heißt, dass 2013 und 2014 durchschnittlich 4.613 Patientenschäden pro Jahr ursächlich auf einen Behandlungsfehler zurückzuführen waren. In dieser Summe sind die über Haftpflichtversicherungen herbeigeführten außergerichtlichen Einigungen sowie die zivil- und strafrechtlichen Entscheidungen nicht enthalten.

Über die Häufigkeit der Behandlungsfehler hinaus ist deren Verteilung auf die Fachgebiete und Versorgungsbereiche und damit quasi die „Risikoverteilung" von Interesse. Diesbezügliche Aussagen können jedoch nur angedeutet werden, weil die Datenbasis und Darstellung der beiden Institutionen in diesen Punkten sehr variiert. Außerdem ist anzumerken, dass der Medizinische Dienst der Krankenkassen dem Behandlungsfehlerverdacht in allen gesundheitlichen Versorgungsbereichen wie z.B. der Zahnmedizin oder der Pflege nachgeht. Mit einem Anteil von rund 40% an den Behandlungsfehlervorwürfen erscheinen die chirurgischen Fächer

---

[126] In Begutachtungsverfahren der Jahre 2013 und 2014 nachgewiesene Behandlungsfehler und Schäden im Durchschnitt: GuS-Stellen: 28,2%; (m = 2.206); MDK: 25,6% (m = 3.741). Eigene Berechnungen.
[127] Durchschnittliche Fehleranerkennungsquote von 84,7% bei den GuS-Stellen und von 73,9% beim MDK.
[128] Vgl. Kaiser (2014), S. 25.

(Orthopädie, Unfall-, Allgemein- und Neurochirurgie) als die risikoträchtigsten Fachgebiete, wobei berücksichtigt werden muss, dass Komplikationen operativer Eingriffe auch für Laien offensichtlich nachvollziehbar sind.[129] In der MDK-Statistik wird die Innere Medizin mit einer durchschnittlichen Bestätigungsquote von 25% (m = 229) ausgewiesen[130]; in der GuS-Statistik hingegen lediglich unter der Fachbeteiligung der Antragsgegner angeführt[131]. Bemerkenswert ist die Verteilung der Behandlungsfehlervorwürfe auf die ambulante und stationäre Versorgung. Während in der Darstellung des MDK 50% der Behandlungsfehlervorwürfe die Krankenhäuser betreffen[132], weisen die Gutachterkommissionen 72% bis 73% für diese Kategorie aus[133]. Auf die ambulante Versorgung entfallen in beiden Erhebungen 27%, wobei der MDK die restlichen 23% auf andere Kategorien aufschlüsselt.

Diese Ergebnisse erscheinen plausibel, sind aber unter den methodischen Besonderheiten kritisch zu interpretieren. Während in beiden Statistiken die haftungsrechtlich gleichen Kategorien angewendet werden, folgen sie in der Aufschlüsselung einer scheinbar gegenläufigen Logik. Im Sinne einer organisationsübergreifenden Sicherheitskultur in der Gesundheitsversorgung wäre eine Angleichung der Datenerhebung und Darstellung von Gutachterkommissionen sowie Medizinischem Dienst anzustreben. Damit könnte auch tendenziösen Interpretationen in Publikationen bei der Ernsthaftigkeit dieses Themas entgegengewirkt werden. Dazu gehören beispielsweise das Herabspielen der Befunde auf ein Promille-Niveau, die Außerachtlassung des Umstands, dass die Gutachterkommissionen der Ärztekammern nur zwei der verfügbaren Institution zur Behandlungsfehlerbegutachtung sind oder der süffisant wirkende Hinweis auf den relativ hohen Anteil der Behandlungsfehler in Zahnmedizin oder Pflege unter Verschweigen der geringen absoluten Häufigkeiten. Die Beachtung

---

[129] Vgl. Kaiser (2014), S. 24.
[130] Vgl. Medizinischer Dienst (2010-2014), jew. Abschn. 2: *Übersicht Fachgebiete*.
[131] Vgl. Bundesärztekammer (2010-2014), jew. S. 9, Tab. 6, *Fachgebietsbeteiligung der Antragsgegner* (in absoluten Zahlen).
[132] Vgl. Medizinischer Dienst (2010-2013), jew. Abschn. 1.2: Übersicht und ders. (2014), Abschn. 2.1.4.
[133] Vgl. Bundesärztekammer (2010-2014), jew. S 7f. Tab. 6, Antragsgegner/ Behandlungsorte (in absoluten Zahlen).

dieser Aspekte gehört indes zum kleinen Einmaleins der deskriptiven Statistik.

Die methodischen Probleme klangen bereits an. Sie bestehen u.a. darin, dass nur das erfasst wird, was definitionsgemäß einen Behandlungsfehler darstellt. Aus diesen Befunden eine Aussage über die Gesamtheit der kritischen Ereignisse in der Gesundheitsversorgung abzuleiten, entspricht sowohl dem Beweisfehler eines logischen Zirkelschlusses als auch einer methodisch nicht zu rechtfertigenden Generalisierung. Erstens stellen Behandlungsfehler nur eine Teilmenge der unerwünschten und kritischen Ereignisse sowie sonstiger Risiken für die Patientensicherheit dar. Hier ist insbesondere auf das akute Problem der Krankenhausinfektionen mit multiresistenten Keimen zu verweisen. Außerdem ignoriert der Fokus auf die Fehler von Ärztinnen und Ärzten, dass eine Vielzahl anderer Gesundheitsberufe in der Patientenversorgung involviert ist. Zusätzlich ist diese Perspektive bei aller Komplexität des Versorgungsgeschehens völlig auf die aktiven Fehler am *sharp end* – dem Ende der Fehlerkette – und das individuelle Versagen verengt. Zweitens erfüllen die Statistiken der Bundesärztekammer und des Medizinischen Dienstes kaum die Kriterien einer zufälligen und somit annähernd repräsentativen Datenerhebung. Die Stichproben sind hoch selektiv, was die Klientel und die Wahrnehmung von Schäden betrifft. Die Fähigkeit, einen Behandlungsfehler zu erkennen, ist für den medizinischen Laien *per se*, und unter einem mehr oder minder bedrohlichen Geschehen insbesondere, eingeschränkt. Hier wird der soziologische Tatbestand von sozialer Ungleichheit und dem Zugang zu Informationen und zur medizinischen Versorgung relevant.[134] Die Befunde zur Verteilung der Behandlungsfehlervorwürfe bestätigen diese Aussage. Niemand, der sich halbwegs mit Medizin auskennt, wird ernsthaft behaupten, dass Medikationsfehler, Fehldiagnosen und andere kritische Ereignisse in der internistischen Medizin so selten vorkommen, dass sie mit knapp 20%, im Gegensatz zu über 50% in den chirurgischen Fächern, realistisch abgebildet wären. Dieses Phänomen verweist auf die selektive Wahrnehmung von Behandlungsfehlern und kritischen Ereignissen, insbesondere durch medizinische Laien.[135] Drittens beziehen sich solch fälschlich generalisierende Aussagen kurioserweise fast immer auf die Daten der Gutachterkommissionen und Schlichtungsstellen. Neben

---

[134] Vgl. Lauterberg/ Mertens (2007), S. 59-61; Medizinischer Dienst (2014), S. 6.
[135] Vgl. Hansis/ Hart (2001), S. 8; Kaiser (2014), S. 24.

dem MDK der Krankenkassen und den Gutachterkommissionen der Ärztekammern bestehen jedoch noch andere gutachterliche Angebote, deren Statistiken unveröffentlicht vorliegen. Diese Befunde sind aber keineswegs zu ignorieren.[136]

In der vorliegenden Darstellung der Behandlungsfehlerhäufigkeit wurden nur die Befunde der Jahre 2013 und 2014 referiert, weil die Raten in diesen Jahren stabil waren. Auf längere Dauer zeigen die Daten des MDK eine Zunahme der Begutachtungsanträge von 10.300 im Jahr 2009 auf 14.700 Fälle im Jahr 2014.[137] Dies entspricht einem Anstieg um 42,7% in sechs Jahren. Auch wenn der Anteil der nachgewiesenen Kausalität von Behandlungsfehlern und -schäden konstant bei gemittelten 21% läge,[138] bedeutet dies rund 924 zusätzliche durch Fehlbehandlung bedingte Patientenschäden pro Jahr innerhalb dieses Zeitintervalls.

Die Bezugnahme auf die Behandlungsfehlerbegutachtung und Arzthaftung ist im Zusammenhang mit der Diskussion um die Patientensicherheit indes nicht unproblematisch. Die Gewichtung des individuellen Versagens im Rahmen der ärztlichen Haftung verhält sich in Kontradiktion zu den Bestrebungen einer neuen Sicherheitskultur ohne Schuldzuweisungen und Bestrafung. Insbesondere die Komplexität der stationären Versorgung macht die zweifelsfreie Zuweisung von Verantwortlichkeit und Schuld zunehmend unmöglich. Dennoch ist jegliche Relativierung der Befunde als unsachlich zu bezeichnen. In Anbetracht der methodischen Limitationen sollte deutlich geworden sein, dass die Befunde des MDK und der Gutachterkommissionen lediglich die Spitze eines Eisbergs darstellen.[139] Unter diesem Aspekt ist die Schätzung des WIdO mit ihren deutlich höheren Häufigkeiten in einem anderen Licht zu betrachten. Und

---

[136] Die Schätzung der Schadensregulationen, die von den Haftpflichtversicherern in außergerichtlichen Einigungen und unabhängig der Begutachtungsverfahren von MDK und GuS-Stellen vorgenommen wurden, variiert zwischen 10.000 bis 22.600 Fällen, vgl. Hansis/ Hart (2001), S. 6 und Berner (2007), S. 36.
[137] Vgl. Medizinischer Dienst (o.J.): Infografik.
[138] Für das Jahr 2013 lag die Anerkennungsrate des MDK mit 17,4% bei einer deutlich höheren Fallzahl von zusätzlichen 2.353 Anträgen signifikant unter denen der Vorjahre. Ob in Reaktion auf das Patientenrechtegesetz vermehrt ungerechtfertigte Behandlungsfehlervorwürfe erhoben oder diese nach strengeren Kriterien befundet wurden, lässt sich nicht überprüfen.
[139] Vgl. Sachverständigenrat (2003), S. 21, Ziff. 17 und S. 137, Ziff. 374; Lauterberg/ Mertens (2007), S. 59f.

schließlich sagen die blanken Zahlen noch nichts über die sozialen und monetären Kosteneffekte von Fehlern und Schäden aus – seitens der betroffenen Patienten, des beteiligten Personals und der Unternehmen. Alle gegenwärtigen Versuche, kritische Ereignisse, Behandlungsfehler und -schäden zu quantifizieren, scheitern an diversen methodischen Problemen. Dessen ungeachtet ist nicht zu übersehen, dass ihr Ausmaß eine nicht zu vernachlässigende Größe darstellt. Der am Beispiel der Arzthaftung deutlich gewordene Widerspruch zwischen persönlicher Verantwortlichkeit und zunehmender Systemkomplexität soll durch ein weitreichendes Umdenken in der Gesundheitsversorgung aufgelöst werden. Doch wie und wo soll der angestrebte Wandel von Wissen und Verhaltensweisen, Einstellungen und Orientierungen, Werten und Normen einsetzen? Die Rolle der Humanfaktoren und der Sicherheitskultur bei Entstehung, Vermeidung und Umgang mit kritischen Ereignissen verweisen auf die Bedeutung jedes einzelnen Angehörigen eines Versorgungsteams in seiner oder ihrer Person. Traditionell sind Aus-, Fort- und Weiterbildung fundamentale Säulen der Sozialisation bzw. der Enkulturation. Zur Begründung eines Ausbildungsbedarfs in Patientensicherheit werden im folgenden Kapitel die Ergebnisse einer Befragung von Medizinstudierenden im 10. Semester zu Wissen und Einstellungen vorgestellt.

3.2 Studierendenwissen: Ergebnisse einer Befragung im 10. Semester

Wenn es darum geht, den Bedarf an einem Ausbildungskonzept zur Patientensicherheit zu ermitteln, liegt es nahe, ihn direkt bei den Adressaten – Medizinstudierenden vor dem Beginn ihres Praktischen Jahres – zu erfragen. Seit dem Sommersemester 2009 wird an der Medizinischen Fakultät der Rheinisch-Westfälischen Technischen Hochschule Aachen im Semesterturnus ein Lehrangebot zur Patientensicherheit unterbreitet, das seit 2013 mit dem Schwerpunkt Arzneimitteltherapiesicherheit fortgeführt wird. Das Seminar im Umfang von zwei Semesterwochenstunden (14 Doppelstunden) war im Qualifikationsprofil[140] „Medizin und Ethik" verortet und liegt inzwischen im Verantwortlichkeitsbereich der Pharmakologie. Das Angebot war aufgrund der thematischen Relevanz an alle Studierenden der Medizinischen Fakultät ohne Zugangsvoraussetzungen gerichtet, aber dennoch nur mäßig frequentiert.

---

[140] Wahlpflichtbereich an der Medizinischen Fakultät der RWTH Aachen, siehe Beschreibung des Lehrprojekts Patientensicherheit im Kap. B.4.

Vor diesem Hintergrund wurden im Sommersemester 2013 Studierende im 10. Semester, die unmittelbar vor ihrem Praktischen Jahr standen, zu Wissen und Einstellungen hinsichtlich der Patientensicherheit befragt. Ein ähnlicher Survey war bereits im Sommersemester 2009 als Datenbasis für eine vergleichende Analyse durchgeführt worden. Die ernüchternden Ergebnisse der neuesten Befragung und die niedrige studentische Akzeptanz des Lehrangebots vereitelten jedoch die Untersuchung zeitlicher Effekte. In den Vordergrund des Erkenntnisinteresses rückte so die Feststellung von Defiziten hinsichtlich des Wissens und der Einstellungen, um Aussagen über einen Bedarf an Bildungsinitiativen zur Patientensicherheit treffen zu können.

Mit einem ähnlichen Erkenntnisinteresse wurden 2011 an der Universität Marburg 288 Studierende im zweiten klinischen Ausbildungsabschnitt und 62 im Praktischen Jahr befragt.[141] Die Autoren begründen den Bedarf an kontinuierlicher Aus-, Fort- und Weiterbildung mit den Befunden ihrer Studie. So kannten nur 12% der Medizinstudierenden und 17% der Absolventen im Praktischen Jahr Empfehlungen und Maßnahmen zur Patientensicherheit.[142] Trotz einiger methodischer Einschränkungen ist diese Studie ein wichtiger Schritt, weil ein Bedarf an Ausbildung zur Patientensicherheit nicht ethisch, sondern empirisch gestützt begründet wird. Die hier formulierte Methodenkritik setzt bei der Operationalisierung einiger Items[143] und der verwendeten Skalen[144] an. Außerdem werden in dem

---

[141] Vgl. Toennessen/ Swart/ Marx (2013). Kurioserweise war dieser Artikel bereits 2011 online verfügbar und wurde in Fachmedien mehrfach zitiert und rezensiert, bevor die Printversion in der Dezemberausgabe 2013 des Zentralblatts für Chirurgie gedruckt wurde. Telefonische Auskunft des korrespondierenden Autors Dr. Björn Tönneßen, Oberarzt am St. Marienkrankenhaus Brandenburg, am 17.12.2013.
[142] Vgl. Toennessen/ Swart/ Marx (2013), S. 651.
[143] So operationalisieren die Autoren den Bekanntheitsgrad von Empfehlungen zur Patientensicherheit mit den Fragen „Das CIRS / Team-Timeout wird im Studium näher /ausführlich erläutert". Zum einen zielen diese Fragen auf die Qualität der Lehre, zum anderen sind sie aufgrund unterschiedlicher Formulierungen streng genommen nicht vergleichbar.
[144] Neben der Option „weiß nicht" enthalten die dreistufigen Skalen (trifft zu – teils/ teils – trifft nicht zu) eine nicht eindeutig zu interpretierende Mittelkategorie. Konsequenterweise hätten die Autoren ihr dichotomes Skalenniveau fortführen sollen.

betreffenden Artikel Zusammenhänge behauptet, die statistisch unkompliziert zu untermauern gewesen wären.

Der an der Universitätsklinik Aachen weiterentwickelte Fragebogen stellt den Versuch dar, ein solches Instrument im Hinblick auf die Erfassung der Motivation (Einstellungen), von Defiziten und Bedarf (Wissen, Risikoeinschätzung und Einstellungen) sowie der Struktur (Gründe für Nichtteilnahme) und den Inhalten eines Lehrprojekts Patientensicherheit zu schärfen.

3.2.1 Fragestellung, Methode und Stichprobenbeschreibung

Die Fragestellung zielte zum einen auf die explorative Erhebung von Informationen über Wissensbestände, Einstellungen und Risikoeinschätzungen der Studierenden sowie den selbst benannten Bedarf an einem Lehrangebot Patientensicherheit. Zum anderen ging es darum, die Gründe zu eruieren, warum das seit fünf Jahren an der Universitätsklinik Aachen bestehende Lehrangebot Patientensicherheit weiterhin nur eine relativ geringe Akzeptanz seitens der Studierenden erfährt.

Die Ergebnisse werden am Ende dieses Abschnitts im Hinblick auf die Formulierung eines Ausbildungsbedarfs diskutiert. Für den Aachener Survey wurde 2009 ein Fragebogen entwickelt und in wiederholten institutsinternen Pretests mit wechselnden Interviewpartnern verbessert. Dennoch gab es bei der ersten Befragung im Juni 2009 eine nicht vorhersehbare Komplikation. So hatten Teilnehmer, mit zum Teil rüden Anmerkungen, auf dem Fragebogen notiert, dass der Begriff *Patientensicherheit* nicht eingeführt bzw. erklärt worden wäre. Der Unmut einiger „Interviewpartner"[145] zog sich in Kommentaren bis hin zu obszönen Zeichnungen über den gesamten Fragebogen. Diese Erfahrungen wurden bei der Überarbeitung des Fragebogens 2013 berücksichtigt. Angesichts der so relativierten Erwartungen an die zweite Befragung wurde bei den Frageformulierungen eine entsprechende Unwissenheit berücksichtigt und dem Fragenteil die Definition des Begriffs *Patientensicherheit* vorangestellt:

> „PATIENTENSICHERHEIT wird definiert als das Produkt aller Maßnahmen in Klinik und Praxis, die darauf gerichtet sind, Patienten vor vermeid-

---

[145] Die Anzahl der „unkooperativen" Befragten betrug 16 von 218 Studierenden des 10. Semesters.

B Bedarfsanalyse

baren Schäden in Zusammenhang mit der Heilbehandlung zu bewahren. (Ärztliches Zentrum für Qualität in der Medizin)"[146]

Die niedrige Rate der Antwortverweigerung[147] und der gute Fragebogenrücklauf bei der neuerlichen Befragung zeigen, dass es gelungen ist, eine verbesserte Fragebogenversion zu erarbeiten. Dafür war ein relativer Informationsverlust über die Verbreitung und Kenntnis des Begriffes *Patientensicherheit* hinzunehmen.

So erschien es außerdem sinnvoll, die Antwortkategorie „weiß nicht" bei der Abfrage sicherheitsrelevanten Wissens anzubieten. Ebenso wurden die Erwartungen an das vorausgesetzte Wissen bewusst niedrig gehalten und nur solche Sachbestände erfragt, worüber sowohl fach- als auch populärwissenschaftlich publiziert wird und die inzwischen Eingang in das Medizinstudium erhalten haben sollten. Diese Kriterien erfüllen z.B. Themen wie das *Team-Timeout* im OP, die Patientenidentifikation vor Eingriffen oder Medizinische Fehlermeldesysteme (*Critical Incident Reporting Systems*, CIRS).

Der Fragebogen 2013 enthält sechs Fragenkomplexe im Intervall- und dichotomen Skalenniveau:[148]

Frage 1/ 2: Bekanntheit und Vertrautheit mit dem Thema Patientensicherheit

Frage 3-5: Wissen zur Patientensicherheit und Risikoeinschätzung

Frage 6-11: Persönliche Einstellungen zum Umgang mit dem Thema

Frage 12-13: Fragen zum Lehrangebot Patientensicherheit am Universitätsklinikum Aachen

Frage 14-18: Studentischer Bedarf an einem entsprechenden Lehrangebot

Frage 19-22: Sozialdemographische Variablen

---

[146] Ärztliches Zentrum für Qualität (2005), S. 8.
[147] Antwortverweigerung – Totalverweigerung und Item Non-response wurden durch ausweichende Antwortvorgaben wie „weiß nicht" umgangen; „keine Antwort" dementsprechend in der statistischen Auswertung als fehlender Wert berücksichtigt.
[148] Siehe Anhang C: Fragebogen – Studierendenwissen und Einstellungen zur PaS.

Einschätzungen und Einstellungen der Fragenkomplexe „Wissen, Einstellungen" und „Bedarf" wurden mittels sechsstufigen Rating-Skalen (1 = niedrigster Wert, 6 = höchster Wert) erfasst; Wissen zur Patientensicherheit dichotom (1 = wahre, 0 = falsche Aussage) oder als Festlegung einer Rangfolge nach Wichtigkeit abgefragt. Im Fragenblock zur Erfassung des Bedarfs wurden beide Skalenniveaus sowie Mehrfachantworten (Ankreuzen zutreffender Aussagen) genutzt. Zur Darstellung des Wissensstands und der Risikoeinschätzung als Index waren Transformationen der entsprechenden Variablen notwendig. Die explorative Fragestellung der Studie legte die Verwendung deskriptiver Analyseverfahren nahe, die mit dem Programm SPSS[149] der Firma IBM in der Version 18 erfolgte.

Die Befragung der Studierenden wurde zu Beginn der Einführungsveranstaltung zum Querschnittfach „Geschichte-Theorie und Ethik der Medizin" durchgeführt. Dieses Setting war bei der Konzeption des Fragebogens zu berücksichtigen. Die Beantwortung der 22 Fragen (44 Items) beanspruchte etwa zehn bis fünfzehn Minuten. Für die Genehmigung und Durchführung der Befragung in diesem Setting sei an dieser Stelle dem verantwortlichen Institutsleiter Herrn Prof. Groß und den Kollegen, die als Dozenten kostbare Seminarzeit zur Verfügung stellten, gedankt, ebenso aber den Teilnehmer/innen für ihre Bereitschaft und Kooperation bei der Beantwortung der Fragen.

Von 218 Medizinstudierenden des 10. Semesters an der Medizinischen Fakultät Aachen gaben 206 einen ausgefüllten Fragebogen zurück. Dies entspricht einer Rücklaufquote von 94,5%. Der Anteil der Frauen betrug 67,5% (n = 139) und spiegelt die Geschlechterverteilung im Studiengang Medizin an der RWTH Aachen wider.[150] Das Durchschnittsalter der Teilnehmer, von denen zwölf (6%) älter als 30 Jahre waren, betrug 26 Jahre (stddev = 2,81). Für die Mehrheit von 83% (n = 171) war das Medizinstudium die erste Ausbildung im medizinischen Bereich. Wesentlich aussagefähiger als das Alter ist die Frage nach der Erfahrung in der stationären Patientenversorgung. Allerdings machten 53 Studierende (15%) die

---

[149] Ursprünglich als *Statistical Package for the Social Sciences* an der Universität Stanford entwickelt, steht die Abkürzung SPSS heute für die vertreibende Firma und das Produkt.

[150] Der Anteil der Frauen liegt in der Stichprobe um 1,7% höher als im Zahlenbericht der RWTH Aachen für die Fakultät 8, Medizin angegeben. Vgl. RWTH Aachen (2013), S. 45.

widersprüchliche Angabe, weniger als sechs Monate bis zu gar keiner Erfahrung am Patienten gemacht zu haben, was im Widerspruch zu der mindestens siebenmonatigen Erfahrung aus Krankenpflegedienst und Famulatur steht, die bis zu diesem Studienabschnitt als erbrachte Leistungen nachzuweisen sind. Für die statistische Auswertung wurde daher eine mindestens siebenmonatige Erfahrung in der Patientenversorgung einschließlich praktischer Ausbildungsanteile angenommen. Unter dieser Prämisse beträgt die bisherige durchschnittliche Erfahrung am Patienten 16 Monate (stddev = 20,43). Die hohe Standardabweichung verweist auf die hohe Varianz, und bei genauer Betrachtung ergibt sich, dass mehr als 50% (Median) der Teilnehmer über Erfahrungen im Umfang von zehn Monaten verfügen und nur das letzte Quartil zwischen 13 bis zu 120 Monaten Berufserfahrung vorzuweisen hat. Unabhängig von ihrer bisherigen praktischen Erfahrung in der Patientenversorgung gab eine Mehrheit von 90% der Studierenden (n = 186) an, mehrfach patientengefährdende Ereignisse oder Risikosituation erlebt zu haben.

Im Folgenden werden Ergebnisse der Befragung vorgestellt, die in der anschließenden Diskussion hinsichtlich ihrer Bedeutung für die Bestimmung eines Bedarfs an Ausbildung in der Patientensicherheit erörtert werden.

3.2.2 Ergebnisse: Wissen und Risikobewusstsein

Dem Fragenteil wurde, wie bereits erwähnt, ein einleitender Text mit der Definition des Begriffes Patientensicherheit vorangestellt. Zwar gaben 87% (n = 179) der Studierenden an, schon vor der Befragung von dem Begriff *Patientensicherheit* gehört zu haben, aber nur ein Fünftel (21,5%) – also 44 von 206 Studierenden hatten sich bis zum 10. Semester schon einmal mit dem Thema in Form der Lektüre von Fachliteratur oder der Teilnahme an einer Lehrveranstaltung befasst.

Ihren Wissensstand zur Patientensicherheit schätzten die Studierenden durchaus realistisch ein, was die Ergebnisse der Wissensabfrage und der Risikoeinschätzung belegen. So beurteilte die Mehrheit von 71% (n = 146) ihr Wissen zum Thema in einer Rating-Skala mit sechs Ausprägungen als ausreichend und schlechter; knapp ein Drittel (n = 60) hielt sich auf einem befriedigenden Niveau als kompetent in Fragen der Patientensicherheit.

Einen zusätzlichen Informationsgewinn zur empirischen Erfassung von Selbsteinschätzungen und Einstellungen erbringt die Abfrage entsprechender Verhaltensvariablen, oder wie im vorliegenden Fall, die Abfrage entsprechender Wissensbestände. Deshalb wurden die Teilnehmer gebeten, sechs allgemein gehaltenen Aussagen zur Patientensicherheit das Prädikat „wahr" oder „falsch" zuzuweisen. Die zu verifizierenden Aussagen sind als Erklärung zur Abbildung 1 angegeben.

Bewusst wurden solche Aussagen gewählt, die mit vermutlich großer Wahrscheinlichkeit Gegenstand im Studium waren und über die nicht nur in Fachperiodika, sondern auch in populärwissenschaftlichen Darstellungen berichtet wird. Als geeignete Indikatoren wurden neben der Definition unerwünschter Ereignisse auch inzwischen etablierte Instrumente der Patientensicherheit wie Fehlermeldesysteme (CIRS), Patientenidentifikation und *Team-Timeout* genutzt. Als Antwortoptionen konnten die Prädikate (Aussage) „richtig" oder (Aussage) „falsch" angekreuzt werden. Aufgrund der Erfahrungen aus der ersten Befragung erschien es in diesem Fall angemessen, eine dritte Antwortkategorie „weiß nicht" anzubieten.

Hervorzuheben ist vor allem der Befund, dass 86,5% der 10.-Semestler (n = 177) nichts mit der Abkürzung für *Critical Incident Reporting Systems* anzufangen wussten. Genau genommen haben vier Studierende die Frage falsch beantwortet und 85,5% (n = 173) haben sich auf die Antwortoption „weiß nicht" zurückgezogen. Angesichts des Umstands, dass Fehlermeldesysteme das bisher am besten etablierte und am intensivsten diskutierte Instrument der Patientensicherheit sind, stimmt dieser Befund nachdenklich. Weniger drastisch fiel die Diskrepanz bei den Aussagen zur Häufigkeit von intensiv behandlungspflichtigen Medikationsfehlern, dem Sicherheitscheck vor Operationsbeginn (*Team-Timeout*) und der Kenntnis des *Aktionsbündnisses für Patientensicherheit* aus (siehe Abbildung 1).

B Bedarfsanalyse

Abbildung 1: Wahrheitsgehalt von Aussagen zur Patientensicherheit

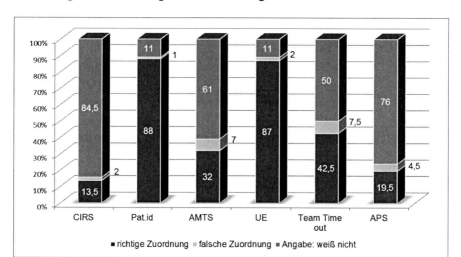

Zu verifizierende Aussagen: CIRS (Critical Incident Reporting Systems) sind Systeme zur Erfassung von Zwischenfällen in medizinischen Abläufen [wahr]. Die Patienten-Identifikation (Pat.id) mittels Patientenakte ist ausreichend [falsch]. Aufgrund von Medikationsfehlern (AMTS) werden in Deutschland jährlich bis zu 300.000 Intensivbehandlungen nötig [wahr]. Unerwünschte Ereignisse (UE) können, müssen aber nicht zwangsläufig zu einem Schaden für den Patienten führen [wahr]. Team-Timeout bezeichnet die Pause des Personals nach dauerhaftem konzentriertem Einsatz [falsch]. Das Aktionsbündnis Patientensicherheit (APS) ist ein Zusammenschluss von Patienten, die durch Behandlungsfehler geschädigt wurden [falsch]. *Quelle: Eigene Darstellung.*

Insgesamt fällt auf, dass zwar nur wenige Zuweisungen falsch vorgenommen wurden, stattdessen jedoch häufig ein Nichtwissen eingestanden werden musste. Dieser Umstand wird auch nicht durch die 88% der Befragten (n = 182) relativiert, die eine Patientenidentifikation allein auf Grundlage der Patientenakte für ungenügend erachten. Abgesehen von den 12% der Befragten (n = 24), die sich dieser Tatsache überhaupt nicht bewusst waren, ist davon auszugehen, dass die korrekte Patientenidentifikation angesichts der Rechtsverfahren zu Seiten- und Patientenverwechslungen in der jüngeren Zeit wiederholt in Lehre und Famulatur thematisiert worden ist.

Dem Begriff der *Unerwünschten Ereignisse* (UE) kommt im Diskurs um die Patientensicherheit eine zentrale Bedeutung zu. Der Verlauf dieser unerwarteten Vorkommnisse kann seine Ursache sowohl im Kontext der medizinischen Behandlung als in den Eigenarten der Patienten selbst haben. Ein typisches Beispiel ist die bis dahin nicht aufgetretene Allergie auf ein Antibiotikum, das zum ersten Mal appliziert wird. Unerwünschte Ereignisse müssen daher nicht zwingend zu einem Schaden für die Patienten führen, weil ihre Auswirkungen unterhalb gewisser Schadensschwellen bleiben oder rechtzeitig erkannt und durch angemessene Gegenmaßnahmen größerer Schaden vermieden wird.

Der hohe Anteil der richtigen Zuordnung (87%, n = 178) bei diesem Item steht im Gegensatz zu den übrigen Befunden. Angesichts dessen handelt es sich vermutlich eher um den selbsterklärenden Effekt der Gegenüberstellung von „Ereignis und Schaden" als um einen Lernerfolg des Studiums.

Eine Aussage über das Studierendenwissen lässt sich über die Verteilung der richtigen Antworten darstellen. Dazu wurden die Variablen so transformiert, dass unrichtige Zuweisungen und „weiß nicht" als falsche Antworten gewertet werden. Die Ergebnisse in Tabelle 1 weisen die Verteilung der richtigen Antworten aus.

Tabelle 1: Wissen Patientensicherheit, Häufigkeit richtiger Antworten

Richtige Antworten	Häufigkeit	Gültige Prozente	Kumulierte Prozente
0	5	2,6	2,6
1	23	11,7	14,3
2	49	25,0	39,3
3	67	34,0	73,5
4	31	15,8	89,3
5	17	8,7	98,0
6	4	2,0	100,0
Gesamt	196	100,0	
Fehlend	10		
Gesamt	206		

Anzahl der Studierenden mit keiner (0) oder ein bis sechs richtigen Antworten. Lesebeispiel: Abzüglich der fünf Befragten (2,6%), die gar keine richtige Zuordnung vornahmen, haben 73,5% der Befragten bis zu drei Fragen richtig beantwortet. *Quelle: Eigene Darstellung.*

Nur ein gutes Viertel der befragten Studierenden (26,5%, n = 52) verfügte über ausreichende Kenntnisse zur Patientensicherheit, um mehr als drei Zuweisungen richtig vorzunehmen. Angesichts des vorauszusetzenden Wissens der Medizinstudierenden vor ihrem Eintritt in das Praktische

Jahr (PJ) und des Bekanntheitsgrads der erfragten Themen, muss der Durchschnitt von 2,83 richtigen Antworten (stddev = 1,272) als zu gering bewertet werden.

In einer weiteren Wissensfrage wurden die Teilnehmer gebeten, fünf klinische Risiken entsprechend ihrer geschätzten Häufigkeit in eine Reihenfolge zu bringen. Diese Risikoeinschätzung wurde in der Auswertung der Daten mit den Ergebnissen der „Befragung zum Einführungstand von klinischem Risikomanagement (kRM) in deutschen Krankenhäusern" abgeglichen.[151] Bei dieser Studie hatten Qualitäts- und Risikomanager[152] die wichtigsten Gefahrenbereiche ihrer Einrichtungen benannt. Trotz unterschiedlicher Risikoprofile der Kliniken mit den jeweiligen Versorgungsschwerpunkten ließ sich ein generelles Profil identifizieren: Demnach bilden Schnittstellen, an denen Informationen über Systeme hinweg ausgetauscht werden, die mit Abstand wichtigste Risikoquelle, gefolgt von Problemen bei der Arzneimitteltherapie, der Hygiene, der Patientenidentifikation und schließlich Operationsfehlern.[153]

In der Auflistung, die den Studierenden vorgelegt wurde, waren nur Risiken enthalten, von denen man annehmen kann, dass sie schon einmal in irgendeiner Weise im Studium thematisiert worden oder Erfahrungsgegenstand in Krankenpflegepraktikum und Famulatur gewesen sind.[154]

Die Teilnehmer wurden gebeten, anhand dieser Auflistung ein Ranking der Risiken gemäß ihrer angenommenen Häufigkeit vorzunehmen.[155] Bei dieser Variable gibt es keine richtigen oder falschen Einschätzungen, sondern die Resultate geben Hinweise darauf, wie unterschiedlich Risiken von Experten, die sich an den Kliniken beruflich mit diesen Proble-

---

[151] Vgl. Lauterberg et al. (2012), S. 77-79.
[152] Vgl. Lauterberg et al. (2012), S. 3, im Original: „Personen (…), die in ihren Krankenhäusern den besten Überblick über das kRM" haben.
[153] Vgl. Lauterberg et al. (2012), S. 91. Anlage *Originalfragebogen*, Frage 11. „Risikoschwerpunkte": „Wo vermuten Sie nach Ihren Erkenntnissen die zwei wichtigsten klinischen Risikoschwerpunkte in Ihrem Krankenhaus?"; Darstellung der Ergebnisse ebd. S. 77-79.
[154] Die Risiken aus der Krankenhausbefragung „Wechselnde Risikoschwerpunkte" (Rang 4) und „Stürze" (Rang 6) wurden den Studierenden in der Auflistung nicht präsentiert.
[155] Frage 5: „Bringen Sie die folgende Aufzählung klinischer Risiken in die von Ihnen vermutete Reihenfolge ihrer Häufigkeit" (Beispiel: 1 = häufigstes Risiko, 2 = zweithäufigstes Risiko usw.)

men beschäftigten, und von Berufsstartern, die aus dem Studium kommend in ihr Praktisches Jahr als Ärzte wechseln, wahrgenommen werden.

Zur Auswertung der Daten waren mehrere Variablentransformationen notwendig, um die Rangdifferenzen als Abweichung von der Expertenschätzung und die Verteilung der übereinstimmenden Bewertungen darzustellen.

Ausgerechnet die beiden größten realen Risikogruppen wurden von den Studierenden deutlich niedriger als von den Experten eingeschätzt.

So wurden Schnittstellen im Behandlungsprozess, z. B. bei Übergaben oder Befundmitteilungen, von 74,5% (n = 154) der Befragten nicht als größte Gefahrenquelle eingestuft. Ebenso wurden Medikationsrisiken von 61% (n = 145) der Studierenden deutlich „unterschätzt" (siehe Abbildung 2).

Abbildung 2: Studierendeneinschätzung klinischer Risikoprofile, Risikorangdifferenzen

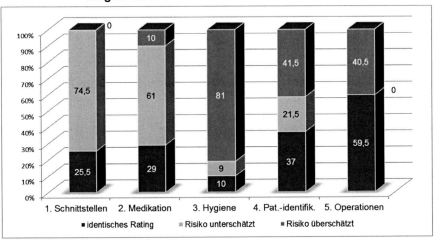

Einschätzung von fünf klinischen Risiken in der Reihenfolge ihrer Häufigkeit. Im Vergleich zu den Verantwortlichen für das Risikomanagement an Kliniken „unterschätzten" die Aachener Studierenden deutlich die Schnittstellenproblematik (74,5%). Im Gegensatz dazu sind die Konsequenzen einer „Überschätzung" von Risiken, wie z.B. der Hygiene/ Infektionen (81%) eher als positiv für das Sicherheitsverhalten zu werten, da ein ausgeprägtes Problembewusstsein vorliegt. *Quelle: Eigene Darstellung.*

Die Effektivität von Kampagnen wie die „Aktion Saubere Hände"[156], die im Jahr 2008 gestartet wurde, zeigt sich in dem Eindruck, den sie offensichtlich bei den Studierenden in diesem Zeitraum hinterlassen hat. Denn im Gegensatz zu den genannten größeren Risiken räumten 81% (n = 167) der Befragten Problemen der Hygiene einen höheren Stellenwert ein, als diesen (von Praktikern geschätzt) in der Klinik tatsächlich zukommt. Ein ähnlicher Effekt lässt sich für Risiken wie die Patienten-Identifikation und Operationsfehler belegen, wobei diese am ehesten „realistisch", das heißt mit der geringsten durchschnittlichen Rangabweichung leicht überschätzt wurden (Patientenidentifikation: + 0,46; Operationsfehler: + 0,59. (Siehe Tabelle 2)

Tabelle 2: Risikoeinschätzung, Verteilung übereinstimmender Antworten

identische Schätzung	Häufigkeit	Gültige Prozente	Kumulierte Prozente
0	33	16,1	16,1
1	65	31,7	47,8
2	66	32,2	80,0
3	36	17,6	97,6
4	0	0	97,6
5	5	2,4	100,0
Gesamt	205	100,0	
Fehlend	1		
Gesamt	206		

Häufigkeiten, Anzahl der Studierenden mit keiner (0) oder ein bis fünf Risikoeinschätzungen, die mit denen aus der Krankenhausbefragung übereinstimmen. Gültige Prozente unter Berücksichtigung der nicht gegebenen Antworten. *Quelle: Eigene Darstellung.*

Methodisch ist bei solchen Risikokategorien zu bedenken, dass Fehler und Schadensereignisse selten auf monokausale Ursachen zurückzuführen sind und es meistens mehrere Faktoren sind, die in einem ungünstigen

---

[156] Die „Aktion Saubere Hände – Keine Chance den Krankenhausinfektionen" des Bundesministeriums für Gesundheit in Kooperation mit dem Nationalen Referenzzentrum für die Surveillance Nosokomialer Infektionen (NRZ), dem Aktionsbündnis Patientensicherheit e.V. (APS) und der Gesellschaft für Qualitätsmanagement im Gesundheitswesen (GQMG) zielte in der ersten Kampagne vom 1. Januar 2008 bis 2010 auf Krankenhäuser und stationäre Einrichtungen; in der zweiten Kampagne seit 1. Januar 2011 auf Alten- und Pflegeheime. Vgl. Aktion Saubere Hände (o.J.).

Zusammenspiel die organisatorischen Fehlerbarrieren unterlaufen. So überschneiden sich im klinischen Alltag Risiken, z.B. an den Schnittstellen der bei der Einschleusung eines Patienten in den OP-Bereich und der Patientenidentifikation im Operationssaal.

Die „Überschätzung" solcher Risiken wie der Hygiene oder der Patienten-Identifikation kann als Indikator für die Wirksamkeit – und Notwendigkeit – solcher Aufklärungsinitiativen wie „Jeder Fehler zählt" oder „Aktion Saubere Hände" gelten. Sie verweist aber auch auf das Problem, wie auf diese Art erzeugte Einstellungen auf die Wahrnehmung anderer Risiken ausstrahlen und Wahrnehmungsverzerrungen erzeugen. Das ausgeprägte Problembewusstsein für bestimmte Risiken kann die Kognition und mentale Präsenz für andere Risiken überlagern. So ist die Überschätzung von Risiken insofern weniger problematisch, als die erhöhte Aufmerksamkeit den Erfolg einer Tätigkeit sicherstellt. Sie kann hingegen problematisch werden, wenn andere Risiken in Relation dazu unterschätzt werden. Vor allem die großen Risiken der Schnittstellenproblematik und des Medikationsprozesses verweisen hier auf ein systematisches Problem, dem nur durch Information und Bildungsmaßnahmen begegnet werden kann.

3.2.3 Ergebnisse: Einstellungen und Bedarf

Die dem Fragebogen vorangestellte Definition des Begriffes Patientensicherheit beinhaltet die moralische Implikation, Patienten vor Schäden im Zusammenhang mit der Heilbehandlung zu schützen und rührt damit an dem ehernen medizinischen Grundsatz des *Primum nihil nocere* – des Nicht-Schadensgebotes. Insofern ist ein *Bias* sozialer Erwünschtheit für die Einstellungsfragen hinsichtlich der persönlichen und beruflichen Bedeutung des Themas Patientensicherheit nicht auszuschließen. Umgekehrt spricht die häufig genutzte Antwortkategorie „weiß nicht" bei den Wissensfragen, und damit das Eingeständnis des Nichtwissens bei einer immerhin fünfzigprozentigen Chance, die richtige Wahl zu treffen (richtig – falsch), für eine insgesamt aufrichtige Beantwortung des Fragebogens. Da die Motivation von entscheidender Bedeutung für die Akzeptanz einer Bildungsmaßnahme und für den Lernerfolg der Teilnehmer ist, werden hier die Einstellungen der Studierenden und der von ihnen selbst formulierte Ausbildungsbedarf in knapper Form vorgestellt (Tabelle 3).

B Bedarfsanalyse

Tabelle 3: Lehrangebot Patientensicherheit, Einstellungen und Bedarf

Einstellungen	←Ausprägung→			
	1-2	3-4	5-6	gesamt
Frage 8: Informationstand, med. Personal 1 = sehr gut informiert 6 = absolut unzureichend informiert	9,5% (20)	72,5% (149)	18% (37)	100% (206)
Frage 9: Persönl. Stellenwert PaS 1 = zentrale Bedeutung 6 = untergeordnete Bedeutung	90% (185)	9% (19)	1% (2)	100% (206)
Frage 10: PaS-Ist, Med. Ausbildung 1 = sehr hoher Stellenwert 6 = eher geringer Stellenwert	9% (19)	46% (94)	45% (92)	100% (205)
Frage 11: PaS-Soll, Med. Ausbildung 1 = sehr hoher Stellenwert, 6 = eher geringer Stellenwert	71% (146)	28% (58)	4% (8)	100% (206)
Frage 14: Vorbereitung auf PJ 1 = sehr gut vorbereitet, 6 = nur unzureichend vorbereitet	9,5% (19)	63% (126)	27,5% (55)	100% (200)

Relative Anteile und Häufigkeiten der Einstellungsfragen hinsichtlich der Patientensicherheit. *Quelle: Eigene Darstellung*

Eine Mehrheit von 90% der Befragten (n = 185) maß dem Thema Patientensicherheit eine zentrale Bedeutung für ihre zukünftige ärztliche Tätigkeit bei.[157] Den diesbezüglichen Informationsstand des medizinischen Personals (Ärzteschaft und Pflegende) hielten 62,5% (n = 139) für nicht ausreichend, wobei die meisten diesen als „eher unzureichend" (Modus und Median = 4) einstuften.[158]

Direkt auf ein Ausbildungsdefizit zielten die Fragen, welchen Stellenwert die Patientensicherheit im bisherigen Studium gehabt hat und welchen sie ihrer Meinung nach haben sollte.[159] Erwartungsgemäß fiel die Antwort

---

[157] Frage 9: „Welche Bedeutung messen Sie persönlich dem Thema Patientensicherheit für Ihre ärztliche Tätigkeit bei?" (1 = zentrale Bedeutung, 6 = untergeordnete Bedeutung).
[158] Frage 8: „Sind Sie der Meinung, dass das medizinische Personal (Ärzteschaft, Pflegende usw.) ausreichend über das Thema Patientensicherheit informiert ist?" (1 = völlig ausreichend informiert, 6 = absolut unzureichend informiert).
[159] Frage 10: „Welchen Stellenwert hatte das Thema Patientensicherheit in Ihrer bisherigen ärztlichen Ausbildung?"; Frage 11: „Welchen Stellenwert sollte das

für den Ist-Zustand nicht so eindeutig aus, wie für den Soll-Zustand. Während gut die Hälfte der Studierenden (56%, n = 94) das Thema mittelmäßig in der medizinischen Lehre vertreten sahen, maß ihm ein gutes Drittel (36,5%, n = 75) einen eher geringen Stellenwert im Studium zu. Dagegen sprachen sich nahezu alle der angehenden „PJ-ler" (96%, n = 198) dafür aus, der Patientensicherheit im Medizinstudium einen eher hohen bis sehr hohen Stellenwert einzuräumen.

Vor dem Hintergrund dieser Angaben wurden die Studierenden gefragt, ob sie an ihrem Übergang vom theoretisch geprägten zum praktischen Studienabschnitt (PJ) mit zunehmender Verantwortung einen Ausbildungsbedarf in Patientensicherheit hätten.[160] Knapp die Hälfte von ihnen (46,5%, n = 93) sah sich recht gut vorbereitet; die andere Hälfte hingegen (53,5% n = 107) mehr oder weniger unzureichend vorbereitet.

Dennoch hielten vier Fünftel der angehenden Ärzte und Ärztinnen ein begleitendes Lehrangebot für die Zeit des Praktischen Jahres für sinnvoll oder bekundeten ihr Interesse an einer Teilnahme daran (82,5% und 81%, 169 bzw. 166 Studienteilnehmer).[161] Praktischerweise konnte bei dieser Gelegenheit auch in Erfahrung gebracht werden, welche Inhalte die potenziellen Fortbildungsteilnehmer für relevant erachteten. Doch zuvor soll kurz hinterfragt werden, welche Gründe sie für ihre Nichtteilnahme am angebotenen Seminar Patientensicherheit vorgebracht haben.

3.2.4 Ergebnisse: Akzeptanz des Aachener Lehrprojekts

Das Aachener Seminar Patientensicherheit besteht seit dem Sommersemester 2009 als dauerhaftes Lehrangebot. Den Studierenden, die im Sommer 2013 an der Befragung teilnahmen, stand es während der gesamten Dauer ihres Studiums offen. Obwohl das Seminar durchgehend gut evaluiert wurde, war die Teilnehmerzahl in jedem Semester überschaubar. Insofern ist es für die Konzeption entsprechender Lehrprojekte von

---

Thema Patientensicherheit Ihrer Meinung nach in der ärztlichen Ausbildung einnehmen?" (1 = sehr hohen Stellenwert, 6 = eher geringen Stellenwert).

[160] Frage 14: Mit Blick auf Ihr bevorstehendes Praktisches Jahr (PJ) und die klinischen Anforderungen: Halten Sie sich in punkto Patientensicherheit für gut vorbereitet? (1 = sehr gut vorbereitet, 6 nur unzureichend vorbereitet).

[161] Frage 15: Halten Sie ein begleitendes Lehrangebot für die Zeit des Praktischen Jahres für sinnvoll? Frage 16: Hätten Sie Interesse im Rahmen Ihres Praktischen Jahres eine Lehrveranstaltung zum Thema Patientensicherheit zu besuchen? (1 = ja, 0 = nein)

Interesse, warum das bestehende Angebot nicht wahrgenommen wurde und welche thematischen Vorstellungen für ein das PJ begleitendes Lehrangebot bestehen. Beide Aspekte wurden bei der Fortentwicklung des Erhebungsinstruments aufgenommen und als Fragen mit der Möglichkeit der Mehrfachnennung konzipiert.

Von den 206 Studierenden dieses Jahrgangs hatten elf (5,5%) am Lehrangebot Patientensicherheit im Rahmen des Qualifikationsprofils „Ethik und Medizin" im Modellstudiengang Aachen teilgenommen. Über Filterführung wurden die Übrigen (n = 187) nach den Gründen befragt, weswegen sie das bestehende Lehrangebot nicht genutzt haben.[162] Die Nennung mehrerer Gründe war möglich. Bei der Auswertung von Mehrfachantworten errechnet das statistische Programm die Prozentanteile die Häufigkeit der gegebenen Antworten sowie die Anzahl der Fälle, bezogen auf Stichprobengröße (187 Befragte gem. Filterführung und Antwortverweigerung).

Tabelle 4: Gründe für die Nichtteilnahme am Seminar, Mehrfachantworten

Seminar, keine Teilnahme	Antworten		Prozent der Fälle
	N	Prozent	
Andere Prioritäten	103	32,8%	55,1%
Enger Zeitplan im Studium	102	32,5%	54,5%
Unkenntnis Seminarangebot	56	17,8%	29,9%
Kein Interesse	45	14,3%	24,1%
Thema in anderen Seminaren	5	1,6%	2,7%
Irrelevanz des Themas	3	1,0%	1,6%
Gesamt	314	100,0%	167,9%
Fehlend	19	9,2%	
Gültig	187	90,8%	

Quelle: Eigene Darstellung

---

[162] Filterführung zur übernächsten Frage bei Antwort mit nein (keine Seminarteilnahme); Anteil der Antwortverweigerer/innen bei der Frage nach den Gründen: 4,9% (n = 8), sodass in die Auswertung dieser Frage nur 187 Interviewpartner gelangten.

Als häufigste Gründe (314 Antworten) gegen die Teilnahme an dem bestehenden Lehrangebot Patientensicherheit am Uniklinikum Aachen (siehe Tabelle 4) gab über die Hälfte der Befragten an, andere Prioritäten (55,1%, n = 103) und einen zu engen Zeitplan im Studium zu haben (54,1%, n = 102).

Ein knappes Drittel (29,9%, n = 56), gab zudem an, von dem Lehrangebot nicht gewusst zu haben. Bezogen auf die Art, wie am Uniklinikum Aachen die Fächerwahl im Qualifikationsprofil organisiert ist, heißt das nichts anderes, als dass diese Studierenden die Seite des elektronischen Vorlesungsverzeichnisses mit den Angeboten im Bereich „Ethik und Medizin" gar nicht erst geöffnet haben. Für das Argument, die Patientensicherheit als Pflichtfach curricular zu verankern, sprechen die 24,1%, immerhin 45 von 187 Studierenden, die kein Interesse an dem Thema äußerten.

Auf die Frage, ob Interesse an einem begleitenden Lehrangebot zum Thema Patientensicherheit während des Praktischen Jahres besteht, antworteten 166 Studierende (81%) mit ja. Dennoch beteiligten sich auch die Desinteressierten an der Aufzählung (Mehrfachantworten) notwendiger Themen in einer solchen Lehrveranstaltung. Als Antwortoptionen wurden die Themen angeboten, die quasi ein Kerncurriculum der Patientensicherheit darstellen. Etwa drei Viertel der Studierenden (71,4%-78,6%) betrachten das Thema aus einer pragmatischen Perspektive und halten Inhalte wie den persönlichen Umgang mit Fehlern, rechtliche Aspekte und Praktiken der Patientensicherheit (CIRS, Team-Timeout, Patientenidentifikation etc.) als wichtige Vorbereitung. Die weiteren Ergebnisse können der Tabelle 5 entnommen werden.

B Bedarfsanalyse

Tabelle 5: Themen für begleitendes Lehrangebot im Praktischen Jahr (PJ)

Seminar, Inhalte	Antworten N	Antworten Prozent	Prozent der Fälle
Persönlicher Umgang mit Fehlern	162	18,8%	78,6%
Rechtliche Aspekte	158	18,4%	76,7%
Praktiken der Patientensicherheit	147	17,1%	71,4%
Arzneimitteltherapiesicherheit	103	12,0%	50,0%
Fallbesprechungen	90	10,5%	43,7%
Sicherheitskultur	87	10,1%	42,2%
Risiko- und Qualitätsmanagement	82	9,5%	39,8%
Evidenzbasierte Medizin	31	3,6%	15,0%
Gesamt	860	417,5%	417,5%
Fehlend	0		
Gültig	206	100%	

Quelle: Eigene Darstellung

3.2.5 Diskussion: Methode und Befund

Für die Erhebung eines Ausbildungsbedarfs zur Patientensicherheit boten sich Zeitpunkt und Zielgruppe in idealer Weise für eine Befragung an. Die Teilnehmer hatten im Sommersemester 2009 ihr Medizinstudium aufgenommen und befanden sich im Juni 2013 im 10. Fachsemester unmittelbar vor ihrem Eintritt in die praktische ärztliche Ausbildungsphase. Seit etwa 2000 gewinnt die Patientensicherheit eine Bedeutung, die inzwischen über den Fachdiskurs der Experten in die Praxis gelangt ist. Im Jahr 2006 wurde das Aktionsbündnis Patientensicherheit gegründet, das das Thema mit umfassenden Aktivitäten in Fachkreisen und Öffentlichkeit vertritt. Das 2009 an der Medizinischen Fakultät Aachen initiierte Lehrangebot Patientensicherheit bestand für die Befragten während der gesamten Dauer ihres Studiums, so dass die Unkenntnis darüber nicht als Argument für die unterbliebene Teilnahme geltend gelassen werden kann. In diesem Kontext war es ein unerwarteter Sachverhalt, diesen Survey als explorative Studie entwickeln zu müssen. Diese Notwendigkeit offenbarte die erste Befragung im Jahr 2009 und sie wurde durch die vorliegenden Befunde erneut bestätigt.

Dem Fragebogen eine Definition voranzustellen ist ein methodisch adäquates, obgleich nicht unproblematisches Vorgehen. Als methodische Reaktivität bezeichnet man die Beeinflussung der Ergebnisse durch das angewendete Untersuchungsverfahren. Zum Zweck der Informationsgewinnung war diese Limitierung hinzunehmen. Solange das Thema Patientensicherheit unter den Medizinstudierenden nicht als selbstverständlicher Wissensbestand vorausgesetzt werden kann, sind in Befragungen Verzerrungen (*Bias*) der Ergebnisse durch methodische Reaktivität und soziale Erwünschtheit hinzunehmen, die durch die Anonymität der Befragung nur bedingt kontrollierbar sind. Dies ist nicht zuletzt mit der ethischen Dimension des Themas Patientensicherheit zu begründen, die bereits in der Definition vermittelt wird.

Die Datenerhebung mittels Fragebogen stellt keineswegs eine Form der asymmetrischen Kommunikation dar, weil durch die Verweigerung der Beantwortung einzelner Fragen oder des gesamten Fragebogens auch die Einstellung zu einem Thema zum Ausdruck kommt. Die diplomatische Behandlung sensibler Themen bei der Entwicklung eines Befragungsinstruments beinhaltet immer das Risiko diverser Bias. Der hohe Rücklauf und die geringe Rate der Item-Non-Response im Vergleich zum ersten Survey 2009 zeigen, dass die tolerierten methodischen Kompromisse ihre Berechtigung haben. Dies schlägt sich auch in den deutlich signifikanten Befunden der aktuellen Befragung nieder.

Bei dem Sample – 206 Medizinstudierende an der Medizinischen Fakultät der RWTH Aachen im 10. Semester – handelt es sich nicht um eine Zufallsstichprobe, deren Umfang idealerweise unter Berücksichtigung von Grundgesamtheit und Varianz berechnet worden ist. Dieser Aufwand wäre bei einem anderen Ziel und Gegenstand dieser Arbeit gerechtfertigt. Es gibt keinen Grund zu der Annahme, die Aachener Stichprobe sei in irgendeiner Weise geclustert oder geschichtet. Die Vergabe der Studienplätze durch die Stiftung Hochschulzulassung[163] garantiert eine gewisse Zufälligkeit der Verteilung der Studierenden auf die Hochschulen, zumal an der Medizinischen Fakultät Aachen keine anderen Auswahlverfahren angewendet werden. Die Ergebnisse dieser Befragung bestätigen und präzisieren die Befunde der wenigen vorhandenen Studien mit dieser oder

---

[163] Stiftung Hochschulzulassung, früher Zentrale Vergabestelle für Studienplätze (ZVS).

ähnlicher Fragestellung.[164] Auch dies kann als Hinweis auf die Repräsentativität der Befragung gewertet werden.

Die Ergebnisse der Befragung legen nach gut zehn Jahren der Diskussion um die Patientensicherheit Defizite im Studium offen, die im Besonderen das Wissen um das etablierte Sicherheitsinstrumentarium und die Einschätzung wesentlicher Risiken betreffen. Sie verdeutlichen in aller Klarheit, dass der Sache der Patientensicherheit mit einem fakultativen Lehrangebot nicht gedient ist. Die Patientensicherheit gehört als Pflichtfach in das Curriculum des Medizinstudiums verankert. Das Ausmaß der Defizite, die hier nur punktuell offenbar wurden, legt nahe, dass die üblichen Lehrangebote im Umfang von sechs bis acht Unterrichtseinheiten dem tatsächlichen Ausbildungsbedarf nicht genügen können.

Angesichts des Umstands, dass ein Fünftel der Studierenden angibt, sich im Studium in irgendeiner Weise schon einmal mit Patientensicherheit befasst zu haben, ist die Einschätzung des eigenen Wissensstands als „ausreichend minus" für realistisch zu erachten. Alleine diese Selbsteinschätzung würde angesichts der Relevanz des Themas eine umfassende Bildungsinitiative rechtfertigen, und zwar nicht nur aus Verantwortlichkeit gegenüber den Patienten, sondern ebenso gegenüber den jungen Medizinern auf ihrem Weg zum Arztberuf.

Während man von den fehleingeschätzten Risiken annehmen kann, dass sie im Verlauf der Berufspraxis relativiert werden, ernüchtern die Befunde zu den Mängeln an elementaren Kenntnissen zur Patientensicherheit. Gerade einmal neun Prozent der Studienteilnehmer konnten fünf von sechs Zuweisungen richtig vornehmen. Darin ist die etwas knifeligere Frage nach dem statistischen Ausmaß intensivbehandlungspflichtiger Medikationsfehler nicht enthalten. Medizinstudierende haben während des theoretischen Studienabschnitts ein Anrecht auf die beste Vorbereitung für die verantwortungsvollen Aufgaben, die sie mit ihrem Eintritt ins Praktische Jahr übernehmen werden. Im praktischen Studienabschnitt sind ganz andere Inhalte Gegenstand der Ausbildung und man muss fra-

---

[164] Bei der Mehrzahl der Studien zu Wissen und Einstellungen von Studierenden steht ein Ausbildungsbedarf zur Patientensicherheit nicht zur Disposition. Sie sind in der Regel zur Messung der Effekte bestehender Ausbildungsmaßnahmen konzipiert. Der Bedarf erschließt sich über die Effektgrößen bzw. die Ausgangswerte. Vgl. Madigosky et al. (2006); Toennessen/ Swart/ Marx (2013); Teigland et al. (2013); Nabilou/ Feizi/ Seiedin (2015), Schmitz et al. (2015).

gen, ob solche Defizite in der Anleitungssituation und unter den Bedingungen des klinischen Alltags überhaupt kompensiert werden können. Und zum Lernen durch Erfahrung, d.h. der Bewusstwerdung klinischer Risiken durch eigene Fehler und verursachte Schäden, ist zu fragen, ob dies nicht eine ungerechtfertigte Zumutung an die jungen Ärzte darstellt. Diese knappen Befunde hinsichtlich der sicherheitsrelevanten Wissensdefizite legen an sich den dringenden Bedarf an Ausbildung zur Patientensicherheit offen.

Für die Herausbildung eines sicherheitsrelevanten Bewusstseins, welches aus psychologischer Perspektive maßgeblich für Motivation und Verhalten ist, kommt der Ausbildung eine herausragende Bedeutung zu.

Die von den Studierenden erfragten Einstellungen widerspiegeln eine merkwürdige Ambiguität. Nahezu alle (90%) erachten die Patientensicherheit als von zentraler Bedeutung, sehen das Thema in der medizinischen Ausbildung nicht ausreichend vertreten und fühlen sich demzufolge nicht ausreichend auf das PJ vorbereitet (vgl. Tabelle 3). Dennoch wurden im Studium angesichts eines engen Zeitplans andere Prioritäten gesetzt und gleichzeitig mit überwiegender Zustimmung Interesse an einem begleitenden Lehrangebot während des PJ bekundet. Auch diese Ergebnisse sind als Indikatoren für den Bedarf an Ausbildungskonzepten zur Patientensicherheit zu interpretieren. Die Restriktionen des Lehrplans und das nicht registrierte Lehrangebot („Unkenntnis des Seminarangebots") verdeutlichen, wie notwendig ein solches Lehrprojekt in die Pflichtlehre gehört. Aber auch der von den Studierenden selbst geäußerte Bedarf sollte respektiert werden.

Es fällt auf, dass der Schwerpunkt gewünschter Inhalte für ein Lehrprojekt auf praktisch-relevante Themen wie den persönlichen Umgang mit Fehlern, rechtliche Aspekte, Instrumente der Patientensicherheit sowie die Arzneimitteltherapiesicherheit gelegt wurde. Wer in der medizinischen Lehre tätig war, weiß um die praktischen Neigungen seiner Studenten und Studentinnen. „Weiche Kompetenzen" (*soft skills*) wie Kommunikation, Teamfähigkeit oder gar Ethik und Sozialpsychologie wurden nicht als Antwortoption angeboten. Aufgrund der knapp bemessenen Zeit für die Befragung in der Einführungssitzung zum Querschnittbereich Ethik und Medizin wurde keine Gelegenheit zur offenen Beantwortung dieser Frage eingeräumt. Die praktische Orientierung der Medizinstudenten macht deutlich, dass dieser Zielgruppe, unabhängig vom didaktischen Wert einer praxisorientierten Methodik, erfahrungsbasierte und problemorientierte Lernformate am ehesten entgegen kommen. Umgekehrt verweisen die Wissensdefizite auf die Notwendigkeit theoretischer Bildungsanteile. An dieser Stelle sei nur angemerkt, dass die Lernforschung interessante Ergebnisse hervorgebracht hat, die tradierte Vorstellungen von „trockener Theorie" und „lebendiger Praxis" hinfällig machen.

In den bisherigen Abschnitten dieses Kapitels wurde ausführlich der Bedarf an Ausbildungskonzepten zur Patientensicherheit anhand der Epidemiologie und bestehender Lehrprojekte, politischer Stellungnahmen und einer studentischen Befragung begründet. Die Ergebnisse dieser Betrachtungen werden im Fazit (Abschnitt 2.5) synoptisch zusammengefasst. Ein weiterer Bestandteil der Bedarfsanalyse ist die Vorstellung und insbesondere die Evaluation des Aachener Lehrprojekts. Während die bisherige Argumentation den grundsätzlichen Ausbildungsbedarf zum Gegenstand hatte, geht es im folgenden Teil um Aspekte, die in die Konzeption eines Lehrprojekts einfließen.

4 Vorstellung und Evaluation des Aachener Lehrprojekts Patientensicherheit

In den bisherigen Ausführung wurde angedeutet, dass die Erfahrungen, die am Universitätsklinikum Aachen in der Durchführung eines Patientensicherheit-Seminars gemacht wurden, in die Konzeption des integrierten Lehrkonzepts, das in dieser Arbeit vorgestellt wird, einfließen. Im Kapitel A.3 wurde der Zyklus der Curriculum-Entwicklung beschrieben, in dem die Evaluation und Revision elementare Prozesse darstellen. Da die Evaluationsergebnisse des Aachener Seminars im Sinne einer Curriculumrevision in diese Konzeption Eingang finden, ist es sinnvoll, das Aachener Seminar „Patientensicherheit – Vom Umgang mit Eingriffs- und Seitenverwechslungen sowie Medikationsfehlern" und die Ergebnisse seiner Evaluation vorzustellen.[165]

4.1 Kontext

Im Aachener Modellstudiengang haben die Studierenden die Möglichkeit, bereits während des Studiums – in der Regel ab dem zweiten Studienabschnitt – durch die Belegung von Lehrveranstaltungen in einem sog. Qualifikationsprofil (QP) individuelle Akzente zu setzen. Solche thematischen Schwerpunkte können sowohl direkten klinischen Bezug

---

[165] Vgl. Rosentreter/ Groß/ Schäfer (2011) und Rosentreter (2012a).

haben wie Schmerztherapie, Palliativmedizin oder Infektiologie; sie können eine mittelbare Nähe zur Medizin haben, wie Bioinformatik, klinische Neurowissenschaften oder Molekulare Medizin; und sie können in einem gesellschaftlichen Kontext zur Medizin stehen, wie etwa Public Health, Neue Medien oder das QP Prüfarzt.

Die Lehrangebote sollten interdisziplinär ausgerichtet sein und werden als zusätzliche Freiräume im „traditionell verschulten Medizincurriculum" (sic) verstanden.[166] Mit dem Erwerb einer bestimmten Anzahl an *Credit Points* in einem Qualifikationsprofil erhalten die Studierenden zu ihrem Zeugnis ein Zertifikat als Nachweis ihrer vertieften Auseinandersetzung in einem speziellen Themengebiet, auf das eine weitere wissenschaftliche Beschäftigung oder Dissertation aufbauen kann. Alternativ können diese Studienleistungen auch für den Wahlpflichtbereich angerechnet werden, damit interessante Seminarangebote unabhängig von Credit Point-Kalkulationen attraktiv sind.[167]

Im Rahmen des Qualifikationsprofils „Medizin und Ethik – Arzt, Patient, Gesellschaft" wurde den Studierenden des Modellstudiengangs Medizin an der RWTH Aachen im Sommersemester 2009 erstmalig die Lehrveranstaltung „Patientensicherheit – Vom Umgang mit Eingriffs- und Seitenverwechslungen sowie Medikationsfehlern" im Umfang von zwei Semesterwochenstunden angeboten. Im Gegensatz zu bestehenden Bildungsangeboten im Rahmen der ärztlichen Fortbildung oder als Bestandteil benachbarter Disziplinen wie Gesundheitsökonomie oder Public Health, war das Seminarangebot an Aachener Medizinstudierende aller Semester gerichtet. Nicht nur insofern hat das Aachener Seminar den Charakter eines Pilotprojekts. Neben dem didaktischen Ziel, im Studium frühzeitig einen Beitrag zur Kultur der Fehlerdiskussion und -vermeidung zu leisten, war mit der Seminarkonzeption die Intention verbunden, zur Fachdiskussion über Nutzen und Bedarf eines Unterrichtsfachs Patientensicherheit beizutragen. Dazu wurde ein thematisch breit angelegtes Lehrangebot erarbeitet, das die Studierenden auf der Grundlage des problemorientierten Lernens befähigen soll, Risiken und kritische Ereignisse zu analysieren und – auf der Basis der so gewonnenen Erkenntnisse – geeignete Präventionsmaßnahmen zu entwickeln.[168] Als „Innovatives Lehrpro-

---

[166] Vgl. Medizinische Fakultät, RWTH Aachen University (2013).
[167] Vgl. Dekanat der Medizinischen Fakultät der RWTH Aachen (2013), S. 72f.
[168] Vgl. Rosentreter/ Groß/ Schäfer (2011) und Rosentreter (2012a).

jekt" wurde das Seminar 2009/2010 sowie 2011/2012 an der medizinischen Fakultät der RWTH Aachen unter Verwendung von Studienbeiträgen gefördert.

4.2 Seminarkonzeption

Eine zentrale Position in der Diskussion um die Patientensicherheit nehmen die Analysen der Mechanismen menschlichen Versagens im Zusammenhang mit moderner Technik des britischen Kognitionspsychologen James Reason[169] ein (siehe Kap. D.1.3). Ausgehend von den Modellen der durchlässigen Sicherheitsbarrieren (*Swiss Cheese Model of System Accidents*) und der Fehlerkette[170] ist für die Vermeidung eines Schadens entscheidend, kritische Ereignisse frühzeitig zu erkennen und Gegenmaßnahmen zu ergreifen. An dieser Stelle kommt dem Begriff des *Humankapitals*[171] als Ressource personengebundenen Wissens besondere Bedeutung zu. Denn in der konkreten Situation ist es die Person vor Ort, die es mit ihrem Wissen und ihrer Erfahrung vermag, Risiken zu erkennen, Verantwortung zu übernehmen und Entscheidungen zu treffen, um Gefahren und Schäden abzuwenden. In Anwendung dieser Überlegungen erfolgte die Seminarkonzeption entlang einer zeitlichen und einer sozialen Dimension. Die zeitliche Dimension betrifft die Vermeidung von Fehlern (Fehlerprävention) und den konstruktiven Umgang mit kritischen Ereignissen; die soziale Dimension umfasst sowohl das individuelle Verhalten im Zusammenhang mit der Patientensicherheit als auch die Etablierung einer Sicherheitskultur innerhalb einer *Lernenden Organisation*.

Als übergeordnete Lernziele wurden definiert:

1. Sensibilisierung für das Thema Patientensicherheit,
2. Wissen über Zusammenhänge der Fehlerentstehung und -vermeidung,
3. Fähigkeit zum Erkennen allgemeiner Risikokonstellationen,

---

[169] Vgl. Reason (1994).
[170] Vgl. Reason (2000).
[171] *Humankapital*, hier verstanden im Sinne eines bildungsökomischen Ansatzes. Erziehung und Ausbildung befähigen ihren Träger nicht nur zur Teilnahme am Produktionsprozess und somit zu seiner materiellen Absicherung (Qualifikation), sondern statten ihn darüber hinaus zu sozialer Teilhabe und persönlicher Lebensgestaltung (Daseinskompetenz) aus. Im letzteren Sinne vgl. Bourdieus Begrifflichkeit des *kulturellen* und *sozialen Kapitals* in Kap. F.1.1).

4. Information über Möglichkeiten des persönlichen Umgangs mit kritischen Ereignissen,
5. Realistische Einschätzung eigenen sicherheitsrelevanten Wissens und Kompetenzen.

Die Zielsetzung des Lehrprojekts und der Themengegenstand selbst legen eine duale Konzeption aus theoretischen und praxisbezogenen Anteilen nahe. Der typische Ablauf einer Seminareinheit startete mit der initialen Vermittlung theoretischer Kenntnisse über Patientensicherheit und der Sensibilisierung für die damit verbundene Problemstellung. Im zweiten Teil erfolgten die Präsentation klinischer Fälle und deren Diskussion zur Vertiefung der Erkenntnisse über Risiken und begünstigende Umstände kritischer Ereignisse. Diese erfolgte in der angeleiteten Besprechung von aufbereiteten Fehlermeldungen aus verschiedenen Fehlermeldesystemen im Anschluss an die theoretische Unterrichtseinheit.

Für die Moderation der Fallbesprechungen konnten engagierte Praktiker und Kliniker verschiedener medizinischer Bereiche und Disziplinen wie der hausärztlichen Praxis, Anästhesie und Intensivmedizin, Chirurgie, Inneren Medizin, Pädiatrie und Psychiatrie gewonnen werden. Theorie und Fallbeispiele waren so aufeinander abgestimmt, dass die zuvor besprochenen Inhalte in die Fehlerdiskussion eingebracht werden konnten. Durch die enge Verzahnung von Theorie und Praxis konnten die Seminarteilnehmer zuvor eingeführte theoretische Begriffe und Konzepte unmittelbar anwenden und deren Relevanz für die Praxis mit den Praktikern der verschiedenen Disziplinen abgleichen (vgl. Tabelle 6).

In Anlehnung an die Theorie der kategorialen Bildung nach Wolfgang Klafki waren die Exkursion in die Transfusionsmedizin und das Expertengespräch zum Thema „Gewalt gegen Patienten" weitere wichtige Bestandteile des Lehrangebots.

In diesem Konzept ist die Frage des Exemplarischen eines Unterrichtsgegenstands von didaktischer Bedeutung.[172] Aus diesem Grund erschien die Transfusionsmedizin mit ihren strengen Sicherheitsstandards als besonders geeignet, um grundlegende Probleme der Arzneimittelsicherheit zu demonstrieren.

---

[172] Vgl. Klafki (2007); Meyer/ Meyer (2007).

Das Gleiche kann für das Expertengespräch mit einer erfahrenen Pflegedienstleitung zum Thema „Gewalt an Patienten" behauptet werden, an denen sich die Relevanz von Interprofessionalität und das weite Spektrum der Patientensicherheit veranschaulichen lassen.

Neben spezifischen Themen zu Qualitätssicherung und Patientensicherheit wurden in Blockveranstaltungen sozialpsychologische Inhalte vermittelt. Am Beispiel der sozialen Kognition ließen sich, neben Stereotypen und Vorurteilen, Wahrnehmungsfehler und deren Bedeutung für die Fehlergenese exemplarisch darstellen. Konkret bedeutet dies, sich der eigenen Haltung, gruppendynamischer Prozesse und den Automatismen von Wahrnehmungsverzerrungen bewusst zu werden.

Die psychischen Belastungen von Mitarbeitern, die in Behandlungsfehler involviert sind, und die daraus resultierenden Folgen für die Patientensicherheit machen deutlich, wie wichtig Aspekte des Selbstschutzes (Persönlicher Umgang mit Fehlern) für die Sicherheitskultur sind.[173]

Die Kenntnis assistierender Angebote wie der klinischen Ethik-Komitees und die Akzeptanz eigener Belastungsgrenzen (Burnout-Prävention) gehören hier zur „Sicherheitsausstattung" angehender Ärzte und Ärztinnen.

---

[173] Vgl. Schwappach/ Hochreutener (2008).

Tabelle 6: Seminarkonzeption des Aachener Lehrprojekts Patientensicherheit

Theoretische Inhalte	Praktische Themen
Wöchentlicher Unterricht - Begriffe und Definitionen - Juristische Aspekte - Ethische Aspekte, Klinische Ethik-Komitees - Sicherheitskultur und Organisationslernen - Qualitätssicherung, Evidenzbasierte Medizin - Foren und Projekte Patientensicherheit	Fallbesprechungen mit Ärzten aus den Bereichen: - Hausärztliche Praxis - Pädiatrie - Innere Medizin - Chirurgie - Anästhesie/Notfallmedizin - Psychiatrie
Blockseminare • Kommunikation (Grundlagen, / Arzt-Patienten-Beziehung) • Soziale Wahrnehmung (Stereotype, Attributionsfehler) • Persönlicher Umgang mit Fehlern (Stress, Aggression, Coping-Strategien)	Exkursion / Expertengespräch - Exkursion Transfusionsmedizin - Expertengespräch: Gewalt an Patienten - Exkursion Apothekenzentrum (ab SS 2010)
Arzneimitteltherapiesicherheit • Aufnahme und Verordnung • Herstellung und Dispensierung • Administration und Monitoring • Verlegung und Entlassung • Pharmakovigilanz • Patientenschulung	Seit SS 2010 **eingeführt**: Arzneimitteltherapiesicherheit **entfallen**: - Ethische Aspekte - Kommunikation - Persönlicher Umgang mit Fehlern (stark gestrafft)

Quelle: Eigene Darstellung

Mit der ergänzenden Verwendung literarischer Zeugnisse von Ärzten (z.B. Peter Bamm, Michail Bulgakow)[174] sollte bei der Vermittlung die-

---

[174] Peter Bamm (1897-1975), Truppenarzt im 1. und 2. Weltkrieg, Praktischer Arzt, Journalist und Schriftsteller; Michail Bulgakow (1891-1940), Landarzt, Arzt im russischen Bürgerkrieg der 1920-er Jahre, danach Theaterdramaturg und Schriftsteller.

ser ernsten und kritischen Thematik zudem eine ästhetische Ebene des Lernens angesprochen werden.[175]

Den obligaten Leitungsnachweis hatten die Studierenden in Form eines Referates oder einer schriftlichen Fallbesprechung zu erbringen. Angesichts der Bedeutung von Fehlern in der Arzneimitteltherapie zeigte sich, dass es bei einer Exkursion in die Transfusionsmedizin nicht belassen werden kann, um relevante Aspekte der medikamentösen Patientensicherheit exemplarisch aufzuzeigen.[176] Deshalb wurde das Seminar zum Sommersemester 2010 unter der Beteiligung von Kollegen der Klinikapotheke um Inhalte der Arzneimitteltherapiesicherheit ergänzt. Der Aufbau dieses Themenblocks folgte den Stufen des Medikationsprozesses mit den jeweils typischen Risiken und Vermeidungsstrategien. Zum Wintersemester 2011/12 wurde das Seminar völlig umstrukturiert und das ursprünglich als Querschnittfach angelegte Lehrangebot gestrafft, indem nun die organisationssoziologischen und kognitionspsychologischen Inhalte vollends durch Aspekte der Arzneimitteltherapie ersetzt wurden. Seit dem SS 2013 beträgt der pharmakologische Anteil an den Inhalten 80% neben dem für die Patientensicherheit relevanten Basiswissen.

4.3 Evaluationsergebnisse: Lernerfolg und Lehre

Aus den o.g. organisatorischen Gründen – wechselnde Verantwortlichkeit, Änderungen der Seminarkonzeption und ausgefallene Kurse – liegen nur die Evaluationsergebnisse der Jahre 2009 und 2010 systematisch erfasst vor.[177] Aufgrund der geringen Fallzahl von 23 Teilnehmern können die Ergebnisse nur zurückhaltend interpretiert werden.[178]

Lerneffekt: Zum Semesterbeginn (t_0) wurden die Studierenden mittels eines Fragebogens zu Vorwissen, Einstellungen und selbsteingeschätzten Kompetenzen hinsichtlich der Patientensicherheit befragt. Mit dem gleichen Instrument wurden zum Ende des Semesters (t_1) eine erneute Befragung durchgeführt und Änderungen mittels Mittelwertvergleich (T-Test

---

[175] Vgl. Rittelmeyer (2007). Die Textbeispiele entstammten verschiedenen Bibliografien, insbesondere Kulessa (2005).
[176] Vgl. Ollenschläger (2001).
[177] Vgl. Rosentreter/ Groß/ Schäfer (2011).
[178] Die Fehlzeitenregelung sah maximal zwei versäumte Sitzungen vor. Seminarteilnehmer, die sich einen dieser Termine auf die letzte Sitzung gelegt hatten, fehlen in der Evaluation.

bei abhängigen Stichproben) gemessen. Erhebliche Schwierigkeiten bereitete die Operationalisierung des Kompetenz-Konzeptes angesichts des Querschnittcharakters des Themas. Aus Mangel an bewährten Instrumentarien wurden sachliche und soziale Kompetenzen im Bereich Patientensicherheit als (1) Selbsteinschätzung des thematischen Wissens, (2) als Erkennen von Risikosituationen und (3) als Informationsverhalten in nicht eindeutigen Situationen erfasst (Tabelle 7). Auf einer Skala mit sechs Ausprägungen schätzten die Studierenden ihr Wissen zur Patientensicherheit und ihre Kompetenz im Erkennen von Risikosituationen am Semesterende um 1,7 bzw. 2,7 Stufen – und damit signifikant – höher als zu Beginn des Kurses ein. Lediglich beim Aspekt „Kommunikation in Risikosituationen" war der Effekt schwach und nicht signifikant, wobei unter den Teilnehmern von vornherein eine selbstkritische Einstellung und eine hohe Bereitschaft bestand, sich in fraglichen Situationen weitere Informationen zu beschaffen.

Tabelle 7: **Lerneffekte im Aachener Seminar Patientensicherheit (Selbsteinschätzung)**

Lernziel	mean t_0	mean t_1	Effekt	stddev.	sign.
Wissen zur Patientensicherheit	2,15	4,58	+2,7	1,55	,000
Erkennen von Risikosituationen	2,55	4,23	+1,7	1,25	,000
Kommunikation in Risikosituationen	4,85	5,62	+0,77	1,48	,086

Mittelwert (mean) zur ersten Messung (t_0) und bei der wiederholten Abfrage ((t_1); Effekt als Veränderung auf einer sechsstufigen Intervallskala; Standardabweichung (stddev.) und Signifikanz (sign.) *Quelle: Eigene Darstellung*

Lehrevaluation: Für die Lehrevaluation wurde ein aus einem Didaktik-Seminar an der RWTH entwickelter Fragebogen verwendet, der Indizes für Konzeption, Durchführung und Lerneffekt erfasst. Dieses Instrument lässt sich leicht an verschiedene Lehrprojekte anpassen (z.B. „die Trainingsziele der Übungen/ der Fallbeispiele waren klar erkennbar").

Erfreulicherweise evaluierten die Studierenden das Lehrangebot insgesamt mit gut (1,5). Für Durchführung und Lerneffekt vergaben die Kursteilnehmer im Durchschnitt die Note 1,5 (eins minus). Großen Anklang

B Bedarfsanalyse

fanden die praktischen Anteile des Seminars wie die Fallbesprechungen mit erfahrenen Klinikern und Praktikern[179] sowie Exkursion und Expertengespräch[180] (Note 1,2).

Der Erfolg der Fallbesprechungen lässt sich aus den Antworten auf die offenen Fragen herauslesen. So gaben die Teilnehmer an, dass die Fallbeispiele gut gewählt seien, um das Thema Patientensicherheit zu vermitteln, dass die Gespräche mit Ärzten gut geeignet seien, um einen Eindruck von der Vielfalt und spezifischen Fehlerproblematik in den unterschiedlichen Disziplinen zu vermitteln, und dass durch diese Kombination von Theorie und Praxis unmittelbare Zusammenhänge verdeutlicht werden konnten.

Aufgrund der Bedingungen, unter denen die Datenerhebung stattfand, nämlich der geringen Fallzahl und der methodischen Schwierigkeit der Kompetenzmessung im allgemeinen sowie der Messung von Outcomes in der Patientensicherheit im Speziellen, vermitteln diese Ergebnisse lediglich eine Idee von möglichen Lerneffekten. Hinzu kommt, dass die Evaluation vornehmlich auf der Lernzufriedenheit der Studierenden hinsichtlich der Aspekte Konzeption, Durchführung und Lerneffekt sowie der Selbsteinschätzung ihrer erworbenen Kompetenzen beruht (Lernerfolg nach Kirkpatrick 2A: *Learner's attitudes*)

Trotz dieser Einschränkungen gibt es Hinweise auf Tendenzen. Festzuhalten ist, dass Ausbildungsmaßnahmen zur Patientensicherheit einen Lerneffekt erzeugen, dessen Nachhaltigkeit in Langzeitstudien unter Verwendung geeigneter Indikatoren für die Patientensicherheit nachzuweisen wäre.

Messbare Lerneffekte beruhen auf dem Ineinandergreifen von theoretischer Wissensvermittlung und praktischer Übung, auch wenn die Studierenden in den offenen Anmerkungen weniger Theorie und mehr Praxis wünschten. Den Bezug von Theorie und Praxis herzustellen, wird für ein Fach wie die Patientensicherheit in einer angewandten Wissenschaft wie die Medizin nie ein Problem darstellen. Die sozialpsychologischen Themenblöcke wurden überwiegend positiv aufgenommen, zumal sie viel Raum für Diskussion und Reflexion boten, was konzeptionell so inten-

---

[179] Indikatoren: „Trainingsziele der Fallbeispiele wurden erreicht" und „Bearbeitete Fallbeispiele sind hilfreich für zukünftige ärztliche Tätigkeit".
[180] Indikator: „Exkursion & Expertengespräch als sinnvolle Ergänzung".

diert war. Da die Kurse mit kleinen Teilnehmerzahlen durchgeführt wurden, beeinflusste die Gruppenzusammensetzung die Gewichtung der Themen. So wurden die sozialpsychologischen Themen und Aspekte der Arzneimitteltherapiesicherheit in später durchgeführten Abschlussgesprächen je nach Gruppe unterschiedlich bewertet.

Die Verschiebung der Akzente von den sozialpsychologischen Themen zur Arzneimitteltherapiesicherheit folgte weniger inhaltlichen Erwägungen als organisatorischen Bedingungen. Nicht nur nach Meinung des Autors haben sie einen hohen Stellenwert in Ausbildungskonzepten zur Patientensicherheit, wie sich in unterschiedlichen Stellungnahmen und Lernzielkatalogen mit der Forderung nach Team- und Kommunikationstraining zeigt. Aus der Dozentenperspektive vermutlich deutlicher wahrnehmbar als aus der Sichtweise der Seminarteilnehmer waren die Reaktionen auf neues Wissen, wie z.B. die kognitive Verarbeitung von Personenwahrnehmungen und typische Urteilsverzerrungen.

Der Wert des vorgestellten Lehrkonzepts liegt somit vor allem darin, zu zeigen, dass bzw. wie das Interesse der Studierenden für die Patientensicherheit geweckt werden kann und welches Potenzial das Themenfeld in lehr- und berufsdidaktischer, aber auch in gesundheitspolitischer Hinsicht bietet. Einen deutlichen Hinweis hierauf liefert die Tatsache, dass 85% der Teilnehmer angaben, das Thema Patientensicherheit vertiefen zu wollen (Kirkpatrick 2B: *knowlegde acquisition*).

5 Fazit der Bedarfsanalyse

Die Bestandsaufnahme dieses Kapitels erfolgte, um den Bedarf an Ausbildung in Patientensicherheit zu ermitteln. Dazu wurden verschiedene Zugänge gewählt und systematisch dargestellt, die in der Diskussion um die Patientensicherheit punktuell in unterschiedlichem Kontext aufgegriffen werden. Der epidemiologischen Darstellung kritischer Ereignisse und Behandlungsschäden wurde das Ausbildungsangebot in Patientensicherheit an deutschen medizinischen Fakultäten gegenübergestellt. Auf internationaler wie nationaler Ebene wird in politischen Stellungnahmen einhellig Position für die Thematisierung der Patientensicherheit in der Ausbildung der Gesundheitsberufe vertreten. Hier kommt nicht staatlichen Organisationen eine ebensolche Bedeutung zu wie den Organen der Selbstverwaltung in der Gesundheitsversorgung. Ergänzt wurden die politischen Aussagen um die empirischen Befunde der Behandlungsfehlergutachtung durch Ärztekammern und Medizinischen Dienst der

Krankenkassen sowie der Studierendenbefragung. In der Befragung wurden Einstellungen und vorhandenes Wissen zur Patientensicherheit Medizinstudierender unmittelbar vor ihrem Eintritt in ihren praktischen Studienabschnitt ermittelt. Die Vorstellung des Aachener Pilotprojekts „Patienten- und Arzneimitteltherapiesicherheit" in seiner vorläufig aktuellen Konzeption rundet das Bild ab. Sie erfolgte in Bezug auf didaktische Prinzipien der Curriculum-Entwicklung, wonach vorhandene Evaluationsergebnisse bei der Überarbeitung von Lehrplänen zu berücksichtigen sind.

Die Erfassung von kritischen Ereignissen, Fehlern und Schäden im Kontext der medizinischen Behandlung stellt ein bislang nicht gelöstes methodisches Problem dar, wie die Diskussion in internationalen Fachkreisen u.a. zu Patientensicherheit-Indikatoren (PSI)[181] und Fehlermeldesystemen[182] zeigt. Für die Bundesrepublik liegen außer der im Krankenhausreport 2014[183] veröffentlichten Schätzung aktuell wenige Daten vor. Damit Befunde empirisch erhoben, gesammelt und systematisch analysiert werden können, bedarf es der Einführung eines *Nationalen Fehlerregisters*. Neben der politischen Brisanz ist das Fehlen der notwendigen Infrastruktur das größte Hindernis für die Etablierung eines zentralen Datensammelsystems zur Analyse medizinischer Fehler. Bislang fehlt es an einer flächendeckenden Implementierung von Fehlermeldesystemen. Bis dahin ziehen es auch deutsche Fachautoren mehrheitlich vor, die Befunde US-amerikanischer Studien aus dem Bericht des *Institute of Medicine* 2000[184] anstelle der aktuellen Schätzung für die Bundesrepublik zu zitieren. Dabei wurde die Methodik, sowohl der Studie von 2007[185] als auch der aktuellen Schätzung im Krankenhausreport 2014 transparent dargelegt. Die Befunde der Studie des Aktionsbündnisses Patientensicherheit 2007 beruhen auf einem Literatur-Review internationaler Publikationen über die „Häufigkeiten einzelner Ereignisarten (z.B. nosokomiale Infektionen, arzneimittelbedingte unerwünschte Ereignisse, auf Medizinproduk-

---

[181] Vgl. SVR (2007), Kap. 5.2.3 Patientensicherheit-Indikatoren; Schrappe (2010), S. 382-385.
[182] Vgl. Schrappe (2010), S. 378-382.
[183] Vgl. Geraedts (2014).
[184] Vgl. Kohn/ Corrigan/ Donaldson (2000).
[185] Vgl. Schrappe et al. (2007), S. 16f. und Sachverständigenrat (2007), S. 243-245.

te zurückgehende Ereignisse, Stürze und Dekubiti)"[186]. Angesichts der eingeschlossenen Kriterien sowie der von Geraedts angemerkten demografischen und medizintechnischen Entwicklungen müssen sowohl die Schätzung als auch der beschriebene Anstieg der Todesrate im Krankenhaus-Report 2014 als „konservative Näherung" verstanden werden.[187]

Der Ausführung zum vorhandenen Lehrangebot in Patientensicherheit an deutschen medizinischen Fakultäten beruht auf der Recherche in Vorlesungsverzeichnissen, soweit zugänglich, und in den Tagungsbänden der Gesellschaft für medizinische Ausbildung (GMA) und der Fachliteratur. Die Suchbegriffe sind eng um das Thema Patientensicherheit angeordnet und das Feld auf das Studium der Medizin begrenzt. Auch wenn mehr Ausbildungsformate identifiziert werden konnten als in einem jüngeren Übersichtsartikel[188], ist die Aufstellung wahrscheinlich unvollständig, zumal Aspekte der Patientensicherheit möglicherweise unter dem Thema Qualitätsmanagement im Unterricht diverser Fächer anklingen. Damit ist aber dem Ziel, für die Problematik zu sensibilisieren und dessen Wahrnehmung zu verbessern, nicht genüge getan. Die vielfach diskutierte und angestrebte Sicherheitskultur kann nur realisiert werden, wenn die Patientensicherheit explizit und als eigenständiges Fach gelehrt wird. Da derartige Lehrprojekte zurzeit innovativen Charakter haben, ist anzunehmen, dass medizinische Institute, die ein entsprechendes Angebot vorhalten, die Fachwelt unter dem Druck des wissenschaftlichen Wettbewerbs darüber in Kenntnis gesetzt hätten.

Dennoch sollte das Missverhältnis zwischen der eher unterschätzten Häufigkeit kritischer Ereignisse, Fehler und Schäden und dem Vorhandensein von lediglich acht Lehrangeboten an den insgesamt 37 medizinischen Fakultäten der Bundesrepublik offensichtlich geworden sein (siehe Anhang A). Dieses wiegt umso schwerer angesichts der ökonomischen und ethischen Dimension kritischer Ereignisse und Schäden und der Verantwortung gegenüber angehenden Ärzten, die auf eine komplexe, anspruchsvolle und verantwortungsvolle berufliche Tätigkeit vorzubereiten sind.

---

[186] Vgl. Geraedts (2014), S. 7.
[187] Vgl. Schrappe et al. (2007), S. 26; Sachverständigenrat (2007), S. 245; Geraedts (2014), S. 7.
[188] Vgl. Hoffmann/ Siebert/ Euteneier (2015).

Dieser Bedarf an Bildungsmaßnahmen zur Patientensicherheit wurde auf supranationalem Niveau von der Weltgesundheitsorganisation und verschiedenen Gremien der Europäischen Union hinsichtlich Ansatz (im Studium), Reichweite (Lebenslanges Lernen) und Tiefe der Intervention (Fächerspektrum) konkret formuliert. Dieser weitgefasste Anspruch wird dagegen auf nationaler Ebene – zumindest in Deutschland – vom Sachverständigenrat und Gemeinsamen Bundesausschuss auf die Vermittlung spezieller Kenntnisse zur Nutzung von Fehlermeldesystemen begrenzt. Bezeichnend ist, dass nicht-technischen, aber sicherheitsrelevanten Fertigkeiten wie der Kommunikation zwar nicht im Kontext der Patientensicherheit, wohl aber in der Kooperation der Gesundheitsberufe die notwendige Bedeutung beigemessen wird.[189] Der Zusammenhang von Kooperation, Teamfähigkeit, Kommunikation und Patientensicherheit erscheint auch nicht implizit mitgedacht, wenn vom G-BA geforderte Schulungsmaßnahmen konkret auf Fehlermeldesysteme im Rahmen eines Fehlermanagements fokussieren.[190]

Zweifel am politischen Umsetzungswillen erscheinen angesichts der Brisanz des Themas ungerechtfertigt. Woran liegt es dann, dass Pläne zur Etablierung der Patientensicherheit in der Ausbildung von Ärzten kürzer greifen als die Empfehlungen von EU und WHO? Könnte man vielleicht in den damit verbundenen Kosten ein Hindernis erkennen oder sind etwa berufs- und standespolitische Interessen dahinter zu vermuten?

In den Empfehlungen zur fachärztlichen Fortbildung sind die hohen Ansprüche der Bundesärztekammer hinsichtlich der Versorgungsqualität und Patientensicherheit unmissverständlich festgelegt. Diese fanden jedoch bislang keinen Niederschlag in der Ärztlichen Approbationsordnung. Man muss sich Max Webers Zitat über die Zähigkeit politischer Willensbildung und Entscheidungsprozesse vor Augen führen, um zu verstehen, warum diese auch in den Gremien zivilgesellschaftlicher Initiativen zögerlich vorankommen. In den Arbeitsgruppen des Aktionsbündnisses Patientensicherheit beispielsweise finden sich Engagement, Kreativität und professionelle Sachkenntnis vereint. Es scheint, als ob Stereotype und berufliche Interessenkonflikte ein Charakteristikum jeglicher multiprofessioneller Gremien sind. Und selbst bei bestem Einvernehmen fehlt dem zivilgesellschaftlichen Engagement an der Basis die Macht, um

---

[189] Vgl. Sachverständigenrat (2007).
[190] Vgl. Gemeinsamer Bundesausschuss (2014, 2014a-c).

die Realisation des politisch Notwendigen ungebremst vorantreiben zu können.

Dem Bedarf an Ausbildung zur Patientensicherheit, wie er von politischen Institutionen formuliert wird, sind Defizite in der Patientensicherheit gegenüber gestellt. Dazu werden die Befunde der offiziellen Behandlungsfehlerstatistik und einer Befragung von Medizinstudierenden herangezogen, um die Argumentation mithilfe empirischer Befunde zu stützen. Sicherheitsdefizite in der medizinischen Versorgung erhalten einen offiziellen Charakter durch ihre wissenschaftlich fundierte Feststellung im Rahmen der Behandlungsfehlerbegutachtung von Ärztekammern und Krankenkassen. Deshalb werden diese Statistiken in der Diskussion um die Häufigkeit und das Ausmaß von Behandlungsfehlern und Patientenschäden häufig herangezogen. Nicht selten wird von diesen Daten auf die Häufigkeit unerwünschter und kritischer Ereignisse geschlossen. Auf die methodischen Probleme der Erfassung kritischer Ereignisse, Fehler und Schäden im Zusammenhang mit der Gesundheitsversorgung wurde an anderer Stelle hingewiesen. Methodisch zu berücksichtigen ist der Umstand, dass in diesen Statistiken ausschließlich Behandlungsfehler im Sinne der Definition erscheinen und diese wiederum lediglich eine Teilmenge aus der Gesamtheit unerwünschter und kritischer Ereignisse darstellen. Zudem sei noch einmal betont, dass die Begutachtung durch Ärztekammern und MDK nur zwei der vielfältigen Möglichkeiten zur Anerkennung von Behandlungsfehlern sind.

Einen anderen Indikator für Defizite bzw. Bedarf an Ausbildung stellen studentisches Wissen und Einstellungen zur Patientensicherheit dar, wie es in der Befragung erhoben wurde. Die Befunde der Studierendenbefragung sprechen eine deutliche Sprache. Allein der Umstand, Studierenden den Begriff Patientensicherheit nach zehn Semestern Medizinstudium erklären zu müssen, spricht für sich. Die Ergebnisse decken Wissensdefizite bei elementaren Aspekten der Patientensicherheit (z.B. CIRS, Team-Timeout, Patientenidentifikation) auf.

Andere Befunde wie die der Magdeburger Befragung von Studierenden in klinischen Semestern und PJ[191] zeigen, dass die hier vorgestellten Befunde keine Ausnahme darstellen.

---

[191] Vgl. Toennessen/ Swart/ Marx (2013).

Dem entgegengesetzt, quasi positiv begründet, wird der Bedarf an Ausbildung zur Patientensicherheit in der guten Evaluation des Lehrprojekts und seiner Konzeption sowie in dem geäußerten Interesse der Studierenden an begleitenden Bildungsangeboten während ihres Praktischen Jahres. Auch die realistische Selbsteinschätzungen ihrer diesbezüglichen Kompetenzen und der niedrigen Relevanz des Themas im Studium sollten von den Verantwortlichen als Appell aufgefasst werden, die angehenden und jungen Ärzte nicht mit den Problemen der Qualitätssicherung und Patientensicherheit allein zu lassen, sondern sie bestmöglich auf ihre Berufstätigkeit vorzubereiten.

Die Bedarfsanalyse ist der erste Schritt der Curriculum-Entwicklung. Die Diskrepanz zwischen den Häufigkeiten der Fehlerschätzung und dem bestehenden Lehrangebot sollte ausreichende Begründung für die Einführung eines Faches Patientensicherheit in der Ausbildung – nicht nur der Ärzte, sondern aller Gesundheitsberufe – sein. Dabei darf nicht außer Acht gelassen werden, dass mit diesen Zahlen das tatsächliche Problemausmaß tendenziell unterschätzt wird. Der Versuch, diese Tatsache durch den Vergleich mit den statistischen Werten der Behandlungsfehlerbegutachtung zu relativieren bzw. von diesen Quoten ausgehend zu generalisieren, ist nach den Kategorien der Logik als induktiver Fehlschluss zu bezeichnen.

Der einführende Problemaufriss in Form der Gegenüberstellung von Epidemiologie und Lehrangebot wird durch die Darstellung weiterer Aspekte konkretisiert. Die Stellungnahmen auf unterschiedlichen politischen Ebenen belegen einen weitgehenden Konsens über die Notwendigkeit speziell die Patientensicherheit betreffender Bildungsmaßnahmen. Dissens besteht indes in den Vorstellungen über deren Form und Inhalte, die von der Schulung spezifischer Kompetenzen bis zu Ansätzen des lebenslangen Lernens variieren. Man erhält den Eindruck, dass diese Ansprüche umso stärker relativiert werden, je konkreter die Handlungsebene wird. Das mag mit den zu erwartenden Kosten und denkbaren politischen Widerständen zu erklären sein.

In dem Fall besteht möglicherweise ein Wahrnehmungsproblem hinsichtlich der Dimensionen kritischer Ereignisse und ihrer Folgen. Legt man die anerkanntermaßen konservative Schätzung von jährlich 18.800 Todesfällen infolge von Fehlern und vermeidbaren unerwünschten Ereignissen zugrunde, dann entspricht dies der Opferzahl von 20 Flugzeugabstürzen des Typs Airbus 380. Spätestens der zweite Absturz in einem

Jahr würde deutliche Reaktionen in der Öffentlichkeit, den Medien und der Politik mit tiefgreifenden ökonomischen Folgen für die betreffende Branche hervorrufen. Die Frage nach der Sicherheit würde ernsthaft gestellt und politischer Handlungsbedarf dringend eingefordert werden. Dagegen ist jeder Patientenschaden die Tragödie eines Einzelfalls, die sich in den Kliniken, Praxen und der häuslichen Versorgung täglich zuträgt. Obwohl die Opferzahlen und Kosten von Patientenschäden für Schmerzensgeld, Schadensersatz sowie unter Umständen langwierige Heilbehandlung, Rehabilitation und Pflege die einer Katastrophe um das Vielfache übersteigen, werden sie nicht als solche wahrgenommen.

Deshalb ist die Sensibilisierung des Fachpersonals für das Problem der Patientensicherheit eine der vordringlichsten Aufgaben jeglichen Bildungsansatzes. Allein aus diesem Grund können Einwände gegen Bildungsinitiativen zur Patientensicherheit in Medizinstudium und Berufsausbildung nicht gelten gelassen werden. Abgesehen von der Akzeptanz dieses Punktes in den politischen Stellungnahmen, wäre die Vernachlässigung der Bildung nicht mit der auf breitem Konsens beruhenden Zielsetzung einer neuen Sicherheitskultur in Einklang zu bringen. Als Konsequenz aus diesem gesundheitspolitischen Ziel ergibt sich ein weiter reichender Bildungsanspruch.

Eine Kultur braucht Kulturträger – Menschen, die in diesem Fall das Wissen, die Werte, Normen und Verhaltensweisen sicheren Handelns verinnerlicht haben und sie an andere weitergeben. Diese Voraussetzungen für das gemeinsame Handeln in Gesellschaften werden über aufwendige und langwierige Prozesse der Sozialisation bzw. Enkulturation über die gesamte Lebensspanne hinweg erlangt. Interventionen zu ihrer Vermittlung müssen folglich früh in der Biografie eines Menschen einsetzen. Werden die zu tradierenden Inhalte in den frühen Phasen der Sozialisation in Elternhaus, Schule und beruflicher Ausbildung vermittelt, so sind sie in späteren Lebensphasen eigenverantwortlich zu erwerben. Berufliche Bildung als eine Instanz der Sozialisation sollte demzufolge geeignet sein, Heranwachsende und Berufsanfänger in die Lage zu versetzen, diese Prozesse als Erwachsene und professionelle Berufsangehörige selbst und eigenverantwortlich zu gestalten.

Wenn eine neue Sicherheitskultur in der Gesundheitsversorgung etabliert werden soll, müssen entsprechende Bildungskonzepte folglich frühestmöglich in der beruflichen Ausbildung bzw. dem Studium ansetzen und dürfen nicht der Fortbildung vorbehalten sein. Unbestritten sind Bildungsinitiativen nur ein Zugang unter vielen auf dem Weg zu einer neuen Sicherheitskultur, da Lernen nicht nur in den Bildungseinrichtungen stattfindet, wie die Ansätze des problemorientierten Lernens, des lebenslangen Lernens und des Lernens in Organisationen postulieren.

Zum Abschluss dieses Kapitels soll die erste Fragstellung dieser Arbeit nach dem Bedarf an einem Lehrkonzept zur Patientensicherheit in der medizinischen Ausbildung beantwortet werden.

Die angeführten Argumente – Epidemiologie, Lehrangebote, Stellungnahmen, Behandlungsfehlerbegutachtung, Studierendenwissen – und die hier dargelegten Zusammenhänge begründen den Bedarf an Lehrkonzepten zur Patientensicherheit in der medizinischen Aus-, Weiter- und Fortbildung aller Gesundheitsberufe. Bildungsmaßnahmen, die auf die Vermittlung speziellen Wissens und Fertigkeiten als Vorbereitung auf bestimmte Aspekte der beruflichen Tätigkeit fokussieren, sind lediglich dazu geeignet, bestehende Defizite auszugleichen.

Das weitgesteckte Ziel einer erneuerten Sicherheitskultur hat Bildungsansätze zur Voraussetzung, die wie der Kulturbegriff mehr beinhalten als „*technical* and *non-technical Skills*". Kulturelle Werte, Orientierungen, Verhaltensweisen und Normen[192] vermitteln sich über den lebenslangen Prozess der Sozialisation. Interventionen dieser Art haben früh in der Bildung und beruflichen Ausbildung eines Menschen einzusetzen. Ein Fach Patientensicherheit mit dem Ziel, mittelfristig eine Sicherheitskultur in der Gesundheitsversorgung zu etablieren, gehört folglich in das Medizinstudium und die berufliche Ausbildung der anderen Gesundheitsberufe. Da sich Mensch und Welt in ständigem Wandel befinden, ist der Sozialisationsprozess bis zum Lebensende nicht abgeschlossen. Lebenslanges Lernen ist somit kein Bildungsideal, sondern unausweichliche Lebensrealität. Da der medizinische Handlungsrahmen in besonderem Maße von Tendenzen des Wandels betroffen ist (siehe Kap. C.4), ist es genauso unumgänglich, das Fach Patientensicherheit in der medizinischen Weiter- und Fortbildung zu implementieren.

---

[192] Vgl. Fuchs (1988): Kultur, verstanden als die Gesamtheit aller Verhaltenskonfigurationen einer Gesellschaft, die in Form von Wertvorstellungen, Orientierungen, Symbolen und Produkten an andere (Nachfolgende und Hinzukommende) weitergeben werden.

Zu Bedarf und Ausgestaltung derartiger Lernangebote geben die Ergebnisse der Studierendenbefragung sowohl hinsichtlich der offengelegten Defizite als auch des geäußerten Interesses wichtige Hinweise. Der bisherigen Marginalisierung des Faches Patientensicherheit, die in der geringen Anzahl und Umfang der vorhandenen Lehrangebote zum Ausdruck kommt, ist mit der Festschreibung des Themas in der Pflichtlehre zu begegnen. Auf diese Weise wären nicht nur Durchführung, Stundenkontingent, Inhalte, Teilnahme und Prüfungsmodalitäten verbindlich geregelt, sondern auch die Finanzierung. Anstatt des hohen persönlichen Engagements, mit dem Dozenten diese Kompromisslösungen der ein- bis sechsstündigen Kurse teuer erkaufen, erhielten sie die ihnen zustehende Anerkennung und Sicherheit zur Fortentwicklung ihres Lehrprojekts.

Der nächste Schritt zur Ermittlung des Bedarfs ist die Bedingungsanalyse im folgenden Kapitel. Hier geht es jedoch nicht um die Frage nach der Notwendigkeit an Patientensicherheit-Ausbildung, sondern um deren Ausgestaltung. Damit die Bildungsinhalte für das Fach Patientensicherheit bestimmt werden können, wird das Tätigkeitsfeld analysiert, auf das die Bildungsmaßnahmen vorbereiten sollen. Die ärztliche Tätigkeit ist tief eingebunden in verfassungsrechtlichen Grundlagen des Sozialstaates und des Sozialversicherungssystems als dessen Ausprägung. Hier stehen Ärztinnen und Ärzte in höchst unterschiedlichen Versorgungsformen in Interaktion mit den Patienten. Die Gesetzesvorgaben zur ärztlichen Ausbildung bestimmen die Rahmenbedingungen für die Lehre. Ein Ausblick auf den absehbaren Wandel in Gesellschaft und Medizin vermittelt einen Eindruck zukünftiger Herausforderungen und Aufgaben.

C Bedingungsanalyse: Medizinische Versorgung und Ausbildung in Deutschland

Anhand der vorhergehenden Bedarfsanalyse konnte nachgewiesen werden, dass die Notwendigkeit eines Lehrangebots Patientensicherheit für die medizinischen Berufe besteht. Darüber hinaus haben die Studierendenbefragungen in Marburg und Aachen explizit den Ausbildungsbedarf für angehende Mediziner aufgezeigt.

Da jedes Lehrkonzept den Ansprüchen auf Realisierbarkeit, berufliche Propädeutik und Praxisbezug entsprechen sollte, besteht der nächste notwendige Schritt in der Herausarbeitung des jeweiligen Kontextes, in dem Ausbildung und Berufsausübung stattfinden. Diese Bedingungsanalyse bildet die Basis für jedwede didaktische und methodische Entscheidung: Auf der Grundlage der gewonnenen Ergebnisse werden prospektive Lernziele in Bezug auf das berufliche Tätigkeitsfeld angehender Mediziner legitimiert und die Methodenwahl zur Vermittlung der Bildungsinhalte begründet.[1]

Der Vorgang der Curriculum-Entwicklung beinhaltet die Identifikation notwendiger Qualifikationen und deren Übersetzung in geeignete Bildungsinhalte. Der Zweck von *Curricula* besteht in der objektiven Begründung von Ausbildungszielen jenseits politischer Instrumentalisierung (Legitimierung), der Übertragung der Lernziele in didaktisch geeignete Bildungsinhalte (Operationalisierung) sowie der Kommunikation unter allen Beteiligten.[2] Mit der Verwendung des Curriculumbegriffs in dieser Darstellung soll die lehr- und lerntheoretische Fundierung des Konzepts sowie die erziehungswissenschaftliche Systematik bei dessen Entwicklung betont werden.

Da das Medizinstudium im Wesentlichen an den Erfordernissen der stationären Versorgung orientiert ist und das Krankenhaus die wichtigste Ausbildungsstätte darstellt,[3] werden zunächst die Umstände betrachtet, unter denen der ärztliche Beruf ausgeübt wird. Die Beschreibung des

---

[1] Vgl. Sloane (2003), S. 2f.
[2] Vgl. Böhm (2000), S. 118; Riedel (2012), S. 298; Sloane (2003), S. 2-4. Die Abgrenzung zum Lehrplan als explizite Aufzählung von Unterrichtsinhalten ist aufgrund des historischen Diskurses in der Erziehungswissenschaft nicht unbestritten.
[3] Vgl. Busse/ Blümel/ Ognyanova (2013), S. 26 und 171; Fritze (2014), S. 65.

ärztlichen Handlungsrahmens setzt an der verfassungsrechtlichen Grundlegung des Sozialstaates an, die im Solidaritätsprinzip ihre konkrete Ausprägung findet. Mit der Beschreibung dieser möglicherweise als bekannt vorauszusetzenden Zusammenhänge soll der ursprüngliche gesellschaftliche Konsens vor dem Hintergrund eines umfassenden Wandels in Erinnerung gerufen werden. Denn die veränderten gesellschaftlichen, gesundheitspolitischen und gesundheitsökonomischen Zielsetzungen betreffen diese sozialstaatlichen Grundsatzungen und wirken so in das ärztliche Tätigkeitsfeld hinein. Die absehbar noch nicht abgeschlossene Umgestaltung des ärztlichen Handlungsrahmens betrifft unter anderem ökonomische Anreizsysteme, Qualitätsvorgaben, Patientenpartizipation und die Sektorengrenzen der bislang traditionellen Versorgungsbereiche, weswegen eine formale Darstellung der ärztlichen Stellung in der Gesundheitsversorgung zielführend erscheint. Diese wird in den anschließenden Erörterungen über das therapeutische Verhältnis konkretisiert, in welches, wie in alle sozialen Beziehungen, Aspekte von Autonomie, Rolle und Macht hineinspielen. Vor dem Hintergrund des Paradigmenwechsels in der Gesundheitsversorgung resultieren hieraus klare Implikationen für die Versorgungsqualität und folglich die Formulierung von Lernzielen und Bestimmung von Bildungsinhalten für ein Lehrkonzept zur Patientensicherheit.

Die anschließende Betrachtung der Aus-, Fort- und Weiterbildung von Medizinern in Deutschland dient der Bestimmung der Bedingungen, unter denen Lehre und Lernen stattfindet. Diese Befunde werden maßgeblich für die methodische Gestaltung des Lehrprojekts sein. Da für die Erarbeitung von Curricula Entwicklungen in der Lebens- bzw. Arbeitswelt prospektiv zu berücksichtigen sind, gilt der letzte Abschnitt dieses Kapitels den Dimensionen des Wandels, dem das System der Gesundheitsversorgung gegenwärtig unterworfen ist. Ein Fazit rundet dieses Kapitel ab, die Ergebnisse werden aber erst in den Kapiteln F und G für die didaktischen und methodischen Entscheidungen aufgegriffen. Bei alledem werden sich die Ausführungen auf die relevanten Aspekte ärztlicher Bildung und ärztlichen Handelns sowie Versorgungsqualität und Patientensicherheit beschränken.

1 Bedingungen und Praxis der medizinischen Versorgung in Deutschland

In den westlichen Industriegesellschaften kommt der Sozialstaatlichkeit und insbesondere der Gesundheitsversorgung eine herausragende Bedeutung zu. Abgesehen von ihrer gesellschaftlich-integrativen Funktion kommt der Gesundheitsversorgung diese Bedeutung gerade in den vergangenen dreißig Jahren aufgrund der Dynamik des wissenschaftlich-technischen Fortschritts sowie der Ausdifferenzierung zu einem hoch qualifizierten Dienstleitungssektor zu.[4] Inzwischen zählt die *Gesundheitswirtschaft* zu einem der wichtigsten deutschen Wirtschaftsfaktoren.[5]

Das deutsche Gesundheitswesen stellt gleichzeitig das Tätigkeitsfeld dar, für das ausgebildet wird, wie auch den institutionellen Rahmen, in dem ausgebildet wird. Ärzte und Ärztinnen nehmen in diesem System eine herausgehobene Stellung aufgrund des professionellen Status ihres Berufsstandes, einer umfassenden Institutionalisierung ihrer Ausbildung und Berufsausübung sowie des gesetzlich geschützten Behandlungsmonopols ein. Weitere Kennzeichen der ärztlichen Berufsausübung sind das an speziellen Hochschulen erworbene und systematisch fortentwickelte Expertenwissen, die kollegiale Eigenkontrolle sowie das hohe Maß beruflicher Autonomie und ein per se zugestandenes hohes Sozialprestige. Dieser institutionelle Status wird mit der gesellschaftlichen Bedeutung dieses Berufsstandes für die Gesundheitsversorgung der Bevölkerung (gesellschaftliches Mandat) gerechtfertigt. Studierende der Medizin sollen durch ihre Ausbildung auf diese ärztliche Rolle und Position vorbereitet werden.[6]

---

[4] Vgl. Schwartz/ Schneider/ Klein-Lange (2012), S. 304f.
[5] So hat sich die Gesundheitsökonomie zu einer eigenen wissenschaftlichen Disziplin herausgebildet, die Elemente der Volkswirtschaftslehre und Gesundheitswissenschaften in sich vereinigt. Auf den Internetseiten des Bundesministeriums für Gesundheit wird die Bedeutung der Gesundheitswirtschaft mit Verweis auf die ökonomischen Zuwächse hervorgehoben. Aktuelle Studien analysieren die Entwicklungen auf dem Gesundheitsmarkt u.a. hinsichtlich „Krankheitskosten, Wettbewerbsfähigkeit und Beschäftigung". Vgl. Bundesministerium für Wirtschaft (2011) und (2015).
[6] Vgl. Siegrist (2005), S. 226; Schwartz/ Schneider/ Klein-Lange (2012), S. 305f.

1.1 Verfassungsrechtliche Grundlagen des Sozialstaates

Mit dem Artikel 20 des Grundgesetzes (GG) wurde 1949 die staatsrechtliche Grundordnung der Bundesrepublik Deutschland festgelegt. Unveränderliche Verfassungsprinzipien dieses Staates sind die Demokratie, die Bundesstaatlichkeit, das republikanische Prinzip und das Sozialstaatsprinzip. Im Artikel 20, Absatz 1 des Grundgesetzes heißt es: „Die Bundesrepublik Deutschland ist ein demokratischer und sozialer Bundesstaat."[7] Gemeinsam mit dem Artikel 1 GG (Menschenwürde) sind diese Prinzipien durch die sogenannte Ewigkeitsklausel im Artikel 79, Absatz 3 GG unabdingbar vor Änderungen der bundesrepublikanischen Verfassung geschützt, bilden also die fundamentalen Normen dieses Staates.

Welche Aufgaben und Kompetenzen dem Bund und den Ländern bei der Ausgestaltung des Sozialstaatsprinzips zukommen bzw. eingeräumt werden, regeln der Artikel 28, Absatz 2[8] und mit Blick auf die Gesundheitsversorgung insbesondere die Absätze 19 und 19a des Artikels 74 GG[9]. Zwar wird im Gesetzestext der Begriff der „Daseinsvorsorge" explizit vermieden und stattdessen mit der Formel „alle Angelegenheiten der örtlichen Gemeinschaft" umschrieben, doch garantiert der Artikel 28, Absatz 2 GG den Kommunen ausdrücklich das Recht, „alle Angelegenheiten der örtlichen Gemeinschaft", d.h. Güter und Dienstleistungen, an denen ein allgemeines öffentliches Interesse besteht, in Selbstverwaltung zu bestimmen und zu regeln. Damit ist konkret die öffentliche Bereitstellung von Gütern und Leistungen gemeint, die für ein menschliches Dasein als notwendig erachtet werden, wobei es nicht pauschal um eine alle Bedürfnisse abdeckende Rundumversorgung geht, sondern um eine infrastrukturelle Grundversorgung. Auf dieser Basis sollten ursprünglich Versorgungsrisiken in der arbeitsteiligen Gesellschaft abgesichert und nach 1945 die soziale Teilhabe der Bürger gewährleistet werden.

Das Konzept einer „erweiterten Eingriffsverwaltung" kam im Zuge der Industrialisierung auf, als große Bevölkerungsanteile ihre relativ gesicherte ländliche Existenzgrundlagen verließen, um in den Wirtschaftszentren, angewiesen auf fremde Werk- und Wohnstatt, ihren Lebensunterhalt

---

[7] Art. 20 GG: Staatsstrukturprinzipien, Abschnitt II: Der Bund und die Länder.
[8] Art. 28, Abs. 2 GG: Gewährleistung der kommunalen Selbstverwaltung, Abschnitt II: Der Bund und die Länder.
[9] Art. 74 GG: Gegenstände der konkurrierenden Gesetzgebung, Abschnitt VII: Die Gesetzgebung des Bundes.

zu bestreiten. Mit der Urbanisierung kamen auf die Kommunen neue administrative, exekutive und strukturelle Aufgaben zu, wie beispielsweise die Regelung der öffentlichen Gesundheitsfürsorge zur Abwehr von Epidemien.[10]

Nach heutigem Verständnis bezeichnet der Begriff der „Daseinsvorsorge":

> „(...) alle auf die Schaffung von Infrastrukturen gerichtete Tätigkeit der öffentlichen Hand zur Verbesserung der Situation der Gesellschaft oder als Teil der staatlichen Wohlfahrtspflege, wobei der Staat für den Bürger sorge, indem er ihm die dem jeweiligen Stand der Zivilisation entsprechenden Güter und Dienstleistungen zur Verfügung stelle."[11]

Zur Übernahme dieser sozialen Verantwortung und Absicherung ihrer Bürger bezog die Bundesregierung der 14. Legislaturperiode aus SPD und Bündnis 90/Die Grünen 2001 ausführlich Stellung.[12] In ihrer Antwort auf die Große Anfrage von FDP-Abgeordneten und ihrer Fraktion „Daseinsvorsorge in der Sozialen Marktwirtschaft"[13] sieht die Bundesregierung ihre Aufgabe in der Schaffung „ordnungspolitischer Rahmenbedingungen" zur Förderung wirtschaftlicher Aktivitäten einerseits und der Unterstützung sozial Schwächerer, „wo es die Solidarität (...) erfordert", andererseits.[14] Vor dem Wandel von Wirtschaft und Gesellschaft sollen politische Maßnahmen auf die Herstellung „einer neuen Balance zwischen der Eigenverantwortung jedes Einzelnen und dem Gemeinsinn in einer sozialen und ökologischen Wirtschaft" abzielen, wobei „den Bürgerinnen und Bürgern die notwendige Sicherheit im Wandel vermittelt" werden soll.[15] Im Weiteren definiert die damalige Bundesregierung den Begriff der Daseinsvorsorge in der Sozialen Marktwirtschaft:

> „Die Bundesregierung sieht in der Daseinsvorsorge die Erbringung von markt- oder nicht-marktbezogenen Leistungen wirtschafts-, gesellschafts-,

---

[10] Vgl. Forsthoff (1971), S. 61-81, insbes. S. 74-77; Nipperdey (1995), S. 161; Heinrich Böll Stiftung (o.J.). Ernst Forsthoff prägte den Begriff der Daseinsvorsorge in seiner 1938 erschienenen staatsrechtlichen Schrift „Die Verwaltung als Leistungsträger" in Auseinandersetzung mit der gültigen Verwaltungsdoktrin der Eingriffsverwaltung.
[11] Franz (2005), S. 12.
[12] Vgl. Bundesregierung (2001).
[13] Vgl. FDP-Fraktion(2001).
[14] Vgl. Bundesregierung (2001), S. 2.
[15] Bundesregierung (2001), S. 3.

sozial- oder kulturpolitischer Art, die bei Bedarf mit staatlichen Mitteln erfolgt. Leistungen der Daseinsvorsorge erfassen wesentliche Bereiche der Grundversorgung. Sie werden im Interesse der Allgemeinheit erbracht und von staatlicher Seite mit spezifischen Gemeinwohlverpflichtungen verknüpft, wenn unter Marktbedingungen keine ausreichende Versorgung gesichert ist."[16]

Welche Bereiche in der Gesundheitsversorgung als „wesentlich" erachtet werden, ist im Artikel 74 (GG) zur konkurrierenden Gesetzgebung festgehalten: Bei der Zulassung zu ärztlichen und anderen Heilberufen oder zum Heilgewerbe (Absatz 19) und der wirtschaftlichen Sicherung der Krankenhäuser (Artikel 19a) wird dem Bund ausdrücklich das Gesetzgebungsrecht vor den Ländern eingeräumt.[17]

Aus dem Staatsstrukturprinzip der Sozialstaatlichkeit und den Ausführungen zur kommunalen Selbstverwaltung (Artikel 28, Absatz 2 GG) sowie der Gesetzgebung des Bundes (Artikel 74, Absätze 19 und 19a GG) mit der Implikation der Daseinsvorsorge geht hervor, dass dem Staat eine sozialpolitische Gestaltungspflicht obliegt, wo andere gesellschaftliche oder ökonomische Kräfte keine sozial verträgliche Lösung zu erzeugen vermögen.[18]

Die Sicherstellung der Gesundheitsversorgung erstreckt sich, wie hier herausgestellt, auf das finanzielle Fundament des Krankenhauswesens und die Steuerung – sowohl der Zulassung zu sowie der Ausgestaltung der – medizinischen und heilberuflichen Ausbildungsgänge. Diese quasi hoheitliche Aufgabe beinhaltet die Gewährleistung der Qualität in der Gesundheitsversorgung, indem die Funktion der Strukturen nicht nur materiell-monetär ermöglicht wird, sondern auch funktional durch die Regelung der Zugangsvoraussetzungen für die Berufstätigkeit in diesem System.

Was diese Ausführungen zur sozialen Verfassung der Bundesrepublik verdeutlichen sollen: Der Schutz vor vermeidbaren gesundheitlichen Be-

---

[16] Bundesregierung (2001), S. 4.
[17] Laut Grundgesetz sind die Länder für die Gesetzgebung zuständig. Abweichend von dieser Regel wird im Artikel 78 (GG) „konkurrierende Gesetzgebung" dem Bund in bestimmten Bereichen (Absätze 1 bis 14) ausdrücklich das Recht zugestanden, Landesrecht außer Kraft zu setzen.
[18] Vgl. Obst (2009), S. 924 ff.; vgl. auch Bundesregierung (2001), S. 6, Pkt. 5 „Subsidiaritätsprinzip".

C Bedingungsanalyse 135

einträchtigungen im Zusammenhang mit der Behandlung im institutionellen Rahmen dieser Gesundheitsversorgung – sei es durch Fahrlässigkeit, Organisationsverschulden oder Behandlungsfehler – und somit die Etablierung einer effektiven Sicherheitskultur im Gesundheitswesen ist ein rechtsstaatliches Anliegen.

Die Nennung der Art. 1 und 3 des Grundgesetzes – der Unantastbarkeit der menschlichen Würde und des Rechtes auf Leben und körperliche Unverletzlichkeit – unterstreicht diesen Anspruch, der durch das am 26. Februar 2013 in Kraft getretene sogenannte Patientenrechtegesetz[19] erneut bestätigt wird.

1.2 Sozialversicherungen – Solidarität als gesellschaftlicher Konsens

Das Sozialstaatsprinzip findet seine Ausprägung im Sozialversicherungsmodell, auf dessen Grundlage das deutsche Gesundheitssystem aufbaut. Dieses Modell weist in seinen historisch gewachsenen Grundsätzen und Strukturen Besonderheiten auf, welche die gesundheitspolitische Steuerung auf einen Kurs zwischen notwendigen Innovationen und bestehendem gesellschaftlichen Konsens festlegen: Einerseits mag der gesellschaftliche, politische und ökonomische Wandel die Anpassung des in seinen Grundzügen seit 130 Jahren bestehenden Sozialversicherungssystems[20] erfordern, andererseits stellt die Sozialstaatlichkeit, die bis dahin konsequent bis in die Gesetzgebung und (Ausbildungs-)Verordnungen hinein ihre Umsetzung findet, ein teuer errungenes und wertvolles Kollektivgut dar.[21]

Zentral bleibt die Absicherung sozialer Risiken unter den leitenden Prinzipien der *Solidarität*[22] *und Subsidiarität*[23] und damit der normative Wert

---

[19] Gesetz zur Verbesserung der Rechte von Patientinnen und Patienten.
[20] Einführung der Krankenversicherung als erste der Sozialversicherungen („Gesetz betreffend die Krankenversicherung der Arbeiter" vom 15. Juni 1883) unter dem damaligen Reichskanzler Otto von Bismarck. Es folgten das „Unfallversicherungsgesetz vom 6. Juli 1884 und das „Gesetz betreffend die Invaliditäts- und Altersversicherung" vom 22. Juni 1889 (Rentenversicherung).
[21] Insbesondere die Begriffe „Gerechtigkeit" und „Solidarität" sind sowohl die Bezeichnungen für die das Sozialversicherungssystem leitenden Prinzipien als auch Parolen in den politischen Auseinandersetzungen um die Ausgestaltung von Gesundheitsreformen.
[22] *Solidarität*, naturrechtlich abgeleitete Haltung der Verbundenheit im Verhältnis von Individuum und Gemeinschaft mit den Zielen der Verfolgung gemein-

der Sicherheit, und zwar auch hinsichtlich der Versorgungsqualität. Diese Eigenheiten kennzeichnen den Rahmen für das therapeutische Verhältnis zwischen Arzt und Patient.

Die Gesetzgebungskompetenz im Gesundheitswesen ist zwischen Bund und Ländern aufgeteilt. Bundesgesetze sind z.b. die Sozialgesetzbücher, die Bundesärzteordnung und die Approbationsordnung für Ärzte (ÄApprO), das Arzneimittel- und Medizinproduktgesetz oder mit ebenso verbindlichem Charakter die Richtlinien des Gemeinsamen Bundesausschusses und der Bundesmantelvertrag Ärzte.[24] Neben Bestimmungen für die ambulante und stationäre Versorgung sei hier nur beispielhaft auf die Arznei-, Heil- und Hilfsmittel, die Krankengeldzuzahlungen und die häusliche Krankenpflege verwiesen. Erbracht werden diese Leistungen in Ausgestaltung des *Subsidiaritätsprinzips* von privaten Anbietern und Organisationen in öffentlicher oder freier Trägerschaft, wie z.B. den freien Wohlfahrtsverbänden (Caritas, Deutsches Rotes Kreuz usw.). Gesetzliche Bestimmungen bzw. Rechtsnormen mit gesetzlicher Verbindlichkeit auf der Landesebene sind u. a. das Gesetz über den öffentlichen Gesundheitsdienst, die Ausbildungs- und Prüfungsverordnungen für die Krankenpflege, die Landesverordnungen für die Ausübung der Pflegehilfe oder die Satzungen der Kranken- und Pflegekassen. Eine weitere Besonderheit des deutschen Gesundheitssystems besteht in der Simultanität von gesetzlichen und privaten Krankenkassen zur Absicherung krankheitsbedingter Risiken.

So werden die rechtlichen Bestimmungen für die gesetzliche Krankenversicherung (GKV) insbesondere im fünften Sozialgesetzbuch (SGB V) ausgeführt, während das Versicherungsvertragsgesetz (VVG) die Rechtsgrundlage für die privaten Krankenversicherungen (PKV) darstellt.[25] Weitere Unterschiede betreffen z.B. die Finanzierungsgrundlagen, die

---

samer Werte und Interessen sowie der gegenseitigen Hilfe und Unterstützung. Vgl. Brockhaus (1993), Bd. 21, S. 395f.

[23] *Subsidiarität*, naturrechtlich abgeleitetes föderales Hilfsprinzip, wonach übergeordnete Gemeinschaften die Wirkungsmöglichkeiten der kleineren (Gemeinde, Familie) anerkennen und nur dann unterstützend eingreifen, wenn diese ihre Aufgaben nicht erfüllen können, ohne aber diese zu ersetzen. Vgl. Brockhaus (1993), Bd. 20, S. 428f.

[24] Vgl. Busse/ Blümel/ Ognyanova (2013), S. 7

[25] Vgl. Passon et al. (2013), S. 115. Weitere Rechtsgrundlagen der PKV: Bürgerliches Gesetzbuch.

vertragliche Ausgestaltung und den Umfang von Gesundheitsleistungen im Krankheitsfall.

Die Träger der gesetzlichen Krankenversicherungen sind die Krankenkassen. Als Körperschaften des öffentlichen Rechts sind sie organisatorisch und finanziell unabhängig (*Selbstverwaltungsprinzip*), unterliegen aber der staatlichen Aufsicht durch die Länder und das Bundesversicherungsamt.[26] Zum 1. Juli 2015 betrug der Anteil der Versicherten in den gesetzlichen Krankenkassen 86,3% der Bevölkerung und derjenige der vollversicherten Mitglieder in einer Privaten Krankenkasse 10,5%.[27]

Die Mitgliedschaft in einer Krankenkasse wird über die *Versicherungspflichtgrenze*[28] bestimmt, die bis zum Jahr 2003 mit der *Beitragsbemessungsgrenze*[29] identisch war. Arbeiter und Angestellte, deren Bruttojahreseinkommen im Jahr 2015 die Summe von 54.900 Euro nicht überschreitet, sind gesetzlich zur Mitgliedschaft in einer gesetzlichen Krankenversicherung (GKV) verpflichtet; Arbeitnehmer und öffentlich Bedienstete mit einem höheren Einkommen sowie Selbstständige haben die Wahl, sich in einer privaten oder freiwillig in einer gesetzlichen Krankenkasse versichern zu lassen.[30] Die Versicherungspflichtgrenze stellt somit die Marktgrenze zwischen der Mitgliedschaft in einer gesetzlichen

---

[26] Vgl. Busse/ Blümel/ Ognyanova (2013), S. 38 und 92; Passon et al. (2013), S. 107; Rau (2014), S. 42.
[27] Vgl. Destatis (2015). Wohnbevölkerung in Deutschland zum 30.06.2013 auf der Grundlage der fortgeschriebenen Ergebnisse des Zensus von 2011: 80.925 Millionen. Zu dem Zeitpunkt laut Gesundheitsberichterstattung des Bundes in der GKV versichert: 69.854.922 Personen einschließlich mitversicherter Familienangehöriger und Rentner, davon 8.773.888 freiwillig versichert; vollversicherte PKV-Mitglieder: 8.890.100. Vgl. Gesundheitsberichterstattung des Bundes (2015), (2015a).
[28] *Versicherungspflichtgrenze,* auch *Jahresarbeitsentgeltgrenze (JAEG)*, gem. § 68, Abs. 2 SGB VI die Sozialversicherungsrechengröße zur Bestimmung, ab welchem jährlichen Bruttoentgelt die Sozialversicherungspflicht entfällt.
[29] *Beitragsbemessungsgrenze* gem. § 6, Abs. 6 und 7 SGB V eine Sozialversicherungsrechengröße entsprechend dem Bruttolohnbetrag, von dem maximal Beiträge zur Sozialversicherung anteilig erhoben werden. Bis zu diesem Bruttoeinkommen werden maximal Beiträge in der gesetzlichen Krankenversicherung berechnet, darüber hinausgehende Beträge werden nicht weiter berücksichtigt.
[30] Vgl. Busse/ Blümel/ Ognyanova (2013), S. 116; Rau (2014), S. 38f.; Klever-Deichert et al. (2013), S. 77-79; Fritz (2014), S. 47.

oder privaten Krankenversicherung dar. Der Kreis der Versicherungsnehmer in den gesetzlichen Krankenkassen umschließt die genannten pflichtversicherten Arbeitnehmer, Rentner, mitversicherte Familienangehörige und freiwillig in der GKV Versicherte[31]. Seit dem 01. November 1996 steht ihnen das Recht auf die freie Wahl einer gesetzlichen Krankenkasse zu.[32]

Mit dem GKV-Wettbewerbsstärkungsgesetz (GKV-WSG) wurde zum 1. April 2007 eine Allgemeine Krankenversicherungspflicht mit dem Zweck eingeführt, alle in Deutschland wohnhaften Personen, für den Krankheitsfall abzusichern.[33] Eine Reihe von Sonderregelungen[34] soll Personen, die keine anderweitigen Ansprüche haben, den Zugang bzw. die Rückkehr in eine Krankenversicherung ermöglichen, z.B. wenn ein Versicherungsschutz durch ausgebliebene Beitragszahlungen erloschen

---

[31] Die entsprechenden sozialrechtlichen Bestimmungen finden sich in den Paragrafen 5 bis 10, SGB V.

[32] Bis dahin war die Versicherungspflichtgrenze zudem verbunden mit der Zuweisung von Arbeitern zu einer Allgemeinen Ortskrankenkasse (AOK) und Angestellten zu einer der Ersatzkassen. Durch diese Ungleichverteilung gesundheitlicher Risiken waren die Allgemeinen Ortskrankenkassen besonders belastet. Durch das „Beitragsentlastungsgesetz" wurde zum 01.11.1996 der Kontrahierungszwang auf alle gesetzlichen Krankenversicherungen ausgeweitet, womit sie auch zur Aufnahme von Personen mit „schlechten Versicherungsrisiken" verpflichtet wurden. Gleichzeitig diente das Gesetz der Förderung des Wettbewerbs zwischen den gesetzlichen Krankenversicherungen, die inzwischen eigene Profile hinsichtlich der Beitragssätze, des Services und Gesundheitsförderungsprogramme entwickelt haben.

[33] Vgl. Klever-Deichert et al. (2013), S. 75f.; Busse/ Blümel/ Ognyanova (2013), S. 117.

[34] Die Zuordnung zu einer gesetzlichen oder privaten Krankenversicherung erfolgt auf der Berechnung des aktuellen Jahresarbeitsentgelts, der aktuell ausgeübten beruflichen Tätigkeit oder eines früheren Versicherungsverhältnisses. Berechnungszeiträume für rückwirkende Forderung bei verspäteter Anmeldung gelten für die GKV seit dem 01.04.2007, für die PKV seit dem 01.01.2009. Damit die dadurch drohende Verschuldung sozial verträglich gehalten wird, hat die Bundesregierung zum 01.08.2013 ein Beitragsschuldengesetz mit Übergangsregelungen, Klauseln für den Schuldenerlass und Zinssenkungen erlassen. Zu den Sonderregelungen gehört ebenfalls die Einführung eines PKV-Basistarifs auf Beitrags- und Leistungsniveau der gesetzlichen Krankenkassen. Vgl. Verbraucherportal (o.J.); Bundesministerium für Gesundheit (2014); Sozialgesetzbuch V, §§ 5-10.

ist. In der Folge ist die Zahl der nicht krankenversicherten Personen auf 137.000 im Jahr 2011 abgesunken.[35] Diese politische Maßnahme kann im o.g. Sinne als Antwort auf die veränderten Bedingungen auf dem Arbeitsmarkt einerseits und dem Streben nach solidarischer Absicherung sozialer Risiken andererseits gedeutet werden.

Gesetzlich Versicherte entrichten Pflichtbeiträge in ein Umlagesystem. Bis zum 1. Juli 2005 trugen Arbeitgeber und Arbeitnehmer die Entrichtung der Sozialbeiträge in *paritätischer Finanzierung* anteilig zu je gleichen Anteilen. Da sich der Arbeitgeberanteil zur Sozialversicherung als indirekte Lohnkosten auf dessen Arbeitskosten auswirkt, wurde dieses für das Sozialversicherungsmodell grundlegende Prinzip zugunsten der Wettbewerbssituation deutscher Unternehmen im Zuge einer Verbesserung der Arbeitsmarktsituation aufgegeben. Bei gleichzeitiger Festsetzung des Arbeitgeberanteils auf 7,3 % und der Einführung eines zusätzlichen Sonderbeitrags von 0,9%[36] sowie das Zugeständnis an die Krankenkassen, Zusatzbeiträge bis zu 2% des Bruttoarbeitseinkommens zu erheben, hat sich die Lastenverteilung zu Ungunsten der Arbeitnehmer verlagert.[37] Das Beispiel der paritätischen Finanzierung zeigt, wie die Kostenentwicklung in der Gesundheitsversorgung und marktpolitische Gesichtspunkte miteinander verbunden sind.

Für die Erbringung von Gesundheitsleistungen wie für die Finanzierung der gesetzlichen Krankenkassen sind zwei Prinzipien grundlegend bestimmt. Einnahmeseitig ist es von Bedeutung, dass die Beiträge nach dem *Solidaritätsprinzip* einkommensabhängig als Prozentteil vom Bruttoeinkommen erhoben werden. Dabei wird die wirtschaftliche Leistungsfähigkeit der Versicherungsnehmer unabhängig von ihrem gesundheitlichen Zustand, Alter, Geschlecht oder anderer Risikomerkmale zur Bemessungsgrundlage gemacht. Teil der so verstandenen Solidarität ist auch die beitragsfreie Mitversicherung von Familienmitgliedern. Das Solidaritäts-

---

[35] Vgl. Gesundheitsberichterstattung des Bundes (2015b).
[36] Mit dem Inkrafttreten des *GKV-Finanzstruktur- und Qualitäts-Weiterentwicklungsgesetzes* (*GKV-FQWG*) im Jahr 2015 wurde der Sonderbeitrag zurückgenommen, der Beitragssatz zur GKV dauerhaft auf 14.6% abgesenkt, den Kassen die Option zur Erhebung von Zusatzbeiträgen eingeräumt. Vgl. Aktion Demokratische Gemeinschaft e.V. (2014); Bundeszentrale für politische Bildung (2014).
[37] Vgl. Rau (2014), S. 42f.

prinzip impliziert eine sozialpolitisch gewollte Umverteilung, indem Bezieher niedriger Einkünfte, Familien, chronisch Kranke und sozial Schwache dadurch entlastet werden, dass sie von jungen, gesunden Erwerbstätigen mit höherem Einkommen solidarisch mitfinanziert werden.[38] Ausgabenseitig ist es von Bedeutung, dass gemäß dem *Beitragsprinzip* im Versicherungsfall, also bei Krankheit, unabhängig von der Höhe der geleisteten Beiträge gleiche Leistungsansprüche für alle Versicherten gelten.[39]

Private Krankenversicherungen erfüllen ergänzend zur GKV, die Funktion, Versicherungsschutz für diejenigen Personen anzubieten, die nicht unter die gesetzliche Versicherungspflichtgrenze fallen. Ihr Angebot umfasst die Möglichkeit der Vollversicherung für Selbstständige und Arbeitnehmer mit einem Einkommen oberhalb der Jahresarbeitsentgeltgrenze, der Absicherung von Versorgungslücken für beihilfeberechtigte Beamte oder die Versicherung von Zusatz- und Wahlleistungen für gesetzlich Versicherte.[40]

---

[38] Vgl. Passon et al. (1990), S. 111.

[39] Auf den Risikostrukturausgleich (RSA) und Gesundheitsfonds als wichtige Finanzierungsgrundlagen der gesetzlichen Krankenversicherung wird hier nicht eingegangen, da sie keine direkte Auswirkung auf den ärztlichen Handlungsrahmen haben.
Mit der Neugestaltung des RSA und der Einführung des Gesundheitsfonds im Rahmen des GKV-Wettbewerbsstärkungsgesetz (GKV-WSG) wurden 2006 die Instrumentarien zur Schaffung gleicher Wettbewerbsbedingungen zwischen den Krankenkassen geschaffen. Vereinfacht dargestellt fließen Steuergelder als Bundeszuschuss in die gepoolten Beiträge der GKV-Versicherten ein. Aus diesem Gesundheitsfonds erhalten die Krankenkassen eine einheitliche Grundpauschale pro Versichertem und adjustierte Beträge entsprechend ihrer jeweiligen Risikostruktur. Neben diesem Ausgleich der beitragspflichtigen Einnahmen erfolgt über den neuen, morbiditätsorientierten RSA (Morbi-RSA) eine Kompensation der Ausgaben für den unterschiedlich hohen Versorgungsbedarf der Versicherten. Zum Gesundheitsfonds vgl. Busse/ Blümel/ Ognyanova. (2013), S. 113, 117f. und 120-124; Passon et al. (2013), S. 126-129. Zum Risikostrukturausgleich vgl. Busse/ Blümel/ Ognyanova (2013), S. 120-124; Rau (2014), S. 43; Passon et al. (2013), S. 113-115. Zu Gesundheitsfonds und morbiditätsorientiertem Risikostrukturausgleich vgl. Lauterbach et al. (2010), S. 208-211.

[40] Die privaten Krankenversicherungen werden auch als *substitutive* Vollversicherung bezeichnet – substitutiv in Ergänzung zum System der GKV; als *Vollversicherung*, weil alle Krankheitskosten wie bei der GKV versichert werden.

Das System der privaten Krankenkassen unterscheidet sich grundlegend von dem der gesetzlichen in der Finanzierung, dem Leistungsangebot und der Kostenübernahme. Die Mitgliedschaft in einer PKV ist freiwillig und erfolgt auf privatrechtlicher Basis. Anders als bei der GKV werden die Beiträge nicht proportional zum Einkommen, sondern als risikoäquivalente Prämie erhoben. Als Risiken fließen bei Versicherungseintritt die Faktoren Geschlecht[41], Alter und Gesundheitszustand in die Berechnung des Tarifs ein.[42] Im Gegensatz zur solidarischen Umlagefinanzierung der GKV gilt für die PKV das Kapitaldeckungsprinzip: Die Prämien der Versicherten werden verzinslich angelegt und bei Kostensteigerungen bzw. erhöhter individueller Inanspruchnahme medizinischer Leistungen entsprechend angepasst. Zur Kompensation steigender Gesundheitskosten durch zunehmende Morbidität im Alter sind die privaten Krankenversicherungen gesetzlich zu Altersrückstellungen verpflichtet, die in die Prämien eingerechnet und verzinslich angelegt werden.[43]

Die Leistung der PKV besteht in der Kostenerstattung der von den Kunden im Voraus verauslagten Behandlungskosten gemäß der Gebührenordnung der Ärzte (GOÄ). Darüber hinaus kann ihr Leistungsspektrum zusätzliche Wahlleistungen und die Absicherung von Einkommensausfällen bei Krankheit beinhalten.[44] Auf der Basis privatrechtlicher Bestimmungen können die privaten Versicherungsverträge relativ individuell ausgestaltet werden, was z.B. Regelungen hinsichtlich Selbstbeteiligung oder Zusatzleistungen betrifft.[45] Anders als in der GKV, sind Familienmitglieder nicht beitragsfrei mitversichert, sondern müssen für sie je eigene Versicherungsverträge abgeschlossen werden, weswegen die Ver-

---

Vgl. Fritze (2014), S. 47f. Die Beihilfe, die der Dienstherr für seine Beamten übernimmt, deckt die Hälfte der Behandlungskosten, weswegen sie diese Versorgungslücke privat absichern müssen. Vgl. Passon et al. (2013), S. 116f. und 118; Fritze (2014), S. 48.

[41] Die Umsetzung des Allgemeinen Gleichbehandlungsgesetzes (AGG) erfolgte in der Tarifumstellung zum 01.01.2008. Seitdem werden die Kosten für Geburten und Schwangerschaftsvorsorge auf alle Prämien umgelegt.

[42] Vgl. Passon et al. (2013), S. 114f.; Busse/ Blümel/ Ognyanova (2013), S. 132f.; Fritze (2014), S. 48.

[43] Vgl. Passon (2013), S. 118; Busse/ Blümel/ Ognyanova (2013), S. 132.

[44] Zum *Kostenerstattungsprinzip*, vgl. Busse/ Blümel/ Ognyanova (2013), S. 139; Fritze (2014), S. 51f.

[45] Vgl. Fritze (2014), S. 54.

sicherung in einer PKV besonders für Kinderlose, Alleinstehende und doppelverdienende Paare attraktiv ist.[46]

Mit der Einführung der Allgemeinen Versicherungspflicht im Zuge des GKV-Wettbewerbsstärkungsgesetzes wurden die Privatkrankenkassen gesetzlich zur Einführung eines *Basistarifs* verpflichtet. Damit Personen ohne einen Anspruch auf die Mitgliedschaft in der gesetzlichen Krankenkasse Versicherungsschutz eingeräumt wird, ist dieser Tarif am Leistungsumfang und dem durchschnittlichem Höchstbetrag in der GKV orientiert.[47]

Sowohl der Basistarif als auch die *Individuellen Gesundheitsleistungen* (IGeL) machen deutlich, wie die Übergänge zwischen gesetzlicher und privater Krankenversicherung sowie zwischen kassen- und privat finanzierten ärztlichen Leistungen im Zuge gesundheitspolitischer Entscheidungen verschwimmen. Bei den sog. *IGeL* handelt es sich um Diagnose- und Behandlungsverfahren, die vom Leistungskatalog der Krankenkassen ausgeschlossen sind, weil sie die Kriterien des sozialrechtlich geforderten Wirtschaftlichkeitsgebots[48] nicht erfüllen. Werden solche Leistungen dennoch nachgefragt, geschieht dies auf der Grundlage eines privatrechtlichen Vertragsverhältnisses zwischen Ärzten und Patienten.

Insbesondere der öffentliche Bereich des gesetzlichen Krankenversicherungssystems und die Strukturen der stationären Versorgung sind seit 1976 Ziel umfassender und laufender gesundheitspolitischer Reformvor-

---

[46] Vgl. Busse/ Blümel/ Ognyanova (2013), S. 133.
[47] Vgl. Busse/ Blümel/ Ognyanova (2013), S. 132; Fritze (2014), S. 53f.
[48] Vgl. § 12 (1) SGB V, Wirtschaftlichkeitsgebot: „Die Leistungen müssen ausreichend, zweckmäßig und wirtschaftlich sein; sie dürfen das Maß des Notwendigen nicht überschreiten. Leistungen, die nicht notwendig oder unwirtschaftlich sind, können Versicherte nicht beanspruchen, dürfen die Leistungserbringer nicht bewirken und die Krankenkassen nicht bewilligen." In seinen Richtlinien, die rechtsverbindlichen Charakter haben, entscheidet der Gemeinsame Bundesausschuss, ob diagnostische und therapeutische Verfahren diesen Anforderungen genügen und in den Leistungskatalog der GKV aufgenommen werden. Vgl. § 92 (1) SGB V, Richtlinien des Gemeinsamen Bundesausschusses: „Der Gemeinsame Bundesausschuss beschließt die zur Sicherung der ärztlichen Versorgung erforderlichen Richtlinien über die Gewähr für eine ausreichende, zweckmäßige und wirtschaftliche Versorgung der Versicherten."

haben.[49] Mit dem Ziel, das deutsche System der Gesundheitsversorgung an nationale und globale Entwicklungen mit veränderten technischen, gesellschaftlichen und ökonomischen Bedingungen anzupassen, waren diese Maßnahmen zunächst auf die Kostendämpfung gerichtet. Für die Versicherten bedeutet dies in der Regel direkte oder indirekte Beitragserhöhungen; für die Patienten mehr Selbstbeteiligung bei Streichungen des Leistungsumfangs der GKV. Spätestens seit dem Gesundheitsmodernisierungsgesetz IV im Jahr 2004 setzen die gesundheitspolitischen Bestrebungen an den Strukturen an, um die Qualität und Effizienz der Gesundheitsversorgung zu verbessern. Für die Ärzte und Ärztinnen und die Angehörigen anderer Heilberufe resultieren daraus eine striktere Kontrolle bis hin zur Budgetierung und einem erhöhten Dokumentationsaufwand zum Nachweis ihrer Leistungen. Auf diese Weise wirkt die gesundheitspolitische Gesetzgebung in die Ausübung der ärztlichen Tätigkeit in stationärer und ambulanter Versorgung, der Verordnung von Medikamenten und Heilmitteln oder die Finanzierung und Vergütung ärztlicher Leistungen hinein.

Der vorangegangene Abschnitt über die Sozialversicherungen als Ausdruck eines gesellschaftlichen Konsens von Solidarität umreißt zum einen den gesundheitspolitischen Rahmen ärztlichen Handelns und zeigt zum anderen die Dynamik eines Wandels auf, der diese Bedingungen rapide und tiefgreifend verändert. Davon unmittelbar betroffen sind die Stellung des Arztes in der medizinischen Versorgung, das therapeutische Verhältnis und die Strukturen der Leistungserbringung. Aufgrund der Vielfalt der einwirkenden Faktoren, wie z.B. die Entwicklung der Lohn- und Energiekosten, des medizinischen Fortschritts oder wachsender Nachfrage aufgrund steigender Lebenserwartungen, sind die Bemühungen um

---

[49] Der 1976 vom damaligen rheinland-pfälzischen Sozialminister Heiner Geißler geprägte Begriff der *Kostenexplosion* signalisiert ein Umdenken in der Gesundheitspolitik hin zu Kostendeckung und effizienter Leistungserbringung, nachdem in den Jahren nach 1945 noch die Notwendigkeit bestand, die durch den Zweiten Weltkrieg entstandenen strukturellen Schäden und den Entwicklungsrückstand im Gesundheitswesen wieder auszugleichen. Vgl. Geisler (1976). In der Folge wurden 1977 das Krankenversicherungs-Kostendämpfungs-Gesetz und 1982 das Kostendämpfungs-Ergänzungsgesetz verabschiedet.

eine Ausgewogenheit zwischen der Finanzierung und Allokation gesundheitlicher Leistungen ein nicht abschließbarer Prozess.[50]
Für das Gesundheitssystem und die darin Beschäftigten bedeutet dies eine kontinuierliche nicht endende Anpassung an die Herausforderungen dieses Wandels (siehe Kap. C.4). Ein Blick auf die bisherigen Auswirkungen gesundheitspolitischer Maßnahmen wie z.b. die Segmentierung von Arbeitsabläufen, Ausgliederung von Leistungen, Einsparzwänge, sektoraler Personalabbau oder erhöhter Dokumentationsaufwand zeigen, dass sie konkrete Folgen für die Sicherheit der medizinischen Versorgung haben.[51]

1.3 Die Stellung der Ärzte in der medizinischen Versorgung

Wenn im folgenden Abschnitt statistische Zahlen zu ärztlichen Beschäftigungsverhältnissen vorgelegt, die Finanzierung der medizinischen Versorgung und die Vergütung medizinischer Leistungen vorgestellt werden, dann mit dem Zweck, den ärztlichen Handlungsrahmen vor Augen zu führen. Der Einblick in die Tätigkeitsbereiche von Ärzten und Ärztinnen verweist auf die Bedeutung dieser Berufsgruppe für die gesundheitliche Versorgung in der Bundesrepublik; die Darstellung der ökonomischen Bedingungen zeigt gleichermaßen Anreize und Limitationen des ärztlichen Handlungsrahmens auf.

Die Voraussetzung für die Ausübung des ärztlichen Berufs ist die Approbation als Arzt für deutsche Staatsbürger bzw. die vorübergehende Be-

---

[50] Im Jahr 2013 betrug der Anteil der Gesundheitsleistungen am deutschen Bruttoinlandprodukt 11,2%, was der Summe von insgesamt 314,9 Milliarden Euro oder 3.910 Euro pro Einwohner entspricht. Gegenüber dem Jahr 2012 ist dieser Anteil um 4% (12,1 Milliarden Euro) angestiegen. Vgl. Destatis (2015a).
[51] Mit dem *Pflegethermometer* erhebt das Deutsche Institut für Pflegeforschung (DIP) regelmäßig Daten zur Patientensicherheit und pflegerischen Versorgung. In der Befragung von 2009 gaben 34,7% der Pflegenden an, ihre Patienten nicht häufig genug pro Schicht zu sehen, um deren Sicherheit gewährleisten zu können. Vgl. Isfort et al. (2010), S. 64. Das Pflegethermometer 2012 erfasst Häufigkeiten kritischer Ereignisse auf Intensivstationen, die bei besserer Personalausstattung vermutlich zu vermeiden gewesen wären. Vgl. Isfort et al. (2010), S. 72. Die Verfasser betonen, dass ein direkter Einfluss der Personalausstattung auf die Versorgungsqualität bzw. Patientensicherheit aufgrund fehlender Studien in Deutschland nicht nachweisbar ist, die vorliegenden Ergebnisse aber deskriptive Hinweise auf diesen Zusammenhang geben.

rufserlaubnis für Ärzte aus anderen EU- oder Drittländern.[52] Dessen Ausübung ist hingegen landesrechtlich in den Kammer- und Heilberufsgesetzen geregelt. Hier kommen den Ärztekammern als Organ der professionellen Selbstbestimmung quasi gesetzgeberische Kompetenzen zu. Zwar unter staatlicher Aufsicht, erlassen sie autonom Berufs- und Weiterbildungsverordnungen und regeln die ärztlichen Rechte und Pflichten, z.B. zur gewissenhaften Berufsausübung und zur kontinuierlichen Fortbildung.[53]

Zum 31.12.2014 waren in Deutschland 365.247 Ärzte und Ärztinnen berufstätig, davon 147.948 in der ambulanten Versorgung und 186.329 in der stationären Versorgung. Der Kommentar der Bundesärztekammer zur Ärztestatistik 2014 verweist auf die folgenden Trends in der Entwicklung der Ärztezahlen: einen steigenden Frauenanteil von derzeit noch 45% sowie eine wachsende Tendenz zu Teilzeitbeschäftigung (31.000) und Angestelltenverhältnissen in der ambulanten Versorgung (26.307).

Und angesichts des hohen Altersdurchschnitts der niedergelassenen Vertragsärzte von 53,4 Jahren verwundert es auch nicht, dass 23% von ihnen erklärten, ihre Praxis bis zum Jahr 2020 aufgeben zu wollen.[54] Was die Ärztestatistik nicht ausweist, ist die gesundheitspolitisch forcierte Implementierung neuer Versorgungsformen, welche die in Deutschland klassischen Sektorengrenzen zwischen ambulanter und stationärer Versorgung sowie die Zuständigkeit zwischen ärztlichem Heilberuf und Medizinalfachberufen zugunsten einer effizienten Allokation medizinischer Leistungen aufhebt. Als Beispiele sind hier Modelle der integrierten Versorgung, medizinische Versorgungszentren, Disease Management Programme oder Modellprojekte zur Unterstützung von Hausärzten durch die Delegation ärztlicher Leistungen wie die „Arztentlastende, Gemein-

---

[52] Sog. Arztvorbehalt, vgl. § 2 Abs. 1 BÄO: „Wer im Geltungsbereich dieses Gesetzes den ärztlichen Beruf ausüben will, bedarf der Approbation als Arzt." Seit dem 1. April 2012 kann die Approbation auf Grundlage des sog. Anerkennungsgesetzes des Bundes unabhängig von der Staatsangehörigkeit beantragt werden. Vgl. Bundesärztekammer (2015b).
[53] Vgl. Bundesministerium für Gesundheit (2015b).
[54] Vgl. Bundesärztekammer (2015); Bundesärztekammer (2014): Ärztestatistik 2014.

denahe, E-Health-gestützte, Systemische Intervention" (AGnES)[55] oder die „Versorgungsassistentin in der Hausarztpraxis" (Verah)[56] zu nennen.[57]

1.3.1 Ärzte und Ärztinnen in Praxen

Im Jahr 2014 waren in den 83.249 Einzel- und Gemeinschaftspraxen für die haus- und fachärztliche Versorgung 121.641 niedergelassene und 26.307 angestellte Mediziner/innen beschäftigt.[58] Davon verfügten 109.638 Ärztinnen und Ärzte über die vertragsärztliche Zulassung zur Behandlung im Rahmen der gesetzlichen Krankenversicherung. Das entspricht einem Anteil von 74% der ambulant tätigen Mediziner/innen, die als sog. Vertragsärzte bei den Kassenärztlichen Vereinigung (KV) ihres jeweiligen Bundeslandes registriert sind.[59]

Grundsätzlich kommt ein Behandlungsvertrag *konkludent* zustande, d.h. sobald eine Person einen Arzt/ eine Ärztin kontaktiert, um sich medizinisch behandeln zu lassen, bedarf es keiner weiteren schriftlichen Vereinbarung.[60] Mit dem Inkrafttreten des sog. *Patientenrechtegesetzes* am 26. Februar 2013[61] wurde der Behandlungsvertrag unter dem Paragrafen 630a bis 630h als eigene Vertragsform aufgenommen. Die Bestimmungen gelten für alle Patienten unabhängig davon, ob sie privat oder gesetzlich krankenversichert sind. Den Pflichten der Ärzte entsprechen die

---

[55] AGnES, Arztentlastende Gemeindenahe E-Health-gestützte Systemische Intervention: Die Unterstützung von Hausärzten durch speziell ausgebildetes Krankenpflegepersonal in medizinisch unterversorgten Gebieten.

[56] Verah, Versorgungsassistentin in der Hausarztpraxis: Hausärztlich angestellte medizinische Fachkräfte (MFA) übernehmen in Delegation Hausbesuche.

[57] Vgl. Stock/ Hansen/ Redelli (2013), S. 146-155; Bundesministerium für Gesundheit (2015a); SVR (2009), S. 430.

[58] Vgl. Bundesärztekammer (2014), Abbildung 1 sowie Tabelle 2 und 3.

[59] Vgl. Kassenärztliche Bundesvereinigung (o.J.), Folie 2.

[60] *Konkludentes Handeln* bezeichnet im Rechtsverkehr die stillschweigende Willenserklärung, die sich durch schlüssiges Verhalten erschließt. Vgl. Creifelds (2014) „Willenserklärung", Sp. 1493-1495.

[61] Mit dem „Gesetz zur Verbesserung der Rechte von Patientinnen und Patienten" vom 20.02.2013 wurden diesbezügliche Änderungen in verschiedenen Gesetzbüchern und Verordnung, insbesondere dem BGB und dem SGB V, vorgenommen. Der Behandlungsvertrag wurde im Buch 2, Abschnitt 8, Titel 8, BGB „Dienstvertrag und ähnliche Verhältnisse" unter dem § 630a-h als eigene Vertragsform aufgenommen. Vgl. BGBl I 2013 Nr. 9 25.02.2013, S. 277-282.

Rechte der Patienten, was insbesondere das Recht auf eine Behandlung gemäß den allgemein anerkannten fachlichen Standards und weitere, wie z.B. das Recht auf umfassende Information und Aufklärung, betrifft. Aufgrund seiner Charakteristik als Dienstleistungsvertrag ist ein Recht auf Behandlungs- oder Heilerfolg daraus nicht ableitbar.[62] Umgekehrt obliegt den Patienten die Gewährleistung der vereinbarten Vergütung, wobei sie nicht selbst für die Zahlung des Arzthonorars eintreten müssen. Eine vertragsrechtliche Besonderheit besteht in der Behandlung gesetzlich krankenversicherter Patienten als Empfänger einer ärztlichen Leistung, welche jedoch von der gesetzlichen Krankenversicherung vergütet wird.[63]

Aus den vertragstypischen Pflichten des Behandlungsvertrags geht auch hervor, in welchem Fall von einem Behandlungsfehler auszugehen ist, aus dem begründet zivilrechtliche Haftungsansprüche abgeleitet werden können. Ausgehend von den Grundsätzen des Vertragsarzt- und Arzthaftungsrechts sowie von seinem freiberuflichen Status[64] haftet der Arzt[65] für einen Schaden seines Patienten, falls ihm in der Behandlung schuldhaft ein Fehler unterläuft.[66] Infolge des Patientenrechtegesetzes wurde die Beweislast der Patienten für bestimmte Fallgruppen wie z.B. grobe Behandlungsfehler erleichtert.[67]

Im Jahr 2013 betrug der Anteil der GKV-Ausgaben für die ambulante Versorgung ihrer Versicherten 18,5% (33.616 Millionen Euro) ihrer Gesamtausgaben.[68] Honoriert werden die einzeln erbrachten Sachleistungen

---

[62] Die Ausführungen des Patientenrechtegesetzes bestätigen den Status des Behandlungsvertrags als einen Dienstvertrag, woraus sich ergibt, dass der Arzt (oder das Krankenhaus) die Behandlung nach dem aktuellen Stand der Wissenschaft, nicht aber den Heilerfolg schuldet. Vgl. Griebau (2015), S. 711f.; Wenzel/ Bernsmann et al. (2013), S. 274.
[63] Vgl. Hensche (o.J.): Behandlungsvertrag.
[64] Vgl. Bundesärzteordnung (BÄO), §1 Abs. 2.
[65] Die Haftpflicht kann selbstverständlich auch zuarbeitende oder nachgeordnete Personen im medizinischen Versorgungsgeschehen oder Organisationsverantwortliche betreffen, sofern ein schuldhaftes Versagen nachweisbar ist. In dieser Untersuchung steht der ärztliche Handlungsrahmen im Blickpunkt des Interesses.
[66] Vgl. Mohr (2007), S. 1-4.
[67] Vgl. Bundesministerium für Gesundheit (2015e).
[68] Gesamtausgaben 2013 der GKV: 181.460 Millionen Euro. Vgl. Destatis (2015a), S. 14.

des Arztes (*Einzel-/ Sachleistungsprinzip*), allerdings nicht unmittelbar zwischen gesetzlicher Krankenkasse und Leistungserbringer, sondern mittelbar über die Kassenärztlichen Vereinigungen (KV) der Länder. Diese haben neben anderen Funktionen die Aufgabe, die ärztliche Versorgung im ambulanten Bereich sicherzustellen und die Leistung der niedergelassenen Ärzte zu vergüten.

Das Vertrags- und Honorierungssystem im Bereich der ambulanten Versorgung mündet in das zweistufige Verfahren einer Pauschalhonorierung: Das Ergebnis der Vertragsvereinbarungen zwischen den Gesetzlichen Krankenkassen und der Kassenärztlichen Vereinigung ist eine ausgehandelte *Gesamtvergütung* für alle ärztlichen Leistungen, die an die KV gezahlt wird. Nach einem Punktesystem repartiert die KV diese Summe auf der Grundlage eines Honorarverteilungsmaßstabs (HVM) auf die von den Ärzten erbrachten Einzelleistungen und zahlt die errechneten Beträge an die Ärzte aus.

Konkret bedeutet dies, dass die Kassenärztlichen Vereinigungen und Krankenkassen auf der Basis von Vorjahreswerten eine Vereinbarung über den voraussichtlichen Behandlungsbedarf der gesetzlich Versicherten im Einzugsbereich der jeweiligen KV treffen und monetär beziffern. Diese *morbiditätsbedingte Gesamtvergütung* (MGV) wird um die geschätzten Kosten für zusätzliche Einzelleistungen und einen nicht vorhersehbaren Behandlungsbedarf, z.B. beim Auftreten von Epidemien, aufgestockt.[69] Den Schlüssel für die Verteilung der Gesamtvergütung an die Vertragsärzte und -ärztinnen bildet der *Honorarverteilungsmaßstab* (HVM), den die jeweilige KV und der GKV-Landesverband einvernehmlich festlegen. Damit die Leistungen der niedergelassenen Ärzte/ Ärztinnen darstellbar sind, werden diese in Verhandlungen zwischen der Kassenärztlichen Bundesvereinigung (KBV) und dem GKV-Spitzenverband (GKV-SV) mit Punktwerten und einem finanziellem Äquivalent versehen. Dieser *einheitliche Bewertungsmaßstab* (EBM) bildet die abrechnungsfähigen Leistungen ab und stellt im Grunde die Gebührenordnung der Vertragsärzte dar.[70]

Mit dem Gesundheitsmodernisierungsgesetz 2004 (GMG IV) ist die Gesundheitspolitik von der Vorgabe strikt einzuhaltender Praxisbudgets zur Steuerung unkontrollierter Leistungsausweitungen abgerückt. Bei dieser

---

[69] Vgl. Stock/ Hansen/ Redelli (2013), S. 143.
[70] Vgl. Franz (2014), S. 99f.; Bundesministerium für Gesundheit (2015c).

Art der Pauschalhonorierung wurde die Mengenausweitung unattraktiv, sobald die Budgetgrenzen überschritten waren, weil sich infolgedessen der Wert jeder hinzugekommenen Einzelleistung entsprechend reduzierte und weil Regressforderungen sowie Wirtschaftlichkeitsprüfungen seitens der GKV drohten. Die Kritik der ärztlichen Berufsverbände an dieser Art der Budgetierung zielte auf die mangelnde Transparenz ab.[71] Wesentlich flexibler gestaltet sich hier das neue System der Pauschalhonorierung. Das *Regelleistungsvolumen* (RLV) berechnet sich aus der Fallzahl und einem Pauschalbetrag, gewichtet um das Alter der Versicherten in einer Region. Auch hier soll die Einhaltung des Wirtschaftlichkeitsgebots durch negative Anreize erzielt werden, indem Leistungen oberhalb des Regelleistungsvolumens entlang einer Staffelung der Entgelte niedriger vergütet werden. Allerdings wird den Ärzten das RLV zu Beginn eines Quartals mitgeteilt und die Leistungen bis zu dieser Grenze werden gemäß dem festgesetzten Punktewert honoriert.

Diese komplexere, aber gleichzeitig flexiblere Gestaltung des Vergütungssystems ist politisch intendiert, um die medizinische Versorgung in strukturschwachen Regionen mit einer geringen Arztdichte durch positive Anreize zu sichern. So sind beispielsweise Ärzte in solchen Regionen von der abgestaffelten Honorarverteilung ausgenommen oder es können Preiszuschläge für besonders förderungswürdige Leistungen ausgeschüttet werden. Ein weiterer Schritt zur Förderung und Sicherstellung der Gesundheitsversorgung im ambulanten Bereich ist die Bildung von *Strukturfonds* aus Mitteln der Krankenkassen und Kassenärztlichen Vereinigungen. Förderwürdige Maßnahmen wären z.B. Vergütungszuschläge und Stipendien für Medizinstudierende sowie die finanzielle Unterstützung bei der Gründung neuer Praxen oder Zweigstellen.

Das Vertragsverhältnis und die Vergütung ärztlicher Leistungen in der Versorgung privat krankenversicherter Personen gestalten sich wesentlich einfacher: Hier sind die Vertragsparteien des Behandlungsvertrags unmittelbar der Arzt und sein Patient, der zumindest der Sache nach für die Honorierung der ärztlichen Leistungen aufkommt. Je nach Versicherungsverhältnis und Anbieter variieren die Modalitäten von der Vorauslage des Arzthonorars und Erstattung bis zur direkten Rechnungsstellung an den Versicherer.

---

[71] Vgl. Stock/ Hansen/ Redelli (2013), S. 141.

1.3.2 Ärzte und Ärztinnen in Krankenhäusern

Den in der ambulanten Versorgung tätigen Medizinern standen 2014 laut Statistik 186.329 hauptamtliche Ärztinnen und Ärzte[72] in 1.980 Krankenhäusern und Vorsorge- sowie Rehabilitationseinrichtungen[73] gegenüber. Der Anteil der GKV-Ausgaben für die stationäre Krankenhausversorgung im Jahr 2013 betrug 37,6% (68.181 Millionen Euro) ihrer Gesamtausgaben.[74]

Während Vertragsärzte der gesetzlichen Krankenkassen ihre Praxis trotz einer Vielzahl zu berücksichtigender Gesetze und Verordnungen[75] mit allen Merkmalen einer freiberuflichen Tätigkeit betreiben[76], haben in der stationären Versorgung tätige Ärzte den Status angestellter Mitarbeiter ihrer jeweiligen Einrichtungsträger.[77] Die Vergütung ihrer Tätigkeit erfolgt auf der Basis tariflicher Vereinbarungen oder angegliederter Tarifverträge zwischen Arbeitnehmervertretern und Krankenhausträgern.[78]

---

[72] Sowohl Bundesgesundheitsamt als auch die Gesundheitsberichterstattung des Bundes weisen 169.528 hauptamtliche Ärzte und Ärztinnen für den stationären Bereich aus. Eventuell lassen sich die Differenzen durch unterschiedliche Berücksichtigung von Psychotherapeuten und Belegärzten erklären.

[73] Statistische Angaben zu den Einrichtungen, vgl. Gesundheitsberichterstattung des Bundes (2015c) und (2015d).

[74] Statistisches Bundesamt (2015), S. 14.

[75] Die wichtigsten Gesetze und Verordnungen für die niedergelassene vertragsärztliche Tätigkeit: §§ 72-76 SGB V,: „Sicherstellung der vertragsärztlichen und vertragszahnärztlichen Versorgung" sowie § 95 SGB V: „Teilnahme an der vertragsärztlichen Versorgung" und § 95a SGB V: „Voraussetzung für die Eintragung in das Arztregister für Vertragsärzte"; außerdem die Zulassungsverordnung für Vertragsärzte (Ärzte-ZV), der Bundesmantelvertrag-Ärzte (BMV-Ärzte), hier insbesondere die Abschnitte 2, 3 und 4: „Vertragsärztliche Versorgung: Inhalt und Umfang, Teilnahme an der vertragsärztlichen Versorgung" sowie „Hausärztliche und fachärztliche Versorgung".

[76] Merkmale eines freien Berufs sind die eigenverantwortliche und selbstständige Erbringung von Dienstleistungen aufgrund einer besonderen beruflichen Qualifikation oder schöpferischen Begabung und die Qualität des Vertrauensverhältnisses zwischen Leistungserbringer und Auftraggeber. Vgl. Bundesverband Freie Berufe (o.J.).

[77] Vgl. Köhler-Hohlmann (2015), S. 1093f.

[78] Die Gewerkschaft der Ärzte ist der Marburger Bund. Tarifpartner der angestellten Ärzte an den Universitätsklinken ist die Tarifgemeinschaft deutscher Länder (TV Ärzte TdL), für die an den kommunalen Krankenhäusern Beschäf-

Anders als im ambulanten Therapieverhältnis begegnen sich beim Abschluss eines *Krankenhausaufnahmevertrags*[79] Patient und Krankenhausträger als Vertragsparteien. Dies hat auch haftungsrechtliche Folgen, denn zur Erfüllung seiner Vertragspflichten bedient sich der Krankenhausträger seiner angestellten Ärzte, Pflegenden, Techniker und anderer Mitarbeiter, wodurch diesen rechtlich der Status des *Erfüllungsgehilfen* zukommt.[80] Die Vertragspflicht des Krankenhausträgers umfasst neben dem eigentlichen Vertragsgegenstand auch Nebenleistungspflichten, wie z.b. die Abwehr von Risiken, die Sicherstellung der Vertragsleistung durch qualifiziertes Personal oder die Vorhaltung entsprechender Organisationsstrukturen.[81] Aus diesem Grund haftet der Krankenhausträger als Vertragspartner (*Passivlegitimation*) für das Verschulden seiner Mitarbeiter bei der Erfüllung der Vertragspflichten im gleichen Umfang wie für eigenes Verschulden[82], sofern der Schaden nicht durch eine unerlaubte Handlung herbeigeführt wurde.[83] Nur im Fall zusätzlich vereinbarter wahlärztlicher Leistungen kann der selbstliquidierende Arzt nach dem Prinzip der *Doppelhaftung* in Regress genommen werden.[84] Diese Darstellung gilt für den *Totalen Krankenhausaufnahmevertrag* mit einem

---

tigten die Vereinigung der kommunalen Arbeitgeberverbände (TV-Ärzte VKA) und für ärztlichen Mitarbeiter der privaten Krankenhausträger die jeweiligen Konzerne wie z.B Asklepios, Helios oder Sana (Mantel-TV der Klinikkonzerne). Vgl. Köhler-Hohlmann (2015), S. 1101f.

[79] Der *Krankenhausaufnahmevertrag* zwischen einer natürlichen (Patient/in) und juristischen Person (Krankenhausträger) in der stationären Versorgung als Pendant zum *Behandlungsvertrag* zwischen zwei natürlichen Personen (Arzt/ Ärztin und Patient/in) im ambulanten Sektor.

[80] Gem. § 278 BGB. Vgl. Köhler-Hohlmann (2015), S. 1093f.; Deutsch/ Spieckhoff (2014), S. 77f.

[81] Vgl. Deutsch/ Spieckhoff (2014), S. 55f., 77f. und 379-387.

[82] Vgl. Wenzel/ Rosenberger et al. (2013), S. 751.

[83] Vgl. § 278 BGB, Verantwortlichkeit des Schuldners für Dritte: „Der Schuldner hat ein Verschulden seines gesetzlichen Vertreters und der Personen, deren er sich zur Erfüllung seiner Verbindlichkeit bedient, in gleichem Umfang zu vertreten wie eigenes Verschulden." Vgl. Rehborn/ Thomae (2015), S. 14 und 84; Deutsch/ Spieckhoff (2014), S. 88, 376-378. Davon ausgenommen ist die *deliktische Haftung*, die gem. § 823 BGB im Falle vorsätzlicher oder fahrlässiger Schädigung die Schadensersatzpflicht nach sich zieht. Vgl. Wenzel/ Bernsmann et al. (2013) S. 272.

[84] Vgl. Wenzel/ Rosenberger et al. (2013), S. 326.

umfangreichen Leistungsspektrum, in dem alles zur vollstationären Versorgung Notwendige beinhaltet ist. In einem sog. *Aufgespaltenen Krankenhausbehandlungsvertrag* werden zwei separate Verträge abgeschlossen. Hier tritt die Belegärztin als Vertragspartnerin für die medizinische Behandlung auf und der Krankhausträger für die stationäre Unterbringung samt administrativer und pflegerischer Leistungen.[85]

Die Personalkosten der Krankenhäuser sind Teil einer Gesamtkalkulation der laufenden Betriebskosten für die Behandlung der Patienten. Das System der Krankenhausfinanzierung[86] in Deutschland befindet sich in einem umfassenden Wandel. Seit 1985 wurden gesetzliche Bestrebungen zur Umstellung von einer kostendeckenden Leistungserbringung zu einem pauschalisierenden leistungsorientierten Vergütungssystem schrittweise realisiert und seit 2009 findet der Übergang von einem dualen Finanzierungsmodus zur monistischen Finanzierung statt.[87]

Bei der dualen Krankenhausfinanzierung wird nach Investitionskosten, die von den Bundesländern übernommen werden, und den laufenden Betriebskosten für die bedarfsgerechte Versorgung der Patienten, die von den Krankenkassen getragen werden, unterschieden.[88] Zwar erhalten Krankenhäuser weiterhin Pauschalen für regelhaft anfallende bauliche Maßnahmen oder die Beschaffung kurzlebiger Anlagegüter, die je nach Bundesland zwischen 50.000 und 150.000 Euro variieren, doch führt die kritische Finanzsituation vieler Länder zu einem Investitionsstau in der stationären Krankversorgung, der durch leistungsorientierte Investitionspauschalen mittelfristig behoben werden soll. In der Praxis der monistischen Krankenhausfinanzierung werden dann sowohl die Betriebs- als

---

[85] Vgl. Rehborn/ Thomae (2015), S. 1484f.; Deutsch/ Spieckhoff (2014), S. 88.
[86] Die gesetzlichen Grundlagen sind das Krankenhausentgeltgesetz (KHEntgG) und das Krankenhausfinanzierungsgesetz (KHG), dessen Zweck es ist, „die wirtschaftliche Sicherung der Krankenhäuser, um eine bedarfsgerechte Versorgung der Bevölkerung mit leistungsfähigen, eigenverantwortlich wirtschaftenden Krankenhäusern zu gewährleisten und zu sozial tragbaren Pflegesätzen beizutragen (§ 1 Abs. 1 KHG).
[87] Vgl. Plamper/ Possel (2013), S. 164; Hensen et al. (2014), S. 14f.
[88] Vgl. Plamper/ Possel S. 163.

auch Investitionskosten allein von den Krankenkassen als einzigen Finanzierungsträgern verantwortet.[89]

Bis in die 1980-er Jahre wurden die Betriebskosten der Krankenhäuser durch kostendeckende tagesgleiche Pflegesätze entgolten, was ebenso wie die Einzelleistungsvergütung in der ambulanten Versorgung, den Fehlanreiz zur Mengenausweitung in sich trägt, da jeder Krankenhaustag eines Patienten vergütet wurde. Mit der Bundespflegesatzverordnung und der Neufassung des Krankenhausfinanzierungsgesetzes (KHG) von 1985 wurden flexible Budgets neben tagesgleichen Pflegesätzen eingeführt. Indem den Betreibern erstmalig im deutschen Gesundheitswesen die Möglichkeit eingeräumt wurde, Gewinne zu erzielen und Rationalisierungsmaßnahmen umzusetzen, sollte die Wirtschaftlichkeit der Krankenhäuser gefördert werden. Im Zuge der GKV-Gesundheitsreform 2000 wurde die Selbstverwaltung im Gesundheitswesen[90] mit der Entwicklung eines „durchgängigen, leistungsorientierten und pauschalisierenden Vergütungssystems"[91] beauftragt.[92] Diese übertrug die Aufgaben im Zusammenhang mit der Einführung, Weiterentwicklung und laufenden Aktualisierung an das neu gegründete „Institut für das Entgeltsystem im Krankenhaus GmbH" (InEK).

Im Gegensatz zum Ursprungsland Australien, wo das Klassifikationssystem der Diagnosebezogenen Fallgruppen (*Diagnosis Related Groups*, DRG) als Instrument des Nachweises real entstandener Kosten für Budgetverhandlungen entwickelt worden ist, kommt der modifizierten Variante in Deutschland (G-DRG) die Funktion eines fallpauschalisierten Vergütungssystems zu. Ab dem Jahr 2003 wurden dann die diagnosebezogene Fallpauschalen in mehreren Phasen der Weiterentwicklung und Anpassung[93] eingeführt. Seit dem 1. Januar 2010 erfolgt die Vergütung

---

[89] Vgl. Preusker (2008), S. 310-318; Plamper/ Possel (2013), S. 163f.; Hensen et al. (2014), S. 13-15.

[90] Diese waren konkret im Zusammenhang mit der Einführung der Fallpauschalen: die Deutsche Krankenhausgesellschaft, der Spitzenverband Bund der Gesetzlichen Krankenversicherung und der Verband der privaten Krankenversicherungen. Vgl. Bundesministerium für Gesundheit (2015d).

[91] Vgl. Krankenhausfinanzierungsgesetz (KHG), § 17b Abs. 1 Satz 1.

[92] Vgl. Siebers (2014), S. 84; Bundesministerium für Gesundheit (2015d).

[93] Phase (1) sog. *Optionsjahr* 2003: freiwillige Abrechnung auf Basis der DRGs; (2) Einführung 2004: verpflichtende Anwendung unter kostenneutralen Bedingungen; (3) *Konvergenzphase* 2005 bis 2009: Angleichung an die zuvor kran-

aller Krankenhausleistungen auf der Basis landeseinheitlicher Fallpauschalen.[94] Der gesundheitspolitische Zweck, mit dem die DRGs eingeführt wurden, ist der Abbau von Über- und Fehlversorgung in der stationären Versorgung mit dem Anreiz, durch die Optimierung von Prozess- und Kostenstrukturen Gewinne zu erzielen.

Bei den DRGs handelt es sich um ein Klassifikationssystem, in dem Patienten nach ihrem medizinischen Bedarf und dem erforderlichen Ressourcenaufwand zu kostenhomogenen Gruppen zusammengefasst werden. In die Gruppierungen fließen neben der Hauptdiagnose und Prozeduren eine Vielzahl von Variablen wie Nebendiagnosen, Alter, Geschlecht oder der Schweregrad der Erkrankung ein. Dieser wird aus Prozessparametern der Behandlung gebildet und drückt sich im *Patient clinical complexity Level* (PCCL) aus.[95] Die Zuweisung eines Falls zu einer Fallpauschale folgt einem komplizierten Gruppierungsalgorithmus, der nur mithilfe der vom InEK GmbH[96] lizenzierten Software (*Grouper*) durchgeführt werden kann.[97] Angesichts der von geplanten 800 auf inzwischen 1.193 angewachsenen Anzahl von Vergütungspauschalen (DRGs) in 26 Hauptdiagnosekategorien zuzüglich der 150 Zusatzentgelte für bestimmte kostenintensive Behandlungen wäre das gesamte Verfahren ohne EDV-Unterstützung nicht durchführbar.[98] Dennoch droht die fehlerhafte Zuweisung von Fallgruppen, wenn nicht alle notwendigen Informationen in den *Grouper* eingegeben werden. Folglich sind in den Kliniken Medizinische Kodierer und Dokumentare, Dokumentationsassistenten, Ärzte, Pflegekräfte, Controller und EDV-Fachleute mit dem DRG-Vergütungssystem befasst, sei es zur Dokumentation der erbrachten Leistungen und Evaluation der Kalkulationsgrundlagen oder um dem InEK die benötigten Kosten- und Leistungsdaten als Grundlage der Fallkostenermittlung und laufenden Anpassung der Kodierung bereitzustellen.[99]

---

kenhausindividuell ausgehandelten Preise bzw. Budgets. Vgl. Plamper/ Possel (2013), S. 170; Siebers (2014), S. 83, 86.
[94] Vgl. Plamper/ Possel (2013), S. 166; Siebers (2014), S. 83 und 86; Bundesministerium für Gesundheit (2015d).
[95] Vgl. Plamper/ Possel (2013), S. 166; Siebers (2014), S. 89-94.
[96] InEK, Institut für das Entgeltsystem im Krankenhaus.
[97] Vgl. Plamper/ Possel (2013), S. 167-169.
[98] Vgl. Siebers (2014), S. 86.
[99] Vgl. Plamper/ Possel (2013), S. 169 und 171; Siebers (2014), S. 87.

Mit der Leistungsvergütung auf der Basis pauschalisierter Entgelte wird die Kostenverantwortung auf die Krankenhäuser übertragen: Überschreiten die Behandlungskosten den pauschalisierten Fallbetrag, so droht Defizit, im umgekehrten Fall Profit.[100] Effizient arbeitenden Krankenhäusern sollen so Anreize zur Gewinnerzielung, ineffizient arbeitenden Kliniken hingegen Anreize zur Rationalisierung gesetzt werden. Dadurch wird jede medizinische Entscheidung zugleich auch zu einer ökonomischen Entscheidung, in der die Patienten als Behandlungsfälle abgebildet werden, die wiederum Gegenstand der betriebswirtschaftlichen Kalkulation sind. Allerdings wird das Leistungsvolumen eines Krankenhauses nunmehr in der gemittelten Relation des Schwergrades der behandelten Fälle zum Ressourcenaufwand – dem *Case Mix Index* – erfasst.[101]

So bestehen die wichtigsten Hebel der Krankenhausmanager zur Bestandssicherung ihrer Einrichtung in betriebswirtschaftlichen Instrumenten wie der Kostenkalkulation und Leistungsdokumentation. Die Steuerung der Nachfrage zur Beeinflussung des Case Mix oder um eine möglichst hohe Auslastung der Kapazitäten an Betten, Technik und Personal zu erzielen, liegt zwar explizit in ihrem Interesse. De facto fallen therapeutische Entscheidungen und solche über die Verweildauer der Patienten in den Kompetenzbereich der medizinisch Verantwortlichen im klinischen Betrieb.

In diesem Abschnitt wurde ein Überblick über die Faktoren in der ambulanten und stationären Versorgung vor dem Hintergrund der gesetzlichen Krankenversicherung gegeben, soweit sie die ärztliche Berufsausübung berühren. Dazu wurden einige statistische Kennziffern genannt, Aspekte des Behandlungsvertrags und der ärztlichen Haftung sowie ihrer Vergütung und Finanzierung von Krankenhäusern erklärt.

Mit dieser Darstellung wird das Spannungsfeld umrissen, für das Ärzte ausgebildet werden und in dem sie ihren Beruf ausüben sollen. Die Dynamik des Wandels im Gesundheitssystem hat ihren Ursprung in den Bestrebungen der Gesundheitspolitik, die Kostenentwicklung durch die Verbesserung von Effizienz und Qualität in der medizinischen Versorgung zu steuern. Deren Strukturen – und damit der Rahmen des medizinischen Handelns – unterliegen durch die gesundheitspolitischen und -ökonomischen Interventionen einem kontinuierlichen Wandel.

---

[100] Vgl. Siebers (2014), S. 84.
[101] Vgl. Plamper/ Possel (2013), S. 167f.; Siebers (2014), S. 89.

Die Vergütung von Vertragsärzten in Praxis und Klinik, die hier nur knapp dargestellt wurde, verdeutlicht, dass es für komplexe Systeme offensichtlich nur ebenso komplexe Regelungsmechanismen geben kann. Dieser Umstand ist Medizinern z.B. aus ihrer Kenntnis der hormonalen Steuerung, bestens bekannt. Das bedeutet aber auch, dass das Handlungsfeld von Ärzten, Pflegenden und anderen in der Gesundheitsversorgung Tätigen zunehmend komplexer wird.

Dies hat ganz konkrete Auswirkungen auf die Versorgungssituation, die sich schon heute abzeichnen. So werden nicht nur die Grenzen zwischen den traditionellen Sektoren der stationären und ambulanten Medizin oder zwischen der hausärztlichen Praxis und neuen Versorgungsformen verschwimmen, sondern auch jene Übergänge zwischen den medizinischen und Medizinalfachberufen ineinander verlaufen. Das Gleiche gilt für den bisherigen Antagonismus zwischen ökonomischen Experten, die gleichzeitig medizinische Laien sind, und umgekehrt. Gemeint sind damit die Zweckkonflikte zwischen dem Management und der Medizin.[102] Mag die Ärztin auch die Rentabilität weit hinter die Intention des Heilens und Linderns zurückstellen, so hat sie wie jeder Pfleger oder andere Mitarbeiter ein Interesse am Fortbestand der Einrichtung – und sei es nur als Erwerbsgrundlage.

Die Probleme der Krankenhäuser – Investitionsstau, die Notwendigkeit, Investitionsmittel über den Kapitalmarkt zu decken, mangelndes Eigenkapital zur Deckung der Investitionslücken und die drohende Übernahme durch private Krankenhauskonzerne – verdeutlichen deren Misere.[103] So werden administrative Verrichtungen zu einem bestimmenden Teil der ärztlichen und pflegerischen Tätigkeit. Dokumentation dient hier nicht mehr nur der Transparenz des medizinischen Handelns, sondern der Existenzsicherung von Praxis und Klinik.

2 Charakteristika des therapeutischen Verhältnisses

Das Verhältnis von Arzt und Patient ist der Dreh- und Angelpunkt von Diagnose und Therapie, in dem der institutionalisierte Status des Arztes und die Laienerwartungen der Patienten in einer ausgewogenen Relation zueinander stehen sollten.[104] Wie für alle Beziehungen zwischen Men-

---

[102] Vgl. Rohde (1974), S. 323-326.
[103] Vgl. Plamper/ Possel (2013), S. 164.
[104] Vgl. Krones/ Richter (2008), S. 818; Parsons (1970), S. 19.

schen gilt auch für das therapeutische Verhältnis, dass es in einem kommunikativen Akt, in der Regel einem Gespräch, zustande kommt. Das Gelingen dieses Gesprächs und der darauf aufbauenden sozialen Beziehung ist maßgeblich für den Behandlungserfolg. Auf diese zunächst nur dichotome Beziehung wirkt der gesellschaftliche Kontext mit diversen Ausprägungen von Realität (Institutionen, Machtkonstellationen) und Vorstellungen (Normen und Werte) hinein.[105]

Vor dem Hintergrund der Fragestellung nach dem Tätigkeitsfeld, für das ausgebildet und vorbereitet werden soll, ist eine strukturelle Analyse der ärztlichen Rolle und des therapeutischen Verhältnisses unerlässlich zur Bestimmung von Lernzielen und Bildungsinhalten. Hier, in der Person des Arztes und der Interaktion mit dem Patienten beginnt Patientensicherheit im Sinne der vielfach zitierten „Sicherheitskultur", die sich in der praktischen Anwendung der diagnostischen und therapeutischen Verfahren fortsetzt.

2.1 Expertenstatus und Expertenmacht der Ärzte

In seiner Tätigkeit als Fachkundiger zur Behandlung von Krankheiten hat sich die Funktion des Arztes in den westlichen Zivilisationen zu einer institutionalisierten Rolle entwickelt. Aufgrund ihrer professionellen Kompetenz und ihres institutionalisierten Status sind Ärzte in der Lage, den Patienten die fachkundige Hilfe an nötigen Informationen und Hilfsmitteln zu geben, die diese in ihrem sozialen Umfeld nicht entgegengebracht werden kann.[106]

Insbesondere in der Zeit nach dem Zweiten Weltkrieg hat sich der Ärztestand durch die Systematisierung des medizinischen Wissens und berufsständische Politik zu einer hoch spezialisierten Profession entwickelt. Der Begriff *Professionalisierung* kennzeichnet den Prozess eines rationali-

---

[105] Max Weber definiert „soziale Beziehung" als „ein seinem Sinngehalt nach aufeinander gegenseitig *eingestelltes* und dadurch orientiertes Sichverhalten mehrerer" (Hervorhebung im Original). Und weiter: „Die soziale Beziehung besteht (...) ausschließlich: in der Chance, daß [sic] in einer (sinnhaft) angebbaren Art sozial gehandelt wird." Die Chance, d.h. der Erfolg einer Interaktion ist demnach nur dann gegeben, wenn sich die Beteiligten in ihrem Handeln auf das Verhalten, die Zwecke und Absichten (Sinn) ihres Gegenübers beziehen. Vgl. Weber (2005), S. 16 und 19.
[106] Vgl. Parsons (1970), S. 19.

sierten Umgangs mit anwachsenden Wissensbeständen und technischen Verfahren, die in der Folge zu beruflicher Spezialisierung und gesellschaftlicher Differenzierung führen.[107] In funktional ausdifferenzierten Gesellschaften gelten indes nur solche Berufe als *Profession*, die ihren expandierenden Wissenskorpus in der akademischen Lehre institutionalisiert haben und eine zentrale Bedeutung im menschlichen Dasein einnehmen sowie eine Reihe anderer Merkmale erfüllen.[108] Aus ihrer Relevanz für den Einzelnen und die Gesellschaft konstituiert sich die berufliche Sonderstellung der Professionen durch hoheitliche Legitimation, Privilegien (z.B. Behandlungsmonopol), Protektion (z.B. Arztvorbehalt) sowie zugestandener beruflicher Selbstbestimmung und Schiedsgewalt (z.B. Ärztekammern, Schlichtungsstellen).[109]

Aus dieser strategischen Position heraus verfügen Professionen über einen hohen Anteil an Kontrolle und Macht in bestimmten gesellschaftlichen Handlungsfeldern und über darin vorhandene Berufe, wie z.B. die Mediziner im Gesundheitswesen über die anderen Gesundheitsberufe.[110] Diese Bedingungen bilden den institutionellen Rahmen für Klientenverhältnisse, in denen die Angehörigen der Professionen dem einzelnen Bürger ihr Expertenwissen als Dienstleistung entgegenbringen.[111]

Aus einer merkmalstheoretischen Perspektive (Attributemodell) sind Professionen durch die folgenden Kriterien gekennzeichnet:[112]

  a) Spezialisiertes Expertenwissen, das in akademischen Bildungsgängen erworben und systematisch weiter entwickelt wird (staatliche Lizenz);

---

[107] Vgl. Stichweh (1996), S. 50; Borgetto/ Kälble (2007); S. 126f.
[108] Damit unterliegen die Professionen dem sozialen Wandel, dem sie sich anpassen müssen, um ihre gesellschaftliche Relevanz nicht einzubüßen. Davon kaum betroffen ist der Status der Medizin und der Jurisprudenz, wohingegen Theologie und Journalismus gravierenden Veränderungen unterliegen. Vgl. Borgetto/ Kälble (2007), S. 127; Stichweh (1996), S. 53.
[109] Vgl. Borgetto/ Kälble (2007), S. 126.
[110] Die soziale Schließung der Professionen ergibt sich nicht allein aus dieser Kontrolle über andere Berufe und womöglich einer auf Machterhalt ausgerichteten Berufspolitik, sondern ist vor allem in der Spezifizierung und Exklusivität ihres Wissenskorpus begründet (*professional purity*).Vgl. Stichweh (1996), S. 61 und 64.
[111] Vgl. Borgetto/ Kälble (2007), S. 126.
[112] Vgl. Siegrist (2012), S. 1100.

b) Exklusives Handlungsmonopol, das aufgrund seiner gesellschaftlichen Bedeutung staatlich sanktioniert ist (gesellschaftliches Mandat);
c) Kollegiale Selbstkontrolle durch berufsständische Normen und Institutionen wie Berufsverbände, Kammern usw. (Interessenvertretung);
d) Berufliche Autonomie in einem besonderen Umfang (Fach- und Sachautorität);
e) Hohes Sozialprestige und damit verbundenes Einkommen.

Der Expertenstatus dieser Berufsgruppe und die ihr institutionell zugestandenen Rahmenbedingungen wie Berufsgerichtsbarkeit, Standesregeln, vertragliche Vereinbarungen und eigene ethische Prinzipien begünstigen es tendenziell, sich der sozialen Kontrolle durch Nicht-Experten zu entziehen.[113] Dies betrifft gleichermaßen die Rolle der Patienten sowie deren Erwartungen an Behandlung und Therapie.

Asymmetrien in sozialen Beziehungen kennzeichnen soziale Distanz und die Ungleichverteilung von Macht.[114] Aufgrund seiner spezifischen Bedingungen ist das Verhältnis zwischen Ärzten und Patienten in vielerlei Hinsicht ein asymmetrisches. Zu den auffälligsten Konstitutiva dieser Ungleichheit zählen sicherlich die Gegensätze zwischen Experten- und Laienwissen, Heilvermögen und Hilfsbedürftigkeit sowie institutionellem Status und natürlicher Person. So trifft der Patient mit seinen in der Regel laienhaften Vorstellungen über die Entstehung von Gesundheitsstörungen (Laienätiologie) und therapeutischen Möglichkeiten auf den medizinischen Experten und „Verwalter" ebendieser Optionen. In seiner Hilfsbedürftigkeit, die durch Beschwerden, Einschränkungen und die verminderte Fähigkeit zur Wahrnehmung der eigenen Autonomie bestimmt wird, ist der Patient auf die ärztliche Heilkompetenz angewiesen. Der Sicherheit des Arztes, die ihm durch sein Behandlungsmonopol und den institutionellen Rahmen seiner Einrichtung mit ihren Regeln und Routinen verliehen ist, tritt der Patient als natürliche Person mit der singulären Erfahrung einer Situation gegenüber, für die er noch keine Lösungsstrategien entwickeln konnte. Eine Liste der Dimensionen, auf denen soziale Distanz im therapeutischen Verhältnis konstituiert wird, ließe sich um

---

[113] Vgl. Siegrist (2012), S. 1100.
[114] Vgl. Koch-Gromus/ Kreß (2012), S. 1081.

Faktoren fortführen, wie z.B. soziale Herkunft, Lebensstil, Bildungsniveau usw.

Der Medizinsoziologe Johannes Siegrist hebt den Aspekt der Macht als ursächlich für die strukturell asymmetrische Beziehung im therapeutischen Verhältnis hervor und führt diese auf drei Charakteristika des ärztlichen Handelns zurück:[115]

a) Expertenmacht durch die unterschiedliche Verteilung von Wissen und daraus resultierender Informations- und Handlungsoptionen;

b) Definitionsmacht durch die Zuweisung sozialer Rollen und die dadurch bedingte Festlegung auf einen jeweils initiativen und reaktiven Part in der Beziehung;

c) Steuerungsmacht durch die Verfügung über Prozeduren, Hilfsmittel und Zeit.

Dabei argumentiert er auf der Basis der struktur-funktionalistischen Annahmen Talcott Parsons, wonach alle sozialen Phänomene nach ihrer Funktion für die Integration einer Gesellschaft betrachtet werden. Demnach ist Krankheit eine Normabweichung und als dysfunktionaler Zustand gesellschaftlich unerwünscht, weswegen der Kranke verpflichtet ist, ärztliche Hilfe aufzusuchen und mit dem Arzt zum Zwecke der Genesung vollumfänglich zu kooperieren. Das struktur-funktionalistische Paradigma konnte zur Beschreibung von Gesellschaft insbesondere in der Aufbauzeit nach dem Zweiten Weltkrieg Bedeutung beanspruchen. Angesichts technischer und sozialer Entwicklungen in den vergangenen Jahren wie die Verfügbarkeit elektronischer Informationsmedien, die Pluralisierung der Gesellschaft und die Stärkung der Patientenrechte in der Gesetzgebung, lassen sich diese Annahmen allerdings nicht mehr stringent anwenden.[116] Das zeigt auf, wie sich Machtverhältnisse und Positionen gegenseitig bedingen und im Verlauf des sozialen Wandels verändern. Davon unbenommen bleibt die rechtliche Verpflichtung der Versicherten,

---

[115] Vgl. Siegrist (2005), S. 251.
[116] Mit Blick auf die in den letzten Jahren gestärkte Patientenposition durch das 3. Betreuungsrechtsänderungsgesetz (sog. Patientenverfügungsgesetz) 2009 und dem Gesetz zur Verbesserung der Rechte von Patientinnen und Patienten (sog. Patientenrechtegesetz) von 2013 sind struktur-funktionalistische Annahmen nur bedingt anwendbar, was in dieser Darstellung berücksichtigt wurde. Vgl. Parsons (1991).

ihre Eigenverantwortung für Erhalt bzw. Wiedererlangung ihrer Gesundheit innerhalb der Solidargemeinschaft der gesetzlichen Krankenkassen wahrzunehmen.[117]

Max Weber definiert *Macht* amorph als „jede Chance, innerhalb einer sozialen Beziehung den eigenen Willen auch gegen Widerstreben durchzusetzen, gleichviel worauf diese Chance beruht".[118] Aus dieser Definition geht hervor, dass Macht ein Phänomen in allen sozialen Beziehungen ist. Weber verwendet das Wort *Chance* hier im Sinne von Möglichkeit oder statistischer Wahrscheinlichkeit. Dabei legt er sich nicht darauf fest, worin diese Aussicht besteht, auf jemanden einzuwirken. Die Anwendung von Zwang zur Überwindung von Widerstand scheint nur das letzte Mittel („auch" gegen Widerstreben) zu sein.

Im Zeitalter von Medienvielfalt, Werbung und Internet ist jedem plausibel, dass „überzeugen, beeinflussen, manipulieren, beherrschen" nur Synonyme für die Anwendung von Macht sind. Macht kann vielfältige Ursachen haben, die vor allem in der ungleichen Verfügbarkeit über physische und psychische Mittel besteht.[119] Ihre Ausprägung erhält Macht über das Maß der Ungleichheit, die durch die Dringlichkeit eines bestehenden Bedarfs verstärkt wird, z.B. wenn eine „mächtige" Person über ein Gut verfügt, das die „ohnmächtige" Person benötigt oder zumindest meint, zu benötigen. In der Konsequenz schafft die Verfügung über Ressourcen, potenziert um den Faktor Macht, ihrem Inhaber erweiterte Handlungsräume und Wirkmächtigkeit. Das Phänomen der Macht ist also zunächst wertneutral (amorph), erst die Art und die Zwecke ihres Gebrauchs determinieren sie zwischen moralisch, legitim und missbräuchlich. Vor allem die Gefahr ihres Missbrauchs stellt sowohl an Gesellschaften wie an den Einzelnen die beständige Herausforderung, sich ihm entgegenzu-

---

[117] Vgl. § 1 SGB V: „Die Versicherten sind für ihre Gesundheit mit verantwortlich; sie sollen durch eine gesundheitsbewußte (sic) Lebensführung, durch frühzeitige Beteiligung an gesundheitlichen Vorsorgemaßnahmen sowie durch aktive Mitwirkung an Krankenbehandlung und Rehabilitation dazu beitragen, den Eintritt von Krankheit oder Behinderung zu vermeiden."
[118] Weber (2005), S. 38 f.
[119] Machtkonstituierend sind z.B. Legitimation, Verfügung über Sanktionsmittel, Zwang, Identifikation, Wissen und Zugang zu Informationen, Besitz und die Verfügbarkeit von Ressourcen.

stellen, sei es durch politische Regeln, soziale Kontrolle, moralische Positionierung oder individuelle Reflexion.[120] (Siehe Kap. F)

Im Verhältnis zwischen Arzt und Patient lassen sich mehrere Ursachen für das Ungleichverhältnis von Macht identifizieren.[121] In diesem formalisierten Therapieverhältnis trifft in der Regel der kranke medizinische Laie auf Experten, die ein langjähriges Studium als Teil eines komplexen Auswahlverfahrens bewältigt haben. Diese Asymmetrie wird durch die wissenschaftlich geprägte Fachsprache verstärkt, die für jedes umgangssprachlich benannte Körperteil und dessen Funktion eigene Termini bereit hält, so dass die Kommunikation dadurch vornehmlich unidirektional – vom Arzt auf den Patienten – gerichtet ist. Die wissenschaftliche Fachsprache ist nicht zuletzt auch Ausdruck der Komplexität des medizinischen Urteilens und Handelns.

Die *Expertenmacht*, d.h. die Relation zwischen Spezialisten und Laien, zwischen Ärzten und Patienten, verhält sich proportional zur Spezifität des Expertenwissens. Je größer der Abstand seines Fachwissens zum Status des Laienwissens wird, desto weniger kontrollierbar wird der Experte in seinen Urteilen, Entscheidungen und Handlungen. Eine Annäherung in deren Verhältnis, z.B. durch partnerschaftliche Akzeptanz, Empathie oder Angleichung auf der Kommunikationsebene liegt einzig in Ermessen und Bereitschaft des mächtigeren Beziehungspartners – des Arztes oder der Ärztin. Mit der *Definitionsmacht* wird den Experten das Recht zugestanden, „krank und gesund" zu definieren und somit nicht nur darüber zu befinden, wer als krank oder gesund gilt (Rollenzuschreibung), sondern auch, wem in welcher Art der Zugang zu medizinischen Leistungen zugestanden wird (*Steuerungsmacht*).[122]

Übertragen auf das therapeutische Verhältnis, kann so definierte Macht „die erhöhte Chance des Arztes" bedeuten, „einerseits Quellen der Unsicherheit des Gegenübers zu kontrollieren, andererseits knappe, erstrebte Güter (ärztliche Leistungen) unterschiedlich zu gewähren".[123] Max Weber definiert den Begriff hingegen betont wertneutral und normativ indifferent: Er unterscheidet zunächst nicht zwischen legitimer und illegitimer Macht und er lässt auch die denkbare Option offen, dass sich die

---

[120] Vgl. Ottmann (2010), S. 62-64.
[121] Vgl. Parsons (1970), S. 10-57.
[122] Vgl. Groß/ Schäfer (2011), S. 109.
[123] Siegrist (2005), S. 251.

Macht des Einen und die Freiwilligkeit des Anderen komplementär zueinander verhalten können.[124] Aus dieser Perspektive betrachtet, hat das Zusammentreffen eines hilfsbedürftigen Menschen auf einen anderen, der durch seine Kompetenz und seine gesellschaftliche Position zur Hilfe befähigt ist, eine weiter reichende Dimension als die eines zweckrationalen Dienstleistungsverhältnisses.

Der Machtentfaltung des Einen steht die Selbstbestimmung des Anderen entgegen. Die Missachtung seines „eigenen Willens", wie legitim und begründet sie auch immer sein mag,[125] ist ein Eingriff in seine personale *Autonomie*. Mit der Verbreitung des prinzipienethischen Ansatzes nach Tom L. Beauchamp und James F. Childress[126], ist der *Respekt vor der Autonomie* zu einem Leitmotiv medizinischen Handelns und gesundheitspolitischen Entscheidens[127] geworden. Der Internist Linus Geisler merkt dazu an, „dass ein Autonomiebegriff, der nicht mehr bedeutet als den Respekt vor der Selbstbestimmtheit des anderen, in der klinischen Realität Gefahr läuft, zum blutleeren Konstrukt zu werden"[128]. In der Tat finden sich in der medizinethischen Literatur keine oder nur rudimentäre positive Ausdeutungen des Autonomiebegriffs, sondern allenfalls Aufzählungen der daraus abgeleiteten Rechte von Patienten und Pflichten von Ärzten.

Warum dies so ist, erklärt sich mittels eines Blicks in philosophische Kompendien, die einen Eindruck von der Komplexität und Bedeutungsvielfalt des Autonomiebegriffs vermitteln. Die affirmative Vorstellung einer personalen Autonomie ist so jung wie die Aufklärung und die Entdeckung des Individuums. Beide sind aufs Engste mit den philosophischen Reflexionen Jean-Jacques Rousseaus und Immanuel Kants verbun-

---

[124] Vgl. Ottmann (2010), S. 63.
[125] Gegen die Instrumentalisierung anderer wendet sich Kants zweite, die sog. Selbstzweckformel, des Kategorischen Imperativs: „Handle so, daß du die Menschheit sowohl in deiner Person, als in der Person eines jeden andern jederzeit zugleich als Zweck, niemals bloß als Mittel brauchest." Kant (1785), S. 429.
[126] Tom L. Beauchamp, James F. Childress (1979): Principles of Biomedical Ethics.
[127] Siehe hierzu beispielsweise die Thematisierung der Patientenpartizipation in den Gutachten des Sachverständigenrats Gesundheit 2000/ 2001 sowie 2003 und in der medizinethischen Literatur oder die aktuelle Gesetzgebung (Patientenverfügung, Patientenrechtegesetz).
[128] Geisler (2004), S. 454.

den.[129] In Gegenüberstellung zur Fremdherrschaft (*Heteronomie*) war der Begriff der Autonomie als Vorstellung der Selbstbestimmung ursprünglich ein politisch geprägter Terminus. Bei Kant wird er präzise gefasst als die „Autonomie des Willens", die darauf gerichtet ist, Selbstbestimmung und moralisches Handeln auf der Grundlage der angewandten Vernunft in Einklang zu bringen.[130] Vereinfacht gesprochen bedeutet dies, den Willen zu haben, selbstbestimmt nach moralischen Vorstellungen im gesellschaftlichen Miteinander zu handeln und zu leben.[131] Autonomie wird hier im Kontext sozialer Relationen verstanden und ist somit Bestandteil der persönlichen Identität ohne aber individualistisch zu entarten.[132]

In der Medizin ist bezeichnenderweise von der *Patientenautonomie* die Rede, womit Autonomie auf den Bezugsrahmen der medizinischen Maßnahmen eingegrenzt wird.[133] Eine Reduktion des Autonomieverständnisses auf die konkrete Behandlungssituation liegt nahe und erscheint zunächst plausibel. Die Medizinhistorikerin Ortrun Riha identifiziert die Doppelbedeutung von *Autonomie* als Ursache bestehender Missverständnisse. Denn Autonomie bezeichnet einerseits die Fähigkeit, selbst-

---

[129] Jean-Jacques Rousseau: *Du contrat social ou principes du droit politique*, Amsterdam 1762; Immanuel Kant: *Grundlegung zu einer Metaphysik der Sitten*, 1785; ders.: *Kritik der praktischen Vernunft*, Riga 1788 und ders.: *Beantwortung der Frage: Was ist Aufklärung?* Berlin 1784. Der Mensch wird nun nicht mehr durch metaphysische Weltordnung oder ständische Ordnung außerhalb seiner selbst bestimmt, sondern ist selber Träger von Freiheit und Vernunft. Als so ausgestattete Person hat er eine originäre Identität und persönliche Würde. Kants Formulierung ist auch insofern präziser, als damit zum Ausdruck gebracht wird, dass Meinungen, Wünsche und Handlungen rational zu begründen sind und nicht bloß spontaner Neigungen entspringen. „Rational" bedeutet in diesem Zusammenhang einem, wenn auch subjektiven Sinn, zu folgen. Projektionen auf einen bestimmten Zustand hin werden so zum handlungsleitenden Motiv (Wünsche), wohingegen Verhalten einem unbestimmten Impetus (Neigung) folgt, der einer Begründung entbehrt. Genau darin scheint ein Irrtum im gegenwärtigen Verständnis des Autonomiebegriffs zu liegen. Vgl. Nida-Rümelin (2005a), 87-92.
[130] Vgl. Schwemmer, (2004a), S. 232; Pieper (2000), S. 289f.
[131] Bei Kant das *Moralische Gesetz* in der Universalisierungsformel des Kategorischen Imperativs: „Handle nur nach derjenigen Maxime, durch die du zugleich wollen kannst, dass sie ein allgemeines Gesetz werde." Kant (1785), S. 421.
[132] Vgl. Geisler (2004), S. 254.
[133] Vgl. Schöne-Seifert (2007), S. 39f.

bestimmt zu handeln, wozu Bewusstsein, Willensfreiheit und Wertvorstellungen die notwendigen Bedingungen, und das Recht auf Selbstbestimmung die hinreichende Bedingung sind.[134] Nun ist die eingeschränkte Autonomiefähigkeit durch Krankheitssymptome, Beschwerden und Hilfsbedürftigkeit kennzeichnend für die therapeutische Situation, in der seit Hippokrates ein anderes – ein Paradigma medizinischen Handelns – in Kraft tritt: die Fürsorglichkeit und das Wohlwollen des Heiltätigen[135]. In einer Haltung der Fürsorge entfaltet der Arzt nicht nur sein Bestreben auf die Linderung und Heilung von Krankheit, sondern auch auf die Wiederherstellung der Autonomie seiner Patienten. In Anbetracht dieser Schwierigkeiten – ein diffuses Begriffskonstrukt einerseits, eine diffizile soziale Situation andererseits – beruht das gegenwärtige Verständnis von Autonomie in der Medizin eher auf einer Operationalisierung zu analytischen Zwecken als auf einer positiven Definition. Dieses Theoriekonstrukt entstammt dem zum medizinethischen Standardwerk gewordenen *Principles of Biomedical Ethics* von Tom Beauchamp und James:

> „We analyze autonomous action in terms of normal choosers who act (1) intentionally, (2) with understanding, and (3) without controlling influences that determine the action."[136]

Dieses Konzept von Patientenautonomie umgeht eine konkrete begriffliche Bestimmung, indem das Verfahren der Entscheidungsfindung zum alleinigen definitorischen Kriterium gemacht wird. Die Wahrung der so verstandenen Patientenautonomie besteht in dem zugestandenen Recht, nach einer fachgerechten Aufklärung einer medizinischen Behandlung zuzustimmen oder sie abzulehnen (*informend consent*). Diese auf die Situation und den Prozess der Patienteninformation und dessen Entscheidung fokussierte Konzeption entspricht der inzwischen auf breiter Ebene vertretenen Auffassung von Autonomie in der Medizinethik.[137] Von hier aus verstrahlt dieser trunkierte Autonomiebegriff seine Wirkung in die klinische Praxis über den ethischen Pflichtanteil in der Lehre.

Vertreter dieses reduktionistischen Ansatzes argumentieren damit, dass jedes annähernd holistische Autonomiekonzept durch Interaktion und

---

[134] Vgl. Riha (2008), S. 113.
[135] Mit dem Begriff soll zum Ausdruck gebracht werden, dass diese Tugenden die Voraussetzung jeglicher heilberuflicher Tätigkeit sein sollten.
[136] Beauchamp/ Childress (1989), S. 69.
[137] Vgl. Deutsches Referenzzentrum (o.J.).

wechselseitige Anerkennung im Arzt-Patient-Verhältnis zu einer Überforderung der medizinischen Situation führen würde.[138] Keineswegs lässt sich leugnen, dass eine Überdehnung des Autonomieverständnisses zwangsläufig zur Kollision mit jeglichem Ansatz von Fürsorge sowie ärztlicher Verantwortung führen muss, und dies zulasten des Vertrauens im therapeutischen Verhältnis.[139] Es lässt sich aber ebenso wenig darüber hinwegtäuschen, dass der vermeintliche Gegensatz zwischen Autonomie des Patienten und Funktionalität der Medizin in eine selbst konstruierte Aporie führt. Denn ausgehend von dem Widerspruch zwischen Wiederherstellung der personalen Autonomie einerseits und Reduktion der Patientenautonomie andererseits, ist zu fragen, was aus Rationalisierungsgründen noch reduziert werden soll.

Abgesehen von der Schwierigkeit, den Autonomiebegriff in seinem Bedeutungsumfang zu erfassen und inhaltlich zu bestimmen, verbietet sich eine solche Simplifizierung, da die Entität der Person nicht je nach situativem Kontext demontierbar ist. Derartige Vorstellungen blenden unwillkürlich aus, dass die Person in ihrer Autonomie prinzipiell eine integre Einheit bildet, und zwar unter den Bedingungen von Krankheit und Therapie ebenso wie unter denen der alltäglichen Lebensgestaltung.[140] Zusätzlich zur ethischen Fragwürdigkeit solcher Überlegungen gibt es ganz praktische Erwägungen, die dagegen sprechen. Der Verlust des für das therapeutische Verhältnis konstituierenden Vertrauens würde auf der Individualebene zu erheblichen Prozessstörungen führen, die auf der Systemebene unvorstellbare Folgen nach sich ziehen würden.[141]

Das Ärztin-Patientin-Verhältnis offenbart, dass Macht und Autonomie Phänomene sind, die ihre Wirkkraft erst in der sozialen Beziehung entfalten. Ein lediglich auf Individualität begründetes Autonomiekonzept mit

---

[138] Dies gilt gleichermaßen für relationale Autonomiekonzepte, in denen Beziehungen konstitutiv sind, als auch für solche, in denen das Individuum als Kausalzentrum von Handlungen erachtet wird. Vgl. Deutsches Referenzzentrum (o.J.).
[139] Vgl. Jaspers (1986a), S. 11; ders. (1986b), S. 26-29; Geisler (2004), S. 453.
[140] In Analogie zum Zitat des Medizinhistorikers Dietrich von Engelhardt: „Medizinische Ethik ist keine Sonderethik, sondern eine Ethik besonderer Situationen." Engelhardt (1993), S. 696.
[141] Vorstellbar ist ein breites Spektrum möglicher Konsequenzen von einer erhöhten Klagebereitschaft bei Behandlungsfehlern über den Attraktivitätsverlust der Heilberufe bis zur Aufgabe sozialstaatlicher Prinzipien.

der Annahme einer freien, selbstständigen, rationalen und unbeeinflussten Entscheidungsfähigkeit verkennt diese soziale Tatsache.[142] Es verkennt vor allem den Grund der medizinischen Behandlung. Denn die Erkrankung beschränkt den Patienten in seiner Willensfreiheit und in seiner Handlungsfähigkeit. Alle anderen Belange treten hinter das Ziel der Gesundung zurück, das aber ohne die Hilfe professioneller Heilkundiger nicht erreicht werden kann. Folglich variieren die Ausprägungen seines Hilfs- bzw. Autonomiebedürfnisses mit der Schwere der Gesundheitsstörung. Für die ärztliche Tätigkeit hat Linus Geisler hier den Grundsatz der „Gestützten Autonomie" formuliert, wonach die Fähigkeit des Kranken zur Selbstbestimmung in dem Maße gefördert werden sollte, wie sie durch seine Krankheit eingeschränkt ist.[143]

2.2 Von der Arztwahl zum Behandlungsvertrag

Die folgenden Überlegungen gehen vom „Regelfall" aus, in dem eine handlungsfähige Person einen medizinischen Bedarf erkennt und ärztliche Hilfe in Anspruch nimmt, sei es, indem sie dazu selbst den Arzt aufsucht oder notfallmäßig Hilfe herbei ruft. Diese Annahme betrifft auch die Situation, in der z.B. Eltern für ihre Kinder, Nahestehende oder Betreuer für beeinträchtigte oder behinderte Menschen initiativ werden.[144]

Die Logik dieser Situation wird durch eine Vielzahl von Randbedingungen wie Geschlechtszugehörigkeit, psychosoziale Merkmale, das soziale Umfeld und sozioökonomische Faktoren bestimmt, welche die Wahrnehmung, Bewertung und Entscheidungen des Individuums beeinflussen. Auf den US-amerikanischen Medizinsoziologen Ronald Andersen geht das international etablierte Verhaltensmodell der Inanspruchnahme von Gesundheitsleistungen zurück, das in einer 20-jährigen Forschungstätigkeit ständig fortentwickelt worden ist. Im Kern des Konzepts stehen die individuellen Verhältnisse, die zur Inanspruchnahme führen.

Diese werden bestimmt durch personenbezogene Merkmale (*Predisposing Characteristics*), ermöglichende Bedingungen (*Enabling Resources*) und den wahrgenommenen Bedarf (*Need*). Zu den prädisponierenden Faktoren, die sich indirekt auf die Inanspruchnahme auswirken, gehören demografische Merkmale, Sozialstruktur und gesundheitliche Einstellun-

---

[142] Vgl. Beauchamp/ Childress (1989), S. 69f.
[143] Vgl. Geisler (2004).
[144] Vgl. Siegrist (2005), S. 37.

gen.¹⁴⁵ Notwendige Voraussetzungen (Ressourcen), damit professionelle Hilfe in Anspruch genommen werden kann, sind solche wie ein bestehender Krankenversicherungsschutz oder die vorhandene medizinische Versorgungsstruktur. Die ausschlaggebende Größe für das Aufsuchen ärztlicher Hilfe ist der wahrgenommene Bedarf, der sich über die subjektive Einschätzung der betroffenen Person vermittelt und vom Arzt durch Diagnosestellung objektiviert werden soll.¹⁴⁶ Allerdings wirken die prädisponierenden Faktoren und personenbezogenen Ressourcen latent in das therapeutische Verhältnis ein, indem sie die soziale Distanz unterschiedlicher Individuen mit ihrer je eigenen Biografie und Sozialisation manifestieren. Im ungünstigen Fall können sie die Kommunikation derart beeinträchtigen, dass der Therapieerfolg gefährdet ist, weil das Anamnesegespräch nicht zu einer richtigen Diagnose geführt hat oder ärztliche Anordnungen nicht verstanden wurden.

Die folgenden Ausführungen sind im Wesentlichen an Siegrists Darstellung der vier Entscheidungsstufen des Hilfesuchens orientiert.¹⁴⁷ Die Schritte von der Symptomwahrnehmung bis zur Inanspruchnahme ärztlicher Hilfe werden hier knapp eingeführt, weil die von Andersen genannten Faktoren hierin gleichsam komprimiert vorliegen und in das therapeutische Verhältnis hineingetragen werden. Wie bei den meisten Phasenmodellen gilt auch hier, a) dass zeitliche Aussagen über Dauer oder Zeitpunkt unwägbar sind und b) die vorherigen Stufen selten abgeschlossen sind, bevor die nächsten relevant werden, sondern vielmehr in die folgenden hineinwirken.

Die Art ob und wie Symptome wahrgenommen werden, ist abhängig von deren Ausprägung, der Fähigkeit zur Symptomdeutung durch Informiertheit sowie der individuell sehr variierenden Symptomtoleranz. Das klinische Bild wird durch die Krankheit bestimmt; das Wissen zur Ausdeu-

---

[145] Am besten lassen sich diese Faktoren in der Terminologie Bourdieus beschreiben: die verschiedenen Arten des *Kapitals* umfassen u.a. Bildung (kulturelles Kapital oder Bildungskapital), Schichtzugehörigkeit und ökonomische Ressourcen (ökonomisches K.) sowie persönliche Netzwerke (soziales K.). Im *Habitus* wirken diese Faktoren wechselseitig und kommen durch Gewohnheiten und Handlungstendenzen zum Ausdruck. Sie manifestieren wesentlich die Art des Wahrnehmens, Denkens und Handelns einer Person. Vgl. Bourdieu (1982); Rehbein/ Saalmann (2014a), S. 110-117; dies. (2014b), S. 134-140.
[146] Vgl. Andersen (1995); ders. (2008); Thode et al. (2005).
[147] Vgl. Siegerist (2005), S. 33-38. Siehe auch Borgetto/ Kälble (2007). S. 171.

tung der Symptome und die Bereitschaft, Beschwerden hinzunehmen sind indes sozialisationsbedingt. Die Abweichung von der gesundheitlichen Normalität muss gedeutet und eingeschätzt werden, um über ggf. notwendige Handlungen zu entscheiden. An dieser Stelle sollte nicht übersehen werden, dass das Aufsuchen des Arztes unbesehen eines Krankenversicherungsschutzes Transaktionskosten durch Terminabsprachen, Anreise- und Wartezeiten oder Vorbereitungen auf Untersuchungen verursacht. Aber auch die Bewertung von Symptomen als behandlungsbedürftig führt nicht zwingend zur Inanspruchnahme professioneller Angebote. So können Beschwerden wie Schmerz und Jucken oder die Sichtbarkeit von Schwellungen und Effloreszenzen folgerichtig gedeutet werden, aber erst die manifeste Funktionsbeeinträchtigung macht den Weg zum Arzt unaufschiebbar. Es sind empfundene oder reale soziale Zwänge zur Funktionalität in Familie, Beruf, Partnerschaft, Kollegenverhältnissen oder sozialen Netzwerken, die temporär oder kontinuierlich schwerer wiegen können als das eigene Befinden.[148] In Klinik und Praxis sind gesundheitliche Schäden infolge einer verzögerten ärztlichen Konsultation oder inadäquaten Selbstbehandlung leider alltäglich.

In dieser ersten Phase werden die Symptome einer gezielten Selbstbeobachtung, Interpretation und Erklärung (*Laienätiologie*) unterzogen, Hausmittel und frei verkäufliche Arzneien zur Selbstmedikation herangezogen und die Situation kognitiv bewertet. Hier kommen die erwähnten sozialisationsbedingten Faktoren wie Selbstbild, medizinisches Laienwissen und Informationsverhalten zum Tragen. So kann die Internetrecherche dem Zweck dienen, sachliche Informationen zu gewinnen, um einen Behandlungsbedarf zu objektivieren oder aber um Verleugnung, Relativierung und Bagatellisierung zu rechtfertigen. Aus den gleichen Gründen wird gegebenenfalls der Partner/ die Partnerin oder eine andere signifikante Person ins Vertrauen gezogen (Phase 2).

Haben die eigenen Bemühungen der Selbstmedikation keinen Erfolg gezeitigt und die Symptome einer gesundheitlichen Störung halten noch an, so wird eine erkrankte Person in der Regel versuchen, weiteres Laienwissen aus ihrem sozialen Umfeld wie Freunde oder Bekannte, die im Gesundheitswesen tätig sind, zu mobilisieren. Dies kann dazu dienen, effektivere Methoden der Selbstbehandlung in Erfahrung zu bringen oder die Entscheidung für die ärztliche Konsultation zu unterstützen (Phase 3).

---

[148] Vgl. Borgetto/ Kälble (2007), S. 170.

In diese Entscheidung fließt eine Reihe von Aspekten ein, die in der Arzt-Patienten-Beziehung wirksam werden: Überlegungen zum Kontakt (akut oder Termin, praktischer oder Facharzt), Zwecksetzungen für den Besuch (Bestätigung/ Widerlegung eigener Vermutungen, Krankschreibung) und Erwartungen hinsichtlich der Verordnungen.

Für die Inanspruchnahme professioneller Hilfe bestehen die Optionen a) der nicht-ärztlichen Beratung durch Apotheker oder heilpraktische Behandlung sowie b) der ärztlichen Konsultation (Phase 4). Siegrist hebt die Bedeutung der subjektiven Selbstbeurteilung des Patienten für Diagnosestellung und die einzuleitende Therapie hervor. Nur er kann sich als Experte für seine Lebenssituation und Krankheitsempfinden vertreten und nur seinen Darstellungen kann der Arzt die Informationen entnehmen, die notwendig sind, um den Fall aus einer professionellen Perspektive objektiv zu beurteilen. Dies verdeutlicht den Stellenwert des Arzt-Patient-Verhältnisses und des Gespräches im Besonderen für das Gelingen der Therapie. Kommunikationskompetenz vermittelt sich hier nicht nur in ethischen Kategorien und mitmenschlicher Anteilnahme, sondern einer professionellen Haltung gegenüber dem Patienten (Patientenorientierung) und Methodik der Informationsgewinnung (Anamnese).

Dem anamnestischen Gespräch ist kein formaler Akt vorgestellt, der die Mittelbarkeit der therapeutischen Beziehung unterbrechen könnte, weil das Vertragsverhältnis aufgrund übereinstimmender Willenserklärung zustande kommt, indem der Patient das ärztliche Angebot annimmt.[149] Der Behandlungsvertrag ist die Grundlage für die ärztliche Dienstleistung und regelt das Verhältnis von Arzt und Patient hinsichtlich der Leistung für den Patienten und hinsichtlich des ärztlichen Honoraranspruchs (siehe auch Abschnitt C.2.2).

Dieser Vertrag legt die Erwartungen des Patienten an die Institution und das medizinische Behandlungsteam hinsichtlich des Umgangs (Aufklärung und Information), der Leistung (fachgerechte Vornahme der Behandlung), der Qualität (gemäß fachlicher Standards) und ggf. der Kosten, falls diese nicht sozialversicherungsrechtlich abgedeckt sind, verbindlich und ggf. sogar juristisch einklagbar fest.

Ein Vertrag ist juristisch definiert als ein zweiseitiges Rechtsgeschäft, bei dem durch übereinstimmende Willenserklärungen ein rechtlicher Erfolg

---

[149] Vgl. Griebau (2015), S. 714.

erzielt werden soll. In einem Dienstvertrag verpflichten sich die Leistungserbringer dazu, die versprochene Leistung sachgerecht auszuführen und die Besteller, die vereinbarte Vergütung zu entrichten. Der Behandlungsvertrag stellt in vielerlei Hinsicht eine Sonderform des Dienstvertrags dar:

Die erste Besonderheit des Behandlungsvertrags liegt in seinem Zustandekommen, das der Absprache oder Schriftform entbehrt. Er kommt *konkludent* allein dadurch zustande, dass sich ein Patient in die ärztliche Behandlung begibt oder im Notfall übergeben wird.

Zweitens erfolgt die Vergütung i.d.R. über gesetzliche oder private Krankenversicherungen. Dieser Umstand ergibt sich drittens aus der Besonderheit des zu erstellenden Gutes, der Gesundheit. Die Deckung des zur ihrer Erstellung notwendigen Bedarfs erfolgt als versichertes Risiko, weil die Kosten für Behandlung und Rehabilitation die materiellen Möglichkeiten des Einzelnen leicht übersteigen können. Auch aus diesem Grund ist es fraglich, ob Leistungen des Gesundheitswesens merkantilen Gütern gleichgestellt werden können.

Ein vierter wesentlicher Unterschied liegt jedoch in der Art der Willenserklärung der Patienten in das gegenseitige Vertragsverhältnis. Der Terminus „übereinstimmende Willenserklärung" vermittelt den Eindruck gleichstarker Vertragsparteien. Die Annahme eines Vertragsverhältnisses in einem marktwirtschaftlichen Verständnis, wie es im gegenwärtigen gesundheitspolitischen Diskurs häufig zu vernehmen ist, täuscht über den Umstand hinweg, dass dieser „Kunde" kaum in der Lage ist, die Qualität des „Produkts" (der Therapie) zu beurteilen. Den Handlungserfolg kann der durch Krankheit beeinträchtigte und auf professionelle Hilfe angewiesene Mensch lediglich subjektiv als Verbesserung oder Verschlechterung seines Wohlbefindens wahrnehmen – ein objektives Urteil über die Einhaltung fachlicher Standards und die Anwendung der medizinischen Verfahren nach dem Stand der ärztlichen Kunst entzieht sich seinen Möglichkeiten.

Das *Gesetz zur Verbesserung der Rechte von Patientinnen und Patienten* vom 20. Februar 2013 wurde mit dem Ziel verabschiedet, betreffende und bereits vorhandene Rechtsvorschriften des Bürgerlichen Gesetzbuches, der Sozialgesetzgebung u.a. kompakt in einem Gesetz zu vereinen. Es bestätigt den Status des Behandlungsvertrags als einen Dienstleistungsvertrag und verpflichtet die Vertragsparteien zur Kooperation in der Behandlung (§ 630c Abs.1 BGB). Das Gesetz unterscheidet zwischen ärztlichen Informationspflichten hinsichtlich des Behandlungsverlaufs zu Beginn der Therapie[150] und Aufklärungspflichten über medizinische Maßnahmen und Alternativen.[151] Für den Zusammenhang von Patientensicherheit und den Umgang mit Behandlungsfehlern ist der Paragraph 630c Abs. 2 Satz 2 BGB von besonderem Interesse, weil der Behandelnde „den Patienten über diese auf Nachfrage oder zur Abwendung gesundheitlicher Gefahren zu informieren [hat]"[152]. Ausdrücklich wird der Behandelnde in diesem Fall zumindest vor der strafrechtlichen Verwertung eines solchen Eingeständnisses geschützt (*strafprozessuales Verwertungsverbot*).[153]

In den nächsten beiden Abschnitten wird das therapeutische Verhältnis in der ambulanten und stationären Versorgung vor allem aus der Patientenperspektive beschrieben. Dieser Blickwinkel wird eingenommen, weil die in einer gewissen Spanne variierende Position des Patienten in Wechselbeziehung zur institutionellen Positionierung des Arztes als Praxisinhaber oder Krankenhausangestellter steht.

2.3 Patientenautonomie im ambulanten Therapieverhältnis[154]

Den ersten Kontakt mit dem Arzt stellt der Patient her, wenn Selbstmedikation und die Unterstützung aus dem Laiensystem seines sozialen Umfelds nicht ausreichen, um ein gesundheitliches Problem zu bewältigen. Dazu kann er laut Paragraph 76 des fünften Sozialgesetzbuches einen

---

[150] Vgl. § 630c Abs. 2 BGB: Der Behandelnde ist verpflichtet, dem Patienten in verständlicher Weise zu Beginn der Behandlung (…) sämtliche für die Behandlung wesentlichen Umstände zu erläutern, insbesondere die Diagnose, die voraussichtliche gesundheitliche Entwicklung, die Therapie und die (…) zu ergreifenden Maßnahmen."
[151] Vgl. § 630e Abs. 1 BGB: „Der Behandelnde ist verpflichtet, den Patienten über sämtliche für die Einwilligung wesentlichen Umstände aufzuklären. (…). Bei der Aufklärung ist auch auf Alternativen zur Maßnahme hinzuweisen."
[152] § 630c Abs. 2 Satz 3 BGB.
[153] Vgl. Griebau (2015), S. 722. Der Medizinrechtler Klaus Ulsenheimer kritisiert an dem Gesetz, dass es in vielen Punkten, in denen die Rechtsprechung der vergangenen 20 Jahre die Patientenposition gestärkt hat, zu mehr Bürokratisierung infolge von Unsicherheiten und mangelnder Transparenz führt. Ein weiterer Kritikpunkt sind die fehlenden Ausführungen zu den Vertragspflichten der Patienten. Vgl. Ulsenheimer (2013), S. 1 und 6.
[154] Vgl. Rosentreter (2005), S. 12-15.

Arzt seiner Wahl aufsuchen (*Freie Arztwahl*). Die Aufgabe des Arztes ist es dann, den an ihn herangetragenen Bedarf mittels Diagnose festzustellen sowie Art und Umfang weiterer diagnostischer und therapeutischer Maßnahmen zu bestimmen.[155]

Infolge der historischen Entwicklung ist die Medizin in Deutschland stark kurativ und rehabilitativ ausgerichtet, d.h. präventives Verhalten wird vom Gesundheitssystem kaum positiv verstärkt. So umfasst das Krankheitsspektrum, mit dem sich der Arzt konfrontiert sieht, somatische, psychische und soziale Aspekte, die bei der Diagnose und Therapie die Berücksichtigung der gesamten Lebensumstände eines Patienten erfordern.

Diese Merkmale der sozialen Herkunft, Lebensumstände und Gesundheitsrisiken sowie ggf. Leidensdruck und entsprechender Aktivierungsgrad prägen die Erwartungen und Heilungschancen, die der Patient/ die Patientin in die therapeutische Situation einbringt. Den Arzt hingegen zeichnet sein professionelles Wissen aus, das er den Patienten voraus hat, und sein professioneller Status, der ihm die Ermächtigung und Kompetenz verleiht, Krankheit bzw. Gesundheit zu definieren und diagnostische sowie therapeutische Maßnahmen zu ergreifen, die in den Rechtsraum des Patienten bis in die Sphäre körperlicher Integrität hinein reichen.

Diese Asymmetrie zwischen hilfsbedürftigem Laien und heilkundigem Experten stellt hohe Anforderungen an die Interaktion in dieser sozialen Beziehung, für die Empathie, diagnostisch-therapeutische Kompetenz und eine partnerschaftliche Kommunikation konstitutiv sind. Die Beziehung zwischen Arzt und Patient ist somit zugleich Vertrauens- und Dienstleistungsverhältnis. Sie ist die Basis der beidseitigen Kooperationsbereitschaft, die den Arzt dazu motiviert, ein patientenorientiertes Angebot medizinischer Leistungen zu realisieren und den Patienten, die ärztlichen Anordnungen eigenverantwortlich über die therapeutische Situation hinaus auszuführen.[156]

---

[155] Vgl. Siegrist (2005), S. 33-38.
[156] *Compliance* – (engl.) Regelbefolgung, Einverständnis, hier *Therapietreue*, im medizinischen Sinn die Bereitschaft des Patienten, die Anordnungen des Arztes auszuführen. In der aktuellen Diskussion um Patientenorientierung und -autonomie sind die Begriffe *Paternalismus* und *Compliance* negativ konnotiert und es werden die mehr oder weniger autonomiefördernden Konzepte des *Informed Consent* und des *Shared Desicion making* favorisiert. Vgl. Häussler/ Gothe (2012), S. 991-994.

Die Effektivität der Behandlung beurteilt ein Patient in Unkenntnis der instrumentellen und technischen medizinischen Aktivitäten besonders mit Blick auf die affektive Komponente der Arzt-Patienten-Interaktion. Maßstab ist nicht der Heilerfolg, den fachlich ebenso andere Ärzte erzielen könnten, sondern das „Wie". Ob ein Patient die Interaktion als gelungen beurteilt, hängt davon ab, inwieweit seine Erwartungen erfüllt werden konnten.

Die Asymmetrie der Arzt-Patient-Beziehung ist in der ambulanten Versorgungssituation nicht so steil, wie es aufgrund der Aussagen über die Informationsasymmetrie scheinen mag.[157] Es gibt Verhandlungsspielräume, in denen die Patienten ihre Erwartungen mit Nachdruck geltend machen können. So muss der Arzt i.d.R. die Information über Lebensgewohnheiten und -umstände, Gesundheitsrisiken und disponierende Faktoren vom Patienten erfragen. Seine Diagnose, in der sich seine Definitionskompetenz und das Behandlungs- und Verordnungsmonopol bündeln, ist neben wissenschaftlich-technisch erhobenen Befunden auf die subjektive Darstellung des Patienten gestützt.

Ebenso determinierend für die Gestaltung des ambulanten therapeutischen Verhältnisses sind die Angebotsstrukturen vorort. Die für urbane Arztpraxen typische Konkurrenzsituation relativiert die Steuerungsmacht des Arztes und stärkt die Verhandlungsposition des Patienten.[158] Ausgehandelt werden können innerhalb gewisser Grenzen der Bedarf (z.B. Dauer der Krankschreibung), alternative Therapieverfahren, die Verschreibung apothekenpflichtiger Arzneien, Heilhilfsmittel oder rehabilitative Maßnahmen. Das Gelingen der Interaktion und die subjektive Zufriedenheit des Patienten entscheiden über den weiteren Verlauf der therapeutischen Beziehung und über den Heilerfolg. Das Recht auf die freie Arztwahl räumt dem Patienten im ambulanten Behandlungsverhältnis die Handlungsoptionen ein, das therapeutische Verhältnis zu verlassen (*exit*)

---

[157] Vgl. Siegrist (2005), S. 251.
[158] Vgl. Siegrist (2005), S. 251. Dem steht der Befund der *angebotsinduzierten Nachfrage* entgegen, der aufzeigt, dass die Inanspruchnahme ärztlicher Leistungen pro Kopf mit der Arztdichte zunimmt. Dieser Umstand hat seine Ursache in der Expertenmacht der Ärzte gegenüber den Patienten mit nur unvollständigen Informationen über diagnostische und therapeutische Optionen. Durch diese Asymmetrie sind Ärzte in der Lage, Patientenentscheidungen zu beeinflussen. Vgl. Siegrist (2005), S. 295; Häussler/ Gothe (2012), S. 987f. und 994.

oder zu verhandeln und zu kooperieren (*bargain*). Bei *exit* wird es zu einem Arztwechsel kommen, bei *bargain* darf der Arzt auf die Kooperationsbereitschaft und „Kundentreue" seines Patienten zählen. Diese Bereitschaft zur Zusammenarbeit ist maßgeblich für den therapeutischen Erfolg im ambulanten Verhältnis und setzt die aktive Mitarbeit des Patienten und dessen aufrichtiges Bemühen um Genesung voraus.[159]

Die Diagnose des Haus- oder Facharztes kann jedoch vorläufig sein und weitergehende diagnostische Abklärung oder eine aufwendige Therapie erfordern. Je nach Versorgungsgrad werden dazu in den Abteilungen der Krankenhäuser qualifiziertes Personal und die nötige apparative Ausstattung vorgehalten. Zur Koordinierung des individuellen diagnostischen und therapeutischen Bedarfs der Patienten einerseits und der Aufrechterhaltung der medizinischen sowie pflegerischen Versorgung bei gleichzeitiger Sicherstellung der Notfallversorgung andererseits, sind die Betriebsstrukturen stationärer Einrichtung hochgradig arbeitsteilig organisiert. Diese Komplexität erzeugt Organisationszwänge, denen die Selbstbestimmung und Einflussmöglichkeiten der Patienten untergeordnet werden.[160]

2.4 Rollenzuweisung und Machtverteilung in der stationären Versorgung

Bevor sich ein Mensch in medizinische Behandlung begibt, hat er sein bisheriges Leben gemeinhin in einem vertrauten sozialen Raum verbracht, in dem Kommunikation und Interaktionen in ausbalancierten Machtverhältnissen stattgefunden haben. Wenn er das Krankenhaus als Institution des organisierten Krankseins und Gesundens betritt, wird er durch externe Definition zum *Patienten*[161]. Die der Arzt-Patienten-Beziehung immanente Asymmetrie erhält durch die Anonymisierung der organisatorischen Abläufe und funktionalen Strukturen des Krankenhauses eine stärkere Ausprägung.

---

[159] Vgl. Parsons (1970), S. 20f.
[160] Vgl. Siegrist (2005), S. 250-256.
[161] Siehe Pschyrembel (2014), S. 1612: „Patient (lat. patiens leidend) m.: allgemeine Bez. für einen Kranken; 1. i.e.S. ein an einer Erkrankung oder Krankheitssymptomen Leidender, der (somato)medizinisch oder psychotherapeutisch behandelt wird; 2. i.w.S. ein Gesunder, der Einrichtungen des Gesundheitswesens zu Diagnostik od. Therapie in Anspruch nimmt."

Mit dem gesellschaftlichen Auftrag der medizinischen Akutversorgung und unter den Bedingungen des medizinisch-technischen Fortschritts sowie der marktwirtschaftlich-demokratischen Zivilisation haben Krankenhäuser hoch arbeitsteilige und komplexe Organisationsstrukturen hervorgebracht. Typische Merkmale solcher Organisationen sind verbindliche Tagesabläufe für Personal und Patienten, standardisierte Verfahrensweisen, die Typisierung der Patienten nach Diagnosen, Fällen usw. sowie die relative Anonymität und ein rationalisiertes Vertrauen in den sozialen Beziehungen.

Daraus resultieren für die Patienten typische Organisationszwänge wie z.B. die ständige Verfügbarkeit für medizinische Prozeduren, die jederzeit kurzfristig umdisponiert oder unterbrochen werden können, eine Entpersonalisierung durch Personalwechsel, fehlende Rückzugsräume und begrenzte Einflussnahme auf die Abläufe sowie eine temporäre soziale Isolation durch Hospitalisierung und Subordination unter organisatorische Erfordernisse.[162] Dieser inhärente Widerspruch zwischen Struktur und Planung einerseits sowie Unvorhersehbarkeit und Improvisation anderseits ist die Folge der Gleichzeitigkeit ungezählter, im Einzelfall nacheinander geschalteter, diagnostischer und therapeutischer Routinen bei kontinuierlich bestehender Bereitschaft, Notfälle zu behandeln.[163] Zur Erfahrung von krankheitsbedingter Beeinträchtigung und Kontrollverlust treten die genannten Zumutungen in Form von Reglementierung, organisatorischer Vereinnahmung und begrenzten Möglichkeiten der Einflussnahme.[164]

---

[162] Vgl. Siegrist (2005), S. 252; Rohde (1974), S. 233.

[163] In diesem Punkt greift die ökonomisch geführte Debatte um Bettenzahlen, Versorgungsplanung und Krankenhausfinanzierung zu kurz, da Notfälle nicht planbar sind. Dies betrifft nicht nur die Notfallversorgung des Einzelfalls, sondern auch ganzer Bevölkerungsgruppen im Falle von Epidemien und Katastrophen. Hier sollte das gesellschaftliche Interesse an der Vorhaltung medizinischer Versorgungskapazitäten für Extremsituationen besser gewürdigt werden, wie es für die gesellschaftliche Relevanz der ärztlichen Profession selbstverständlich geworden ist. Bezeichnenderweise haben sich beide gesellschaftlichen Institutionen historisch zunächst unabhängig voneinander entwickelt. Erst seit der späten Neuzeit ist die Ausbildung und Ausübung des ärztlichen Berufs aufs Engste mit der Institution der Klinik verbunden.

[164] Vgl. Siegrist (2015), S. 253. Zur Unterordnung hospitalisierter Personen unter die Strukturen, Abläufe und Hierarchien der *Totalen Institution*, siehe Goffman

Aufgrund ihrer Krankheit und Beschwerden erleben Patienten jedoch Unsicherheit und entwickeln ein forciertes Verlangen nach Information. Je nach Bedrohlichkeit der unter einer Diagnose subsumierten Symptome treten auch soziale und individuale Bedürfnisse[165] nach Beziehung, Akzeptanz und Sinnhaftigkeit stärker hervor.[166] Abgesehen von diesen höheren Bedürfnissen der Persönlichkeit und Selbstbestimmung sind zudem elementare physische, soziale und Bedürfnisse nach Sicherheit betroffen, für die an dieser Stelle nur einige Beispiele angeführt werden. Da die physischen Funktionen Gegenstand der medizinischen Maßnahmen sind, werden sie den Erfordernissen diagnostischer und therapeutischer Verfahren angepasst, z.b. laxierende und purgierende Maßnahmen zur Untersuchung des Verdauungstraktes oder Diäten. Die Rücksichtnahme auf individuelle Schlafbedürfnisse oder Lebensgewohnheiten toleriert der straff organisierte Krankenhausalltag ebenso wenig wie die baulichen Bedingungen keinen Raum für den individuellen Rückzug (außer vielleicht der Krankenhauskapelle) bieten. Der Verlust der persönlichen Kontrolle über Zeit und Aufenthalt bis auf ein Minimum berührt Bedürfnisse nach Sicherheit und Stabilität. Als letztes Beispiel soll angedeutet werden, wie nicht nur der klinische Aufenthalt, sondern auch die flexibilisierten Anwendungszeiten medizinischer Maßnahmen zu einer Isolation führen und somit soziale Bedürfnisse nach Kontakt, Akzeptanz und Zuwendung einschränken. Wie in Wirtschaftsunternehmen werden die diagnostischen und therapeutischen Apparate der Kliniken inzwischen maximal ausgelastet, wodurch Patienten auch in den inzwischen ebenfalls großzügig gehandhabten Besuchszeiten abrufbar sein müssen.

So sind Wünsche nach der Erklärung unverstandener medizinischer Fachbegriffe, nach ausreichender Zeit für Kommunikation und Aufklärung sowie eine längere Bedenkzeit für die Zustimmung zu einem medizinischen Eingriff mehr als verständlich. Doch aufgrund ihrer schwächeren Position im Experten-Laien-Gefüge sowie in der Institution mit ihrer

---

(1973). Zur Austauschbarkeit der Akteure in Organisationen (*Agenten*) und dem dadurch bedingten Machtgefälle gegenüber natürlichen Personen aufgrund der Langlebigkeit von Organisationen, siehe Coleman (1994), S. 531-553.

[165] Siehe die sog. Bedürfnispyramide nach der Motivationstheorie von Abraham Maslow (2010).

[166] Zur Bedeutung von Sinnverständnis bei der Bewältigung lebenskritischer Ereignisse, siehe Frankl (1972), insbes. S 113-126; Antonovsky (1997), insbes. S. 33-46.

Vielzahl an Subsystemen und organisatorischen Prozessen müssen die Patienten andere Strategien entwickeln, die bis zum Verzicht auf die Erfüllung dieser Bedürfnisse reichen können.

Die Aneignung solcher persönlichen Strategien ist Bestandteil der Patientenrolle, die ebenfalls erlernt werden muss.[167] Allerdings wird die Rolle mit den dazugehörigen Verpflichtungen quasi auferlegt. Die Etikettierung als Patient beinhaltet entmündigende Attribute wie Hilfsbedürftigkeit, Machtlosigkeit, Passivität und medizinisches Laientum. Zu der mehr oder minder freiwilligen und graduellen Anpassung an diese Rolle gehört das Erlernen der Rollenzuschreibungen im klinischen Milieu der Ärztinnen, Pflegekräfte und anderer therapeutischer Berufe mit ihren Hierarchien und Kompetenzbereichen. Hier wirkt ein Geflecht komplizierter Mechanismen, zu deren Beschreibung man auf Theorien der Sozialisation sowie

---

[167] Das aus den 1950-er Jahren stammende struktur-funktionalistische Rollenkonzept des Soziologen Talcott Parsons galt lange Zeit als paradigmatisch zur Beschreibung der Beziehung zwischen Patienten und Ärzten bzw. dem medizinischen Personal. Krankheit wird demnach als Normabweichung aufgefasst, die das Individuum daran hindert, seine gesellschaftlichen Funktionen zu erfüllen. Deshalb liegt die schnelle Beendigung dieses Zustands im Interesse aller Beteiligten. Gegen das Zugeständnis, sich um Genesung zu bemühen und dazu mit den Verantwortlichen der Gesundheitsberufe zu kooperieren, wird der Patient für die Dauer der Erkrankung von seinen bestehenden Rollenerwartungen entbunden.
Angesichts der jüngeren Entwicklungen im Gesundheitswesen ist die Gültigkeit dieses Modells in Frage zu stellen, weswegen hier weiterhin gültige Aspekte der Lern- und Rollentheorie zur Argumentation herangezogen werden. Zu den erwähnten Entwicklungen gehören die Pluralisierung der Gesellschaft, veränderte ökonomische Grundlagen der postindustriellen Zivilisationen, die Stärkung der Individualrechte durch die europäische und nationale Rechtsprechung und die Einführung marktwirtschaftlicher Prinzipien in der Gesundheitsversorgung, wodurch Klienten in den Status von Verbrauchern versetzt werden sollen. Inwieweit gestärkte Patientenrechte, der Wertekonsens der Patientenorientierung und Beziehungskonzepte wie *Informed consent* und *Shared decission making* tatsächlich zu einer Demokratisierung der Gesundheitsversorgung beigetragen haben, bleibt ebenso fraglich wie die Anwendung des Parson'schen Rollenkonzepts. Denn gerade die einseitige Umverteilung der Lasten zu Ungunsten der Versicherten im Zuge der Gesundheitsreformen und der ökonomische Druck, dem insbesondere die Krankenhäuser durch neue Finanzierungsmodi unterliegen, wirkt eher limitierend als liberalisierend. Vgl. Parsons (1967), S. 70-73, ders. (1970), S. 14-19.

der Entwicklungs-, Lern- und Sozialpsychologie zurückgreifen müsste. Stichworte unter vielen sind hier soziales Milieu, Bindungsfähigkeit, operantes Lernen und Modelllernen, Personenwahrnehmung und Attribution, Dissonanz, Appetenz-Aversion-Ambivalenz, Selbstkonzept, Coping-Strategien, usw.

Ein buchstäblich letzter Aspekt verdient noch Erwähnung. Mit den Fortschritten der Medizin und der öffentlichen Gesundheitspflege (*Public Health*) hat sich das Krankheitsspektrum der Bevölkerung in den vergangenen dreißig Jahren drastisch verändert. Mit steigender Lebenserwartung werden sowohl Patienten als auch die Angehörigen der Heilberufe häufiger mit Multimorbidität, demenziellen und bösartigen Erkrankungen konfrontiert. Hinzu kommt die zunehmende Inzidenz der sog. Zivilisations- und somit chronischer Erkrankungen mit einem lebenslangen Therapiebedarf.

In der Regel erzwingt die Schwere akuter Erkrankungen eine zumindest vorübergehende eingeschränkte Teilhabe am Leben und an den sozialen Chancen. Im Falle der Diagnose einer chronischen Erkrankung oder einer infausten Prognose enden Planungen für die Zukunft abrupt von einem Augenblick zum anderen und verlieren unter den neuen Prämissen ihre Sinnhaftigkeit. Prioritäten müssen neu gesetzt werden, sofern dies im Rahmen eines akuten Krankheitsgeschehens und dem damit verbundenen physischen wie psychischen Leidens sowie einer eingeschränkten Autonomie überhaupt möglich ist.[168]

In einer solchen Grenzsituation ist die Bereitschaft von Patienten, die eigene Selbstbestimmung ganz oder in Teilen an das therapeutische Personal zu delegieren, nachvollziehbar.[169] Unter der Wucht einer chronischen oder infausten Diagnose verändert sich die Wahrnehmung der Betroffenen hinsichtlich ihrer selbst und ihrer Umgebung, die durch institutionalisierte Rollenzuweisung und Unterordnung unter formalisierte sowie technisierte medizinische Abläufe zusätzlich beeinträchtigt wird.

Gefühle von Kontrollverlust, Hilfsbedürftigkeit und Abhängigkeit bedingen einander und verstärken die Bereitschaft, Kompromissen auch unter schlechter medizinischer Aufklärung zuzustimmen. Aus dieser sich selbst verstärkenden Dynamik, in der Aktion und Reaktion nicht mehr zu unter-

---

[168] Vgl. Leeten (2009), S. 84-86.
[169] Vgl. Geisler (2004), S. 56f.

scheiden sind,[170] vermittelt sich Patienten und medizinischem Personal der Eindruck von Normalität ohne dass die Eigendynamik dieser Spirale als Abweichung wahrgenommen werden kann.

Nun sind Grenzsituationen, die in die Nähe von Behinderung, Verlust und Tod führen, nichts Neues für das medizinische Personal – im Gegenteil gehören sie zur Alltäglichkeit ärztlichen und pflegerischen Handelns. Diese Aussage hat ihre Gültigkeit aber nur für eben jene Berufsgruppen im Kontext der klinischen Versorgung. In historischen Zeiten schlechterer gesundheitlicher Versorgung und spärlicher gesetzlicher Schutzbestimmungen (z.b. Arbeitsschutz, Mutterschutz) teilte die Mehrheit der Bevölkerung Erfahrungen von Leid und Vergänglichkeit. In Zeiten höherer Lebenserwartung und in der Regel besserer Allgemeingesundheit werden diese existentiellen Erfahrungen zur Seltenheit. In Folge der so veränderten Wahrnehmung sinkt die Akzeptanz und Toleranz für diese Phänomene der menschlichen Existenz auf breiter Ebene, wodurch die beschriebenen Grenzsituationen für den Einzelnen eine neuartige Härte bedingen.[171]

Wenn diese Probleme vonseiten der Ärzte und Ärztinnen nicht berücksichtigt werden, weil Konzepte der Arzt-Patientenbeziehung wie *Informed Consent* oder *Shared Decision Making*[172] nicht persönlich internalisiert oder institutionell etabliert wurden, kann die bis dato legitimierte Asymmetrie im therapeutischen Verhältnis leicht in der Entmündigung der Patienten und Entstehung sozialer Konflikte auf der Mikro- und Makroebene führen. Denkbare Szenarien wären beispielsweise die trotzige Rollenverweigerung von Patienten oder ein generalisierter Vertrauensverlust in die Medizin.

---

[170] Vgl. Mayntz/ Nedelmann (1997), S. 648-668.
[171] Vgl. Elias (1984), S. 21f.
[172] *Informed Consent* und *Shared Decision Making*, programmatische Begriffe im Zusammenhang einer Patientenaufklärung, die Aspekte der Autonomie besonders berücksichtigt. Während der *Informed Consent* die Einwilligung des Patienten nach umfassender ärztlicher Information zu einer medizinischen Maßnahme meint, zielt das Konzept des *Shared Decision Making* auf eine partizipative Entscheidungsfindung und auf die gemeinsam verantwortete Übereinkunft zwischen Arzt und Patient über eine angemessene Behandlung ab. Vgl. Schmidt/ Wolfslast (2002); Manyonga et al. (2014); Malik et al. (2014).

C Bedingungsanalyse

Im Rahmen der bisherigen Bedingungsanalyse wurden Schritt für Schritt die Voraussetzungen und Umstände der ärztlichen Tätigkeit beschrieben, für die ausgebildet werden soll. Unter dem Aspekt der bedingenden Faktoren wurden die verfassungsrechtlichen Grundlagen, die Sozialgesetzgebung und der Behandlungsvertrag untersucht. Die beschriebenen Umstände betreffen das therapeutische Verhältnis im Kontext der ambulanten und stationären Versorgung. Die Bedeutung eines solidarischen Gesundheitssystems mit dem Zugang zur medizinischen Versorgung für alle Bürger, unbesehen ihres sozialökonomischen Status, und die tragende Rolle der ärztlichen Profession in diesem System lassen sich bis in die verfassungsrechtlichen Grundlagen unseres Staates hinein belegen. Bei aller formalen Komplexität durch Gesetze und Verordnungen ist das gesamtgesellschaftliche Ziel – jene die Gesetzgebung durchdringenden Prinzipien von Solidarität und Sozialstaatlichkeit – klar erkennbar und entbehrt jeder anderweitigen Interpretation. Dennoch bleibt festzustellen, dass insbesondere Ärzte und Ärztinnen in ihrer Berufsausübung aufgrund ihrer professionellen Stellung und der damit verbundenen (und berufsständisch verteidigten) Endverantwortlichkeit mit einer verwirrenden Vielzahl ergänzender, überschneidender und veränderter Gesetzesvorgaben konfrontiert werden.

Hinzu kommen die Besonderheiten der therapeutischen Situation in Klinik und Praxis, die hier aus heuristischen Zwecken vornehmlich aus der Perspektive der Patienten dargestellt wurden. Dieses Vorgehen lässt sich aus der sicheren Position der Ärzte gegenüber ihren Patienten begründen, ohne hier die viel zitierte Asymmetrie im therapeutischen Verhältnis bemühen zu müssen. Da sind einerseits die unternehmerische Freiheit des Freiberuflers und die Zugehörigkeit zur Institution, die weit über den Status eines Erfüllungsgehilfen hinausgeht, und andererseits die Professionalität, im Umgang mit medizinischen Routinen und Verfahren eingeübt, die allein aufgrund des respekteinflößenden medizinischen Apparateaufwands und der Hilfsbedürftigkeit der Patienten verunsichern.

Die Debatte um den vagen Begriff der Patientenautonomie bringt eine weitere Dimension der Komplexität in das medizinische Handeln. Selbstbestimmung bedeutet natürlich auch die Erfüllung von Wünschen, z.B. nach Genesung, möglichst komfortabler Therapie und nach Sicherheit, aber auch die Selbstbestimmtheit der Person, um Handlungen zur Erreichung der gewünschten Zustände zu begründen. Damit rückt die in Sozialgesetzbuch und Patientenrechtegesetz begründete Pflicht zur wechselseitigen Kooperation in den Blickpunkt. Während der niedergelassene Arzt meistens in einer langewährenden therapeutischen Beziehung mit seinen Patienten steht, sieht sich der Klinikarzt täglich einer wechselnden Klientel gegenübergestellt und ist selber derart in die organisatorischen Abläufe eingebunden, dass besondere Anforderungen an seine soziale Kompetenz gestellt sind. Hier ist zu hinterfragen, ob ein „professioneller Rückzug" hinter ein reduktionistisches Autonomiekonzept tatsächlich zielführend sein kann oder doch eher kontraproduktiv ist, weil Chancen auf den therapeutischen Erfolg vertan werden. Auf beides, die Kooperations- und die Informationsbereitschaft der Patienten, sind Ärzte angewiesen, wenn sie nicht bloß Routinen abarbeiten, sondern ihrem Handeln Erfolg – und somit Sinn verleihen wollen. Aus dem Gesagten geht die besondere Verantwortung von Ärzten und Ärztinnen für das Gelingen des therapeutischen Verhältnisses, und somit für den Erfolg der Behandlung, hervor. Die besondere Konstellation des therapeutischen Verhältnisses und die sich daraus ergebende ethische Verantwortung erfordern eine Patientenorientierung, die medizinisch, ethisch und auch rechtlich begründbar ist, aber kaum marktwirtschaftlich.[173] Denn ebenso wenig, wie den Patienten in diesem Machtgefälle kaum die Position eines selbstbestimmten Konsumenten zukommen kann, sind Ärzte und Ärztinnen als bloße Dienstleistungserbringer zu betrachten. Eine solche Herabstufung würde den historischen Weg der ärztlichen Professionalisierung und die Dauer ihrer beruflichen Ausbildung und weiteren Qualifikation konterkarieren.

3 Die medizinische Ausbildung – Vom Studium zum lernenden Arzt

Für die Konzeption eines Lehr- und Lernkonzepts Patientensicherheit stellt sich die Frage nach den Rahmenbedingungen, unter denen ein neues Fach eingeführt und gelehrt werden kann. Vor allem der thematische Querschnitt und universelle Anspruch eines Faches Patientensicherheit stellen dessen Implementierung in bestehende Studiengänge sowohl als Problem wie auch als Chance dar. Angesichts der Fächervielfalt und komprimierten Struktur des Medizinstudiums sind inhaltliche und organisatorische Aspekte zu berücksichtigen, an denen die Lehre in dem neuen Fach anknüpfen kann. Dieser Teil der Analyse erfolgt im Kapitel E, in

---

[173] Davis (2012), S. 249-270.

dem die Inhalte bestehender Curricula, Lernzielkataloge und Empfehlungen ausgewertet werden. Die Pflichtanteile der medizinischen Ausbildung werden in Deutschland durch die Bundesärzteordnung (BÄO) und die aufgrund dieses Gesetzes erlassene Approbationsordnung für Ärzte (ÄApprO) bundeseinheitlich geregelt, wobei den Hochschulen Freiräume für die Implementierung darüber hinausgehender Formate und Inhalte zugestanden werden. Entsprechend dem Charakteristikum der Medizin sowohl angewandte Wissenschaft als auch hoch qualifizierte berufspraktische Tätigkeit mit einem gesellschaftlichen Auftrag zu sein, werden die Ziele der ärztlichen Ausbildung im § 1 der ÄApprO vom 27.06.2002 formuliert: Die Vermittlung elementarer Kenntnisse, Fertigkeiten und Fähigkeiten zur a) „eigenverantwortlichen und selbstständigen ärztlichen Berufsausübung" und b) zur „umfassenden Gesundheitsversorgung der Bevölkerung". Ausbildung und berufliche Praxis erfolgen „praxis- und patientenbezogen" auf wissenschaftlicher Grundlage.[174]

3.1 Medizinstudium im Aufbruch?

Immer noch bewerben sich mehr Interessenten für medizinische Studiengänge als Studienplätze verfügbar sind, bei einem zunehmenden Anteil von Frauen, der im Fach Humanmedizin inzwischen gut 60% eines jeden Jahrgangs ausmacht.[175] So ist der Zugang zum Studium der Medizin, ebenso wie zur Zahn- und Veterinärmedizin sowie der Pharmazie durch einen *Numerus Clausus* beschränkt und die Vergabe der Studienplätze an

---

[174] Siehe § 1, Abschn. I ÄApprO: „Ziel der ärztlichen Ausbildung ist der wissenschaftlich und praktisch in der Medizin ausgebildete Arzt, der zur eigenverantwortlichen und selbstständigen ärztlichen Berufsausübung, zur Weiterbildung und zu ständiger Fortbildung befähigt ist. Die Ausbildung soll grundlegende Kenntnisse, Fähigkeiten und Fertigkeiten in allen Fächern vermitteln, die für eine umfassende Gesundheitsversorgung der Bevölkerung erforderlich sind. Die Ausbildung zum Arzt wird auf wissenschaftlicher Grundlage und praxis- und patientenbezogen durchgeführt."
[175] Studierende im Fach Humanmedizin zum WS 2014, gesamt: 87.863, davon männlich: 39% (n = 34.511), davon weiblich: 61% (n = 53.352). Vgl. Destatis (2015b).

den 37 medizinischen Fakultäten zentral geregelt.[176] Durch die Aussetzung der Wehrpflicht, die auf acht Jahre verkürzte Gymnasialzeit und die doppelten Abiturjahrgänge (2010/11 bis 2015) wird die Zahl der Studienbewerber in den kommenden Jahren erheblich ansteigen. Nach mehrfacher Revision geht die aktuelle Schätzung der Kultusministerkonferenz von zusätzlichen 37.000 Studienanfängern pro Jahr aus.[177] Die Studierendenzahl in der Humanmedizin und den Gesundheitswissenschaften ist von 139.422 im Jahr 2012 jährlich um durchschnittlich 6,2% auf 164.971 zum Wintersemester 2015/16 angestiegen.[178] Die erforderlichen Nachbesserungen durch Bereitstellung zusätzlicher Studienkapazitäten und Aufstockung des Hochschuletats im Rahmen des Hochschulpakts 2020[179] werden zu einer weitgehenden Umstrukturierung im Hochschulbereich führen.

Weitere Anpassungen betreffen unmittelbar die medizinische Ausbildung. Entsprechend der Richtlinie 2005/36/EG des Europäischen Parlaments muss das Studium in den Mitgliedsländern der Europäischen Union mindestens sechs Jahre bei einem Unterrichtsvolumen von 5.500 Stunden in Theorie und Praxis umfassen.[180]

Darüber hinaus gibt es im Rahmen des *Bologna-Prozesses*[181] Bestrebungen, Studiengänge und -abschlüsse innerhalb der Europäischen Union im Hinblick auf Transparenz und Mobilität zu standardisieren. Mit dem Ziel, einen Europäischen Hochschulraum zu schaffen, in dem Studierende,

---

[176] *Numerus Clausus*, sinngemäß „beschränkte Anzahl", wird fälschlicherweise mit dem Durchschnitt der Abiturnote gleichgesetzt. Erläuterungen zu den aktuellen Zugangskriterien im folgenden Abschnitt.
[177] Vgl. Kultusministerkonferenz (2014), S. 3.
[178] Eigene Berechnung auf Basis der Angaben des Statistischen Bundesamtes. Vgl. Destatis (2015c).
[179] Diese Verwaltungsvereinbarung zwischen Bund und Ländern wurde 2014 mit dem Ziel getroffen, die aufgrund der doppelten Abiturjahrgänge prognostizierten Anstieg der Studierendenzahlen zu bewältigen.
[180] Vgl. Europäisches Parlament (2005), 24 Abs. 2. Diese Vorgabe wurde in § 3 Abs. 1 S. 1 Nr. 4 der Bundesärzteordnung entsprechend übernommen. Vgl. Narr/Hübner (2014), Teil A, Abschn. II, S. 9.
[181] *Bologna-Prozess* nach dem am 19.06.1999 in Bologna von 29 europäischen Bildungsministern unterzeichneten Kommuniqué zur Harmonisierung des europäischen Hochschulraumes im Sinne einer verbesserten Transparenz, Mobilität und Vergleichbarkeit von Studienleistungen und Abschlüssen.

Hochschullehrende und Forschende über kulturelle und bürokratische Grenzen hinaus mobil sein können, werden Studiengänge aller Fakultäten europaweit harmonisiert. Die strukturelle Umsetzung des Bologna-Prozesses besteht in der Überführung der Studiengänge in das gestufte System, welches aus einem dreijährigen Bachelorstudium zur Vermittlung der Grundlagen eines Faches sowie aus einem optional darauf aufsetzenden zweijährigen Masterstudium zur Erlangung von Forschungskompetenz besteht.[182]

Die formalen Maßnahmen betreffen die Gewährleistung der europaweiten Vergleichbarkeit von Studienleistungen und -abschlüssen durch Instrumente der Qualitätssicherung und Transparenz.[183] Für die Medizin hieße dies, dass Absolventen mit einem Bachelorabschluss für medizinnahe Berufe qualifiziert würden, wohingegen die ärztliche Approbation an den Masterabschluss gebunden wäre.[184] Eine europaweite Vereinheitlichung des Medizinstudiums ist aufgrund der Vorbehalte nationaler ärztlicher Berufsgremien in absehbarer Zeit jedoch nicht zu erwarten.[185]

Weniger unter dem Eindruck der Bologna-Reform[186] als aus dem Erfordernis, das Medizinstudium stärker berufspraktisch auszurichten und dem Fehlen dazu formulierter kompetenzorientierter Lernziele, haben die *Ge-*

---

[182] In Deutschland wurden bereits 88% aller Studiengänge in das zweistufige System überführt bzw. neue direkt gestuft konzipiert und implementiert. Zu Verzögerungen kommt es hauptsächlich durch Widerstände aus den medizinischen Fachdisziplinen mit starken berufsständischen Interessenvertretungen. Vgl. BMBF (o.J.)

[183] Eingeführte Instrumente zur Verbesserung der Transparenz: *European Credit Transfer System* (ECTS) zur Anrechnung von Studienleistungen; Zeugniserläuterungen (*Diplom supplement*) zur Vergleichbarkeit und Anerkennung von Studienabschlüssen, und einheitlicher Qualifikationsrahmen der Hochschulabschlüsse (*European Qualifications Framework*, EQF). Vgl. Kultusministerkonferenz (o.J.).

[184] Vgl. Wintermantel (2010).

[185] Vgl. Beneker (2010); Deutscher Hochschulverband (2009).

[186] Verschiedene bildungspolitische Entwicklungen auf europäischer Ebene haben den Druck zur Reform der akademischen Ausbildung forciert. Dazu gehören der genannte Bologna-Prozess, der Europäische Qualifikationsrahmen für lebenslanges Lernen (EQR), mit dem berufliche Qualifikationen, Erfahrungen und Kompetenzen international vergleichbar werden sollen sowie die Empfehlungen des Wissenschaftsrates zur Verbesserung von Studium und Lehre von 2008. Vgl. Keller (2012), S. 32.

sellschaft für Medizinische Ausbildung (GMA) und der *Medizinische Fakultätentag* (MFT) in Kooperation mit anderen Partnern *Nationale Kompetenzbasierte Lernzielkataloge* für die Human- (NKLM) und Zahnmedizin (NKLZ) erarbeitet, die am 4 Juni 2015 verabschiedet wurden.[187] Der Zweck des NKLM besteht darin, den medizinischen Fakultäten eine Empfehlung in Form eines „Kerncurriculums" an die Hand zu geben, um eigene Lehrpläne in Übereinstimmung mit den Vorgaben der ärztlichen Approbationsordnung zu erstellen. Aus dieser Intention heraus betonen die Verfasser, dass „eine Fokussierung auf die im Studium zu vermittelnden Kompetenzen (…) von besonderer Bedeutung [war], um eine Überfrachtung des Studiums (…) zu vermeiden".[188] Im Ergebnis umfasst das Tabellenwerk 294 Seiten mit Lernzielen und Kompetenzen zu insgesamt 19 Themenbereichen[189].

Seit den bundesweiten Studierendenprotesten im Wintersemester 1988/89 sind die Trennung zwischen den naturwissenschaftlichen Grundlagenfächern und klinisch-theoretischen Fächern in der Lehre, der mangelnde Praxisbezug sowie relativ späte Patientenkontakte Gegenstand der Kritik am Medizinstudium.[190] So ist es auch nicht verwunderlich, dass die erste medizinische Studienreform in Deutschland auf eine studentische Initiative zurückgeht. Damit der Reformstudiengang Medizin an der Berliner Charité nach zehnjähriger Gremien- und Curriculumarbeit an den Start gehen konnte, wurde eine sog. *Modellklausel*, damals unter dem als § 36a ÄApprO, durch die 8. Novelle der Approbationsordnung zeitlich vorgezogen beschlossen. Damit sollten weitgehende Erprobungen zur Weiterentwicklung des Medizinstudiums mit der Ausrichtung auf eine bundes-

---

[187] Kooperationspartner NKLM: Gesellschaft für Medizinische Ausbildung (GMA), Medizinischer Fakultätentag (MFT) und Vertreter der medizinischen Fachgesellschaften, Organisationen der Selbstverwaltung, zuständigen Ministerien und Behörden sowie Wissenschaftsorganisationen. Vgl. Medizinischer Fakultätentag (o.J.). Detaillierte Aufzählung, siehe Medizinischer Fakultätentag (2015), S. 10.
[188] Medizinischer Fakultätentag (2015), S. 7.
[189] Kompetenzen und Lernziele in den Abschnitten I: „Rollen der Ärztin / des Arztes; II: Medizinisches Wissen, klinische Fähigkeiten und professionelle Haltungen sowie III: Patientenzentrierte Gesundheitsversorgung. Vgl. Medizinischer Fakultätentag (2015), S. 13.
[190] Vgl. Burger (1999), S. 18f.; Gross/ Gruse (2010).

weite Umsetzung ermöglicht werden.[191] In die neugeordnete ÄApprO vom 27. Juni 2002 fand die Modellklausel Eingang im § 41 ÄApprO. Hier werden die Vorgaben und der Rahmen für Abweichungen von der ÄApprO ausgeführt, unter denen Medizinische Fakultäten ihre Reformstudiengänge gestalten können.[192] Inzwischen bieten elf der 37 Medizinischen Fakultäten in Deutschland reformierte Studiengänge parallel zum Regelstudiengang an oder haben diesen durch Modellstudiengänge ersetzt (Stand 11/2015).

Als Teil der Bestrebungen, die medizinische Ausbildung verstärkt praxisorientiert auszurichten, gehören Simulations- und Trainingszentren (*skills-labs*) inzwischen unabhängig vom Konzept des Studiengangs zur Standardausstattung der meisten medizinischen Fakultäten. In der simulationsbasierten medizinischen Ausbildung können praktische Fertigkeiten und standardisierte Techniken ebenso geübt werden wie das Verhalten in verschiedenen Szenarien. Dazu kommen anatomische Trainingsmodelle und virtuelle computerbasierte Anwendungen ebenso zum Einsatz wie eigens trainierte Schauspieler (Simulationspatienten). Die Möglichkeit, medizinische Fertigkeiten außerhalb der Klinikroutinen einüben zu können, sollte nicht darüber hinwegtäuschen, dass es sich dabei um Laborsituationen handelt. Unterstützt werden derartige lernmethodische Innovationen durch neue Prüfungsformate, in denen Erlerntes praktisch angewendet werden muss (z. B. OSCE – *Objective Structured Clinical Examinations*).[193]

Zu diesen Entwicklungen kommt hinzu, dass Umfang und Vielfalt sowie die rasante Zunahme des medizinischen Wissens in der medizinischen Ausbildung neue didaktische und methodische Konzepte erfordern. Weiteren Innovationsbedarf leitet der Wissenschaftsrat in seinen Empfehlungen aus den aktuellen Tendenzen im Gesundheitswesen ab, die sich unter anderem aus dem demografischen Wandel und epidemiologischen Veränderungen, dem medizinisch-technischen Fortschritt und zunehmender Komplexität des Versorgungsauftrags ergeben.[194] Bei all dem dürfen die gesundheitlichen und psychosozialen Belange der Studierenden und Ärzte nicht außer Acht gelassen werden, die durch Stoffumfang und kontinu-

---

[191] Vgl. Narr/ Hübner (2014), Teil A, Abschn. II, S. 31.
[192] Siehe ÄApprO, § 41.
[193] Vgl. Wissenschaftsrat (2014), S. 25 und 84; Georg (2014).
[194] Vgl. Wissenschaftsrat (2014), S. 16-18.

ierlichen Prüfungsdruck im Studium und die beruflichen Belastungen des Arztberufes entstehen.[195] Aus diesem Grund wäre die Vermittlung persönlicher Kompetenzen wie z.B. Selbstreflexivität, Achtsamkeit, Stressbewältigung oder Selbstmanagement im Sinne einer nicht bloß auf Funktionalität ausgerichteten Berufsvorbereitung notwendig. Am 8. Mai 2015 haben Vertreter von Bund und Ländern ihre Arbeit an einem "Masterplan Medizinstudium 2020" aufgenommen, der als Bestandteil des Koalitionsvertrags zwischen CDU/ CSU und SPD 2013 vereinbart worden ist. Abzuwarten bleibt, ob die Empfehlungen des Wissenschaftsrates tatsächlich zu der überfälligen Curriculumrevision führen werden oder ob die verschiedenen Stellungnahmen – vom Hartmannbund bis zur Bundesvertretung der Medizinstudierenden in Deutschland (bvmd) – lediglich einen Konsens auf einem kleinsten gemeinsamen Nenner zulassen.

3.2 Auswahlverfahren

Aufgrund des Missverhältnisses zwischen der hohen Bewerberzahl und den verfügbaren Studienplätzen an den 37 Medizinischen Fakultäten in Deutschland[196], unterliegt das Medizinstudium weiterhin einer Zulassungsbeschränkung. Da die Mehrzahl der Hochschulen nur einmal pro Jahr, und zwar zum Wintersemester, den Zugang zum Medizinstudium eröffnet, variiert die Zahl der verfügbaren Studienplätze, so dass zum Sommersemester eines Jahres nur etwa 1.675 Interessierte ihr Studium aufnehmen können. Insgesamt liegt die Anzahl der jährlich verfügbaren Studienplätze bei rund 10.500, auf die sich im Sommersemester 2013 insgesamt 18.000, und im Wintersemester 2013/14 sogar 44.000 Studienwillige beworben haben.[197]

Mit dem sogenannten *Numerus Clausus-Urteil* vom 18. Juli 1972 kritisierte das Bundesverfassungsgericht die Unvereinbarkeit einer absoluten Zulassungsbeschränkung der jeweiligen Hochschulen mit dem Grundrecht der Berufsfreiheit (Art. 12, Abs. 1 GG), dem Gleichheitsgrundsatz und dem Sozialstaatsprinzip. Entsprechend der im Urteil[198] ausgespro-

---

[195] Vgl. Vollmer et al. (2015).
[196] Medizinische Fakultäten in Deutschland einschließlich der Doppelfakultät Heidelberg/ Mannheim und der staatlich anerkannten privaten Universität Witten/ Herdecke in der Rechtsform einer gemeinnützigen GmbH.
[197] Vgl. Narr/ Hübner (2014), Teil A, Abschn. II, S. 1.
[198] Bundesverfassungsgericht, Urteil vom 18. Juli 1972, BVerfGE 33, 303 - Numerus clausus I.

chenen Empfehlung wurde die Zentralstelle zur Vergabe von Studienplätzen *(ZVS)* eingerichtet, damit vorhandene Ausbildungskapazitäten erschöpfend genutzt würden. Der *Numerus Clausus* (NC) ist keine festgelegte Kennzahl, sondern bildet einen in jedem Verfahren auf der Grundlage der Voraussetzungen der Bewerber neu zu berechnenden Zulassungsrang aus Abiturnotendurchschnitt und Wartesemestern.[199] Am 6. März 2003 beschloss die Kultusministerkonferenz eine Neuordnung der Hochschulzulassung für die zulassungsbeschränkten Studiengänge, unter anderem mit dem Ziel, den Hochschulen ein verstärktes Mitspracherecht bei der Auswahl ihrer Studierenden einzuräumen.[200] Deshalb folgt die Vergabe der verfügbaren Studienplätze seit dem Wintersemester 2004/2005 quasi einem fragmentarischen Verfahren, in dem je 20% der Studienbewerber entsprechend ihrer Abiturdurchschnittsnote oder der Anzahl ihrer Wartesemester und 60% gemäß der von den Hochschulen festgelegten Kriterien ausgewählt werden.[201]

Zum 1. Mai 2010 wurde die ZVS als eine Anstalt des öffentlichen Rechts in die *Stiftung für Hochschulzulassung* (SfH) auf der Basis eines Staatsvertrags[202] überführt.

3.3 Regelstudiengang

Die Struktur sowie die Pflichtkurse und -praktika des Medizinstudiums werden durch die Bundesärzteordnung (BÄO)[203] und Approbationsordnung der Ärzte (ÄApprO)[204] vorgegeben.[205] Danach ist die ärztliche

---

[199] Vgl. Stiftung Hochschulzulassung (2015), Abschnitt III: Quotierung und Verfahrensablauf; Abschnitt IV: Quoten und Auswahlkriterien des zentralen Vergabeverfahrens.
[200] Vgl. Kultusministerkonferenz (2003) und (2013a).
[201] Vgl. Narr/ Hübner (2014), Teil A, Abschn. II, S. 5; Vgl. Hochschulstart (o.J.).
[202] Staatsvertrag über die „Errichtung einer gemeinsamen Einrichtung zur Hochschulzulassung" vom 5.07.2008. Vgl. Hochschulstart (2008). Zum jeweiligen „Landesgesetz zu dem Staatsvertrag über die Errichtung einer gemeinsamen Einrichtung für Hochschulzulassung", siehe Recht.NRW (2016).
[203] Bundesärzteordnung (BÄO), Ausfertigungsdatum: 02.10.1961, in der Fassung vom 16. 04 1987 (BGBl. I S. 1218). Zuletzt geändert durch Artikel 2 der Verordnung vom 21. Juli 2014 (BGBl. I S. 1301).
[204] Approbationsordnung für Ärzte, ÄApprO 2002, Ausfertigungsdatum: 27.06.2002 (BGBl I S 2405). Zuletzt geändert durch Artikel 2 der Verordnung vom 2. August 2013 (BGBl. I S. 3005).

Ausbildung in einen vorklinischen und einen klinischen Abschnitt unterteilt, die jeweils mit einer ärztlichen Prüfung enden, die in Übereinstimmung mit den nach Landesrecht zuständigen Stellen (Landesprüfungsamt) abzulegen ist (§ 8 ÄApprO). Während des sechsjährigen Studiums an einer Universität oder gleichgestellten Hochschule werden die geforderten Leistungen in Form schriftlicher und mündlicher Prüfungen sowie der regelmäßigen Teilnahme an den Pflichtveranstaltungen nachgewiesen. Für die Zulassung zu den ärztlichen Prüfungen ist der Nachweis mehrerer Praktika bzw. praktischer Ausbildungsabschnitte (Krankenpflegedienst, Famulatur und Praktisches Jahr) zu erbringen. Nach erfolgreich abgelegter zweiter ärztlicher Prüfung kann die staatliche Berufszulassung als Arzt (Approbation) beantragt werden. Über die Vorgaben der Ärztlichen Approbationsordnung hinausgehende Lehrangebote werden von den Hochschulen selbst festgelegt und konzeptionell umgesetzt.[206]

Für den vorklinischen Teil der medizinischen Ausbildung ist ein Zeitraum von zwei Jahren vorgesehen, in dem den Studierenden die medizinischen, naturwissenschaftlichen sowie psychosozialen Grundlagen des Fachs in Unterrichtsveranstaltungen und Praktika vermittelt werden. Bevor die Studierenden diese Ausbildungsphase abschließen können, müssen sie die erfolgreiche Teilnahme an einem Kurs in Erster Hilfe (§ 5 ÄApprO) und einen dreimonatigen „Krankenpflegedienst" (§ 6 ÄApprO) nachweisen. Dieses dient dem Zweck, „den Studierenden in Betrieb und Organisation eines Krankenhauses einzuführen und ihn mit den üblichen Verrichtungen der Krankenpflege vertraut zu machen" (ebd.). Das Pflegepraktikum kann vor der Aufnahme des Studiums oder in der unterrichtsfreien Zeit dieses ersten Studienabschnitts – nicht zwingend an einem Stück – abgeleistet werden. So werden denn im „ersten Abschnitt der ärztlichen Prüfung" neben Anatomie und Physiologie die naturwissenschaftlichen Grundlagenfächer und Medizinische Psychologie sowie Soziologie geprüft. Die Ärztliche Prüfung des ersten Abschnitts enthält wie die des zweiten Abschnitts sowohl schriftliche als auch mündlich-praktische Anteile, wird aber nach der Neuordnung der Approbationsordnung vom 2. August 2013 von den Fakultäten selbst organisiert und durchgeführt (*universitäre Prüfungen*).

---

[205] Vgl Narr/ Hübner (2014), Teil A, Abschn. II, S. 7; Bundesärztekammer (2015a).
[206] Vgl. Narr/ Hübner (2014), Teil A, Abschn. II, S. 14.

Ausgehend vom „normalen" Gesundheitszustand des Menschen und dem Wissen um die psychosozialen Bedingungen von Gesundheit und Krankheit werden im zweiten – dem klinischen Studienabschnitt – die Kenntnisse und Fertigkeiten vermittelt, bzw. Fähigkeiten entwickelt, die zur Erfüllung der ärztlichen Aufgaben gemäß der Berufsordnung für Ärzte (MBO-Ä) notwendig sind.[207] So zielt die Lehre im zweiten Studienabschnitt auf die Weitergabe allgemeiner und spezieller Kompetenzen für die Diagnose und Therapie in den unterschiedlichen medizinischen Disziplinen wie auch in Humangenetik, Hygiene/ Mikrobiologie/ Virologie und Pharmakologie/ Toxikologie. Neben einem zu belegenden Wahlpflichtfach werden in Querschnittfächern weitere diagnostisch-therapeutische Fertigkeiten und Kenntnisse zu medizinischen Tätigkeitsfeldern, wie Prävention und Gesundheitsförderung, Rehabilitation oder Palliativversorgung[208] unterrichtet.

In diesem Ausbildungsabschnitt, der mit dem Beginn des Praktischen Jahres endet, sollen die Studierenden während einer Famulatur[209] mit „der ärztlichen Patientenversorgung in Einrichtungen der ambulanten und stationären Krankenversorgung vertraut" gemacht werden (§ 7 ÄApprO).[210] Beide Einsatzbereiche sind in der viermonatigen Famulatur, die in der unterrichtsfreien Zeit abzuleisten ist, abzudecken.

Den letzten Abschnitt der medizinischen Ausbildung stellt das *Praktische Jahr* (PJ) dar, in dem die angehenden Mediziner/innen ihre bisher im Studium erworbenen ärztlichen Kenntnisse und Fertigkeiten am Patienten unter Anleitung erfahrener Kliniker praktisch anwenden sollen. Zwischen dem Bestehen der ersten Ärztlichen Prüfung und dem Beginn des Praktischen Jahres ist laut Ärztlicher Approbationsordnung ein Zeitraum von mindestens zwei Jahren und zehn Monaten vorgesehen (§ 3 ÄApprO), in dem die Studierenden die universitären Leistungsnachweise in den Fächern und Querschnittsbereichen erwerben (§ 10 ÄApprO), die für diesen zweiten theoretischen Ausbildungsabschnitt vorgesehen sind.

---

[207] Vgl. (Muster-)Berufsordnung der Ärzte (MBO-Ä 1997), Präambel und § 1. (2): Aufgaben der Ärztinnen und Ärzte.
[208] Vgl. § 27 ÄApprO 2002: Leistungsnachweise im Zweiten Abschnitt der Ärztlichen Prüfungen.
[209] *Famulatur*, Praktikum, das Studierende der Medizin oder Pharmazie im Rahmen ihrer Ausbildung ableisten müssen, von lat. *Famulus*, Gehilfe.
[210] Vgl. ÄApprO, 2002 § 7 Abs. 1

Für die insgesamt 48 Wochen des Praktischen Jahres sind laut ÄApprO zwei praktische Einsätze von je 16 Wochen in der Chirurgie und der Inneren Medizin vorgeschrieben.[211] Die dritte Phase der praktischen Ausbildungseinheit können die angehenden Ärztinnen und Ärzte wahlweise in der Allgemeinmedizin oder einem anderen klinisch-praktischen Fachgebiet ableisten, das sie im zweiten theoretischen Ausbildungsabschnitt belegt haben.[212] Als Stätten der praktischen Ausbildung sind Universitätskliniken oder außeruniversitäre Einrichtungen[213] vorgesehen, die über eine ausreichende Anzahl von Ärzten und Ärztinnen für Aufgaben in der medizinischen Versorgung und der Ausbildung verfügen. Darüber hinaus sollen strukturelle Voraussetzungen für eine umfassende Patientenversorgung gegeben sein, in denen die angehenden Mediziner „unter Anleitung, Aufsicht und Verantwortung des ausbildenden Arztes" ihre bisher im Studium erworbenen „ärztlichen Kenntnisse, Fähigkeiten und Fertigkeiten vertiefen und erweitern" können.[214] Dazu gehört selbstverständlich die Teilnahme an klinischen Konferenzen ebenso wie an pharmatherapeutischen und klinisch-pathologischen Besprechungen.

Die Anforderungen an ärztliche Praxen und andere ambulanten Versorgungseinrichtungen der praktischen Ausbildung bestimmen die Universitäten in Übereinkunft mit den Landesprüfämtern und ihren Vertragspartnern.[215]

Nachdem die beiden Ausbildungsabschnitte (erster grundlagentheoretischer Abschnitt, zweiter Abschnitt mit einem theoretisch-klinischen und praktischen Anteil) erfolgreich abgeschlossen wurden, d.h. das Ableisten der Famulatur nachgewiesen, die Leistungsnachweise in 22 Haupt- und zwölf Querschnittfächern erbracht wurden sowie das Praktische Jahr

---

[211] Vgl. ÄApprO, 2002 § 1 Abs. 2 S. 1.
[212] Vgl. ÄApprO, 2002 § 3 Absatz 3. Mit der Reform von 2012 [Erste Verordnung zur Änderung der Approbationsordnung für Ärzte vom 17.07.2012 (BGBl. I S. 1539)] werden ebenfalls neue Regelungen für das Praktische Jahr (PJ) getroffen, zu deren Umsetzung die Hochschulen bis 2019 verpflichtet sind. Dazu gehört auch das Angebot, ein Tertial des PJ in der Allgemeinmedizin absolvieren zu können. Vgl. ÄApprO, 2002 § 3 Absatz 1; Narr/ Hübner (2014), Teil A, Abschn. II, S. 15.
[213] Sogenannte Akademische Lehrpraxen und Lehrkrankenhäuser, zu den Bedingungen siehe im Weiteren. Vgl. ÄApprO, 2002 § 3 Absatz 2 und 2a.
[214] Vgl. ÄApprO 2002 § 3, Abs. 4.
[215] Vgl. ÄApprO 2002 § 3 Abs. 2a.

absolviert worden ist, schließt die Zweite Ärztliche Prüfung das Studium mit einem schriftlichen und mündlich-praktischen Teil ab.[216] Nach dem Bestehen des Zweiten Abschnitts der Ärztlichen Prüfung können die Absolventen die Approbation[217] unabhängig von ihrer Staatsangehörigkeit[218] bei den zuständigen Gesundheitsbehörden der Länder beantragen.[219]

Die hier gegebene Beschreibung des Regelstudiengangs Medizin ist – wie auch die anschließende der Modellstudiengänge – idealtypisch aufzufassen, da die Fakultäten die ihnen durch die Modellklausel zugestandenen Freiräume nutzen, um in ihren Regelstudiengängen Reformelemente einzuführen. Diese Reformen beziehen sich insbesondere auf methodische Aspekte des Lernens wie den Einsatz neuer Lehr- und Prüfungsformate und insgesamt einer Tendenz hin zu kompetenzorientiertem Unterricht in thematischen Modulen. Von einer Homogenität des Medizinstudiums kann gegenwärtig also keine Rede sein, da neben fachlich gegliederten oder gemäßigt reformierten integrativen Regelstudiengängen mindestens

---

[216] Die Ärztlichen Prüfungen wurden in der Neuordnung der ÄApprO von 2002 und 2012 mehrfach mit dem Ziel reformiert, von der ursprünglich dreistufigen Prüfung jeweils zum vorklinischen, klinischen und praktischen Abschnitt abzukommen. Nachdem die ersten beiden Abschnittsprüfungen zunächst entfallen sind und durch universitäre Leistungsnachweise zwischen dem Ersten Abschnitt der Ärztlichen Prüfung und dem Praktischen Jahr (PJ) ersetzt worden waren, ist man mit der Reform des Prüfungssystems von 2012 wieder zum dreistufigen System zurückgekehrt. Vgl. Narr/ Hübner (2014), Teil A, Abschn. II, S. 15.
[217] *Approbation*, Staatliche Zulassung zur Ausübung des Berufs und Erlaubnis, die jeweilige Berufsbezeichnung zu führen. Vgl. BÄO, § 10. Die *Approbation* berechtigt im Gegensatz zur Berufserlaubnis zur uneingeschränkten Ausübung des ärztlichen Berufs.
[218] Bis zum Inkrafttreten des „Gesetzes über die Feststellung der Gleichwertigkeit von Berufsqualifikationen" (Berufsqualifikationsfeststellungsgesetz - BQFG)" zur Anerkennung im Ausland erworbener Qualifikationen am 1.04.2012 mussten Angehörige anderer Staaten anstatt der Approbation eine *Berufserlaubnis* „zur vorübergehenden Ausübung des ärztlichen Berufs" beantragen. Vgl. Bundesärztekammer (2015b).
[219] Die Zuständigkeit für die Erteilung der Ärztlichen Approbation ist in den 17 Bundesländern sehr unterschiedlich geregelt. So ist der Antrag in Berlin an das Landesamt für Gesundheit und Soziales zu richten oder etwa in Bayern an eine der sieben Bezirksregierungen. Vgl. Bundesärztekammer (2015b).

neun Varianten von Modellstudiengängen die Ausbildungsrealität an den medizinischen Hochschulen spiegeln.[220]

3.4 Reform- und Modellstudiengänge

Der beschleunigte Wandel der Medizin und die absehbar notwendige Anpassung der medizinischen Ausbildung ließen seit den 1990-er Jahren Kritik am bestehenden Regelstudiengang aufkommen.[221] Diese zielte vor allem auf veraltete Lernstrukturen sowie auf ein bestehendes Praxisdefizit und einen zu späten Patientenkontakt infolge der strikten Trennung von vorklinischem und klinischem Studienabschnitt.[222] Etwa zehn Jahre zuvor hatten sich, aus dem angelsächsischen Sprachraum kommend, neue praxisorientierte Lernkonzepte und Theorien in der Berufspädagogik etabliert, wie das *Problemorientierte Lernen* oder neue Kompetenzmodelle für die Erwachsenen- und Berufsausbildung.[223]

Mit der sogenannten „Modellklausel", das heißt der Neuregelung des § 41 in der Ärztlichen Approbationsordnung[224] wurde die rechtliche Grundlage gelegt, um alternative Studiengänge mit innovativen Ansätzen, zunächst nur zeitlich befristetet und mit landesrechtlicher Genehmigung, zu implementieren.[225] Bereits zum Wintersemester des gleichen Jahres – 1999 – führte die Berliner Charité den Reformstudiengang neben dem Regelstudiengang Medizin ein. Inzwischen kommt Medizinstudiengängen, die von den Vorgaben der ÄApprO abweichen, kaum noch der Status zeitlich befristeter Modellprojekte zu. Während Modell- und Regelstudiengänge zunächst noch parallel weitergeführt wurden, haben die

---

[220] Vgl. Wissenschaftsrat (2014), S. 15.
[221] Vgl. Burger (1999), S. 18f.; Gross/ Guse (2010), S. 18; Janson (2010); Wissenschaftsrat (2014), S. 12.
[222] Vgl. Wissenschaftsrat (2014), S.12. Die Kritik an den Lernstrukturen zielte insbesondere auf die isolierte, an Faktenwissen orientierte Darstellung des Lernstoffs sowie veralteter stereotyper Lehrformate bei insgesamt ungünstigen Studienbedingungen (Betreuungsverhältnis, Räumlichkeiten, Seminarstärke usw.). Vgl. Burger (1999), S. 20.
[223] Vgl. Wissenschaftsrat (2014), S. 12.
[224] In der 8. Verordnung zur Änderung der Approbationsordnung für Ärzte vom 11.02.1999 noch als Änderung des § 31a.
[225] Vgl. ÄApprO 2002, § 41 Abschn. 1; Vgl. Narr/ Hübner (2014) , Teil A, Abschn. II, S. 31; Bundesministerium für Gesundheit (2015b).

progressiveren der medizinischen Fakultäten inzwischen das Medizinstudium vollständig auf den Reformstudiengang umgestellt. Das Vorbild für die innovativen Ansätze in der medizinischen Lehre sind neben anderen die Ausbildungskonzepte der *Harvard Medical School Boston*, USA und der *McMaster University in Hamilton*, Kanada, an denen klinisch-praktische Kompetenz und Patientenorientierung durch eine früher einsetzende und stärkere Theorie-Praxis-Verknüpfung (*Bedside Teaching*) unter Verwendung praxisorientierter Lehrkonzepte angestrebt wird.[226] So unterscheiden sich die deutschen Modellstudien- bzw. Reformstudiengänge von den entlang der Approbationsordnung ausgerichteten Regelstudiengängen in Medizin sowohl hinsichtlich der zeitlichen und organisatorischen Strukturen sowie in den Lernkonzepten.

Ihr herausragendes Merkmal ist sicherlich die Überwindung der ehedem strikten Trennung von vorklinischem und klinischem Studienabschnitt. Diese wird zum einen durch die Vernetzung der wissenschaftlichen Grundlagenfächer mit den klinisch-praktischen Lerninhalten (vertikale Integration) und zum anderen durch das Abrücken von fachzentrierten Lerneinheiten hin zu fächerübergreifenden Studienmodulen (horizontale Integration) erreicht. Solche Module sind themen- oder organzentriert wie z.B. Anatomie, Physiologie, Pathologie des Herzens sowie Diagnose und Therapie bestimmter kardialer Erkrankungen.[227]

Auch in den Lernkonzepten unterscheiden sich die Modell- von den Regelstudiengängen, da das *Problemorientierte Lernen* (POL) auf den Erwerb umfassender Kompetenzen abzielt, indem mehr Gewicht auf das eigenständige Erarbeiten von Problemlösungen in kleinen Lerngruppen als auf das Replizieren formal vergebenen Lernstoffs gelegt wird. Dabei ist das klassische Rollenverständnis von Dozent und Student in ein Verhältnis des moderierenden Tutors mit selbstständig an einer Aufgabe arbeitenden Teilnehmern zu überführen. Neue Prüfungsformen zielen deshalb nicht auf die Abfrage von Wissensbeständen, sondern auf die praktische Handlungsfähigkeit (*Performance*).[228]

---

[226] Vgl. Wissenschaftsrat (2014), S. 69. Eine Beschreibung der ausländischen Reformstudiengänge, die als Vorbilder für die Konzeption deutscher Modellstudiengänge Pate standen findet sich bei Göbel/ Schnabel (1999).
[227] Vgl. Gross/ Guse (2010), S. 19; Wissenschaftsrat (2014), S. 21-27.
[228] Vgl. Wissenschaftsrat (2014), S. 26; Winteler (2011), S. 152-154.

Weitere didaktische Merkmale von Modellstudiengängen sind eine stärkere Praxis- und Patientenorientierung, Interdisziplinarität und Lehrangebote zum Erwerb kommunikativer und klinischer Fertigkeiten, die in sogenannten *Skills-Labs* geübt werden können. Durch den früheren Kontakt mit den Patienten (*Bedside-Learning*)[229] sollen die Auszubildenden in problemlösendes Handeln eingeführt und in den Kompetenzen des zwischenmenschlichen Bereichs (sog. *Soft Skills*) geübt werden sowie eine patientenorientierte Haltung entwickeln. Weitere Strukturmerkmale sind fakultätsinterne Prüfungen und der Erwerb zusätzlicher Qualifizierungsschwerpunkte bereits während der klinischen Semester.[230]

Das innovativste, aber auch umstrittenste Konzept ist gegenwärtig das der *European Medical School Oldenburg-Groningen*, der Einrichtung einer Medizinischen Fakultät an *der Karl-von Ossietzky-Universität Oldenburg* in Kooperation mit der *Rijksuniversiteit Groningen*. Hier sollen deutsche und niederländische Studierende in einem 12-semestrigen Studiengang Medizin mit einjährigem Austausch an die Partneruniversität sowohl den Grad eines deutschen *Master of Science Humanmedizin* als auch eines niederländischen *Master of Science Geneeskunde* erlangen. Ersterer musste an die Approbationsordnung dergestalt angepasst werden, dass die ärztliche Tätigkeit in Deutschland ausgeübt werden darf, letzterer beinhaltet nach europäischem Recht die Befugnis, in allen Staaten der Europäischen Union als Arzt tätig sein zu dürfen.[231]

Bis heute kommen ständig neue Modellstudiengänge zu den bestehenden hinzu oder haben Fakultäten ganz auf den reformierten Studiengang umgestellt. Damit einhergehende Probleme des Lehrbetriebs ergeben sich organisatorisch im Übergang von traditionellen zu reformierten Studienstrukturen und der Umstellung auf die neuen Lern- und Prüfungsformate, die dem Lehrpersonal ein entsprechendes Engagement abverlangen. So mangelt es vielerorts an geeigneten Unterrichtsmitteln und Studienliteratur, die an die neuen Lehrkonzepte angepasst sind. Die erhöhte Flexibilität und der teilweise Verzicht auf eine M1-Prüfung[232] stellt für die integ-

---

[229] *Bedside Learning* oder *Teaching*, (Medizinischer) Unterricht am Krankenbett.
[230] Vgl. Wissenschaftsrat (2014), S. 22-26.
[231] Vgl. Raab/ Weiler (2010), S. 25f. Zur Kritik am Modellversuch Oldenburg-Groningen, siehe Beneker (2010); Deutscher Hochschulverband (2009).
[232] Erster Abschnitt der Ärztlichen Prüfung gem. §§ 22-24 ÄApprO nach dem vorklinischen Abschnitt.

rative Gestaltung der Modellstudiengänge zweifellos einen Vorteil dar, erschwert aber die Vergleichbarkeit von Leistungen bei einem Studienortwechsel.[233]

Nach 16 Jahren der experimentellen Phase stellen sich sowohl die Frage nach der Notwendigkeit weiterer Modellvorhaben sowie die nach der Evaluation und der Vergleichbarkeit untereinander sowie mit dem Regelstudiengang.[234] Da evaluationsbasierte Ergebnisse der Modellerprobungen bisher nur vereinzelt vorliegen, konnten solche auch nicht in die aktuelle Reform der Ärztlichen Approbationsordnung einfließen. Die Medizinjuristin Marlis Hübner warnt davor, dass die Vielfalt der Modellstudiengänge zukünftig zum Regelfall wird, wodurch die rechtliche und sachliche Legitimation der Modellklausel verloren geht, deren Intention in der wissenschaftlich evaluierten Grundlegung für einen reformierten bundesweit einheitlichen Regelstudiengang lag. Auch verfassungsrechtlich stellt diese Heterogenität ein Problem dar, weil von dem Prinzip der einheitlichen Regelung von Berufszugang und Qualifikation abgewichen wird.[235]

3.5 Fachärztliche Weiterbildung

Mit der Erteilung der Approbation steht den frischgebackenen Ärzten die Möglichkeit der Weiterbildung zum Facharzt offen, um nach Abschluss der Berufsausbildung „besondere ärztliche Kompetenzen zu erlangen"[236]. Diese Zielsetzung impliziert die Notwendigkeit der weiteren beruflichen Bildung und Spezialisierung und charakterisiert das Medizinstudium folglich als die Instanz der Vermittlung allgemeiner beruflicher Kompetenzen.[237] Des Weiteren geht daraus hervor, dass die ärztliche Weiterbildung als berufsbegleitende Qualifizierung erfolgt, die in Deutschland an die Ausübung einer klinischen ärztlichen Tätigkeit gebunden ist. Diese kann an einem Krankenhaus oder anderen zugelassenen Einrichtungen der ärztlichen Versorgung wie der Praxis eines niedergelassenen Arztes erfolgen. Ärzte und Ärztinnen in der Weiterbildung sind Angestellte der ausbildenden Einrichtung und arbeiten gegen Vergütung entsprechend

---

[233] Vgl Wissenschaftsrat (2014), S. 23.
[234] Vgl Narr/ Hübner (2014), Teil A, Abschn. II, S. 36; Wissenschaftsrat (2014).
[235] Vgl Narr/ Hübner (2014), Teil A, Abschn. II, S. 36f.
[236] Muster-Weiterbildungsordnung, § 1 (1). Vgl. Narr/ Hübner (2007), S.267.
[237] Vgl. Narr/ Hübner (2007), S. 267.

der für sie gültigen Tarifbestimmungen.[238] Die Zulassung einer weiterbildenden Einrichtung hängt davon ab, ob dort ein für die jeweilige medizinische Fachdisziplin weiterbildungsbefugter Facharzt tätig ist. Unter seiner verantwortlichen Leitung erfolgt die theoretische und praktische Ausbildung der „Weiterbildungsassistenten" zu Fachärzten.

Die allgemeinen Bestimmungen zur Weiterbildung finden sich in den Landesgesetzen – und im Besonderen zur ärztlichen Weiterbildung, in den Satzungen der Landesärztekammern.[239] Als Körperschaften des öffentlichen Rechts regeln die Landesärztekammern in Deutschland alle Angelegenheiten der ärztlichen Weiterbildung, wobei sie in ihren Richtlinien gemeinhin auf die Muster-Weiterbildungsordnung der Bundesärztekammer zurückgreifen.[240]

In den jeweiligen Weiterbildungsordnungen legen sie auch fest, welche Kenntnisse, Erfahrungen und Fertigkeiten die Weiterbildungsassistenten für definierte fachärztliche Tätigkeiten zu erlernen haben und in welcher Anzahl entsprechende diagnostische und therapeutische Eingriffe sowohl unter Anleitung wie selbstständig auszuüben sind. Je nach Fachgebiet kann es zwischen fünf und sechs Jahren dauern, bis der jeweilige „Weiterbildungskatalog" abgearbeitet ist und die mündliche Facharztprüfung vor dem Prüfungsausschuss der zuständigen Landesärztekammer abgelegt werden kann. Mit dem erfolgreichen Abschluss der Weiterbildung und bestandener Prüfung berechtigt das Facharztdiplom zum Führen der Facharztbezeichnung.[241]

Eine Muster-Weiterbildungsordnung (MWBO) hat die Bundesärztekammer im Jahr 2003 vorgelegt und mit Wirkung vom 28.06.2013 aktualisiert. Allerdings hat der Deutsche Ärztetag die Bundesärztekammer im Dezember 2012 beauftragt, eine kompetenzbasierte Novellierung der (Muster-)Weiterbildungsordnung vorzunehmen, die derzeit in Bearbei-

---

[238] Vgl. Narr/ Hübner (2007), S. 269-271.
[239] Vgl. Bundesärztekammer (2015b). Zum Facharztrecht als Gesetzgebungszuständigkeit der Länder, vgl. Narr/ Hübner (2007), S. 217. Zur Landesgesetzlichen Ermächtigung der Landesärztekammern, vgl. Narr/ Hübner (2007), S. 227f.
[240] Die Muster-Weiterbildungsordnung der Bundesärztekammer präsentiert nicht unmittelbar geltendes Recht, sondern hat den Charakter einer Empfehlung an die Landesärztekammern. Vgl. Narr/ Hübner (2007), S. 265.
[241] Vgl. Bundesärztekammer (2015a,b,c); Bundesministerium für Gesundheit (2015b).

tung ist. Damit rückt der Ärztetag von den Vorgaben der akademischen Disziplin ab und folgt einem Konzept aus der Berufsbildung,[242] in dem auf Kompetenzen fokussiert wird, die für die praktische Arbeit relevant sind.[243]

3.6 Kontinuierliche Fortbildung (CME)

Von einer Wissensexplosion spricht man im Zusammenhang mit der exponentiellen Zunahme an verfügbaren Informationen in der Gesellschaft und den Fortschritten der angewandten Wissenschaften. In der Medizin ist es eine Frage der Versorgungsqualität, dass der Transfer neuer Verfahren und technischer Innovationen in die klinische Praxis möglichst unverzüglich und wissenschaftlich evaluiert vollzogen wird. Angesichts des öffentlichen Interesses an einer qualitativ hochwertigen Gesundheitsversorgung und „dem Erhalt und der dauerhaften Aktualisierung der fachlichen Kompetenz"[244] ist eine gesetzlich vorgeschriebene Fortbildungspflicht für Ärzte konsequent, wo bis 2004 eine berufsrechtliche Regelung im Sinne einer freiwilligen Selbstverpflichtung bestand.[245] Seit dem 1. Januar 2004 ist die Pflicht zur regelmäßigen Fortbildung für Vertragsärzte der gesetzlichen Krankenversicherungen und Fachärzte in Krankenhäusern mit dem Inkrafttreten des Gesundheitssystem-Modernisierungsgesetzes IV im fünften Sozialgesetzbuch vorgeschrieben.[246]

---

[242] *Kompetenz- oder Lernergebnisorientiertes Lernen*, Konzept der Erwachsenenbildung zur zielgerichteten Aneignung komplexer Kompetenzen im beruflichen Umfeld; methodisch wird den Lernenden mehr Eigenverantwortlichkeit bei der Lösung praktischer Probleme im realen Handlungskontext übertragen. Vgl. Wesselink et al. (2007).
[243] Vgl. Bundesärztekammer (2015c).
[244] Vgl. Bundesärztekammer (2015c) „Empfehlungen zur ärztlichen Fortbildung", Präambel; Vgl. (Mus-ter-)Satzungsregelung Fortbildung und Fortbildungszertifikat, § 1, § 2.
[245] Vgl. Pfadenhauer (2004), S. 267. Siehe § 4 MBO-Ä: „Ärztinnen und Ärzte (…) sind verpflichtet, sich in dem Umfange beruflich fortzubilden, wie es zur Erhaltung und Entwicklung der zu ihrer Berufsausübung erforderlichen Fachkenntnisse notwendig ist." Zum Regelungsbedarf, siehe Gerst (2001).
[246] Vgl. SGB V, § 95d und § 137, Abs. 1 Nr. 2.

Die *kontinuierliche berufsbegleitende Fortbildung* (CME)[247] dient dem „Erhalt und der ständigen Weiterentwicklung der beruflichen Kompetenz zur Gewährleistung einer hochwertigen Patientenversorgung und Sicherung der Qualität ärztlicher Berufsausübung"[248]. Sie ist somit ein wichtiger Bestandteil der medizinischen Qualitätssicherung, deren Erbringung die Ärztekammern[249] und kassenärztlichen Vereinigungen von ihren Mitgliedern, aber auch die Arbeitgeber von ihren angestellten Ärzten, durch Vorlage der erforderlichen Fortbildungszertifikate verlangen können.[250] Entsprechende Qualitätsanforderungen sind in der Muster-Fortbildungsordnung 2013[251] als Wissenschaftlichkeit, Fachspezifität, Interdisziplinarität sowie als klinisch-praktische und soziale Kompetenzen formuliert.

Die Wahl der nach einem Punktsystem von der Ärztekammer akkreditierten Fortbildungsmethoden und -angebote ist den Ärzten freigestellt. In einem Zweitraum von fünf Jahren haben sie 250 Punkte nachzuweisen, die in geeigneten Fortbildungsmaßnahmen vom mediengestützten Eigenstudium über die Kongressteilnahme bis hin zur Hospitation erworben werden können.[252] Zwar haben sich die Ärztekammern gemäß § 4 der (Muster-)Fortbildungsordnung von 2013 zu ihrer Selbstverpflichtung bekannt, die ärztliche Fortbildung durch das Angebot eigener Fortbildungsmaßnahmen zu fördern, doch können Kammern und Berufsverbände ihr Fortbildungsangebot offensichtlich nicht im erforderlichen Umfang alleine erbringen. Dies führt angesichts der zunehmenden Präsenz der Pharmakonzerne, nicht zuletzt mit eigenen CME-Portalen im Internet, zu Problemen der wissenschaftlichen Ausgewogenheit und der Gefahr manipulativer Beeinflussung auf dem Wege der kontinuierlichen ärztlichen Fortbildung.[253]

---

[247] Im deutschen Sprachgebrauch mit dem englischen Akronym für *Continuing Medical Education* (CME) verwendet.
[248] Muster-Fortbildungsordnung, § 1.
[249] Vgl. (Muster-)Berufsordnung der Ärzte, § 4, Abs.2.
[250] Vgl. SGB V, § 95d. Im Falle, dass ein (GKV-)Vertragsarzt seiner Fortbildungspflicht nicht nachkommt, drohen ihm Sanktionen von gestaffelten Vergütungsabschlägen bis hin zum Entzug der kassenärztlichen Zulassung.
[251] Vgl. (Muster-)Fortbildungsordnung, § 2ff.
[252] Vgl. (Muster-)Fortbildungsordnung, §§ 3, 5, 6 und 7.
[253] Vgl. Schäfer (2013).

Zwischenfazit: In einem vorläufigen Fazit bleibt festzuhalten, dass sich nicht nur das gesamte System der gesundheitlichen Versorgung in einem Umbruch befindet, sondern ebenso die medizinische Ausbildung. Von den insgesamt 37 Medizinischen Fakultäten in Deutschland haben bisher 13 einen Reformstudiengang implementiert oder ein abgeschlossenes Modellprojekt als Regelfall in ihre Lehre überführt.[254] Andere Universitäten haben Innovationen der reformierten Studiengänge an ihre Regelstudiengänge angepasst, was insbesondere methodische Aspekte wie die Anwendung neuer Lern- und Prüfungsformate betrifft, und mit einer gewissen Zurückhaltung auch didaktische Konzepte der horizontalen Integration implementiert. So sind die Übergänge zwischen den Ausbildungskonzepten fließend – ihre wesentliche Gemeinsamkeit besteht in ihrer Einzigartigkeit.[255]

Es scheint, als ob sich jahrzehntelange Kritik am System der Medizinischen Ausbildung in Deutschland einen Weg bahnt und zumindest einen Anstoß zu überfälligen Reformen gegeben hat, ohne im Zusammenhang mit einer anstehenden Neukonzeption oder Curriculumrevision thematisiert zu werden. Kaum konkretisiert werden z.B. Probleme des Zugangs zum Medizinstudium bei bestehender hausärztlicher Unterversorgung der ländlichen Regionen, der anwachsende Leistungsdruck der Studierenden unter der Zunahme des Fächervolumens und der Prüfungen[256], das Fehlen eines anthropologischen Ansatzes für einen in seinen Grundzügen humanistischen Beruf[257] oder das akut gewordene Problem der Patientensicherheit. Stattdessen verläuft die Argumentation entlang des relativ

---

[254] Medizinische Fakultäten, an denen Modellstudiengänge parallel zum Regelstudiengang Medizin oder als einheitlicher, integrierter Reformstudiengang Medizin angeboten werden: 1. Rheinisch-Westfälische Technische Hochschule Aachen, 2. Charité Berlin, 3. Ruhr-Universität Bochum, 4. Technische Universität Dresden, 5. Heinrich-Heine-Universität Düsseldorf, 6. Universitätsklinikum Hamburg-Eppendorf, 7. Medizinische Hochschule Hannover, 8. European Kassel School of Medicine, 9. Medizinische Fakultät der Universität Köln, 10. Medizinische Fakultät Mannheim der Universität Heidelberg, 11. Ludwig-Maximilians Universität München, 12. Medical School Oldenburg-Groningen, 13. Privatuniversität Witten/ Herdecke. Vgl. Wissenschaftsrat (2014), S. 93-100; Thiel (2013), Hoffmann (2012).
[255] Wissenschaftsrat (2014), S. 90.
[256] Vollmer (2015).
[257] Raab (2010); Bohrer 2010.

neuen Konzepts der Kompetenzorientierung, das seinen Ursprung in der beruflichen Bildung hat und aufs Engste mit dem Konzept des lebenslangen Lernens verbunden ist.

Angesichts der zunehmenden Komplexität – unmittelbar im System der Gesundheitsversorgung und mittelbar in den Tendenzen des sozioökonomischen, kulturellen und technischen Wandels – stellt sich indes die Frage nach den wesentlichen Qualifikationen, die jungen Menschen zu vermitteln sind, die sich für den Arztberuf entschieden haben. Dies betrifft selbstverständlich die methodischen und fachlichen Kompetenzen als Voraussetzung für die ärztliche Tätigkeit. Aber greifen Konzepte persönlicher und sozialer Kompetenz gegebenenfalls nicht zu kurz, um die jungen Mediziner dergestalt auf ihren Beruf vorzubereiten, dass sie ihren Patienten ungeachtet der hohen beruflichen Anforderungen gleichzeitig gute Ärzte sind und langfristig Genugtuung aus ihrer Tätigkeit erhalten? Aspekte der sog. Persönlichen Kompetenz wie „Selbstmanagement, Zielorientierung, Selbstsicherheit oder Stressbewältigung" vermitteln eher den Eindruck von Arbeitnehmertugenden als von Persönlichkeitseigenschaften. Die Tendenzen des Wandels, wie sie im nachfolgenden Abschnitt einschließlich ihrer Indikationen für die ärztliche Berufsausübung vorgestellt werden, erfordern ein Nachdenken über notwendiges „Wissen, Fertigkeiten und Haltungen, (…) für das Verstehen, Bewerten und Anwenden"[258] in einem sich rasch verändernden Tätigkeitsfeld.

4 Paradigmenwechsel und Wandel in der Gesundheitsversorgung

In den vorherigen Abschnitten wurden, ausgehend von verfassungsrechtlichen Grundlagen des Sozialstaates, das Sozialversicherungssystem und die Stellung der Ärzte im Gesundheitssystem als rahmende Bedingungen für das ärztliche Handeln im therapeutischen Verhältnis dargestellt. Den zweiten Teil dieser Bedingungsanalyse stellt die Beschreibung der medizinischen Aus- und Weiterbildung dar, die zu dem Befund führt, dass die Varianz der Medizinstudiengänge infolge der Modellklausel und ihrer Anwendung gegenwärtig kaum erfassbar ist.

Die pädagogische Frage zielt auf die Kenntnisse und Fertigkeiten bzw. Kompetenzen ab, die den Lernenden und Auszubildenden zu vermitteln sind, damit sie in ihrer zukünftigen Lebens- und Arbeitswelt selbstbestimmt und handlungsfähig sind. Mit der mittel- bis langfristigen Progno-

---

[258] Formel, wie sie im Gutachten des Wissenschaftsrates (2014) verwendet wird.

sefähigkeit offenbart sich ein Dilemma der Pädagogik. Zwar ist die Zukunft nicht vorhersagbar, wohl aber sind aktuelle Tendenzen des Wandels erkennbar, die bereits jetzt verändernd in das System der Gesundheitsversorgung einwirken und die Bedingungen für die Ausübung des Arztberufes beeinflussen. Dabei spielen Ressourcen und ihre Verwendung im Gesundheitswesen eine zentrale Rolle.

Die Knappheit der verfügbaren Güter, seien dies Waren oder Dienstleistungen, ist eine der bestimmenden Gegebenheiten ökonomischen Handelns. Ihre Verwendung im Rahmen staatlicher Sozialpolitik hat immer eine ethische Dimension. Denn anders als im Privaten, wo es um die Entscheidung über Konsum oder Konsumverzicht geht, bedeutet die Priorisierung bestimmter politischer Ziele und entsprechende Mittelverwendung die Nachrangigkeit anderer gesellschaftlicher Bereiche. Aus diesem Grund ist die Notwendigkeit wirtschaftlichen Handelns keineswegs nur ein ökonomisches Gebot, sondern eine Frage des verantwortungsvollen Umgangs mit den vorhandenen Ressourcen. Insbesondere in der Sozialpolitik, wo es um die Befriedigung und Absicherung existenzieller Bedürfnisse geht, sind individual- und sozialethische Positionen eng miteinander verknüpft. Dies gilt auch für die ökonomischen, sozialen und politischen Faktoren, die in das Berufsfeld des Arztes hineinwirken und sowohl einen bedingenden (Ausbildung) als auch einen ermöglichenden Charakter (Finanzierung, Vergütung) haben.

Grundsätzlich ist zwischen solchen Einflussgrößen zu unterscheiden, die unmittelbar Bedarf an Gesundheitsleistungen erzeugen und somit kostenwirksam für das Sozialsystem sind, und solchen, mit denen die Inanspruchnahme und Allokation von Ressourcen gesteuert werden soll. Zu den ersteren gehören der medizinisch-technische Fortschritt und die demografische Entwicklung in den Industriegesellschaften, zu den letzteren die Gesundheitspolitik und -ökonomie. Die Rolle des gesellschaftlichen Wandels, wozu veränderte Werte, Erwartungen, soziale Positionen und Verhaltensweisen wie z.B. das Kommunikations- und Informationsverhalten zu zählen sind, haben eher mittelbare Auswirkungen auf das Verhältnis von Angebot, Bedarf und Güterverteilung und lassen sich deshalb in ihren Auswirkungen schwer vorhersagen.

Als wichtigster Aspekt ist zweifelsohne der medizinisch-technische Fortschritt zu nennen, der neue Optionen eröffnet, wo Diagnose und Therapie zuvor Grenzen gesetzt waren. Allein die Aussicht auf die frühe Erkennung und Behandlung von Krankheiten schafft neuen Bedarf und somit neue Kostengründe für das Sozialsystem, bevor die Evidenz der neuen Verfahren überhaupt nachgewiesen wurde.[259] Den bedarfs- und somit kostenbeeinflussenden Faktoren ist ebenfalls die demografische Entwicklung der Industriegesellschaften zuzurechnen. Der Begriff der *doppelten Alterung* bezeichnet sowohl den erhöhten Anteil älterer Bürger an der Gesamtbevölkerung, die aus dem Erwerbsleben ausgeschieden sind, als auch den in Relation dazu abnehmenden Anteil jüngerer Menschen infolge abgesunkener Geburtenraten. Beide Ausprägungen der doppelten Alterung wirken ausgaben- und einnahmeseitig auf die Finanzsituation der Gesetzlichen Krankenkassen und auf das Sozialsystem. Während mit dem Alter in der Regel der Bedarf an medizinischen Leistungen zunimmt, zahlen Rentner deutlich reduzierte Sozialbeiträge zur Kranken- und Pflegeversicherung. Umgekehrt werden mit den kleineren Geburtskohorten absehbar Fachkräfte fehlen, die in sozialversicherungspflichtigen Arbeitsverhältnissen beschäftigt sind, um das Sozialsystem in seiner jetzigen Ausgestaltung aufrecht zu erhalten.[260]

Angesichts der Finanzierungsprobleme – sei es der Gesetzlichen Krankenkassen oder der Krankenhäuser – steuert die Gesundheitspolitik seit Mitte der 1970-er Jahre beständig mit Maßnahmen zur Einnahmeverbesserung und Kostenbegrenzung nach, wofür die lange Reihe der Gesundheitsreformen steht.[261] Dabei wird immer wieder aufs Neue versucht, eine Balance zwischen einer ausreichenden sowie zweckmäßigen Bedarfsdeckung und dem Wirtschaftlichkeitsgebot herzustellen[262], die nach jeweils kurzer Refraktärphase wieder in das Gegenteil umgeschlagen und zu einem neuerlichen Kostenanstieg geführt hat. Die Notwendigkeit wirt-

---

[259] Vgl. Passon (2013), S. 119 und 120f.; Schwartz (2012), S. 319.
[260] Vgl. Passon (2013), S. 119.
[261] Die Bedeutung der Gesundheitspolitik wird hier nur in ihrem Bezug zu den anderen Faktoren erwähnt. Eine separate Darstellung erübrigt sich in diesem Rahmen, da gesundheitspolitische Entscheidungen gegenwärtig vor allem über die Ökonomisierung der Gesundheitsversorgung in die ärztliche Tätigkeit hineinwirken.
[262] Siehe § 2 Abs. 1 SGB V: „Qualität und Wirksamkeit der Leistungen haben dem allgemeinen anerkannten Standard der medizinischen Erkenntnisse zu entsprechen und medizinischen Fortschritt zu berücksichtigen." und § 12 Abs. 1 SGB V: „Die Leistungen müssen ausreichend, zweckmäßig und wirtschaftlich sein; sie dürfen das Maß des Notwendigen nicht überschreiten." (Wirtschaftlichkeitsgebot).

schaftlichen Handelns mit den begrenzten Ressourcen des Gesundheitssystems legt die Vorstellung der Regelung durch Wettbewerb nahe. Mithilfe marktwirtschaftlicher Mechanismen wie Konkurrenz, Transparenz und Qualitätsmanagement soll die Effizienz der Gesundheitsversorgung bei gleichzeitiger politischer Steuerung unter den Vorgaben der verfassungsrechtlich fundierten Sozialstaatlichkeit verbessert werden.[263] Die zunehmende Ökonomisierung des Gesundheitswesens und die daraus entstandene Eigendynamik zwischen medizinischem Angebot und Nachfrage schaffen Effekte, die gesundheitspolitisch höchst umstritten sind.

Der gesellschaftliche Wandel als letzter hier anzuführender Faktor, ist in seiner Auswirkung auf die Inanspruchnahme medizinischer Leistungen ambivalent einzuschätzen. Hinsichtlich seiner Folgen für das therapeutische Verhältnis können hingegen Effekte von Wohlstandsverteilungskurve und Lifestyle sowie gesundheitsrelevanten Einstellungen und Informationsverhalten ziemlich genau vorausgesagt werden. Einerseits werden Ärzte verstärkt mit „Kunden" zu tun haben, die autonom ihre Konsumentenerwartung artikulieren. Andererseits werden sie durch die nicht mehr wegzudiskutierende *soziale Ungleichheit* in ihrer neuen Ausprägung von *sozialer Schichtung* mit bis dahin unbekannten Gesundheitsproblemen und den entsprechenden funktionalen, sozialen und psychischen Implikationen konfrontiert werden.

Die vielfältigen Rück- und Wechselwirkungen dieser Faktoren, welche die Gesundheitsversorgung beeinflussen, lassen sich in ihrer Komplexität nur fragmentarisch darstellen.[264] Für die Ausübung des Arztberufes und für das Verständnis der ärztlichen Rolle erfordert der Wandel in diesen Dimensionen erhebliche Anpassungsleistungen. Diese müssen Gegenstand der pädagogischen Erwägungen sein – unabhängig davon, ob es um ein Lehrkonzept zur Patientensicherheit geht oder um den Masterplan Medizinstudium 2020.

4.1 Medizinisch-technischer Fortschritt

Ihren Ursprung hat die neuzeitliche Medizin mit ihrem naturwissenschaftlichen Paradigma im technischen Fortschritt des ausgehenden 19. Jahrhunderts. Physikalische und chemische Entdeckungen ermöglich-

---

[263] Vgl. Schrappe (2009), S. 163 und 169-172; Straub (2012), S. 241; Hensen et al. (2014), S. 5.
[264] Vgl. Parsons (1970), S. 19.

ten die systematische wissenschaftliche Analyse biologischer Zusammenhänge und die Entwicklung neuartiger diagnostischer und therapeutischer Verfahren. Erkenntnisse der Mechanik, Optik und Elektrodynamik fanden ihre unmittelbare Anwendung in der Entwicklung apparativer Vorrichtungen zu Diagnostik und Therapie. Die Dynamik der Industrialisierung beschleunigte die Verbreitung der technischen Errungenschaften und an den Universitäten wurde das Wissen unter dem neuen Paradigma im naturwissenschaftlich reformierten Studiengang Medizin gelehrt.[265]

Es liegt in der Sache der Medizin als einer angewandten Lebenswissenschaft, dass ihre Fortschritte im Allgemeinen positiv bewertet werden. Kritik zielt am ehesten auf das Ausmaß der Anwendung medizinischer Technik unter Verkennung des Umstands, dass der Fortschritt der neuzeitlichen Medizin und die allgemeine technische Entwicklung Ausprägungen ein und derselben Sache sind. Mit jedem neuen Verfahren wird die medizinische Technik aufwendiger und folglich ihre Bedienung komplizierter. Aus Gründen der Kostenaufwendung und bedarfsgerechten Auslastung bleibt der Betrieb medizinischer Großgeräte den Kliniken der Maximalversorgung vorbehalten.[266]

Neben dem Zuwachs an therapeutischen Optionen begünstigt allein ihr Vorhandensein die erweiterte Indikationsstellung für ihre Anwendung. Hohe Investitionskosten sowie laufende Ausgaben für Betrieb, Wartung und Personal erfordern zudem eine hohe Auslastung. Da die technischen Geräte und Verfahren immer komplizierter und ausgefeilter werden, stellt ihre Nutzung höhere Anforderungen an die Fertigkeiten und Sorgfalt ihrer Anwender. Auch der Trend zu invasiven Techniken kommt einerseits den Patienten als verbesserter diagnostischer und therapeutischer Nutzen zugute, geht aber mit erhöhten hygienischen und Sicherheitsrisiken einher. So belasten minimalinvasive Eingriffe wie endoskopische Operationen die Patienten in deutlich geringerem Ausmaß als traditionelle Verfahren, erfordern aber eigens geschulte und versierte Operateure sowie Assistenzpersonal.

---

[265] Hier beispielhaft: Die Einführung des Physikums ins Medizinstudium anstelle des Philosophikums im Jahr 1861.
[266] Großgeräte-Richtlinie: „Richtlinien für den bedarfsgerechten und wirtschaftlichen Einsatz von medizinisch-technischen Großgeräten vom 10. Dezember 1985" (BAnz. Nr. 60a vom 27. März 1986, S. 3).

In den Arztpraxen haben die Entwicklungen der Elektronik und Elektronischen Datenverarbeitung vor allen Dingen den Einsatz kleinerer und anwendungsfreundlicherer medizinischer Geräte ermöglicht. Dadurch kann Diagnostik und Therapie vorgezogen im Vorfeld der stationären Versorgung ansetzen. Längst ist die medizinische Technik nicht mehr nur klinischen Einrichtungen vorbehalten. Elektrische Kleingeräte, beispielsweise zur Blutdruck- oder Blutzuckermessung, ermöglichen die einfache Bedienung durch Laien und die aktuelle Kontrolle biologischer Parameter im häuslichen Umfeld. In Verbindung mit anderen Techniken wie z.B. der Telemedizin ergeben sich daraus Vorteile für die Früherkennung von Gesundheitsstörungen, die Versorgung chronisch Kranker oder für die Bewohner medizinisch unterversorgter ländlicher Regionen. Gerade die Telemedizin als Beispiel für die Anwendung moderner Kommunikationstechnologien verdeutlicht, wie die technischen Bedingungen nicht nur den Bedarf an ärztlicher Hilfe, sondern auch die ärztliche Tätigkeit selbst tangieren und die Kooperation mit anderen Gesundheitsberufen erfordern: Die Ärztin am Bildschirm ihrer Praxis, die Assistentin vorort beim Patienten, ein 24-stündiger Bereitschaftsdienst für den Fall solcher objektivierten Beschwerden im Hintergrund usw.

Gleichzeitig induziert die Möglichkeit, subjektive Beschwerden ohne ärztliche Konsultation auch für den Laien objektivierbar zu machen, diese Befunde jedoch nicht in einen pathophysiologischen Zusammenhang stellen zu können, eine neue Form des medizinischen Bedarfs. In der Konsequenz werden medizinische Leistungen in Anspruch genommen, bevor Symptome auf eine Gesundheitsstörung verweisen und setzt aufwendige Diagnostik früher ein, um potenzielle Gefahren abzuwenden. Das führt dazu, dass Patienten höhere Erwartungen an Diagnose und Therapie stellen und selbstbestimmt medizinische Leistungen einfordern. Ähnliche Tendenzen sind mit dem Fortschritt der sog. *Personalisierten Medizin* absehbar, mittels derer auf der Basis des entschlüsselten Genoms Erbkrankheiten quasi prognostisch diagnostiziert werden, die mit einer bestimmten Wahrscheinlichkeit in späteren Lebensabschnitten eintreten könnten.[267]

Aus dem Verlauf der medizinisch-technischen Entwicklung leitet der Sozialwissenschaftler Carsten Wippermann eine Reihe von Konsequenzen ab: Ärztliche Handlungsschemata wie Anamnese oder körperliche

---

[267] Vgl. Wippermann (2012), S. 37f.

Untersuchung werden sich infolge der verfügbaren Informationstechnologie verändern. Diese werden eine größere emotional-mentale Distanz im Arzt-Patient-Verhältnis schaffen, gleichzeitig aber auch eine Ambivalenz zwischen Rationalisierung und Mystifizierung der ärztlichen Rolle erzeugen. Die verbesserten diagnostischen Möglichkeiten werden zu einem erweiterten Krankheitsspektrum führen, infolgedessen gestiegene Erwartungen an die Ärztinnen und Ärzte gerichtet werden. Durch die daraus resultierende Unsicherheit werden sie wiederum dazu verleitet, die Therapiespirale in weitere Schleifen zu treiben, um sich durch diese Art von Polypragmasie vor juristischen Anfechtungen zu schützen.[268] Auf der organisatorischen Ebene führen diese Kräfte beruflicher Fremdbestimmung zum Verlust ärztlicher Autonomie, die durch die funktionale und organisatorische Ausdifferenzierung des Gesundheitswesens befördert wird.[269] Denn die Zunahme der therapeutischen Wissensbestände und die dadurch bedingte Komplexität von Aufgaben, Techniken und Prozessen mobilisiert gesellschaftliche Kräfte der Spezialisierung und sozialen Differenzierung, indem neue Berufe und Qualifikationen entstehen und in Konkurrenz zum ärztlichen Behandlungsmonopol treten. Aus Perspektive der Versorgungsqualität und Patientensicherheit ist anzufügen, dass die erhöhte Komplexität durch komplizierteste Technik und neue Berufs- und Tätigkeitsfelder eine noch zu bewältigende Aufgabe darstellt.

4.2 Demographische Entwicklung

Der zweite bedarfsrelevante und damit kostenverursachende Aspekt im komplizierten Wechselspiel der Kräfte, die den Arztberuf und seine Ausübung beeinflussen, ist die demografische Entwicklung der westlichen Industriegesellschaften. Die Alterung dieser Gesellschaften vollzieht sich aus zwei Richtungen (sog. doppelte Alterung): Bei einem steigenden Anteil von Senioren, die 65 Jahre und älter sind, nimmt gleichzeitig der Anteil der beitragspflichtigen Erwerbstätigen im Alter von 20 bis 65 Jahren ab.[270] Ursächlich für diese Entwicklung sind die geburtenstarken Jahrgänge[271], die gegenwärtig mit einer gestiegener Lebenserwartung von den Fortschritten der Medizin und öffentlichen Gesundheitsfürsorge pro-

---

[268] Vgl. Wippermann (2012), S. 39; Gigerenzer (2014), S. 232.
[269] Vgl. Wippermann (2012).
[270] Vgl. Wasem (2004), S. 15 f.
[271] Sog. „Baby-Boomer", die Geburtsjahrgänge 1955 bis 1969.

fitieren, und der kontinuierliche Rückgang der Geburtenraten seit dem sog. Pillenknick 1969.

Mit dem Alter geht eine zunehmende Morbidität einher, die sich infolge der steigenden Lebenserwartungen nicht nur qualitativ, sondern auch quantitativ als Multimorbidität auswirkt, d.h. mit dem Alter steigt die durchschnittliche Diagnosezahl pro Patient exponentiell.[272] Gleichzeitig nimmt das Ausmaß der chronisch-degenerativen Erkrankungen, die zu einem wesentlichen Anteil durch den persönlichen Lebensstil sowie durch Arbeits- und Umweltbelastungen bedingt sind, in den westlichen Industriegesellschaften zu.[273] Eine besondere Herausforderung an die Versorgungsstrukturen ist die Zunahme demenzieller Erkrankungen mit ihren besonderen Auswirkungen auf Wahrnehmung, Verhalten und Erleben der Betroffenen und den daraus folgenden Konsequenzen für die Kommunikation, Versorgung und Betreuung dieser Patienten. Davon betroffen sind gegenwärtig 1,6 Millionen Bundesbürger. Für den Morbus Alzheimer als häufigste Erkrankung aus dem demenziellen Formenkreis ist der Zusammenhang zwischen Alter und Prävalenz unwiderlegbar: Ab dem 80. Lebensjahr ist jede fünfte, ab dem 90. sogar jede dritte Person betroffen.[274]

---

[272] Vgl. Wasem (2004), S. 16; Garms-Homolová/ Schaeffer (2012), S. 705-707. Während allgemein von einem Zusammenhang zwischen Alter und Morbidität ausgegangen wird, kommen Schwartz und Walter auf der Basis empirischer Studien zu dem Befund einer steigenden Lebenserwartung bei sinkender altersspezifischer Morbidität. Allerdings unterlassen sie schichtspezifische Aussagen, obwohl empirische Nachweise belegen, dass Effekte der sozialen Ungleichheit – Gesundheitsstatus, Inanspruchnahme, Gesundheitsverhalten – im Alter stärker ausgeprägt sind. Vgl. Schwartz/ Walter (2012), S. 176-180. Ungeachtet jeglicher Empirie legt der erhöhte Pflegebedarf der älteren Generationen die Kovarianz von Alter und Morbidität nahe. Dieser Bedarf hat Anlass zu aktuellen gesetzlichen Regelungen gegeben, wie z.B. das Pflege-Neuausrichtungsgesetz 2013, das Gesetz zur Verbesserung der Hospiz- und Palliativversorgung 2015 und das 2. Gesetz zur Stärkung der pflegerischen Versorgung 2015. Damit soll dem Pflegebedarf der geburtenstarken Jahrgänge, der je nach Renteneintrittsalter ab 2015 bzw. 2020 quantitativ zunehmen wird, begegnet werden.
[273] Siehe Siegrist (2005), Kap. 2.
[274] Vgl. Bundesministerium für Gesundheit (2015f).

Analysen sog. Hochrisikofälle weisen auf, dass 80% der GKV-Leistungsausgaben auf 20% der Versicherten entfallen.[275] Allerdings entstehen diese Ausgaben offensichtlich nicht durch einen generellen Mehrbedarf an Gesundheitsleistungen im Alter, sondern in zeitlicher Nähe von etwa einem Jahr zum Tod.[276] Mit Blick auf die Kostenentwicklung im Gesundheitswesen erhebt sich die Frage, ob es der Medizin gelingen wird, die quantitativ gewonnenen Lebensjahre durch die Abnahme der durchschnittlichen Krankheitszeiten qualitativ aufzuwerten (*Kompressionsthese*) oder das Sterben um den Preis ständiger Verschlechterung des Gesundheitszustands nur hinauszuschieben (*Medikalisierungsthese*).[277] Je nach Datengrundlage und Interpretation der empirischen Befunde spricht einiges für die Kompressionsthese. Letztendlich wird diese Frage in einer kurativ ausgerichteten Medizin nicht durch den medizinisch-technischen Fortschritt zu beantworten sein. Vielmehr entscheiden präventive Konzepte, die lebenszeitlich früh ansetzen, inwieweit Menschen im Alter mobil und zu aktiver Teilhabe befähigt sein werden.

Doch weder Maßnahmen der Prävention noch der medizinischen Intervention können ihre Wirkung entfalten, wenn die besondere Situation alter Menschen nicht berücksichtigt wird. Diese ergibt sich als Summe der körperlichen Befindlichkeit, der Lebenslage sowie der Verfügbarkeit über schwindende Ressourcen. Zur Normalität des Alterungsprozesses gehört, dass die organische Funktionalität infolge einer verlangsamten Regenerationsfähigkeit nachlässt. Das Äquilibrium aus körperlicher Belastbarkeit, Adaptionsfähigkeit und verfügbaren Reserven bei notwendig verlängerten Erholungsphasen verliert im Verlauf der Zeit an Stabilität. Dieser schleichende Verlust der somatischen Kapazitäten und ihrer Kompensationsfähigkeit ist ursächlich für die alterstypischen Veränderungen in der Kognition und Wahrnehmung sowie dem Verhalten und der Mobilität.[278]

Medizinisch relevant werden die Folgen von Erschöpfungszuständen bis hin zur Dekompensation vitaler Funktionen, die den therapeutischen Bedarf vom Arztbesuch bis hin zur intensivmedizinischen Behandlung de-

---

[275] Vgl. Repschläger et al. (2014), S. 91.
[276] Vgl. Repschläger et al. (2014), S. 99; Passon et al. (2013), S. 119f.
[277] Vgl. Passon et al. (2013), S. 119f.; Schwartz/ Walter (2012), S. 177-180.
[278] Diese neurobiologisch argumentierende Rekonstruktion beruht auf den Darstellungen von Roth (2011) und Dichgans (2008).

terminieren. Verkomplizierend kommt hinzu, dass bestehende Erkrankungen und ihre Folgen, wie beispielsweise Diabetes mellitus oder eine chronische Hypertonie, in einem dynamischen Wechselverhältnis zueinander und zu neu hinzugetretenen Symptomen stehen. Der physiologische Alterungsprozess und die Komplexität des Krankheitsspektrums (*Multimorbidität*) bedingen eine Reihe funktionaler, sozialer und psychischer Implikationen.[279] Diese haben nicht nur konkrete Auswirkungen auf die Kommunikation und Kooperation im therapeutischen Verhältnis. Da die angeführten Alterscheinungen sukzessive zum Verlust der Alltagskompetenz zur Bewältigung alltäglicher Lebensvollzüge bis hin zum Selbstpflegedefizit führen, kommt zum medizinischen Bedarf der an pflegerischer und sozialpädagogischer Unterstützung hinzu. An diesem Punkt werden Ärzte zu Kooperationspartnern mit anderen pflegerischen und therapeutisch-rehabilitativen Berufen.

Das Ausmaß der altersbedingten Beeinträchtigung und somit der Bedarf an medizinischer und sozialpflegerischer Versorgung hängt von einer Reihe biografischer und individueller Faktoren ab. So zehren lebensbedingte Krisen, durchlebte Erkrankungen oder Belastungen des Arbeitslebens an den Ressourcen, während materielle Sicherheit (Altersbezüge und Wohneigentum), soziale Unterstützung durch Familie und Netzwerke sowie persönliche Bewältigungsmechanismen das Fundament zur Bewältigung altersbedingter Defizite stärken. Spätestens an diesem Punkt sollte Prävention komplementär zur medizinischen und sozialpflegerischen Versorgung ansetzen.[280] Hinzu kommt, dass das Alter keineswegs eine ereignislose Lebensphase ist, sondern im Gegenteil gravierende Veränderungen wie Partnerverlust, soziale Isolation und Wohnungswechsel mit sich bringen kann. Diese Ereignisse verlangen den Betroffenen hohe Anpassungsleistungen ab, wie die Übernahme neuer Rollen und Aufgaben.

Diese Ausführungen zeigen die hohen Ansprüche auf, die mit einer adäquaten Versorgung alter Menschen verbunden sind. Der umfassende Bedarf an Leistungen der Kranken- und Pflegeversicherung ergibt sich aus ihrem Krankheitsspektrum sowie ihren verbliebenen Fähigkeiten zur Bewältigung der alltäglichen Lebensvollzüge. Die Rolle der Ärzte wird es verstärkt erfordern, die genannten Besonderheiten im therapeutischen Verhältnis zu berücksichtigen, diesen besonderen Bedarf zu erkennen und

---

[279] Vgl. Garms-Homolová/ Schaeffer (2012), S. 705-707.
[280] Vgl. Kreß (2012), S. 1086.

als Kooperationspartner Versorgungskonzepte mit anderen therapeutischen, sozialen und pflegerischen Berufen abzustimmen.

4.3 Marktwirtschaftlicher Wettbewerb im Gesundheitssystem

Die Bewertung der Expansion des Gesundheitswesens wandelt sich mit dem Blick der Zeit, ihren wirtschaftlichen Rahmenbedingungen und dem vorhandenen Versorgungsgrad. Seit dem Aufkommen der „sozialen Frage" in den 1880-er Jahren bis in die 1940-er Jahre wurde die Ausweitung der gesundheitlichen Versorgung als Teil eines wünschenswerten sozialen Fortschritts gesehen; in den Jahren nach 1945 als Notwendigkeit, um die durch den Zweiten Weltkrieg entstandenen strukturellen Schäden und den Entwicklungsrückstand wieder auszugleichen. Das Krankenhausfinanzierungsgesetz von 1972 stand ganz im Zeichen dieser Notwendigkeit, und die fast jährlich angehobenen Beitragssätze zur GKV, die noch weit unter 8% lagen, waren mit dem Wirtschaftswachstum und der Vollbeschäftigung jener Zeit zu vereinbaren. Allerdings scheint dieses Gesetz von den Sektoren der ambulanten und medikamentösen Versorgung als Signal zu erhöhtem Expansionsverhalten verstanden worden zu sein. Der Begriff „Kostenexplosion", den der damalige rheinland-pfälzische Sozialminister Heiner Geißler in einem Gutachten[281] prägte, führte schließlich zu einer Neubewertung der Kostenentwicklung.

Die Phase der *Kostendämpfung*, die mit dem Krankenversicherungs-Kostendämpfungsgesetz von 1977 einsetzte, endete mit dem Beschluss zur Einführung des Fallpauschalensystems unter eindeutig marktwirtschaftlichen Erwägungen.[282] Das gesundheitspolitische Kalkül beruht auf der Annahme, dass die Akteure durch ökonomische Anreize, wie im Fall der diagnosebezogenen Fallgruppen (DRGs, siehe Abschnitt C.1.3.2), auch zum wirtschaftlichen Umgang mit den Ressourcen des Gesundheitssystems angehalten werden.[283] Die gesundheitsökonomischen Rezepte

---

[281] Siehe Geißler (1974): Krankenversicherungs-Budget, Mainz. Vgl. Herder-Dorneich (1994), S. 138f.
[282] Gesetz zur Einführung eines diagnoseorientierten Fallpauschalsystems in Krankenhäusern (Fallpauschalengesetz - FPG) vom 23.04.2002 (BGBl 1 Nr. 27 vom 29.04.2002).
[283] Vgl. Straub (2012), S. 241; Hensen et al. (2014), S. 5. Im Grunde ignoriert diese Annahme die dem marktwirtschaftlichen Denken inhärente Dynamik der Profitmaximierung. In einem plan- und kollektivwirtschaftlichen Versorgungsregime, in dem Optionen der Preisgestaltung oder der Ausweitung der Ange-

empfehlen „schlanke Prozesse, Transparenz von Patientenpfaden, Patientenmanagement, Qualitätswettbewerb, Pay for Performance" und vieles mehr. Die Vielzahl dieser Ansätze zeigt, wie schwer das Wirtschaftlichkeitsgebot in einem weitgehend umlagefinanzierten Versorgungssystem mit Kollektivverträgen zwischen Dienstleistungsanbietern, Nutznießern und Kostenträgern zu realisieren ist. Die Erörterung der Frage, inwieweit Annahmen eines freien Marktes für Güter der Gesundheitsversorgung zutreffend sind, würde ein eigenes Kapitel erfordern. Ein wichtiges Gegenargument ist die Tatsache, dass Medizin und Pflege personalintensive und standortgebundene Dienstleistungen sind, deren Ressourcen für den besonderen Bedarfsfall vorgehalten werden.[284] Dessen ungeachtet geht der ökonomische Druck soweit, dass die Privatisierung kommunaler Krankenhäuser und selbst des Universitätsklinikums Gießen-Marburg inzwischen keine Ausnahme mehr ist. Für die ärztliche Tätigkeit – wie auch für die Angehörigen anderer Gesundheitsberufe, ergeben sich daraus Rollenkonflikte zwischen beruflicher Professionalität und wirtschaftlichen Vorgaben sowie zwischen Versorgungsbedarf und Unternehmenszielen.[285]

Am besten lassen sich die Auswirkungen der Ökonomisierungstendenzen in der Gesundheitsversorgung an den diagnosebezogenen Fallgruppen verdeutlichen. Aus gesundheitsökonomischer Perspektive spricht die gewonnene Transparenz über Leistungen und Kosten für die DRGs. Dadurch werden die Kosten bis in die Abteilungen sowie die Kosteneffizienz pro Patient abbildbar. Diese Daten bilden die Grundlage für Kalkulationen, Prozesse des Benchmarking sowie der innerbetrieblichen Steuerung.[286]

Aus der therapeutischen Sicht von Ärzten und Pflegenden sind es insbesondere die Konsequenzen der Ökonomisierung für ihre Arbeit am Patienten, die gegen die DRGs sprechen. Der Internist Manfred Weber führt eine umfassende Liste der Folgen für die Krankenhäuser, das ärztliche Selbstverständnis, die Patienten und den ärztlichen Nachwuchs auf, aus

---

botsmenge begrenzt sind, werden die Akteure maximierende Effekte durch die Externalisierung von Kosten, Fallsplitting, Opportunismus (*Free Rider Problem*) und durch die Exploitation der Kollektivgüter anstreben.
[284] Vgl. Straub (2012), S. 242; Weber (2012), S. 124f.
[285] Vgl. Weber (2012), S. 123; Schwartz (2012), S. 317; Siegrist (2005), S. 233.
[286] Vgl. Plamper/ Possel (2013), S. 171.

der hier nur einige Punkte beispielhaft angeführt werden.[287] Unter den Vorgaben von Wirtschaftlichkeit, Wettbewerbsfähigkeit und Kosteneffizienz werden zentrale Dienste wie das Labor ausgegliedert oder fremdvergeben (*Outsourcing*) und z.B. Reinigungsaufträge extern vergeben. Hier kommt meist fremdsprachiges Personal zum Einsatz, das in Niedriglohnverhältnissen beschäftigt ist, was angesichts der Sensibilität des Themas Krankenhaushygiene bedenklich ist. Unter dem Gesichtspunkt der Kosteneffizienz werden Hochbetagte, Patienten mit Demenz oder einem aufwendigen diagnostischen und therapeutischen Bedarf zu „Problempatienten"[288]. „Erlösrelevant" sind hingegen Patienten, die planbaren Behandlungspfaden zugeordnet werden können, was insbesondere auf operative und technische Verfahren zutrifft, die zumeist invasiv sind. Medizinische Leistungen werden so nach Gesichtspunkten der Kosteneffizienz auf eine „apparative Organmedizin" ausgerichtet. Da Zeit und Arbeitskraft ökonomische Ressourcen sind, kommt es sogar vor, dass Ärzten die Dauer für das Anamnesegespräch, das zentrale Bedeutung für Diagnosestellung und Weichenstellung für anzuordnende Maßnahmen hat, aufgrund der Berechnungen von Unternehmensberatungen vorgeschrieben wird. Wie in modernen Unternehmen werden mit den Mitarbeitern Zielvereinbarungsgespräche geführt, mit Chefärzten Bonusverträge vereinbart und Prozesse in Form von Behandlungspfaden optimiert.[289] Und da die Leistungserbringung transparent darstellbar sein soll, beklagen Ärzte den zunehmenden Dokumentationsaufwand und die Beschäftigung mit nicht patientenbezogenen Tätigkeiten.[290]

Primär handelt es sich hier um Aspekte der Ablauforganisation. Die Ausübung des ärztlichen Berufes erscheint nur sekundär betroffen zu sein. Doch das Gefüge des Krankenhauses als eines Organismus, in dem Arbeitsteilung, Kollegialität und Kommunikation auf den Zweck der Gesundung kranker Menschen ausgerichtet sind, droht dysfunktional zu werden.[291] Dies betrifft die Ärzteschaft als Profession in erheblichem Maße, denn das Äquivalent für die politische Legitimierung ihrer strategisch günstigen Positionierung im Gesundheitssystem ist die Übernahme einer Letztverantwortung in der medizinischen Versorgung. So beklagt

---

[287] Vgl. Weber (2012), S. 116-126.
[288] Vgl. Weber (2012), S. 123f.
[289] Vgl. Thomas et al. (2014), S. 16-18.
[290] Vgl. Weber (2012), S. 116-119.
[291] Vgl. Rohde (1974), S. 324; Thomas et al. (2014).

der Internist M. Weber, dass sich „durch das DRG-System erhebliche Fehlanreize zum Nachteil eines ethisch verantwortlichen, ganzheitlichen Handelns"[292] ergeben. Aus dem genuinen Zweckkonflikt im Innengefüge des Krankenhauses zwischen Medizin und Verwaltung bzw. Management droht der ärztlichen Professionalität unter den Vorgaben ökonomischen Wettbewerbs die De-Professionalisierung.[293]

Zum Stand der fallpauschalisierten Vergütungen von Gesundheitsleistungen ist anzumerken, dass aktuell DRGs in der psychiatrischen und psychosomatischen Behandlung eingeführt werden[294] und sich für die hausärztliche Versorgung in der Entwicklung befinden.

4.4 Gesellschaftlicher Wandel

Die Richtung, die die unterschiedlichen Kräfte pluralistischer Gesellschaften dem sozialen Wandel geben, ist kaum vorherzubestimmen. Deshalb lassen sich über die Auswirkungen auf die Gesundheitsversorgung, den Arztberuf und die übrigen Gesundheitsberufe sowie das therapeutische Verhältnis lediglich Annahmen formulieren. Die generelle Frage lautet, ob unter den Bedingungen eines relativen Wohlstands bei zunehmender sozialer Ungleichheit, des demokratisierten Zugangs zu Informationen und angesichts der rasanten Veränderungen der Beschäftigungsverhältnisse das Pendel zu mehr Individualisierung oder zu mehr Konformität neigt. Auf das therapeutische Verhältnis bezogen zielt die gleiche Frage nach der Abstufung vom mitbestimmenden Patienten hin zum informierten Konsumenten, der selbstbestimmt Entscheidungen über Konsum oder Verzicht trifft. Hinsichtlich der Besonderheit des Gutes Gesundheit (siehe Kap. D.2), der Güter zur Deckung dieses Bedarfs und des medizinischen Wissens ist diese Annahme des Konsumenten kritisch zu betrachten.

Für die Asymmetrie im Arzt-Patient-Verhältnis ist die Wissenskomponente konstitutiv, die sich im Status des Experten und Laien manifestiert. Aktuelle Tendenzen zur Nivellierung dieser Machtrelation wirken unmit-

---

[292] Weber (2012), S. 123; siehe auch Thomas et al. (2014).
[293] Vgl. Rohde (1974), S. 323-326; Siegrist (2005), S. 233. Ausführlich bei Siegrist (2005), S. 226-243.
[294] Seit 2015 besteht die Verpflichtung der Einrichtungen zur Abrechnung nach dem neuen Psych-Entgelt. Ab 2017 startet die fünfjährige Konvergenzphase mit der stufenweisen Rücknahme der Basisfallwerte je Einrichtung.

telbar in das Gesundheitswesen wie etwa die dem medizinethischen Diskurs entsprungenen Konzepte des *Informed consent* und *shared decison making*.[295] Andere Faktoren, die mittelbar zu einer Relativierung des ärztlichen Wissensvorsprungs und somit einer Stärkung der Patientenposition beitragen, hängen mit internationalen Entwicklungen in der Technik, Politik, Rechtsprechung und Gesellschaft zusammen.[296] Hier ist in erster Linie die Möglichkeit des internetbasierten Informationszugangs anzuführen, der die Option beinhaltet, sich bestehenden Netzwerken (Selbsthilfegruppen) anzuschließen oder selber virtuelle Netzwerke zu knüpfen, um Wissen und Unterstützung zu erhalten.[297] Gesellschaftspolitische Faktoren sind die Globalisierung und ihre Auswirkungen auf die Volkswirtschaften sowie die Ent-Traditionalisierung und Pluralisierung hinsichtlich religiöser, kultureller und säkularer Weltanschauungen in den westlichen Zivilisationen.[298] Am Beispiel alternativer Heilmethoden wie der Traditionellen Chinesischen Medizin ist zu beobachten, wie der Einfluss weltanschaulicher Kriterien in den Erwartungen an das Gesundheitssystem und an die Dienstleistungserbringer wirksam wird. Akupunktur und bestimmte Homöopathika gehören längst zum Repertoire schulmedizinischer Therapien und sind im Zuge des Wettbewerbs zwischen den Krankenkassen in deren Leistungskataloge aufgenommen worden. Die Arztwahl nach medizinisch-funktionalen Kriterien und der soziokulturellen Passung wird durch das Sozialrecht[299] begünstigt.[300] Die weltan-

---

[295] *Informed consent*, Einwilligung nach erfolgter Information und Aufklärung über eine medizinische Maßnahme; *shared decison making*, gemeinsam zwischen Arzt und Patient getroffene Übereinkunft über eine medizinische Behandlung infolge eines umfassenden Kommunikationsprozesses.
[296] Vgl. Schwartz (2012), S. 317-321.
[297] Vgl. Siegrist (2005), S. 234
[298] Siehe Beck (1986). In seiner Gesellschaftsanalyse beschreibt der Soziologe Ulrich Beck die Folgen des wissenschaftlich-technischen Fortschritts, die zur Transformation der sozialen Institutionen und Ent-Traditionalisierung der industriegesellschaftlichen Lebensformen führt. Die Befreiung des Individuums aus seinen historischen Rollen wird gleichfalls zur Chance wie zur Verpflichtung und somit zur persönlichen Verantwortung für einen gelungenen Lebensentwurf (sog. *Risikogesellschaft*). Neue gesellschaftlich tolerierte Deutungs- und Gestaltungsräume begünstigen gebrochene *Patchworkbiografien* und „selbst gebastelte Religionen" (*Melange, Bricolage*).
[299] Vgl. § 76 SGB V: Freie Arztwahl.
[300] Vgl. Wippermann (2012), S. 40.

schauliche und religiöse Pluralität schließt auch essenzielle Fragen der Sterbebegleitung und Sterbehilfe mit ihrer ethischen Problematik für die Heilberufe ein und wirkt über den gesellschaftlichen Diskurs in die Sozialpolitik hinein.[301] Flankiert werden derartige Tendenzen vor dem Hintergrund der Europäischen Rechtsprechung zur Stärkung der individuellen und Verbraucherrechte.

Aus einer ganz anderen Richtung – der Expansion des zweiten und sog. dritten Gesundheitsmarktes[302] – erfolgt eine zunehmende Medikalisierung der Gesellschaft. Diese erfolgt einerseits durch die Werbung – von Annoncen in Illustrierten über die *Apothekenumschau* bis zur TV-Reklame –, indem proaktiv Nachfrage nach Gütern dieser Branchen produziert wird. Andererseits generiert eine pseudo-wissenschaftlich begründete Pathologisierung z.T. physiologischer Befindlichkeitsstörungen infolge der zivilisatorischen Lebensweise, neue gesundheitliche Bedürfnisse. Komplementär dazu werden bewährte Hausmittel als pseudowissenschaftlich diskreditiert und geraten in Vergessenheit, werden aber kurioserweise in der Werbung oftmals als Referenz für „neue" Produkte herangezogen. Davon zu unterscheiden sind Effekte der gesellschaftlichen Medikalisierung, die auf die universelle Verfügbarkeit seriöser Gesundheitsinformationen zurückzuführen sind.

Infolge dieser Einflüsse werden Patientenorientierung, Informationsbedürfnisse, weltanschaulicher Pluralismus und Konsumentenerwartungen nach wunscherfüllender Medizin das therapeutische Verhältnis zukünftig stärker bestimmen.[303] Daraus resultierende Rollenkonflikte, die sich aus den zuvor genannten Punkten ergeben, werden nicht vorhersehbare Kon-

---

[301] Vgl. Kreß (2012), S. 1089f. Vom Bundestag jüngst verabschiedete Gesetze bzw. Gesetzentwürfe: Verabschiedung des Gesetzentwurfs zur Stärkung der Hospiz- und Palliativversorgung in Deutschland vom 05.11.2015; Bundestagsabstimmung über den Entwurf zu einem Sterbehilfegesetz am 06.11.2015.
[302] Erster Gesundheitsmarkt: Güter und Dienstleistungen, die im Rahmen eines solidarischen Finanzierungssystems erstattet werden. Zweiter Gesundheitsmarkt: Alle gesundheitsrelevanten Dienstleistungen und Waren, die aus privaten Konsumausgaben finanziert werden; Bsp.: Individuelle Gesundheitsleistungen, freiverkäufliche Arzneimittel, private Zusatzversicherungen. Dritter Gesundheitsmarkt: Dienstleistungen privatunternehmerischer Gesundheits- und Wellness-Einrichtungen, [sog. (*Well*)-*Spa*].
[303] Vgl. Kreß (2012), S. 1090; Jonas (1985), S. 150f.

sequenzen für den ärztlichen Status der Profession[304], ihr Image und Rollenverständnis haben. Daraus ergibt sich die Frage, wie angehende und bereits praktizierende Ärzte durch ihre Aus- und Weiterbildung auf die Herausforderungen der bestehenden Systemkomplexität und des Wandels vorbereitet werden können.

5 Fazit der Bedingungsanalyse

> Wir können den Wind nicht ändern, aber wir können die Segel richtig setzen.
> *Aristoteles*

In diesem Kapitel wurden die ärztliche Aus- und Weiterbildung sowie die institutionellen Bedingungen für die Ausübung des ärztlichen Berufes beschrieben. Damit wurde der Rahmen abgesteckt, in dem die ärztliche Sozialisation erfolgt, und auf den das Studium vorbereiten soll. Aus diesen Befunden lassen sich Anforderungen an das Medizinstudium im Allgemeinen und an ein Lehrkonzept Patientensicherheit im Speziellen herleiten.

Eine erste Bestimmung übergeordneter Lernziele erfolgt am Ende dieses Abschnitts, die im Kapitel F zu vertiefen ist. Dort werden die konkreten Lernzielformulierungen sowie Bildungsinhalte vorgestellt und in den Vorschlag für ein Lehrkonzept Patientensicherheit überführt.

Relativ stabil stellt sich der verfassungs- und sozialrechtliche Hintergrund dar, vor dem „Arzt sein und als Arzt tätig sein" erfolgt. Als solche sind Ärztinnen und Ärzte in den institutionellen Handlungsrahmen der stationären und ambulanten Gesundheitsversorgung eingebunden bei weitgehender beruflicher Autonomie, die hoheitlich legitimiert ist. Kraft dieser gesellschaftlich sanktionierten Stellung und aufgrund der Besonderheit des Gutes Gesundheit gestaltet sich die Arzt-Patient-Beziehung als ein besonderes Dienstverhältnis, was in der Neuordnung der rechtlichen Bestimmungen zum Behandlungsvertrag im sog. Patientenrechtegesetz zum Ausdruck kommt. Der gesellschaftlichen Bedeutung des Arztberufes und den hohen Anforderungen an die Ausübung des Arztberufes entsprechend, ist die medizinische Ausbildung verhältnismäßig umfassend und es wird der berufsständischen Vertretung ein weitgehendes Mitspracherecht bei deren Gestaltung eingeräumt.

---

[304] Zur De-Professionalisierung der Ärzteschaft, siehe Siegrist (2005), S. 233f.

Vielfältige Kräfte des Wandels wirken in das therapeutische Verhältnis hinein und beeinflussen die institutionellen Rahmenbedingungen sowie die Erwartungen und Rollenmuster, unter denen medizinisches Handeln erfolgt. Diese sind miteinander durch Rückkopplungen und Wechselwirkungen verbunden und sind zugleich der Motor für Veränderungen, die den professionellen Status der Ärzte und die Gestaltung des Arzt-Patient-Verhältnis betreffen. Aus einer gesundheitsökonomischen Perspektive lassen sich diese Einflüsse in solche einteilen, die Bedarf an medizinischen Gütern bzw. Leistungen induzieren und somit Kosten im Gesundheitssystem verursachen, und jene, welche unmittelbar auf die Gestaltung des therapeutischen Verhältnisses einwirken. Der medizinisch-technische Fortschritt bedient bestehende Bedürfnisse an Gesundheitsleistungen und schafft gleichzeitig allein durch seine Möglichkeiten neue Indikationen.

Die demografische Entwicklung mit der quantitativ starken Präsenz der geburtenstarken Jahrgänge als Nießnutzer der gestiegenen Lebenserwartung erzeugt den eigentlichen Bedarf an medizinischer Versorgung, indem alterungsbedingt neue Krankheitsmuster aufkommen. Wie artifiziell eine solche Einteilung nach kostenverursachenden Faktoren und solchen der Kostensteuerung ist, zeigen Fortschritt und Demografie. Denn die Technisierung der Medizin sowie die kognitiven und somatischen Beschwerden einer alternden Klientel bestimmen die soziale Nähe bzw. Distanz und die Möglichkeiten der Kommunikation in der Arzt-Patient-Beziehung. Ebenfalls wirken pluralistische Tendenzen des sozialen Wandels mit der einhergehenden Stärkung der Patientenposition und dem universellen Zugang zu Informationen in die Ausgestaltung dieser Beziehung.

Stärker als die medizin-technische Innovation durch die Möglichkeiten der elektronischen Datenverarbeitung hat indes die Einführung des pauschalierten Vergütungssystems nach Diagnosen das System der Gesundheitsversorgung verändert. So naheliegend der Zusammenhang von Wirtschaften, Wirtschaftlichkeit und Wirtschaft ist, stehen marktwirtschaftliche Gewinnanreize und medizinische Belange nach bestmöglicher Therapie seit jeher zumindest in Konkurrenz – und je nach Ausprägung der ökonomischen Zwänge – sogar in Konflikt zueinander. Gleichzeitig führt die Hoffnung auf Kosteneffizienz durch marktwirtschaftliche Steuerung zu Redundanzen, indem Erwartungen gefördert werden, die als Bedarf in das System zurückwirken.

Da im Wandel auch die Chance zur Veränderung besteht, ergeben sich aus den genannten Tendenzen Probleme bzw. Herausforderungen für die ärztliche Profession, die medizinische Versorgung und die Patientensicherheit.

Der medizinische Fortschritt und die demografische Entwicklung mit einem veränderten Krankheitsspektrum bezüglich chronifizierter Wohlstandserkrankungen und alterstypischer kognitiv-psychologischer Veränderungen stellen neuartige Anforderungen an das Wissen, die Fertigkeiten und sonstigen Kompetenzen von Ärzten. Daraus ergibt sich das Erfordernis, die medizinische Aus- und Weiterbildung an die veränderten Anforderungen anzupassen. Selbstredend gelten diese Aussagen in gleicher Weise für die anderen Gesundheitsberufe. Denn so, wie die Veränderungen nach Anpassung und Gestaltung verlangen, so führen der Erkenntnisgewinn in den Biowissenschaften und das veränderte Versorgungsspektrum notwendigerweise zu beruflicher Spezialisierung und Arbeitsteilung. Diese soziale Dynamik wird nicht nur Auswirkungen auf die ärztliche Berufsausübung und das therapeutische Verhältnis haben, sondern auch den Status der ärztlichen Profession berühren. Was als Bedrohung des aktuellen berufspolitischen Status anmutet, wirft die kritische Frage auf, ob sich die ärztliche Profession ausschließlich in der bekannten gegenwärtigen Ausprägung darstellen muss?

Die Ökonomisierung der Gesundheitsversorgung wirkt sich nicht nur abstrakt in der Privatisierung von Krankenhäusern und der Gründung privatunternehmerischer Versorgungszentren aus, sondern konkret in den Beschäftigungsverhältnissen von Ärzten und in der medizinischen Versorgungsrealität. Wie in gewerblichen Unternehmen führt der marktwirtschaftliche Wettbewerb zu reflexhaften Managemententscheidungen wie Personalabbau, Outsourcing, Segmentierung von Prozessen, Fremdvergabe von Aufträgen, maximaler Bettenauslastung und infolgedessen zu einer unkontrollierbaren Arbeitsverdichtung für das an der Basis arbeitende, d.h. in der Patientenversorgung tätige Gesundheitspersonal.

Es befremdet, dass dieser Aspekt sowohl in der Planung des Personal- und Ressourcenbedarfs wie auch in den gesundheitspolitischen Erwägungen offensichtlich unzureichend berücksichtigt wird: Anders als im freien Markt, in dem Konsumentscheidungen aufgeschoben werden können und der Bedarf an Leistungen und Gütern entlang konkreter Bedürfnisse bedient wird, steht der plötzliche Notfall, der jede auf Kante genähte

Planung zum Anlass einer Überlastungsanzeige[305] macht, jederzeit im Raum des medizinischen Handelns.

Die Spirale aus gesundheitspolitischer Steuerung, marktwirtschaftlicher Eigendynamik und den konkreten Auswirkungen auf die Arbeitsbedingungen in der Gesundheitsversorgung berühren die Belange der Patientensicherheit, ohne dass dieser Zusammenhang bisher ernsthaft problematisiert worden wäre.[306] Die psychische Belastung von Ärzten, die an kritischen Ereignissen oder Behandlungsfehlern beteiligt sind, ist international gut erforscht – man spricht in diesem Zusammenhang vom *Second victim*.[307] Patienten- und Mitarbeitersicherheit sowie sichere Arbeitsbedingungen, in denen medizinische Mitarbeiter ein überschaubares Pensum an Aufgaben in einem angemessenen Zeitkontingent bewältigen können, bedingen folglich einander.

Gefährdungen für die Angehörigen der Gesundheitsberufe bestehen in den Folgen chronischer beruflicher Überlastung wie z.B. Stress, Burnout, De-Personalisierung oder dauerhafte Berufsunzufriedenheit. Die gesundheitlichen Risiken für die Patienten entstehen aus der Komplexität der Systeme und der Vielzahl der Schnittstellen zwischen den Subsystemen.[308] An diesen Übergängen ist eine gelingende Kommunikation die

---

[305] Überlastungsanzeige, Instrument des Arbeitsrechts zur präventiven juristischen Entschuldung für drohende Fehler bei der Ausführung der Arbeit infolge Überlastung durch Personalmangel, andauernde Mehrarbeit oder Zunahme der Arbeitsbelastung. Angesicht der gesundheitlichen Risiken für Patienten sowie der Auswirkungen der Ökonomisierung auf die Gesundheitsversorgung besteht eine besondere Brisanz dieses relativ stumpfen Instruments, da Arbeitnehmer aufgrund ihrer Abhängigkeit vom Arbeitgeber negative Folgen befürchten müssen.

[306] Im fachlichen Diskurs liegt der Fokus bei Instrumenten der Patientensicherheit wie Fehlermeldesysteme, Patientenidentifizierung oder Simulationstraining und Fehlerkonferenzen. Im Zusammenhang mit der Fehler- und Sicherheitskultur klingen diese Aspekte nur insoweit an, wie sie die Human Factors und die Kommunikation betreffen. Empirische Hinweise, wie sie die regelmäßige Befragung von beruflich Pflegenden des Deutschen Instituts für angewandte Pflegeforschung (Pflege-Thermometer) nahelegt, werden zurückhaltend interpretiert; siehe auch Thomas et al. (2014), S. 21.

[307] Vgl. Schwappach/ Hochreutener (2008); Wu (2000).

[308] Vgl. Thomas et al. (2014), S. 21.

unabdingbare *Conditio sine qua non* für eine störungsfreie Weitergabe lebenswichtiger Informationen.

In den Abschnitten dieses Kapitels werden verschiedene Aspekte der ärztlichen Tätigkeit beleuchtet. Dazu gehören die Beschreibung ihres sozialstaatlichen Handlungsrahmens, ihre Verortung im System der Gesundheitsversorgung sowie die Herausarbeitung der Besonderheit im therapeutischen Verhältnis. Insbesondere dieser letzte Punkt hebt die Beziehung von Patient und Arzt sowie Angehörigen anderer Gesundheitsberufe von einem üblichen Vertragsverhältnis zwischen Kunde und Leistungserbringer ab. Dies hat wesentliche Implikationen für die Ausübung der Medizin und für die Patientensicherheit. Der Zweck dieser umfassenden Bedingungsanalyse besteht in der Beschreibung des Feldes und der Anforderungen, für die berufsvorbreitend ausgebildet werden soll. Dieses ist der Gegenstand der zweiten Forschungsfrage, aus deren Beantwortung zunächst übergeordnete Bildungsziele und in weiteren Schritten Lernziele und Bildungsinhalte didaktisch bestimmt werden.

Die Chancen des Wandels bestehen in den Gestaltungsmöglichkeiten, die jedoch wahrzunehmen sind. Die Gestaltungsräume erscheinen unter den ökonomischen Vorgaben und Zwängen maximal limitiert. Allerdings ist zu fragen, wer – das heißt, welche professionelle Berufsgruppe im Gesundheitssystem – die Position und damit die (Definitions-)Macht innehat, um dem ökonomischen Druck argumentativ zu widerstehen und den Wandel konstruktiv mitzugestalten?

Ein versachlichender Reduktionismus wie im Beispiel des medizinischen Verständnisses von Patientenautonomie (siehe Abschnitt C.2.1) und ein Tunnelblick auf die unmittelbar eigenen Berufsbelange sind in der gegebenen politischen Situation kaum zweckdienlich. Wenn neue Herausforderungen neue Konzepte erforderlich machen, so bedarf es ebenso einer Umorientierung. Der Wandel im Gesundheitssystem stellt nicht allein Anforderungen an die Aktualisierung der medizinischen „Kenntnisse und Fertigkeiten" der Ärzte. Dazu unterliegen sie der gesetzlichen Verpflichtung zur kontinuierlichen Fortbildung.

Es wurde bereits gesagt – ein pädagogisches Dilemma besteht in der Kunst, zukünftige Erfordernisse der Lebens- und Arbeitswelt, für die prospektiv ausgebildet wird, voraussehen zu können. Dieses Dilemma ist aber keine Aporie, denn ein Ansatz zur Lösung dieses Problems besteht darin, die Veränderung selbst zum Gegenstand der erziehungswissenschaftlichen Intervention zu machen. In diesem Sinne reicht es nicht, „Kompetenzen" für die Ausübung eines bestimmten Berufsbildes „auszubilden" und andere Fähigkeiten nicht gefördert zu belassen. Die Herausforderungen des Wandels, denen sich Gesellschaften, Organisationen, Berufsgruppen und das einzelne Individuum gegenübergestellt sehen, heißen Anpassen, Bestehen und Gestalten. Entlang dieser Dimensionen sollten Wissen und Können vermittelt, Einstellungen und Orientierungen angeboten sowie Fähigkeiten und Kräfte geweckt bzw. gefördert werden. Die Realisierung der Schulpläne[309] Wilhelm von Humboldts als Teil der Stein-Hardenberg'schen Reformen war eine Antwort auf das Scheitern des rigide gewordenen preußischen Staates im Oktober 1806. Das historische Beispiel – und nicht nur dieses – zeigt, dass der Krise auch eine Chance innewohnt. Wer würde ernsthaft leugnen, dass Reformierungen des Gesundheitssystems und der Ausgestaltung der Medizin angesichts der gegenwärtigen Veränderungen, die ihren Ursprung in der Zeit haben, längst überfällig sind?

Die berechtigte Frage lautet, warum ein Lernkonzept Patientensicherheit für diese komplexe Aufgabe geeignet sein soll? Es wird nicht in Abrede gestellt, dass sich zukünftig bessere konzeptionelle Lösungen finden lassen werden als die hier vorgeschlagenen. Doch zum gegenwärtigen Zeitpunkt sprechen zwei gewichtige Argumente für die Implementierung eines Lehrangebots zur Patientensicherheit.

Erstens sind die Befunde des Kapitels B, in dem der Bedarf an einem verpflichtenden Aus- und Weiterbildungsangebot zur Patientensicherheit aufgezeigt wurde, unabweisbar.

Zweitens erfordert Patientensicherheit sachlich die Konzeption als Querschnittfach, weil sicheres Handeln mehr als nur fachliche Kompetenz erfordert.

Darüber hinaus sind Einstellungen wie Patientenorientierung und insbesondere universelle Fähigkeiten wie die der Selbstreflexion, des Analysierens und Urteilens unabdingbare Eigenschaften von selbstbestimmt und verantwortungsvoll handelnden Personen. Mit diesen Forderungen weist die Patientensicherheit auf die Berücksichtigung sog. humanistischer Bildungsinhalte in einem entsprechenden Lehrkonzept.

---

[309] Siehe Humboldt (1997a) und (1997b).

Das folgende Kapitel ist dem zentralen Thema der Patientensicherheit gewidmet – der Entstehung von und dem Umgang mit Fehlern. Im fachlichen Diskurs um die Sicherheit komplexer Systeme stößt man auf den Ansatz der *Human Factors,* der an die menschliche Eigenart des Irrens aus der Perspektive der Interaktion von Mensch und Organisation herangeht. Ausschließlich kognitionspsychologische Erklärungen können dem Phänomen der Fehlleistung nicht gerecht werden, da der Mensch in seinem Handeln als Gemeinschaftswesen vielfältigen Opportunitäten und Restriktionen ausgesetzt ist. Aus dieser menschlichen Bedingtheit und den Konsequenzen von Fehlleistungen ergeben sich Implikationen für die Vermeidung und den Umgang mit Fehlern, und somit für die Anforderungen an ein Lernkonzept Patientensicherheit.

D Sicherheitskultur: Der Umgang mit Fehlern

> „We cannot change the human condition, but we can change the conditions under which humans work."
>
> *James Reason*[1]

Der Dreh- und Angelpunkt im Diskurs um die Patientensicherheit ist die Rolle des Menschen bei der Entstehung, Erkennung und Vermeidung von Fehlern. In diesem Zusammenhang kommt den sog. *Human Factors* – der Interaktion von Menschen und humanen sowie technischen Systemen – mit dem Fokus auf die menschliche Perspektive besondere Bedeutung zu. Mit dem Blick auf die daraus resultierenden Konsequenzen für die Konzeption von Ausbildungsangeboten wird in diesem Kapitel ein Problemaufriss über die Fehlerentstehung und -begrifflichkeit gegeben. Die Erklärung von Fehlleistungen ist vor allem Gegenstand der Wahrnehmungs- und Kognitionspsychologie mit Themen wie Wahrnehmungsverzerrungen, Informationsverarbeitung und Problemlösen. Da sich Menschen in kontinuierlicher Interaktion mit ihrer Umwelt befinden, sind die wissenschaftlichen Erklärungsansätze von Fehlhandlungen genauso vielfältig, wie das Spektrum der menschlichen Lebensbedingungen. Deshalb werden im ersten Abschnitt dieses Kapitels, ergänzend zu den Erläuterungen des englischen Fehlerforschers James Reason, Erklärungen vorgestellt, die in direktem Bezug zum Thema stehen. Organisationssoziologische und -psychologische Aspekte als begünstigende Faktoren für die Entstehung von Fehlern werden in den Abschnitten D.1.2 bis D. 1.4 ausführlich dargestellt.

Fehler führen nicht zwingend zu einem konsekutiven Schaden, erhöhen aber die Wahrscheinlichkeit für das Eintreten schädigender Effekte. Die negativen materiellen und immateriellen Folgen eines kritischen Ereignisses im Zusammenhang mit der Heilbehandlung betreffen zu allererst die Patienten, aber auch das daran beteiligte medizinische Personal. Aufgrund der Besonderheit des Gutes Gesundheit haben Personenschäden im Kontext der medizinischen Behandlung eine besondere ethische Dimension und sind entsprechend emotional beladen. Die Tragik des Patientenschadens ist eine doppelte, wenn die Chance vertan wird, aus den Fehlern

---

[1] Reason (2000), S. 769.

zu lernen, die zu Beeinträchtigungen und Leiden geführt haben und weiteres Handeln folglich ad absurdum geführt wird.

Eine Sicherheitskultur, so wie sie im Bemühen um die verbesserte Sicherheit der Patientenversorgung angestrebt wird, beinhaltet den „systemanalytischen, proaktiven" Umgang mit Fehlern.[2] In der Konsequenz eines in dieser Weise verstandenen aktiven, geplanten und zielgerichteten Handelns[3] zur Verbesserung der Patientensicherheit ist die Entwicklung von Ausbildungskonzepten als präventive Maßnahme zu betrachten. Deshalb werden im letzten Abschnitt dieses Kapitels Überlegungen zum Lernpotenzial von Fehlern angestellt.

1 Fehlerentstehung, Ansätze zur Erklärung menschlicher Fehlleistungen

Ihren Ursprung hat die Fehlerforschung in Sigmund Freuds psycholinguistischen Analysen von Versprechern zu Beginn des 20. Jahrhunderts.[4] Wie viele andere Forschungsansätze nahm auch die Analyse kognitiver Fehlleistungen mit den politischen Ereignissen zum Ende der 1920-er Jahre ein vorläufiges Ende. Einen neuen Auftrieb erhielt die Fehlerforschung im Zuge der digitalen Revolution ab Mitte der 1970-er Jahre, z.B. mit den Arbeiten James Reasons zur Erklärung motorischer Handlungsfehler aus informationstheoretischer und kybernetischer Perspektive.[5] Spätestens die Reaktorkatastrophe von Tschernobyl am 26. April 1986 lenkte die allgemeine Aufmerksamkeit auf die Risiken der Kernenergie. Im Gegensatz zu diesem Hochrisiko-Bereich besteht für den Küstenschutz die Koordinationsstelle *Havariekommando*, die in Konse-

---

[2] Vgl. Ärztliches Zentrum für Qualität in der Medizin (2005), S. 5.
[3] Begriffserklärung von *proaktiv* gem. Duden.
[4] Siehe Freud 1901 in seinem Artikel „Zur Psychopathologie des Alltagslebens" in der Monatsschrift für Psychiatrie und Neurologie (Bd. X, S. 1-186) und 1916 in seiner ersten Vorlesung zur Einführung in die Psychoanalyse „Fehlleistungen". Vgl. Freud (2000) und (2000a).
[5] Vgl. Wehner (1984), S. 2-5, 18 und 27. Selbstverständlich sind mit der Erforschung von Fehlleistungen seit jeher verschiedene Disziplinen einschließlich der Philosophie befasst, so dass eine lineare historische Darstellung selektiv sein muss. So traten im Zuge der Industrialisierung und militärtechnischen Entwicklungen integrative Ansätze wie die der Arbeitspsychologie und Human Factors-Forschung hinzu. Vgl. Hofinger (2012), S. 41f.

D Sicherheitskultur

quenz aus der systematischen Schwachstellenanalyse der Havarie des Holzfrachters Pallas[6] am 1. Januar 2003 ihre Arbeit[7] aufnahm.

Dieser historische Rückblick hebt zwei Aspekte hervor, die den fachlichen Diskurs in der Patientensicherheit betreffen:

1.) Trotz vielfältiger Ansätze in der Fehlerforschung wird im fachlichen Diskurs um die Patientensicherheit nahezu ausschließlich auf die Arbeiten von James Reason rekurriert. Obwohl in seinem als Standardwerk geltenden Buch „Menschliches Versagen"[8] sowohl personenzentrierte als auch systemzentrierte Erklärungsansätze dargeboten werden, wird immer wieder der Bezug der medizinischen Versorgung zu komplexen Systemen und Hochrisikobereichen (*High Reliablity Organisations*) herausgestellt. Bei genauerer Betrachtung ist diese Aussage in Frage zu stellen, weil sich diese Systeme bzw. Organisationen im Grad an Komplexität erheblich von dem des Arzt-Patienten-Verhältnisses unterscheiden. Zwar bilden komplexe Systeme wie das Gesundheitswesen sowie die Strukturen der stationären und ambulanten Versorgung den Rahmen für das individuelle medizinische Handeln (siehe Kap. C), das jedoch beim Auftreten von Fehlern keine unmittelbaren Systemeffekte im Ausmaß etwa von Unfällen oder Katastrophen bewirkt.

2.) Von dem Philosophen Karl Popper stammt der Satz „Alles Leben ist Problemlösen"[9]. Aus kognitionspsychologischer Perspektive sind Problemlösen und Fehlleistungen folglich zwei Seiten der gleichen Medaille.[10] Die dementsprechende Vielfalt der verfügbaren Theorien und Be-

---

[6] Am 25.10.1998 war der Holzfrachter *Pallas* im Gebiet des Nationalparks Schleswig-Holsteinisches Wattenmeer in Brand geraten und auf Grund gelaufen. Dabei verursachten die 244 Tonnen ausgetretenen Öls eine Umweltkatastrophe mit für Deutschland bis dahin unbekanntem Ausmaß. Ungeachtet der Tankerunglücke in den Vorjahren führten erst diese Umweltschäden und die Ergebnisse einer systematischen Schwachstellenanalyse zur Einrichtung eines Küstenschutzzentrums. Vgl. Clausen (2003), S. 84-93, insbes. Empfehlung Nr. 2, S. 83.
[7] Das *Havariekommando* ist seit dem 1.01.2007 Partner des *Maritimen Sicherheitszentrums* (MSZ). [http://www.msz-cuxhaven.de, (Zugriff am 02.04.2017)]
[8] Im Original „Human Error".
[9] Vgl. Popper (1994), S. 255.
[10] Der Politikwissenschaftler Bernd Guggenberger plädiert vor dem Hintergrund der Tschernobyl-Katastrophe mit seinem gleichnamigen Essay für „Das Menschenrecht auf Irrtum" und verweist auf die Gefahren des „Irrtumsverlusts" und des „Vollkommenheitsideals" für die technische Zivilisation. Seiner Argumenta-

funde zu Fehlleistungen lässt sich nicht in einen übersichtlichen Gesamtrahmen integrieren. Fehler und Irrtümer können an jeder Station eines Handlungsbogens von den Motiven und Intentionen über die Wahrnehmung und Planung bis zur Umsetzung und Evaluation auftreten. Begleitende und begünstigende Umstände können sowohl in Eigenschaften der Person (z.b. Motivation, kognitiver Stil, Emotionen) sowie in Merkmalen der Situation (z.B. Anzahl und Stärke von Reizen) begründet sein.

Hinzu kommen soziale Randbedingungen wie gruppendynamische Einflüsse, begrenzte Informationen sowie psychische und physische Ressourcen, die irrtümliche Handlungen veranlassen oder von der ursprünglichen Intention ablenken können. Aus diesem Konglomerat werden im Folgenden die Faktoren vorgestellt, die einen direkten Bezug zur Situation der Gesundheitsversorgung und damit zur Patientensicherheit haben.

Das Interesse an der Erforschung der Ursachen von Fehlern liegt in dem Ziel ihrer Vermeidung oder zumindest ihrer Reduktion begründet, weil das Bedürfnis nach Sicherheit und der dadurch begründete Bedarf an Kontrolle mit der Komplexität und den Risiken einer technisierten Umwelt zunehmen.

Dabei kommt den Human Factors als interdisziplinäre Wissenschaft zwischen Arbeits- und Organisationspsychologie, Arbeitswissenschaft und benachbarten Disziplinen eine zentrale Rolle bei der Analyse der Wechselbeziehungen zwischen Mensch und Technik in komplexen Arbeitswelten zu.

Je nach Forschungsansatz variiert die Definition von Fehlern. Da die umfassenden Arbeiten James Reasons zu Fehlerleistungen die Referenz für den fachlichen Diskurs zur Patientensicherheit darstellen, wird seiner Fehlerdefinition hier die Präferenz gegeben:

> „Fehlverhalten wird als Oberbegriff verwendet, der all die Ereignisse umfasst, bei denen eine geplante Abfolge geistiger oder körperlicher Tätigkei-

---

tion folgend, stellen Irrtümer keineswegs die Kehrseite des Problemlösens dar, sondern sind u.a. aufgrund des Lernpotenzials sowie ihrer Funktion als Warnsignal dessen komplementärer Bestandteil. Vgl. Guggenberger (1987), insbes. S. 11-25.

D Sicherheitskultur

ten nicht zum beabsichtigten Resultat führt, sofern diese Mißerfolge [sic] nicht fremdem Einwirken zugeschrieben werden können."[11]
Im Weiteren unterscheidet Reason Fehlleistungen nach ihrem Auftreten im Stadium der Ausführung oder Planung.[12] (Vgl. Abschn. D.1.3) Für das Verständnis von Fehlern sei auf folgendes hingewiesen: (1) In der Umgangssprache wird der Begriff *Fehler* meist gleichbedeutend mit *Schaden* verwendet. Ein derartiger Hinweis ist in der Definition menschlicher Fehlleistungen nicht enthalten. (2) In den technisierten Zivilisationen werden Fehler im Kontext des Qualitätsmanagements als Abweichung von einem Merkmalswert verstanden. Diese Lesart findet sich z.B. in der gültigen Norm zum Qualitätsmanagement EN ISO 9001:2015, in der Qualität als der Grad definiert wird, dem ein Satz inhärenter Merkmale bestimmte Anforderungen erfüllt. Wie schnell der gedankliche Schritt von der Beschreibung der Fehlerleistungen als Eigenart menschlicher Informationsverarbeitung zur Charakterisierung als Abweichung von einer Norm getan ist, zeigt Gesine Hofinger mit dem Beispiel einer ingenieurwissenschaftlichen Definition:

„Menschliche Fehler können formal definiert werden als menschliches Versagen in einer definierten Aufgabe (oder Ausführung einer gebotenen Aufgabe) innerhalb einer spezifizierten Ausführungsgenauigkeit, Reihenfolge oder Zeit, welche in einer Beschädigung von Material und Besitz oder Störung geplanter Abläufe münden kann."[13]

(3) Diese Definition geht über die Formel des „menschlichen Versagens", wie sie in vielerlei Kontexten gebräuchlich ist, hinaus zu einem normativen Verständnis der menschlichen Leistungsfähigkeit. Diese Vorstellung vorhandener Kompetenz zur Einschätzung der menschlichen Varianz (Individualität), um solche Vorgaben überhaupt realistisch machen zu können, verweist auf ein erhebliches Maß an Kontrollillusion. Darüber

---

[11] Reason (1994), S. 28. Original: "Error will be taken as a generic term to encompass all those occasions in which a planned sequence of mental or physical activities fails to achieve its intended outcome, and when these failures cannot be attributed to the intervention of some change agency." Reason (1990), S. 9.
[12] Vgl. Reason (1994), S. 28f.
[13] Übersetzung nach Hofinger (2012), S. 41; im Original: „Human error, then, can be defined as a failure on the part of the human to perform a prescribed act (or the performance of a prohibited act) within specified limits of accuracy, sequence, or time, which could result in damage to equipment and property or disruption of scheduled operations." Hagen/ Mays (1981), S. 338.

hinaus werden Komplexität und Realität sowohl der Systeme sowie der sie umgebenden Umwelt geradezu laborsituativ unterschätzt. Handeln in Systemen spielt sich nicht isoliert ab, sondern in Interaktion innerhalb und mit anderen Systemen – Systeme handeln kommunikativ![14]
Ausgehend von der evolutionsgeschichtlichen Ausstattung des Menschen werden im Folgenden die soziologischen Bedingungen des Handelns und die kognitionspsychologischen Ursachen von Fehlleistungen beschrieben. Anschließend werden diese im Kontext sozio-technischer Systeme dargestellt.

1.1 Anthropologische Konstanten

In der Psychologie bezeichnen die Begriffe *Heuristik, Schema* und *Mentales Modell* vereinfachende mentale Verfahren und Strukturierungen zur Informationsverarbeitung. Dies betrifft Annahmen über Erscheinungen in der Realität hinsichtlich ihrer Gestalt, Zusammenhänge und Funktionsweisen ebenso wie Prozesse zur Beurteilung von Situationen.[15] Der Vorteil ihrer Verwendung liegt in ihrer schnellen und ressourcenschonenden Funktionalität beim Lösen von Aufgaben und Problemen. Deshalb sind diese Beurteilungsverfahren, mentalen Repräsentationen von Kategorien sowie subjektiven Funktionsmodelle im Lebens- und Berufsalltag unverzichtbar. Die sichere Deutung bestimmter Symptome und Laborparameter ermöglicht beispielsweise konsequentes therapeutisches Handeln im Notfall, weswegen in der medizinischen Ausbildung zu jeder Diagnose die wichtigsten Differenzialdiagnosen gelehrt werden. In der Regel bewähren sich diese Denk- und Handlungsschemata im Alltag, doch unter bestimmten Bedingungen sind sie nicht mit der Realität in Übereinstimmung zu bringen. Am Beispiel von *Stereotypen* und *Vorurteilen* wird die Rolle deutlich, die kognitiven Abkürzungen wie *Heuristiken* (Beurteilungen) oder *Skripten* (situationsabhängige Ereignisabfolgen) als Ursache von Fehlleistungen zukommen kann und zu welchen Konsequenzen sie führen können. Diese können unter Umständen fatale bis katastrophale

---

[14] Systeme grenzen sich durch ihre Struktur und die Beziehung ihrer Elemente von der Umwelt ab ohne isoliert existieren zu können. In der Systemtheorie Niklas Luhmanns stehen sie mit ihrer Umwelt über die symbolische Kommunikation sinnkonstatierender Inhalte und dem Austausch von Leistungen in Beziehung. Vgl. Esser (1999), S. 493-495.

[15] Vgl. Atkinson et al. (2001), S. 322-327 und 600-608; Aronson/ Wilson/ Akert (2004), S. 62-84.

Ausmaße annehmen, wenn Fehler und Irrtümer nicht bewusst oder fälschlicherweise weiterhin als richtig angenommen werden.

1.1.1 Evolution und Kultur

In Alltagssprache ist die Verwendung der Ausdrücke *top down* und *bottom up* in ihrer kognitionspsychologischen Bedeutung der Art, wie Informationen verarbeitet werden, zum festen Bestandteil geworden. Während eine *bottom up* gerichtete Verarbeitung von Sinneseindrücken verallgemeinernd entlang selektiver Reizmerkmale (induktiv) erfolgt, werden bei der Informationsverarbeitung in Richtung *top down* Schlüsse vom Abstrakten zum Speziellen auf der Basis vorhandenen Wissens (deduktiv) gezogen. Im ersten Fall werden Informationen automatisiert und entsprechend schnell unter Inkaufnahme einer scheinbar einschätzbaren Irrtumswahrscheinlichkeit verarbeitet, im zweiten Fall werden sie präzise datengesteuert bzw. hypothesengeleitet aufbereitet, wofür ein höherer Ressourcenaufwand an Zeit, Aufmerksamkeit und Sorgfalt aufzubringen ist.[16] Während die erste Verfahrensweise adäquat zur Bewältigung von Routinen zu sein scheint, ist die zweite offensichtlich ideal zum Lösen von Problemen geeignet.

Die richtig gewählte Herangehensweise der Informationsverarbeitung in Abstimmung mit den Zielen, Absichten und Plänen müsste folglich zum Erfolg von Handlungen und zur Vermeidung von Fehlleistungen führen. Allerdings ist dieser Dualismus von automatisierter und datengesteuerter Informationsverarbeitung eine vereinfachte Vorstellung kognitiver Stile, weil sich das menschliche Denken wesentlich komplizierter darstellt: So verläuft etwa beim Problemlösen eine Reihe mentaler Prozesse interaktiv und nahezu synchron. Denkstile prägen die Art des Umgangs mit Informationen und sind als solche individuelle Merkmale der Persönlichkeit. Vor allem aber sind diese Denkmuster von Wahrnehmung, Aufmerksamkeit, Kontrolle und der Rückgriff auf kognitive Abkürzungen evolutionsbiologisch geprägt. Für die frühen Menschen war es ebenso überlebenswichtig, Gefahren schnell zu erkennen und die richtigen Handlungsmuster zu aktivieren, wie sich durch komplexes Problemlösen an fremde Umgebungen anzupassen.

---

[16] Vgl. Atkinson et al. (2001), S. 169; Zimbardo/ Gerrig (1999), S. 143f.

Vor etwa 1,8 Millionen Jahren verbreitete sich der *Homo ergaster/ erectus*[17] von Westafrika ausgehend in die Welt. Zu dieser Zeit benutzten die Hominiden bereits seit gut 1,2 Millionen Jahren[18] bearbeitete, einfache Steinwerkzeuge. Auf etwa 1,6 Millionen Jahre datieren die sog. *Acheuléen-Werkzeuge*, die durch gezielten Abschlag funktionell für bestimmte Nutzungsformen gestaltet wurden.[19] Mit der Ausbreitung des *Homo heidelbergensis* über Afrika hinaus vor 600.00 Jahren trennten sich die Entwicklungslinien des *Homo neanderthalensis* und des *Homio sapiens*. Während der Neandertaler sich aus dem europäischen Zweig des *Homo heidelbergensis* entwickelte, spaltete sich der moderne Mensch von dessen afrikanischen Zweig ab und verbreitete sich vor 130.00 Jahren über die Levante in die Welt.[20] Im Verlauf der letzten *Glaziale*[21] wanderten Neandertaler aus ihren süd- und westeuropäischen Kerngebieten in die Levante (vor ca. 80.000 Jahren) und traten dort an die Stelle des *Homo sapiens*, der sich wiederum nach Australien und Ostasien (50.000 Jahre) sowie Europa und Sibirien (40.000 Jahre) ausbreitete.

Die Herstellung funktionaler Werkzeuge und der hohe Grad der Anpassungsfähigkeit an geografische und klimatische Gegebenheiten sind nur zwei Beispiele für die schwierigen Lebensbedingungen der frühen Menschen und ihrer tief verankerten Fähigkeit zu deren Bewältigung. Man kann davon ausgehen, dass diese evolutionsbiologischen Merkmale bereits dem *Homo ergaster* vor 1,6 Millionen Jahren, trotz eines um etwa ein Drittel geringeren Gehirnvolumens im Vergleich zum heutigen

---

[17] Der *Homo erectus* (vor 1,8 Mio. bis 30.000 Jahren) stellt quasi den Großvater, also das vorletzte Glied in der Entwicklung über den *Homo heidelbergensis* (vor 600.000 bis 200.000 Jahren) zum gegenwärtigen *Homo sapiens* (frühester Fossilienfund: ca. 200.000 Jahre) dar. Je nach wissenschaftlicher Perspektive werden afrikanische Fossilien aus der Zeit zwischen 1,9 und 1,4 Mio. Jahren als *Homo ergaster* bezeichnet und der *Homo erectus* als deren Nachfahre betrachtet. Vgl. Auffermann/ Orschiedt (2006), S. 29.
[18] Zeitangaben immer gem. der frühesten bekannten archäologischen bzw. paläontologischen Funde.
[19] Zu vorzeitlichen Werkzeugen vgl. Zimmer (2006), S. 61-77 und 91f.
[20] Zu Verbreitung und Wanderung der Frühmenschen siehe Henke (2006); Zimmer (2006), S. 25-44 und 89-91.
[21] Kaltzeitphase innerhalb einer Eiszeit im Sinne eines Zeitalters; gegenwärtig befindet sich die Erde im sog. *Känozoischen Eiszeitalter* mit Vergletscherung der Erdpole.

Menschen, kennzeichneten. Das langgliedrige Skelett des sog. *Turkana* oder *Nariokotome-Knaben* lässt Rückschlüsse auf multiple Rückkopplungen zwischen physischen, sozialpsychischen und mentalen Faktoren zu, die den Verlauf der menschlichen Evolution in einer Art Eigendynamik beschleunigten:[22] Die Fortbewegung auf zwei Beinen (*Bipedie*) und der Präzisionsgriff durch Gegenüberstellung des Daumens ermöglichen die optimale Ausnutzung des vorhandenen Nahrungsangebots. Die zusätzliche Energie setzt Reserven für Anpassungsleitungen, Sozialleben und Mobilität frei.[23] Die Größe und einige Besonderheiten des menschlichen Gehirns wie die Abstraktions- und Sprachfähigkeit (*Broca-Areal* und *Wernicke-Zentrum*) begünstigen das Sozialleben und somit die Grundlage für die Weitergabe erworbener Fähigkeiten und individueller Erfahrungen.[24] Sprache, Lernen und Sozialverhalten bilden die Grundlagen von Kultur und setzen weitere Reserven von der unmittelbaren Daseinssicherung frei, wodurch neue Probleme gelöst und Innovationen erprobt werden können.[25] Einen neuerlichen Innovationsschub erhielt diese Eigendynamik vor 35.000 Jahren, als Menschen kulturelle Artefakte wie die berühmten Felsmalereien in der Chauvet-Höhlen nahe Vallon-Pont-d'Arc schufen.[26]

Diese Mechanismen, die den Menschen in die Lage versetzen, sich anderen Lebenswelten anzupassen, Probleme zu lösen, aber auch Fehler zu machen, um daraus zu lernen, sind archaischen Ursprungs und evolutionsbiologisch im menschlichen Denken und Verhalten verankert. Sie haben dazu beigetragen, dass der Mensch in seiner Entwicklung nicht nur ein Produkt evolutionsbiologischer Prozesse ist, sondern sich seine Kultur, die ihm zur zweiten Natur geworden ist, durch Kreativität und Innovation selbst geschaffen hat.[27]

1.1.2 Evolutiv-kognitive Erklärungen

Die *Zivilisation*, um mit diesem Begriff den technischen Aspekt der Kultur hervorzuheben, steht andererseits in Divergenz mit den selbst verantworteten Herausforderungen der technisierten und neuerdings digitalisier-

---

[22] Vgl. Henke (2006), S. 43; Zimmer (2006), S. 82f.
[23] Vgl. Henke (2006), S. 42-45.
[24] Vgl. Haidle (2006); Henke (2006), S. 34.
[25] Vgl. Haidle (2006), S. 201-203.
[26] Vgl. Floss (2006).
[27] Vgl. Elias (1997), S. 323-499.

ten Moderne. Zuerst das Industriezeitalter und spätestens die darauffolgenden Wissensgesellschaften offenbaren Anpassungsmängel zwischen der biologischen Ausstattung des Menschen und den Anforderungen seiner modernen Arbeits- und Lebenswelt.[28] Wie tief die Eigenart des menschlichen Denkens stammesgeschichtlich verwurzelt ist, hebt der Wissenschaftstheoretiker Ulrich Frey hervor:

> „Fast alle wichtigen Verhaltensweisen und Voraussetzungen des Denkens sind bereits beim Primaten ausgeprägt, und selbst komplexe Denkleistungen lassen sich auf Kombination einfacher Grundbausteine zurückführen."[29]

Typische Beispiele sind die physiologischen Abläufe unter Stress oder die Akkommodation des Auges. Die Stressreaktion stellt eine Anpassungsleistung des Organismus an Situationen dar, für die noch keine individuellen Bewältigungsmöglichkeiten vorhandenen sind. Bezeichnenderweise zielt diese Adaption auf gesteigerte körperliche Funktionen und Aktivität in Form motorischer Bewegung ab. Die vegetativ ausgeschütteten neuroendokrinen Botenstoffe – die sog. Stresshormone (*Katecholamine* und *Neuropeptide*) – bewirken z.B. die Kontraktion der glatten (Skelett-) Muskulatur, die Weitstellung der Blutgefäße in der Peripherie und Vasokonstriktion im Gehirn. Gleichzeitig wird die kognitive Fähigkeit zur Lösung komplexer Probleme unter Stress blockiert. Im Vordergrund steht die schnelle motorische Reaktion auf aversive Reize und Gefahren.[30] Ebenfalls bemerkenswert ist die Anpassungsfähigkeit der Sehleistung auf unterschiedliche Entfernungen. Im Ruhemodus ist die Linse des menschlichen Auges so eingestellt, dass unendlich weit entfernte Gegenstände scharf auf der Netzhaut abgebildet werden.[31] Diese simplen Beispiele verdeutlichen, dass Konzentration und Reaktionen einen Aufwand an Energie erfordern, die begrenzt ist und für deren dauerhafte Verfügbarkeit der Mensch evolutionsbiologisch nicht ausgestattet ist. Im Gegenteil ist die Evolutionsgeschichte ein Prozess evolutionsökonomischer Anpassungsleistungen, in dem der behutsame Umgang mit Ressourcen und Energiepotenzialen überlebenswichtig ist.

---

[28] Vgl. Frey (2007), S. 32-37.
[29] Frey (2007), S. 36f.
[30] Vgl. Birnbaumer/ Schmidt (1999), S. 55f. und 94-96.
[31] Vgl. Birnbaumer/ Schmidt (1999), S. 384-386.

Aus einer wissenschaftstheoretischen Perspektive hat U. Frey diese Konstante menschlicher Kreativität und Fehlleistung aufgegriffen. Zwar führt er kognitive Fehler in der Wissenschaft auf ihre evolutionsbiologischen Grundlagen zurück und nennt hierfür eine Reihe typischer Fehler und ihre Funktionen im lebensweltlichen Kontext frühzeitlicher Menschen, doch lassen sich diese Heuristiken ebenso problemlos auf politisches und berufliches Handeln sowie alltägliches Urteilen übertragen.[32]

Seinen evolutiv-kognitiven Ansatz begründet Frey mit den folgenden Annahmen über das menschliche Denken: Die Abläufe der Informationsverarbeitung sind im Verlauf der Evolution durch Anpassung entstanden und durch Selektion im menschlichen Nervensystem eingebettet. Sie bilden somit einen festen Bestandteil des menschlichen Verhaltensrepertoires. Diese Mechanismen sind spezialisierte Antworten auf Anpassungsanforderungen und haben in dieser Funktion inhaltsbezogene und umfassende Strukturen.[33] Nach ihrer evolutionären Funktion führt Frey vier „Fehlerfamilien"[34] aus:

1. Handlungsfähigkeit durch Kohärenz
2. Vorstrukturierung und Regelmäßigkeitserwartungen
3. Flexibilität und Informationsgewinn in unbekannter Umgebung
4. Schnelligkeit und Einfachheit durch Reduktion

Der erste Komplex „Handlungsfähigkeit durch Kohärenz" beinhaltet Denkfehler, die es ermöglichen, in widerspruchsfreien Modellen zu denken und diese vor Instabilität zu schützen. Diese Taktik kann sinnvoll sein, wenn durch die Vereinfachung schnelles Handeln und Problemlösen ermöglicht werden, denn erste Hypothesen sind an vorherige Erfahrungen angelehnt und dadurch mit einer bestimmten Wahrscheinlichkeit bewährt. Typische Denkfehler dieser Kategorie sind beispielsweise das Beharren auf Überzeugungen und erste Annahmen ohne diese in Frage zu stellen. Jegliches Bemühen um Falsifikation wird unterlassen und widersprüchliche Hinweise werden ignoriert.[35]

In der therapeutischen Situation kann dies eine Symptomatik sein, die mit der gestellten Diagnose nicht völlig übereinstimmt. Das kann dazu füh-

---

[32] Vgl. Frey (2007).
[33] Vgl. Frey (2007), S. 62-64.
[34] Vgl. Frey (2007), S. 9.
[35] Vgl. Frey (2007), S. 99-128.

ren, dass weitere Hinweise, z.B. Laborparameter oder Besonderheiten im EKG, übersehen oder passend zur Erstdiagnose interpretiert werden. Eine alltägliche Erfahrung und Anforderung an die Erfahrung des Intensivpersonals ist es, wenn die Werte, die der Überwachungsmonitor anzeigt, mit dem Zustand des Patienten nicht in Einklang zu bringen sind.

Die zweite Fehlerkategorie „Vorstrukturierung und Regelmäßigkeitserwartungen" zielt auf die Schaffung von Ordnung und Sinn der Umwelt zur Verminderung von Unsicherheit. Dazu werden die Umweltreize ausgewählt und kognitiv verarbeitet, die es ermöglichen, räumliche und zeitliche Regelmäßigkeiten als Kausalzusammenhänge zu rekonstruieren. Damit Handeln unter Unsicherheit und unvollständiger Information erfolgreich sein kann, werden z.B. Ereignisse nach ihrer Ähnlichkeit vorhandenen kognitiven Kategorien zugeordnet oder entsprechend ihrer Häufigkeit als Erklärung herangezogen (sog. *Häufigkeitsheuristiken*). Das ermöglicht vor allem unter Zeitdruck schnellen Informationsgewinn und Orientierung. Zudem bieten Kategorien und Regelmäßigkeiten den Vorteil relativer Sicherheit ohne diese durch Versuch und Irrtum immer wieder aufs Neue ausloten zu müssen.[36]

In den klinischen Routinen ist es unter Zeitdruck ökonomisch, die anamnestisch am nächsten liegenden Hinweise für die Diagnostik zu verwerten. Lange Inkubationszeiten oder außergewöhnliche Dispositionen kommen nicht zur Erwähnung, wenn das Anamnesegespräch asymmetrisch verläuft. Auch die Situation, in der Notfallpatient aufgefunden wird, kann eine Reihe von Hinweisen enthalten, die mit Bezug auf die Diagnose irrtümlich gedeutet werden können.

Die dritte Quelle kognitiver Fehleistungen bezieht sich auf „Flexibilität und Informationsgewinn in unbekannter Umgebung". Hier sind die bekannten Rahmen- und Ankerheuristiken relevant, bei denen Denken und Entscheiden durch Umgebungsreize beeinflusst wird. Dazu gehören natürlich auch gruppendynamische Einflüsse. Rahmeneffekte (*framing effect*) und Ankereffekte (*priming effect*) wurden von Amos Tversky und Daniel Kahnemann in den 1970-er Jahren experimentell untersucht, indem Probanden unter bestimmten semantischen Darbietungen Entscheidungen und Schätzungen vornehmen sollten. Es zeigte sich, dass die Formulierung von Gewinn und Risiko maßgeblich die Wahrnehmung und Entscheidung für Handlungsoptionen beeinflusst (*Rahmeneffekt*). Bei

---

[36] Vgl. Frey (2007), S. 157-174.

Experimenten mit Schätzungen zeigte sich die ausgeprägte Tendenz, variierende Ausgangswerte zugrunde zu legen, um eine anvisierte Zielgröße schätzen zu können (Ankereffekt).[37] Ihren evolutionsgeschichtlichen Zweck haben diese Heuristiken darin, Kontexthinweise aufzunehmen, um sein Verhalten effektiv an Umweltbedingungen und Situationen anpassen zu können. Die niedrige Auslöseschwelle, die insbesondere beim *Priming* als unbewusster, spezifischer und starrer Gedächtnis und Lernmechanismus[38] angelegt ist, hat zudem eine sicherheitsrelevante Frühwarnfunktion.[39]

In seinen Büchern thematisiert der Risikoforscher Gerd Gigerenzer unter anderem die Relevanz statistischer Kompetenz im medizinischen Zusammenhang. Die Beispiele illustrieren, wie der statistisch signifikante Nutzen des Screenings bei Prostata- und Brustkrebs durch Umwandlung in natürliche Häufigkeiten relativiert wird. Auch die als statistische Wahrscheinlichkeiten angegebenen Prognosen oder die Nebenwirkungen von Medikamenten stellen sich als absolute Häufigkeiten in Relation zur Prävalenz einer Diagnose ganz anders dar.[40]

Die vierte Art von Fehlerursachen betrifft den Umgang mit Komplexität und die Verwendung von Heuristiken und somit die „Schnelligkeit und Einfachheit durch Reduktion". *Heuristiken* sind vereinfachte Verfahren zur Lösung von Problemen in der Art von Faustregeln. Im Gegensatz zu einem *Algorithmus*, der exakt die einzelnen Lösungsschritte für eine spezielle Aufgabenstellung vorgibt, nutzen *Heuristiken* bestimmte Hinweise oder Strukturen des Problems, um daraus Lösungswege zu erschließen. Dem Vorteil der schonenden Verwendung von Zeitressourcen und Kapazitäten stehen mitunter Abstriche in der Ergebnisqualität gegenüber. Diese können z.B. gezielt in Kauf genommen werden, wenn nur ungenügende Informationen für eine Entscheidung zur Verfügung stehen. Heuristiken ermöglichen auf diese Weise das beste Ergebnis unter den gegebenen Bedingungen.[41] Dies ist typischerweise der Fall, wenn ein System einen hohen Grad an Komplexität aufweist. Ob das menschliche Denken

---

[37] Vgl. Tversky/ Kahnemann (1971); Kahneman/ Tversky (1973) und (1983).
[38] Vgl. Frey (2007), S. 210.
[39] Vgl. Frey (2007), S. 203-214.
[40] Vgl. Gigerenzer (2008), Kap. 9; ders. (2014), Kap. 9 und 10.
[41] Vgl. Frey (2007), 227-233; Gigerenzer (2008), S. 22.

hauptsächlich in Heuristiken organisiert ist,[42] weil Kausalitäten und Zeitverläufe nur linear gedacht werden können,[43] Fern- und Nebenwirkungen den Grad der zu bewältigenden Komplexität übersteigen oder weil bestimmte Probleme generell die Analysefähigkeit überfordern oder umgekehrt, ist nicht die Frage.[44] Sie besteht vielmehr in den Risiken von Fehlleistungen, wenn Heuristiken inkonsequent oder inadäquat für ein Problem angewendet werden.[45] In dem Fall verhindern übermäßige Vereinfachung oder Generalisierung sowie der Rückfall in ritualisiertes Verhalten und der Griff zu Ad-hoc-Erklärungen eine Problemlösung. Stattdessen wären die richtige Setzung von Prioritäten, die analytische Strukturierung des Problems und die regelmäßige Kontrolle des Lösungsverlaufs konsequent beizubehalten, wichtige Schritte für einen Handlungserfolg gewesen.[46] An diesem Punkt wird deutlich, dass sich evolutionsgeschichtlich bewährte Überlebensstrategien – Schnelligkeit und Einfachheit versus Genauigkeit – mit der zunehmenden Komplexität moderner Systeme in Fehler umkehren können.[47]

Das Buch von Ulrich Frey ist voller Beispiele aus der Medizin.[48] Es ließen sich beispielhaft Fälle aus dem klinischen Umfeld benennen. Allerdings genügt die Vorstellungskraft, um den Zusammenhang von angewandten Heuristiken und den klinischen Routinen unter Zeitdruck sowie der Komplexität medizinischer Verfahren zu erahnen.

Als Charakteristikum der vorgestellten Denkfehler ist abschließend festzuhalten, dass sie sich evolutionsgeschichtlich zur Bewältigung komplexer Anpassungsaufgaben bewährt haben. Allen diesen kognitiven Abkürzungen liegt eine gewisse Irrtumswahrscheinlichkeit zugrunde, die unter „normalen Bedingungen" durch ein ökonomisches Moment aufgewogen

---

[42] Vgl. Frey (2007), S. 228; Reason (1994), S. 105-119.
[43] Vgl. Dörner (2015), S. 13.
[44] Vgl. Dörner (2015), S. 306-314; Reason (1994), S. 119-129.
[45] Vgl. Reasons Definition regelbasierter Fehler als die „fehlerhafte Anwendung guter Regeln" oder die „Anwendung schlechter Regeln". Reason (1994), S. 106 und 111.
[46] Vgl. Frey (2007), S. 221- 226; Dörner (2015), S. 314-327; Reason (1994), S. 20f., 78-80; 202-208, 257f.
[47] Vgl. Frey 82007), S. 219-239.
[48] Die Arbeit liegt auch als populärwissenschaftliche und preisgünstige Taschenbuchausgabe beim C.H. Beck-Verlag, München vor. Frey, Ulrich/ Frey, Johannes (2011): Fallstricke. Die häufigsten Denkfehler in Alltag und Wissenschaft.

wird. Solche normalen Bedingungen wären ein dem Menschen adäquates Maß zugemuteter Komplexität und Ressourcenaufwands, z.B. die Abwesenheit von Stress und Zeitdruck sowie die Abkehr von derart überzogenen Erwartungen wie der Fähigkeit zu Multitasking.

1.2 Soziologie des Handelns in komplexen Systemen

Ansätze zur Erklärung menschlicher Fehlleistungen fokussieren vor allem auf die Art des menschlichen Denkens in sozio-technischen Systemen. Zwar zeichnet die Fähigkeit zu rationalem Denken den Menschen als Gattung aus, vor allem aber ist er ein Sozialwesen. Aufgrund seiner Natur ist der Mensch darauf angewiesen, sich zu seiner belebten und unbelebten Umwelt zu verhalten.[49] Bei allen Handlungen steht der Mensch in Interaktion und Kommunikation mit seinen Mitmenschen, seiner Kultur und seiner Gesellschaft. Erst durch die soziale Einbindung werden Fehlleistungen zu einer eigenen Kategorie, da der Misserfolg einer Handlung ansonsten ausschließlich auf das Individuum selbst zurückfällt. Aus dieser Perspektive betrachtet, ereignen sich Fehler und Schäden primär und konkret im unmittelbaren sozialen und situativen Kontext; und erst im Vollzug einer Abstraktion in Systemen. Ein ausschließlich auf psychologischen Erklärungen beruhendes Verständnis von Fehlern unter Systembedingungen ignoriert die Sozialität des Menschen als dessen *Conditio humana*. Eine Betrachtung der Ursachen von Fehlleistungen hat folglich auch soziologische Aspekte zu berücksichtigen.

1.2.1 Soziales Handeln

Ausgehend von der bekannten Definition Max Webers lassen sich folgende Konstanten des sozialen Handelns[50] benennen: Akteure handeln intendiert mit der Absicht, individuelle Ziele zu realisieren (*subjektiver Sinn*). Da sich der Mensch in ständiger Interaktion und Austauschprozessen mit seiner Umwelt befindet,[51] ist sein Handeln sozial, da er sich zu-

---

[49] Vgl. Gehlen (1986), S. 31-40.

[50] „'Handeln' soll (…) ein menschliches Verhalten (einerlei ob äußeres oder innerliches Tun, Unterlassen oder Dulden (sic) heißen, wenn und insofern der oder die Handelnden mit ihm einen subjektiven Sinn verbinden. ‚Soziales' Handeln aber soll ein solches Handeln heißen, welches seinem von dem oder den Handelnden gemeinten Sinn nach auf das Verhalten anderer bezogen wird und darauf in seinem Ablauf orientiert ist." Weber (2005), S. 4.

[51] Vgl. Meulemann (2013), S. 62.

mindest an den Handlungsoptionen seiner Mitmenschen orientiert oder sogar deren Erwartungen in seinen Handlungen berücksichtigt.[52] Insofern „äußeres oder innerliches Tun, Unterlassen oder Dulden" dem Zweck einer Handlung dient, also intendiert ist, kann Handeln aktiv oder passiv erfolgen. Mit den Worten des Soziologen Heiner Meulemann in die Gegenwartssprache übertragen, lautet Max Webers Definition folgendermaßen:

> „Mit Intention ist die Handlungsabsicht (...) des Handelns gemeint. Über die Intention ist der Handelnde so gut Souverän wie über seine Orientierung. Aber die Intention bestimmt der Handelnde selber, während die Orientierung sich auf die mutmaßlichen Intentionen Anderer richtet. Der Begriff der Intentionalität lenkt das Augenmerk auf die Individualität, der Begriff der Orientierung auf die Sozialität des Handelnden."[53]

Für die medizinische Tätigkeit und die Patientensicherheit ist dieser Aspekt hinsichtlich des Machbaren von Therapien und der Abwägung von Nutzen und Risiken relevant. Menschliche Interaktion und die Orientierung an den Handlungsmöglichkeiten des Anderen prägen das therapeutische Verhältnis zwischen Heilexperten und Hilfsbedürftigen vor dem Hintergrund des gesamten Gesundheitssystems. Das Ausrichten des eigenen Handelns an den sozialen Erwartungen bzw. Rollen, ist als *Patientenorientierung* konstitutiv für dieses Verhältnis.

Damit Handlungsziele erreichbar sind, müssen Ressourcen unter Beachtung der genannten sozialen Bedingungen aufgewendet werden. Dazu muss der Akteur die Situation hinsichtlich bestehender Opportunitäten und Restriktionen definieren. Die Definition der Situation ergibt sich als Summe seiner subjektiven Einstellungen, der gesellschaftlich verbreiteten Werte sowie der Wahrscheinlichkeit, über die notwendigen Mittel die Kontrolle zu erlangen. Dazu sind gegebenenfalls *Transaktionskosten* wie z.B. für Informationsgewinn oder Verhandlungen aufzubringen, die mit dem Handlungsziel nur mittelbar in Verbindung stehen.[54] Die Bewertung der Situation und die Abwägung der Mittel-Zweck-Relation ermöglicht die Entscheidung für die vorhandenen Alternativen unter den jeweiligen Bedingungen begrenzter Ressourcen.[55] Im günstigen Fall werden die

---

[52] Vgl. Meulemann (2013), S. 39f, 41 und 44-46.
[53] Meulemann (2013), S. 47.
[54] Vgl. Meulemann (2013), S. 146f.
[55] Vgl. Esser (1999a), S 29-57.

intendierten Ziele erreicht, im weniger günstigen Fall muss auf die nächstliegende weniger optimale Alternative zurückgegriffen oder ein neues Handlungsziel bestimmt werden. Das Wesen von Ressourcen ist ihre Begrenztheit. Dies betrifft materielle Mittel ebenso wie z.B. Wissen, Zeit oder Kontrolle. Eine daraus entstehende Konkurrenz wird durch die Koordination bestehender Interessen und durch Kooperation vermieden, indem die soziale Dimension jeglichen Handelns berücksichtigt wird.[56] Dennoch führt jede individuelle Handlung zu nicht intendierten und durchaus negativen Effekten für Umwelt und Dritte.[57] Aufgrund der sozialen Dichte, der Arbeitsteilung und ökonomischen Bedingungen sowie der ubiquitären Strukturen von Systemen und ihrer Verflochtenheit sind externe Effekte (*Externalitäten*) infolge individueller Handlung unvermeidbar, auch wenn diese nur durch zeitliche und räumliche Abstraktion vorstellbar sind.

Das Gesundheitssystem und die Institutionen der Gesundheitsversorgung im Besonderen sind hoch arbeitsteilig ausdifferenzierte Systeme mit entsprechenden sozialen Abstufungen. In der Spezialisierung der Tätigkeiten und in den Hierarchien widerspiegeln sich die Organisation und Organisationsziele. In den Prozessen und Routinen sind die Opportunitäten und Restriktionen der medizinisch Handelnden an diesen Zielen ausgerichtet. In der therapeutischen Situation, die ihrem Wesen nach eine Begegnung natürlicher Personen ist, treten Ärzte und Pflegende ihren Patienten als Agenten dieser Körperschaften in einer Situation gegenüber.[58]

1.2.2 Normen, Regeln und Routinen

Soweit sich die normativen Erwartungen der Beteiligten komplementär zueinander verhalten, kann Handeln im sozialen Raum stattfinden. Sowohl im Arbeitsverhältnis als auch in der therapeutischen Situation entsprechen die Intentionen der einen Partei den Erwartungen der anderen und werden entsprechend positiv sanktioniert.[59] Im Zweifelsfall werden allgemeine Erwartungen in der Form von Normen und Regeln objektiviert und ihre Einhaltung bzw. die Entsprechung von Erwartungen mittels negativer Sanktionen erzwungen.[60] Da die Integration jeder Gesellschaft

---

[56] Vgl. Meulemann (2013), S. 41.
[57] Vgl. Meulemann (2013), S. 41 und 146f.
[58] Vgl. Coleman (1994), S. 542-546; Rohde (1974), S. 401-404.
[59] Vgl. Meulemann (2013), S. 64f.
[60] Vgl. Meulemann (2013), S. 43.

gefährdet ist, wenn Werte und Normen immer wieder neu zu verhandeln sind, wird allgemein die Internalisierung dieser generellen Erwartungen angestrebt. Die Eingliederung der sozio-kulturellen Muster in die Persönlichkeitsstruktur jeden einzelnen Gesellschaftsmitglieds macht aus individuellen Motiven geteilte Werte, welche die Grundlage gemeinsamen Handelns darstellen.[61] In der Definition der Situation (s.o.) erscheinen sie nun als Bestandteil der subjektiven Einstellungen und als gesellschaftlich geteilte Werte.

Was für gesellschaftliche Gebilde gilt, trifft im Besonderen auf Organisationen zu. Die hier relevanten sozio-kulturellen Standards sind nicht nur eine Teilmenge des gesamtgesellschaftlichen Werte-Kanons, sondern sie zielen zudem auf die Koordination der Intentionen und Erwartungen in besonderen Situationen ab. So wird aus dem chirurgischen Eingriff keine Körperverletzung, weil der Kranke diese Maßnahme erwartet, sofern sie therapeutisch begründet und seinem Wohl zuträglich ist. Organisationen sind soziale Zusammenschlüsse zu dem Zweck, bestimmte Ziele zu realisieren. Unter diesem Aspekt kommt Routinen und standardisierten Prozessen zur Absicherung des Handlungserfolgs unter Effizienzbedingungen besondere Bedeutung zu. Als *Habits* werden Bündel sequenzieller Reaktionen bezeichnet, deren Automatismus durch bestimmte Umweltreize ausgelöst wird. Wie die o.g. *Heuristiken* verkörpern sie eine spezielle Form der kognitiven Repräsentanz. In diesem Zusammenhang repräsentieren *Frames* übergreifende Ziele, indem sie in vereinfachender Weise auf typische Situationsmerkmale verweisen und dadurch den Handlungsbereich strukturieren.[62]

Anders als bei *Heuristiken,* – den kognitiven Arbeitshilfen zur induktiven Erschließung komplizierter Sachverhalte –, scheint es sich bei Habits und Frames um angelernte Reiz-Reaktionsschemata oder Bündel kognitiver Assoziationen zu handeln. Ihre Rationalität erlangen sie im Verlauf produktiver Prozesse (*Habits*) und durch die Bewährung als ökonomische Entscheidungshilfen (*Frames*). Das Symbol eines situationsspezifischen Merkmals ruft bewährte Routinen ab und spart so Transaktionskosten. Durch ihre Bewährung in der Praxis werden sie zu institutionalisierten Regeln und damit zu Normen, die zu erfüllen und nicht zu hinterfragen sind. Wer ihren Sinn anzweifelt, setzt sich unter Umständen dem Vor-

---

[61] Vgl. Meulemann (2013), S. 54f.
[62] Vgl. Esser (1990), S. 234f. und 238f.

wurf abweichenden Verhaltens aus, mit dem Hinweis, dass bestimmte Dinge schon immer so gemacht worden seien. Das Problem besteht an dieser Stelle darin, dass ggf. inadäquat gewordene oder in ihrer Durchführung falsche Handlungssequenzen aus Furcht vor Sanktionen nicht zur Disposition gestellt werden. Doch so, wie die Internalisierung gesellschaftlicher Werte als genuine Sozialisationsaufgabe betrachtet wird, gehört auch die Förderung kognitiver und kommunikativer Fähigkeiten zu den selbstverständlichen Erfordernissen in einer Umwelt des beschleunigten Wandels in allen Bereichen der menschlichen Lebenswelt.

Von der Sozialgesetzgebung bis zum Behandlungsvertrag ist das Handeln der in den Gesundheitsberufen Tätigen durch Gesetze formal geregelt. Weniger formal, jedoch nicht weniger verbindlich, sind die beruflichen Leitlinien der berufsständischen Organisationen. Dem Zivil- und Strafrecht ist die Sanktionierung besonders schwerer Normverstöße vorbehalten. Seit gut vier Jahrzehnten wird die Gesundheitspolitik vom Diktum der Kostenersparnis bestimmt; das Repertoire der diagnostisch-therapeutischen Optionen hat sich vervielfacht und die Grenzen des medizinisch Machbaren und somit Nachgefragten haben sich in einer kaum vorstellbaren Dimension ausgeweitet. Doch je stärker der Druck zu effizienter Zielerreichung auf eine Organisation wirkt, desto eher werden rationalisierende Verfahren auch in den informationsverarbeitenden Prozessen und in der Entscheidungsfindung favorisiert und schließlich institutionalisiert. In dieser Komplexität der Wechselbeziehungen von Systemen und Subsystemen erscheint das Arzt-Patient-Verhältnis auf den ersten Blick wie ein Anachronismus, obwohl es in dieser Situation gerade die Begegnung natürlicher Personen ist, die gemeinhin als konstitutiv für das therapeutische Verhältnis erachtet wird. Vor diesem disparaten Eindruck erhebt sich die Frage nach der Rolle der Medizinethik und den Werten, die angehende Ärzte im Verlauf ihrer Ausbildung internalisieren sollen. Wie sich zeigt, ist nicht nur das Verständnis um die Komplexität der Systeme sicherheitsrelevant, sondern ebenso das Wissen über die Routinen und die ihnen inhärente Eigendynamik.

1.2.3 Handlungssituation und Systemkomplexität

Die Handlung – und damit die handelnde Person – vermittelt sich über die wahrnehmbaren Aspekte wie die Art ihrer Durchführung und den Situationskontext. Da über individuelle Motive und Intentionen bzw. Absichten nur Mutmaßungen möglich sind, lässt sich auf die Angemessenheit einer Handlung nur unter Bezugnahme auf den situativen Kontext und die unterstellten Zwecke schließen. Diese beruhen in einer allgemeinen Übereinstimmung in der Auffassung darüber, wie eine Aufgabe zu bewältigen ist (*Konsens*) und der verbreiteten Praxis (*Usus*). Diese beiden Aspekte geben dem Akteur eine erste Orientierung über allgemein akzeptierte Vorgehensweisen, ohne tatsächlich situationsgerecht oder zielführend sein zu müssen. Neben den o.g. Faktoren wie soziale Werte, persönliche Einstellungen und Präferenzen sowie Zweck-Mittel-Abwägungen fließen sie in die Definition der Situation ein. Es ist anzunehmen, dass *Konsens* und *Usus* aufgrund ihrer sozialen Wertigkeit durch ihre Akzeptanz und Erwünschtheit genauso stark auf Entscheidungen einwirken wie gesellschaftliche Werte. Soweit diese Faktoren nachvollziehbar und benennbar sind, können sie auch bewusst und somit der Reflexion zugänglich gemacht werden. Selbst persönliche Motive als definierte Inhaltsklassen von Handlungszielen und relativ stabile Persönlichkeitsmerkmale lassen sich auf diese Weise rekapitulieren.[63] Im Gegensatz dazu entzieht sich die sog. *Motivation* der Analyse und somit der Reflexion, weil dieser Terminus unspezifisch verschiedenste handlungsvorbereitende Prozesse und Effekte umfasst, wie z.B. Wünsche, Bewertungen von Anreizen (*Emotionen*), Antizipationen von Wahrscheinlichkeiten usw. Hinzu kommt, dass in der Wechselbeziehung zwischen Person und Situation immer mehrere unterschiedlich starke Motivationstendenzen miteinander konkurrieren.[64]

Dieser inneren Diffizilität, die umso komplizierter wird, je mehr man sich bemüht, sie reflektiert und rational zu handhaben, steht die externe Komplexität der umgebenden Systeme komplementär entgegen. Wo Systeme nicht mehr den Zweck erfüllen, zur Reduktion von Komplexität beizutragen, erscheint die Verwendung von Heuristiken, Schemata, Habits und Frames als nachvollziehbare Strategie.[65]

Anscheinend offenbart sich hier ein doppeltes Paradoxon. Zum einen werden Systeme, die einen Beitrag zur Reduktion von Komplexität leisten sollen, immer komplizierter, und zum anderen korrespondieren doch gerade die als fehlerverursachend in Verdacht geratenen Heuristiken, Schemata etc. mit der Idee von Systemen als ordnende Gedankenkon-

---

[63] Vgl. Heckhausen (2003), S. 9f.; Meulemann (2013), S. 70f.
[64] Vgl. Heckhausen (2003), S. 10-12 und 203f.
[65] Vgl. Luhmann (2011), S. 162f.

strukte. Tatsächlich aber erscheinen *Komplexität* und *System* inzwischen sprachlich synonym verwendet zu werden.

Vermutlich werden Systeme wegen ihrer Geschlossenheit als gegebene Entitäten wahrgenommen. Insbesondere technische Systeme erwecken aufgrund ihrer Funktion und Logik den Eindruck von geschlossenen Einheiten. Doch selbst diese präsentieren sich in ihrer gegenwärtigen Ausprägung als das Ergebnis eines kumulativen Anpassungsprozesses an ihre Umwelt.[66] Selbst als kompakte Einheiten konzipierte technische Systeme unterliegen ständiger Zweckoptimierung, die der notwendigen Anpassung an die Entwicklungen der Umwelt geschuldet ist. Anschaulich verdeutlicht das Beispiel der Medizin, wie Impulse und Erfindungen der unmittelbaren Umwelt – hier der sog. *Humanities*[67] – von sozialen Systemen inkorporiert werden, wenn dies dem Zweck dient. Der Zweck sozialer Systeme ist vor allem der eigene Selbsterhalt.

Der Versuch einer Definition soll den Zugang zum Systembegriff erleichtern: Der Begriff System bezeichnet eine strukturierte Anordnung von Elementen, die durch Interaktion und Interdependenz in einer Art aufeinander bezogen sind, dass bestimmte Aufgaben oder Zwecke erfüllt werden können. Die Abgrenzung von Systemen und Umwelt ordnet die Komplexität der Welt in lebensweltlich zu bewältigende kognitive und organisatorische Einheiten. Die Konstruktion dieser Sinn-Einheiten erfolgt ausschließlich durch Kommunikation, wodurch sich die phänotypische Varianz von Systemen erklärt.[68]

Die Dimensionen von Systemen sind (1) holistisch, (2) kybernetisch und (3) konstruktivistisch. Sie beziehen sich (1) auf das Verhältnis des Einzelnen zum Ganzen, (2) auf die Dynamik der Elemente und ihrer Relationen sowie ihrer Interaktion und Rückkopplungseffekte, und (3) auf die

---

[66] Als ein solcher Anachronismus erscheint die Nutzung der kontrollierten Kernreaktion, lediglich um Wasser zu erhitzen und damit Turbinen zur Stromerzeugung anzutreiben.
[67] *Humanities*, abweichend von der englischsprachigen Verwendung als Oberbegriff für die Human- und Geisteswissenschaften wird dieser Terminus im medizinischen Sprachgebrauch in einem interdisziplinären Verständnis zur Bezeichnung eines anthropologischen Wissenschaftskanons, also auch der Naturwissenschaften, verwendet (eigtl. *Humanwissenschaften, human science*).
[68] Vgl. Esser (1999b), S. 493-529; Baecker (2002), S. 7-20; Luhmann (2011), S. 40-63; Dörner (2015), S. 107-118.

Operation und Schließung des Gesamten oder seiner Untereinheiten.[69] Da Systeme sich selbst Zweck sind, zielen typische Merkmale wie die Fähigkeit zur Selbstorganisation (*Autopoesis*), der Erhalt des Systemgleichgewichts (*Homöostase*) oder ihre selbstreferenzielle Orientierung (*Reentry*) vor allem auf den Erhalt ihres Bestands.[70] Aus diesem Grund zielen Veränderungen vornehmlich auf die peripheren Variablen, damit zentrale Faktoren (*kritische Variablen*), die unmittelbar mit dem Sinn eines Systems verbunden sind, unberührt bleiben. Beispiele für den Sinn von Systemen sind Intimität im System der Familie, Macht in der Politik, Gewinn in der Wirtschaft oder Gesundheit in der Medizin und im Gesundheitssystem. Da Veränderung einzelner Systemkomponenten immer ins Gesamtsystem hineinwirken und deren Effekte aufgrund der komplexen Interaktionen schwer abzuschätzen sind, werden Manipulationen entsprechend behutsam vorgenommen. Die Illusion, unter Sicherheit zu handeln, verbindet sich am ehesten im Umgang mit sog. *Indikatorvariablen*, die zwar von anderen Faktoren beeinflusst werden, selbst aber nur in geringem Maß in das System zurückwirken.[71]

Dieses Verständnis von Systemen ließe sich ohne weiteres auf Organisationen übertragen und in der Tat erscheinen die Unterschiede nur graduell. Im Diskurs um die Patientensicherheit und die Human Factors werden Organisationen als *sozio-technische Systeme* bezeichnet, wobei die Grenzen zwischen sozialen und technischen Systemen ineinander fließen. Laut Definitionen bilden sich Organisationen als soziale Zusammenschlüsse zur Realisation gemeinsamer oder vereinbarter Ziele. Während Struktur und Kontur einer Organisation durch zweckrationale Erfordernisse wie z.B. Produktionsabläufe und Logistik begründet werden, werden Systeme durch Kommunikation über ihren Sinn, Kontext und ihre Leistungsfähigkeit konstruiert sowie legitimiert. Für die Sicherheit in sozio-technischen Systemen bedeutet dies, dass ihre Gestalt, ihre Strukturen sowie Relationen – und damit ihre Komplexität – jederzeit zur Disposition stehen.

Was hier wie Sophisterei klingt, hat in der Realität konkrete Auswirkungen, da differente Systeme auch deshalb nicht miteinander kommunizieren, weil der systemimmanente Sinn das Zustandekommen einer gemeinsamen Kommunikationsbasis vereitelt. So sind sozio-technische Systeme

---

[69] Vgl. Baecker (2002), S. 8.
[70] Vgl. Luhmann (2011), S. 88-113 und 161.
[71] Vgl. Dörner (2015), S. 109-113.

wie Einrichtungen der Gesundheitsversorgung außerdem ökonomisch ausgerichtet. Probleme entstehen dadurch, dass die Sinngehalte der Medizin und des Managements – Gesundheit und Gewinnmaximierung – in Konkurrenz zueinander geraten.[72]

Das Problem der zunehmenden Systemkomplexität kommentierte Niklas Luhmann in seiner einführenden Vorlesung:

„(…) man kann nicht sagen, dass strukturelle Komplexität entsteht, weil sie überlebensgünstig ist und dass komplexere Systeme bessere Überlebenschancen haben als weniger komplexe. (…) Man muss Komplexität als eine Nebenwirkung der Autopoesis ansehen, als eine epigenetische, fast müsste man sagen: Deformation des Lebens. Das Wunder besteht darin, dass es immer noch geht, auch wenn man über den Gewinn von Komplexität immer neue strukturelle Kopplungen benötigt, um das System mit der Umwelt auszupendeln."[73]

Welche Merkmale aber kennzeichnen diese viel zitierte *Komplexität*? Nach dem Kognitionspsychologen und Fehlerforscher Dietrich Dörner beschreibt der Begriff Komplexität Handlungssituationen, die vernetzt, intransparent, dynamisch und unbegrenzt sind. Charakteristisch für Systeme sind die Interaktionen ihrer Elemente, die in Wechselwirkungen sowie aktivierenden und hemmenden Rückkopplungen miteinander vernetzt sind. Erschwerend kommt Intransparenz hinzu, die durch unvollständige Kommunikation oder unzureichend vorliegende Information zustande kommt. Die Unsichtbarkeit von Fakten und Effekten betrifft gerade latente Fehler im System, die zu falschen Annahmen führen oder den Akteur im Unklaren über seinen Handlungserfolg und bestehende Handlungsalternativen lassen. Ein typisches Beispiel ist die nicht funktionierende Kontrollleuchte, die dadurch einen falschen Systemzustand signalisiert. Mit der Distanz zu einem Ziel steigt die Anzahl der notwendigen Handlungsschritte; ebenso ist ein System mit der Anzahl der Handlungssentenzen und Systemziele in Subsysteme untergliedert. Hier verschwimmen die Grenzen und damit die Eindeutigkeit zugeschriebener Verantwortlichkeit und Zuständigkeit. Hinzu kommt der Faktor Zeit, der in seiner Linearität und Simultanität eine doppelte Dynamik entfaltet. Sie schafft einerseits Bedingungen von Zeitmangel und Zeitdruck, anderer-

---

[72] Vgl. Rohde (1974), S. 323-326.
[73] Luhmann (2011), S. 128.

seits Effekte notwendiger Anpassung an Trends und Entwicklungen.[74] Die Dynamik der Interaktionen wird zunehmend unberechenbar, wenn eigendynamische Prozesse, in denen sich Ursache und Wirkung rekursiv aus sich selbst heraus produzieren, zu überschießenden Effekten führen, die aufgrund der vorgenannten Merkmale von Komplexität schwer zu identifizieren sind.[75]

In markanter Weise werden die genannten Faktoren durch die Bedingungen an den Übergängen komprimiert, an denen sich lediglich die Grenzflächen unterschiedlicher Systeme berühren. Die sog. *Schnittstellenproblematik* besteht in dem Risiko der unvollständigen Kommunikation durch Informationsverluste und Fehlinterpretation. Im System der Gesundheitsversorgung bestehen diese Probleme beim Personalwechsel (Schichtbetrieb) oder an den Übergängen zwischen Abteilungen und Funktionsbereichen wie Diagnostik und Therapie oder Klinik und Administration.[76] Wird die Komplexität in diesem sensiblen Bereich durch Faktoren wie z.B. Zeitmangel verdichtet, wirkt sich dies über die Kommunikationsqualität mittelbar auf die Versorgungsqualität aus.

Welche Konsequenzen haben die beschriebenen Charakteristika von Systemen für die Person, die mit der Erfüllung einer Aufgabe beauftragt ist und verantwortlich handeln soll? Die Komplexität von Systemen verlangt den Handelnden hinsichtlich der Situationsdefinition einen erheblichen kognitiven Aufwand für Aufmerksamkeit, Wahrnehmung, Informationsverarbeitung und Handlungskontrolle ab. Die Abwägung, ob und welche Heuristiken, Schemata oder Routinen anwendbar sind, erfordert grundsätzlich die Berücksichtigung der Restriktionen und Opportunitäten im System. Neben seinen Erwartungen und Bewertungen, z.B. hinsichtlich eines Handlungsergebnisses, bringt der Mensch seine Ressourcen in Form von Wissen und Kompetenz ein, um seinen Nutzen zu maximieren. Dennoch handelt er unter den Beschränkungen seiner begrenzt verfügbaren Ressourcen sowie der Unvollständigkeit der notwendigen Informationen. Je mehr seines begrenzten Humankapitals er zur Kompensation von Komplexität und ihrer Effekte aufbringen muss, desto mehr ist er

---

[74] Vgl. Dörner (2015), S. 58-73.
[75] Vgl. Mayntz/ Nedelmann (1997).
[76] Vgl. Krempel (2014), S. 152.

in Konsequenz dazu genötigt, unter Unsicherheit zu handeln.[77] Was in einem Setting die Ausnahme darstellt, kann in anderen Systemen nicht zuletzt wegen der Beschleunigung der Prozesse zur Regel werden. Welche Ärztin und welcher Pfleger, welche Stations- oder Abteilungslcitung kennt nicht Tage oder Phasen, in denen Improvisation den Tagesablauf bestimmt?

Gerade die Ausführungen zu Systemen und ihrer Komplexität verdeutlichen, wie schwierig sich das Entscheiden, Handeln und Ausüben von Kontrolle in modernen Arbeits- und Dienstleistungsprozessen gestalten. Auf der „anderen Seite des Systems" steht der Mensch mit seiner evolutionsbiologischen Ausstattung für eine archaische Umwelt. Dabei hat die Fähigkeit, Probleme kreativ zu lösen, nicht nur die Anpassung an neue Umweltbedingungen und damit das Überleben einer von Natur aus unangepassten Spezies ermöglicht, sondern auch zur Schaffung kultürlicher Milieus geführt, welche diese Anpassungsfähigkeit möglicherweise überfordert. Der Psychologe James Reason differenziert hinsichtlich des Umgangs mit Fehlern und Risiken nach personen- und systemorientierten Ansätzen.[78] Die hier dargelegten Ausführungen zum Handeln in komplexen Systemen beschreiben die Vielfalt der sozialen Randbedingungen, die in die Versorgungsqualität hineinwirken. Daran sollte der mögliche Beitrag soziologischer Erklärungen zum Problem der Patientensicherheit deutlich geworden sein.[79]

1.3 Menschliches Versagen: Kognition, Problemlösen und Fehlleistungen

Die folgende Darstellung der kognitiven Ursachen von Fehlleistungen fußt auf den Arbeiten des britischen Psychologen James Reason, auf die im Diskurs in der Patientensicherheit vornehmlich rekurriert wird. Eine zentrale These seiner Abhandlung „Menschliches Versagen"[80] geht von einer begrenzten Anzahl an Fehlerformen aus, die ihre Ursache in der menschlichen Informationsverarbeitung haben. Aus der Art, wie „gespei-

---

[77] Das RREEMM-Modell bildet eine Annahme vom Menschen in der im Text beschriebenen Weise ab: RREEM = Resourceful, Restricted, Evaluating, Expecting, Maximizing Man. Vgl. Esser (1999b), S. 231-244.
[78] Vgl. Reason (2000), S. 768.
[79] Vgl. Ovretveit (2009).
[80] Originaltitel „Human Error".

cherte Wissensstrukturen als Reaktion auf vorliegende Situationsanforderungen ausgewählt und abgerufen werden", lassen sich Fehlleistungen zwar nicht gänzlich vermeiden, aber im bestimmten Grade voraussagen.[81] Damit ist das Problem der Fehlleistungen aufs Engste mit der Fähigkeit des Problemlösens verbunden.

1.3.1 Problemlösen und Fehlleistungen

Als grundlegende Strategie des Problemlösens erscheint das Modell des *General Problem Solver* (GPS). Wie beim nautischen Navigieren wird ein Ziel als die anzustrebende Lösung eines Problems definiert. Dem Zielzustand wird sich in einer Abfolge aus Mittel-Zweck-Analyse und Soll-Ist-Abgleich iterativ angenähert. Die Suche nach geeigneten Wissensbeständen und Methoden wechselt mit einer neuerlichen Standortbestimmung, wobei unter Umständen ein Kurswechsel erforderlich wird.[82] Das Modell verdeutlicht, dass Problemlösen nicht als linearer Prozess aufzufassen ist, sondern punktuelle Abweichungen bzw. Fehler Teil einer Suchstrategie sind.

Da je nach Stadium einer Handlung unterschiedliche Wissensarten relevant werden, wird an dieser Stelle die Unterscheidung[83] des schweizerischen Psychologen und Erziehungswissenschaftlers Hansruedi Kaiser vorgestellt:

Als *sensomotorisches Wissen* bezeichnet Kaiser eingeübte Abläufe wie Bewegungen, die durch Rückkopplung mit Umweltreizen ausgelöst werden. (Vergleiche *Habits* und *Frames*).[84]

Das *situative Wissen* hat seinen Ursprung im Erleben konkreter Situationen und in der daran gekoppelten emotionalen Bewertung. Beim Problemlösen werden Erfahrungen intuitiv auf ähnliche Situationen analog übertragen.

Beim *prozeduralen Wissen* werden routinierte Handlungsabläufe in der Art von Wenn-Dann-Regeln zur Bewältigung von Routineaufgaben an-

---

[81] Vgl. Reason (1994), S. 20.
[82] Vgl. Reason (1994), S. 67f.
[83] Vgl. Kaiser (2005), S. 14f.
[84] Zu dieser „Wissensart" ist anzumerken, dass es sich streng genommen um synaptische Verschaltungen des extrapyramidalen motorischen Systems im Hirnstamm handelt. Vgl. Birnbaumer/ Schmidt (1999), S. 263-266.

gewendet. Diese Regeln sind nach Kaiser bewusst kaum zugänglich und erinnern in ihrem Automatismus an die beschriebenen Heuristiken.

Deklaratives Wissen betrifft die Ebene der begrifflichen Vorstellungen von der Welt in der Art abstrakter Begriffe, Regeln und Definitionen. In der Phase der rationalen Planung dienen sie der Beschreibung des Ist- und Sollzustands sowie der schrittweisen Planung von Lösungsschritten.

Wie die Wissensarten beim Problemlösen zum Tragen kommen, zeigt das Modell der kognitiven Kontrollmechanismen[85]. Im Gegensatz zum Problemlösen verfügt man bei der Bewältigung von Aufgaben über Kenntnisse der Situation und ist mit den geeigneten Instrumenten und Verfahrensweisen vertraut. Je nach dem Schwierigkeitsgrad eines Problems und persönlicher Befähigung sind zu seiner Lösung eine fähigkeitsbasierte, eine regelbasierte und eine wissensbasierte Ausführungsebenen verfügbar. Da diesen Ebenen unterschiedliche kognitive Prozesse zugrunde liegen, resultieren daraus jeweils typische Fehlleistungen.[86]

Die *fähigkeitsbasierte Ebene* wird durch sensomotorische Verhaltensweisen repräsentiert. Sie folgen zwar einem intuitiven Ansatz ohne aber absichtsvoll im Sinne eines Ziels zu sein. Da sie hochgradig in bestehende Verhaltensmuster integriert sind, entziehen sie sich der bewussten Kontrolle. So automatisch wie sie meistens ausgelöst werden, erfolgt die Kontrolle bzw. Korrektur von Fehlleistungen auf Hinweis (*signals*) unspezifischer quantitativer Umgebungssignale, die auf Unterschiede zwischen dem aktuellen und dem intendierten Status in einem Raum-Zeit-Verhältnis aufmerksam machen.[87] Typische Fehlleistungen auf der fähigkeitsbasierten Ebene sind gedächtnis- und wahrnehmungsbedingte *Aussetzer* (*lapses*) und handlungsbedingte *Ausrutscher* (*slips*). Bei einem *Aussetzer* (*lapses*) verläuft eine Handlung anders als beabsichtigt, weil eine einzelne notwendige Tätigkeit im Ablauf vergessen wurde, wie beispielsweise das Öffnen der Rollenklemme einer Infusionsleitung.[88] Dagegen bezeichnet ein Ausrutscher (*slips*) Ausführungsfehler durch die versehentlich falsche Durchführung einer an sich richtigen Maßnahme,

---

[85] Reason bezieht sich hier auf die Arbeiten von J. Rasmussen. Vgl. Reason (1994), S. 68-70 und 92-124.
[86] Vgl. Reason (1994), S. 69f.; Rasmussen (1983).
[87] Vgl. Rasmussen (1983), S. 260.
[88] Siehe „Aussetzer", Ärztliches Zentrum für Qualität (2005), S. 1. Vgl. Reason (1994), S. 27-29 und 255.

z.B. das Öffnen des Verdampfers am Narkosegerät anstatt ihn wie geplant zu schließen.[89] An diesen simplen Beispielen wird deutlich, wie die Diskrepanz zwischen der beabsichtigten und der tatsächlich ausgeführten Handlung zu erheblichen Konsequenzen führen kann, wenn weitere Faktoren bedingend hinzutreten und sichernde Maßnahmen womöglich unterlassen werden. Diese Art von Fehlleistung kann sich allerdings auch aus der falschen kognitiven Speicherung einer Handlungsfolge ergeben.

Der Übergang zur nächst höheren *regelbasierten Ebene* ist nicht trennscharf, weil hier die Anforderungen zwischen dem Bearbeiten einer Aufgabe und der Lösung eines Problems verschwimmen.[90] Denn hier wird sowohl *situatives* als auch *prozedurales Wissen* aktiviert, wobei diese Wissensarten nach Kaiser intuitiv bis wenig bewusst sind. Tatsächlich zeigen psychologische Experimente, in denen die Teilnehmer ihre Schritte beim Problemlösen laut denkend kommentieren sollten, dass auf dieser Ebene explizites Wissen über kausale Zusammenhänge verfügbar ist. In der Art von Rezepten liegen die Regeln als vorprogrammierte Wenn-dann-Beziehungen über Zustandsbeschreibung und Beurteilung bzw. Befund und Handlungsanleitung vor.[91] Regelbasiertes Verhalten besteht in der sequenziellen Anwendung von Subroutinen zur zielorientierten Bewältigung vertrauter Aufgaben. Dazu wird auf die gespeicherte Erfahrung aus früheren Situationen durch eigenes Erleben oder durch die Anleitung anderer Personen sowie auf bewusst geplante Problemlösungsstrategien zurückgegriffen.[92]

Die Kontrolle regelbasierter Handlungen erfolgt auf der Basis früherer Erfahrungen durch Hinweise (*signs*) über die Angemessenheit des Verhaltens in Bezug auf das Ziel, wobei Umgebungsbedingungen unbeachtet bleiben. Abweichungen lösen bedingte Korrekturen aus, die nicht auf die Modifikation der Regeln, sondern lediglich auf deren Asuwahl, Initiierung oder Abfolge zielen.[93] Typische Fehlleistungen (*mistakes*) auf der

---

[89] Siehe „Ausrutscher", Ärztliches Zentrum für Qualität (2005), S. 1; vgl. Reason (1994), S. 27-29, 98-104 und 255.
[90] Vgl. Rasmussen (1983), S. 259.
[91] Vgl. Reason (1994), S. 69.
[92] Vgl. Rasmussen (1983), S. 259.
[93] Vgl. Rasmussen (1983), S. 260.

regelbasierten Ebene bestehen in der falschen Situationseinschätzung und der Anwendung einer falschen bzw. ungeeigneten Regel.[94]

Auf der *wissensbasierten Ebene* werden echte Probleme gelöst, für die bislang keine Erfahrungen oder Konzepte aus früheren Situationen vorhanden sind. Dazu wird eine Reihe bewusster analytischer Prozesse initiiert und gespeichertes (*deklaratives*) Wissen abgerufen, um ein *Mentales Modell* der gesamten Handlungseinheit zu erstellen. Darin sind die Situationsanalyse und Zieldefinition, die Bildung und Auswahl von Konzepten, die Planung der Handlungsschritte und die Berücksichtigung der absehbaren Effekte enthalten. Schließlich sollte die Entscheidung für das Set alternativer Pläne und antizipierter Ergebnisse getroffen werden, das einer Validierung auf der Basis von Gedankenexperimenten oder Erfahrung (Versuch und Irrtum) am besten standhält. Mit dem Zugriff auf Begriffe, Regeln und Definitionen können diese mentalen Modelle bewusst entwickelt und begründet werden.[95]

Da analoge Erfahrungen mit frühen Situationen und interpretatives Wissen zu aktuellen Umgebungshinweisen (*signs*) nicht gegeben sind, müssen Kontrollmechanismen auf diesem Niveau am Status der zielorientierten Ausführung ausgerichtet werden. Diese Art von Steuerung orientiert sich an mentalen Symbolen (*symbols*), die durch die interne Darbietung von Konzepten definiert sind. Während sich Hinweise (*signs*) auf Empfindungen und Handlungsregeln beziehen, lassen sich *Symbole* funktionalen Eigenschaften begründbar zuordnen. Der Referenzpunkt für Anzeichen (*signs*) sind externe Zustände und kontextuelle Veränderungen; Symbole hingegen verweisen auf interne Zusammenhänge gedanklicher Vorstellungen und somit auf Sinn als Teil der menschlichen Welt.[96]

Je elaborierter die kognitiven Muster und Vorgänge sind, desto vielfältiger ist die Art der möglichen Fehler. Fehlleistungen auf der wissensbasierten Ebene bestehen aus Irrtümern *(mistakes)* in der Beurteilung von Situationen und den daraus gezogenen Schlüssen. Diese können zu Fehleinschätzungen bei der Auswahl der Ziele, der Spezifikation der Mittel oder zu Planungsfehlern führen, die wiederum nicht intendierte Effekte zur Folge haben. Letztlich wird eine geplante Vorgehensweise nicht plangemäß ausgeführt oder das gewählte Vorgehen ist nicht zur Errei-

---

[94] Vgl. Reason (1994), S. 69, 105-118 und 255.
[95] Vgl. Rasmussen (1983), S. 259.
[96] Vgl. Rasmussen (1983), S. 260f.

chung des gewählten Ziels geeignet.[97] Ihre Ursache haben Irrtümer meistens in der Unbestimmtheit der Situation infolge unvollständiger Information (*bounded rationality*) und fehlerhaftem Wissen.

Weitere Fehlerquellen können in „Kurzschlüssen" während des Entscheidens begründet sein. Abbildung 3 zeigt, wie die einzelnen Entscheidungsschritte bei der psychophysiologischen Aktivierung (*Aktivation*) ihren Verlauf nehmen und stufenweise zur Handlungsausführung hinleiten. Der Entscheidungsprozess führt zunächst aufsteigend und dann absteigend über die drei kognitiven Ebenen. Zwischen den Stufen sind mentale Abkürzungen oder assoziative Sprünge möglich, bei denen die Beobachtung des Systemzustands zur Auswahl einer Prozedur führt. Diese *stereotypischen Reaktionen* sind in ihrer Art effizient und situationsspezifisch.[98]

Abbildung 3: Stufen der Entscheidungsfindung und kognitive Abkürzungen nach Rasmussen & Jensen, 1974

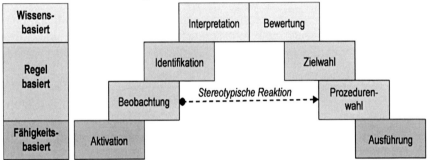

Quelle: Eigene Darstellung nach Reason (1994), S. 66-70.

Im Zusammenhang mit der Konzeption von Ausbildungsmaßnahmen zum Fehlermanagement und zur Patientensicherheit sind zwei Aspekte bedeutsam: Zum einen sind dies die Kontrollmechanismen selbst, die fehlerhaft oder inadäquat sein können. So wird Kontrolle auf der regelbasierten Ebene unwirksam, wenn z.B. Hinweise aus der Umwelt (*signs*) nicht wahrgenommen oder falsch gedeutet werden und wenn mentale Repräsentationen (*symbols*) aus den unterschiedlichsten denkbaren Gründen nicht zutreffen. Zum anderen sind Training und Expertise keine Gewähr für mehr Sicherheit, weil sich die Abfolge von fähigkeitsbasiertem

---

[97] Vgl. Reason (1994), S. 69f., 119-124 und 255.
[98] Vgl. Reason (1994), S. 69f.

und wissensbasiertem Problemlösen durch Einübung und Erfahrung umkehrt. Das wissensbasiert zu lösende Problem des Laien ist die regelbasierte Routine des Experten. Beide Arten der Informationsverarbeitung gehen mit je eigenen Fehlertypen einher.

1.3.2 Das Generische Fehler-Modellierungs-System (GFMS)

Ausgehend von weiteren theoretischen Ansätzen und eigenen Arbeiten hat Reason ein *Generisches Fehler-Modellierungs-System* (GFMS) entwickelt. Mithilfe dieses integrativen Ansatzes werden die Fehlermechanismen auf den drei Ausführungsebenen der kognitiven Verarbeitung nach Rasmussen systematisch erfasst.[99] Der Begriff *Problem* bezeichnet Situationen, für deren Bewältigung bisher keine Erfahrungen und somit kein Handlungsrepertoire verfügbar ist, oder vorhandene Verhaltensprogramme revidiert werden müssen.[100] Mit steigendem Schwierigkeitsgrad wird die Lösung eines Problems sukzessive auf die nächst höhere Ebene der kognitiven Verarbeitungsmechanismen verlagert, wobei die grundsätzliche Tendenz besteht, auf der Ebene des geringsten kognitiven Aufwands zu verharren oder darauf zurückzukehren. Insbesondere zwischen der regel- und der wissensbasierten Verarbeitungsebene hat man sich das Problemlösen als oszillierende kognitive Prozesse vorzustellen. Das GFMS zeigt die Vielfalt menschlicher Fehlleistungen auf und liefert wichtige Hinweise zu deren Reduktion und somit für die Ziele eines Ausbildungskonzepts zur Patientensicherheit.

Fähigkeitsbasierte Aussetzer (*lapses*) und Ausrutscher (*slips*) resultieren meistens aus ungenügender Kontrolle und können der Entdeckung eines Fehlers vorausgehen. Der ausgebliebene Handlungserfolg, der fehlgeschlagene Plan und ein ggf. eingetretener Schaden offenbaren indes regel- und wissensbasierte Fehlleistungen.[101] Für die Vermeidung von und für das Lernen aus Fehlern ist dieser Unterschied wesentlich, da sog. Beinahe-Fehler (*near misses*) auf die Verhaltensabweichung verweisen ohne unerwünschte Folgen nach sich zu ziehen.[102]

Dem GFMS ordnet Reason zwei allgemeine Klassen von Fehlerursachen zu. Demnach führt die *mangelhafte Überwachung* der kognitiven Vor-

---

[99] Vgl. Reason (1994), S. 92f.
[100] Vgl. Reason (1994), S. 94.
[101] Vgl. Reason (1994), S. 92-95.
[102] Vgl. Ärztliches Zentrum für Qualität (2005), S. 4.

gänge zu fähigkeitsbasierten Ausführungsfehlern, während *falsche Planung* und *missglückte* (kognitive) *Problemlösung* auf der regel- und wissensbasierten Ebene als ursächlich für Fehlleistungen gesehen werden. Diesen Kategorien liegen unterschiedliche Probleme der Aufmerksamkeit zugrunde, die Reason nur für die fähigkeitsbasierten Ausrutscher und Aussetzer explizit benennt.[103] *Aufmerksamkeit* wird kognitionspsychologisch als ein Bewusstseinszustand erhöhter Wachheit und Aktivität definiert, in dem Objekte (Vorgänge, Gegenstände, Situationen) selektiv wahrgenommen, kognitiv verarbeitet und in Handlungen überführt werden.[104] Die Dimensionen der Aufmerksamkeit – Aktivierung und Vigilanz sowie Selektion und Ignoranz – modulieren folglich jede Handlung von der Situationswahrnehmung über die Planung und Ausführung bis zur Beurteilung ihres Ergebnisses. Eine besondere Herausforderung stellen in diesem Prozess die Dynamik der kognitiven Prozesse (Ebenenwechsel, Versuch und Irrtum usw.) sowie die durch Manipulationen veränderte Situation (intendierte und externe Effekte) dar. Die Beurteilung von Problemlösungsstrategien im Hinblick auf angestrebte Ziele sowie die Wahrnehmung und kognitive Verarbeitung von Zwischenergebnissen beanspruchen die Aufmerksamkeit bis zu ihren Kapazitätsgrenzen. Regelmäßige Aufmerksamkeitschecks dienen der Kontrolle eingeübter Verhaltensweisen und ihrer Angemessenheit. Dabei können sowohl Unaufmerksamkeit als auch ein Zuviel an Aufmerksamkeit in Form von Fokussierung zu einem Versagen der Kontrollmechanismen führen.[105]

Vergegenwärtigt man sich den Prozess des Problemlösens entlang des GPS-Modells, dann wird deutlich, dass Kontrollversäumnisse auch auf der regel- und wissensbasierten Ausführungsebene zu Fehlleistungen führen können. Die regelmäßige Positionsbestimmung zwischen Start- und Zielpunkt sowie die Neuberechnung des Kurses ist sowohl beim Wechsel zwischen den kognitiven Ebenen als auch bei der Beurteilung der Ausgangssituation notwendig. Das selektive Moment der Aufmerksamkeit kann hier gleichwohl als Denkfehler oder als Korrektiv wirksam werden. Die Ausführungen Reasons über *mangelhafte Überwachung*, *missglückte Problemlösungen* und über die Fallen beim kognitiven *Ebe-*

---

[103] Vgl. Reason (1994), S. 92-96, ders. (1995), S. 81f.
[104] Vgl. Bergius (1994b), Müller/ Krummenacher (2014).
[105] Auch hier beschränkt Reason Probleme der Aufmerksamkeit auf die fähigkeitsbasierte Ebene. Vgl. Reason (1994), S. 92-94 und 98-104.

nenwechsel belegen die Bedeutung der Aufmerksamkeit als Bewusstseinszustand und Aktivität des Wahrnehmens. So sind routinierte Handlungssequenzen durch eingeübte Kontrollschleifen auf ihre Effekte hin zu überprüfen und anzupassen. Dies gilt beispielsweise, wenn die Therapie mit einem Breitbandantibiotikum nicht nach einer vorab festzulegenden Frist zur erwarteten Absenkung des Fiebers führt. Problemlösungen scheitern, wenn Pläne und Ziele nicht aufeinander abgestimmt sind. Dies ist insbesondere dann der Fall, wenn der Wahrnehmung ein inadäquates kognitives Muster unterlegt oder die Problemkonfiguration in unzulässiger Weise simplifiziert wird. Da ein Problem durch den Mangel adäquater Lösungsstrategien charakterisiert ist, kann es nahe liegen, bestimmte Situationsmerkmale so zu deuten, dass die Anwendung vorgefertigter Lösungen auf der regelbasierten Ebene rational erscheint. Führt eine selektive Wahrnehmung nicht zur Übereinstimmung von Plan und Ziel, kann die Situation um weitere Elemente reduziert bzw. ergänzt werden, um mit den verfügbaren Mitteln eine Lösung herbeizuführen (*Confirmation bias*).[106] Im klinischen Alltag liegt es in der Natur der Sache, dass unspezifische Symptome die Fortführung einer Therapie auf der Basis einer unzutreffenden Diagnose zu rechtfertigen scheinen und von der richtigen Diagnose ablenken.

Anhand seines Generischen Fehler-Modellierungs-Systems dekliniert Reason Ursachen und Fehlleistungsarten entlang der drei Ausführungsebenen durch, von denen hier nur die wichtigsten angeführt werden können. Fähigkeitsbasiert sind z.B. die genannten Kontrollversäumnisse oder Wahrnehmungs- und Interferenzfehler (Vermischen von Plänen), die durch Unaufmerksamkeit oder Ablenkung zustande kommen können. Die inadäquate Anwendung von Regeln, insbesondere das Beharren auf der Anwendung starker oder just verfügbarer Regeln (*Verfügbarkeit- und Ankerheuristik*), kann durch Informationsüberlastung bedingt sein. Typische Fehlleistungen in der Wissensverarbeitung können auf der selektiven Verarbeitung von Informationen, dem Hang nach Bestätigung erster Hypothesen (*configuration bias*) oder dem Vorzug abgeschlossener Handlungspläne (*Rubikonmodell*[107]) beruhen.[108]

---

[106] Vgl. Reason (1994), S. 94-96.
[107] Vgl. Heckhausen (2003), S. 203-218.
[108] Vgl. Reason (1994), S. 98-129.

Für alle diese Fälle lassen sich Beispiele in den Portalen der internetbasierten Fehlermeldesysteme finden. Gemeinsam ist allen Fehlleistungsarten, dass sie typisch für den Umgang mit Komplexität in Umwelt und Systemen sind. Zudem fällt die Ähnlichkeit der beschriebenen Fehlleistungen mit den bekannten Verzerrungen aus den Attributionstheorien und den sozialpsychologischen Befunden der personalen Wahrnehmung auf. Jeglicher Art der Informationsverarbeitung liegt die Aufmerksamkeit als steuernder Bewusstseinszustand und Aktivierungsgrad zugrunde. Kontrollmechanismen beziehen sich nicht nur auf den Ausführungsstatus einer Handlung (Ziel-Mittel-Relation), sondern auch auf die Reflexion der Methode bzw. des Handlungsplans. Laut denkend, wäre beispielsweise die Frage zu stellen, ob die formulierbare Regel auf die wahrgenommene Situation anwendbar ist, oder warum ein erwarteter Teilerfolg nicht eintritt. In den persönlichkeitspsychologischen Theorien zu kognitiver Stilen und der Reflexionsfähigkeit finden sich diese Aspekte wieder. Mit Blick auf die Patientensicherheit verweisen diese Analogien zur Sozial- und Persönlichkeitspsychologie sowohl auf die Richtziele eines Lehrkonzepts sowie auf ihren didaktischen Wert zur Vermittlung eines Verständnisses der Fehlerentstehung.

1.4 Schwachstellen: Fehlerketten, Sicherheitsbarrieren und Unfälle

Auf den Arbeiten Reasons und anderer Fehlerforscher beruht die Sichtweise, den Prozess der Schadensentwicklung als eine Fehlerkette zu betrachten, an deren Ende der letzte Verantwortliche mit den kumulierten Risiken konfrontiert wird. Dabei haben Organisationsversäumnisse eine ebenso brisante Relevanz wie die Reihe der zuvor begangenen Nachlässigkeiten und Fehlleistungen. In der Summe dieser Ereignisse und Unterlassungen entsteht für Ärzte und Pflegekräfte unmittelbar am Patienten eine Situation, in der die bestehende Komplexität durch Dynamik, konkurrierende Informationen, widersprüchliche Zielformulierungen oder Zeitdruck und wechselnde Routinen verstärkt wird.[109] Aus diesem Grund erscheint die Bezeichnung dieser Konstellation des höchsten Risikos für die Beteiligten und Betroffenen als *scharfes Ende (sharp end)* angemessen.

---

[109] Vgl. Reason (1995), S. 80.

1.4.1 Menschliche Faktoren und Systemschwächen

Da Irren menschlich ist, treten Fehler und Irrtümer der im vorherigen Abschnitt genannten Art in unterschiedlicher Ausprägung auf den verschieden Organisationsebenen auf. Die Unterschiede bestehen in der zeitlichen Spanne und dem Ort ihres Wirksamwerdens. *Aktive Fehler* sind das Ergebnis unsicherer Handlungen der Beteiligten in der praktischen Ausführung und an den Systemübergängen. *Latente Fehler* werden hingegen auf anderen Organisationsebenen und z.T. in anderen Systemen begangen, z.B. von Managern, Konstrukteuren oder dem ausführenden technischen und administrativen Personal. Diese Versäumnisse werden erst im Laufe der Zeit durch bestimmte Situationskonstellationen offenbar.[110] Zahlreiche Schwachstellenanalysen belegen die Kumulation scheinbar harmloser Ereignisse, die Kombination latenter und aktiver Versäumnisse sowie die Bedeutung begünstigender Faktoren und lokaler Trigger für das Zustandekommen von Unfällen und Katastrophen.[111]

Begünstigende Faktoren für latente Versäumnisse, also solche Fehlentwicklungen, die nicht unmittelbar wirksam werden, finden sich in den Bereichen des Managements und der Administration, der Segmentierung von Arbeitsabläufen sowie dem medizinisch-technischen Fortschritt bzw. der Technologieentwicklung im Allgemeinen.

Die Technik trennt ihre Anwender zunehmend von den Prozessen, die sie kontrollieren sollen. Die Automatisierung verhindert die unmittelbare Kontrolle über Prozesse und Rückschlüsse auf Systemzustände. Die *Ironie der Automatisierung* besteht in der Übernahme menschlicher Aufgaben durch EDV-gesteuerte Systeme zur Minimierung von Risiken. Dabei wird die menschliche Funktion auf die Kontrolle dieser technischen Einheiten reduziert und erwartet, dass Menschen in der Lage sind, die Fehlerkorrektur in kritischen Situationen anstelle eben dieser Automaten auszuführen. Das Paradoxon besteht in der zunehmenden Bedeutung menschlichen Wissens bei gleichzeitiger Reduzierung auf aufmerksamkeitsfordernde Kontrolltätigkeiten.[112] Obwohl die Ausübung der Medizin und Pflege vornehmlich durch den Umgang mit den Patienten

---

[110] Vgl. Reason (1994), S. 216f. und (1995), S. 82; Dörner (2015), S. 214f. und 221f.
[111] Vgl. Reason (1994), S. 233-240; siehe auch Clausen (2003).
[112] Vgl. Reason (1994), S. 224-226, Badke-Schaub/ Hofinger/ Lauche (2012), S. 5.

geprägt ist, bestimmt die Automatisierung technischer Verfahren und diagnostisch-therapeutischer Abläufe zunehmend die ärztliche Tätigkeit. Die technische Komponente beinhaltet u.a. Konstruktionsmängel, z.B. in der Art unzureichender Bedienerfreundlichkeit, die als latentes Versäumnis Bedienungsfehler und somit unerwünschte Ereignisse begünstigen.[113] Mit der Technisierung nehmen die Häufigkeit der Mensch-Maschine-Interaktion und damit die Anzahl der sektoren-übergreifenden Behandlung von Patienten in Fachabteilungen und Funktionsbereichen zu. Je ausdifferenzierter die Spezialisierung und Arbeitsteilung auf den vertikalen (Hierarchien) und horizontalen Ebenen (Gesundheitsberufe und sog. Heilhilfsberufe) ist, desto größer ist die Dichte der Schnittstellen. Da sich die Systeme an diesen Übergängen lediglich marginal tangieren, ist eine gelingende Kommunikation maßgeblich für den konstanten Informationsfluss und somit für die Sicherheit der Patienten.[114]

Latente Versäumnisse und Schnittstellen erhöhen die Komplexität im System um die Faktoren der Intransparenz, Vernetzung und Dynamik.[115] Sie begünstigen das Zustandekommen von Unfällen als Teilmenge zusammentreffender Faktoren auf verschiedenen Organisationsebenen.

An dieser Stelle ist anzumerken, dass die Annahmen der Fehlerforschung für komplexe Systeme wie die Hochrisikobereiche getroffen werden, in denen sich Fehler durch die Entscheidungsebenen und Prozesse hindurch bis zu Katastrophen fortsetzen können. Immer wieder angeführte Beispiele sind die Kernreaktorunfälle von Three Mile Island 1979 und Tschernobyl 1986, die Explosion der Challenger-Raumfähre 1986 oder der Untergang der *Herald of Free Enterprise* 1987. Die Kriterien zur Bewertung solcher Unfälle als *Katastrophe* sind die Unmittelbarkeit ihres Eintretens und das Sachschadensausmaß mit erheblichen Opferzahlen, für deren Bewältigung die vorgehaltenen Mittel der Gefahrenabwehr nicht ausreichen. Dies sollte berücksichtigt werden, wenn Reasons Modell der durchlässigen Sicherheitsbarrieren, das sog. *Schweizer-Käse-Modell*, im Kontext der Patientensicherheit herangezogen wird. Medizin vollzieht sich weitgehend als manuelle Tätigkeit in einer sozialen Beziehung, die durch den Einsatz hoch entwickelter Technik in Diagnostik und Therapie unterstützt wird. Dementsprechend bestehen medizinische Sicherheits-

---

[113] Vgl. Reason (1994), S. 232.
[114] Vgl. Kienzle (2016), S. 113 und 115f.; Reason (1995), S. 80.
[115] Vgl. Dörner (2015), S. 58-66.

vorkehrungen weniger in Barrieren und Algorithmen, die bestimmte Handlungen unterbinden, als in Richtlinien, Standards und der persönlichen Aufmerksamkeit und Sorgfalt.

Dennoch vermittelt dieses Modell einen Eindruck vom Zusammenwirken systemimmanenter Schwachstellen auf unterschiedlichen Organisationsebenen, die sich als latente Fehler zu größeren Schadensereignissen aufkumulieren können. Auf der Stufe des Managements werden nach ökonomischen Erwägungen Ziele vorgegeben, strategische Mittel benannt und Ressourcen zugemessen. Fehlerhafte Entscheidungen wirken hier besonders durch ihr Gewicht und ihre Reichweite auf die folgenden Ebenen.

Auf der Stufe des Linienmanagements, auf der Experten die Managementvorgaben in ihren Abteilungen mit Blick auf die Produktion umsetzen, können fehlerhafte Entscheidungen getroffen, fortgeführt oder durch Rückmeldung korrigiert werden. Mit der Nähe zum Produktionsprozess werden latente Fehler in ihren Folgen konkret, weil sich Restriktionen durch Arbeitsbelastung, Materialausstattung oder Qualifikationsmängel unmittelbar auswirken. Die Risiken vermehren sich exponentiell mit der Anzahl der Schwachstellen.

Bis zu diesem Abschnitt wirken Fehler unterschwellig (latent), weswegen Sicherheitsmaßnahmen nur insoweit getroffen werden, wie Gefährdungen absehbar sind, z.B. Arbeitsschutzmaßnahmen oder Gerätesicherheit. Tückischerweise korrelieren latente und akute Fehler erst auf der Produktionsebene, auf der Menschen mit unterschiedlichen Systemen interagieren. Durch lokale Auslöser, Defekte und außergewöhnliche Bedingungen werden Sicherheitsbarrieren porös und können sich Fehlentscheidungen und sicherheitsgefährdende Handlungen (Fehler, Irrtümer, Verstöße) ihren Weg durch die Sicherheitslücken hindurch bahnen.[116]

Bis hierher wurden Fehler und Irrtümer als kognitive Fehlleistungen behandelt. Von diesen grenzt Reason absichtsvolle Verstöße (*violations*) ab, mit denen aus unterschiedlichster Motivation heraus Verfahrensweisen abgekürzt oder an außergewöhnliche Situationen angelichen werden.[117] Die Ambivalenz solcher Verstöße zwischen Systemoptimierung und Zuwiderhandlung soll hier nicht weiter erörtert werden, obwohl auch hier

---

[116] Vgl. Reason (1994), S. 246-256.
[117] Vgl. Reason (1994), S. 240-242, (1995), S. 82.

die vorsätzliche Inkaufnahme oder Evokation eines Schadens ausgeschlossen werden kann. Vielmehr handelt es sich um eine eigene Kategorie, die streng genommen nicht den Fehlleistungen zugeordnet werden kann.

Was hier jedoch zur Sprache gebracht werden soll, ist die intendierte Nachlässigkeit in Systemen, die in der medizinischen Versorgung in den Bereichen anzutreffen ist, wo die Personaldecke knapp bemessen ist. In vielen klinischen Routinen und insbesondere in der Pflege ist es vielerorts zum Selbstverständnis geworden, bestimmte Zwischenschritte und Leistungen am Patienten zu unterlassen, weil diese als überflüssige Serviceleistungen betrachtet werden. Viele dieser Verrichtungen am Patienten, die mit der medizinischen Versorgung nicht direkt in Verbindung stehen, waren aus Mangel an Evidenz hermeneutisch begründet und praktisch bewährt: Das Betten nicht nur bettlägeriger Patienten, das Richten des Essens und die Hilfe bei der Körperhygiene z.B. sind wertvolle Kontaktzeiten am Patienten, in denen durch Kommunikation und vor allen Dingen durch Beobachtung wichtige Informationen gewonnen werden können. Die regelmäßig durchgeführten Untersuchungen des *Deutschen Instituts für angewandte Pflegeforschung* (Pflege-Thermometer) verweisen auf den Zusammenhang von pflegerischen Kontaktzeiten und Patientensicherheit.[118] Ähnliches gilt beispielsweise für prä- und postoperative Gespräche, die aufgrund arbeitsteiliger Abläufe nur noch selten vom Operateur selbst geführt werden. Diagnose und Therapie ermöglichen den Behandlungserfolg – gesichert wird er indes durch die Kontinuität der Betreuung hinsichtlich des verantwortlichen Personals sowie des Informationsflusses von der Beobachtung bis zur Mitteilung und schnellstmöglichen Reaktion. Wo Vorzeichen (*Prodrome*) nicht erkannt werden, entwickeln sich Symptome zu vollständigen klinischen Bildern bzw. Nachlässigkeiten zu manifesten Patientenschäden.

Diese systematische Nachlässigkeit, die oftmals vom Management unter ökonomischen Zielsetzungen vorgegeben und legitimiert ist, gefährdet nicht nur den Behandlungserfolg, sondern stellt ein permanentes Risiko für die Patientensicherheit dar. Auch wenn diese Einsparungen an Service nur weitgehend selbstständige oder als solche erscheinende Patienten betrifft, belasten sie insbesondere die physischen und psychischen Res-

---

[118] Vgl. Isfort/ Weidner (2007); Isfort/ Weidner/ Neuhaus (2010) und Isfort/ Weidner/ Gehlen (2012).

sourcen gebrechlicher Patienten. In gewisser Weise wird die Wohlfahrtseinrichtung Krankenhaus so zu einem Ort sozialdarwinistischer Auslese. Dabei handelt es sich weder um latente noch aktive Fehler, und dennoch sind diese Nachlässigkeiten potenzielle Risiken im Prozess der Schadensgenese.

1.4.2 Integrierte Perspektive und Implikationen für die Ausbildung

In seinem Beitrag zur Spezialausgabe des *British Medical Journal* über Medizinische Fehler evaluiert Reason die beiden Hauptströmungen zur Erklärung von Fehlern. Mit der Vorstellung des individuellen Versagens durch Nachlässigkeit und Verstößen gegen Verfahrensvorschriften steht der *Personenansatz* in einer Tradition der persönlichen Schuldzuweisung, juristischen Ahndung und sozialen Diskreditierung der zur Verantwortung Gezogenen. Diese sind am leichtesten am sog. scharfen Ende der Handlungsvollzüge und Prozeduren auszumachen – Chirurgen, Anästhesisten, Pflegekräfte usw.

In der generalisierten Vorstellung eines Zusammenhangs zwischen der Persönlichkeit und dem, was ihr widerfährt (*just world hypothesis*), reichen die Vorwürfe gegen die an Unerwünschten Ereignissen Beteiligten von mentaler und sachlicher Unfähigkeit (Unaufmerksamkeit, Inkompetenz) über Verhaltensauffälligkeiten (mangelnde Sorgfalt, Motivation) bis zur Amoralität (Verantwortungslosigkeit).[119] Das reflexartige *naming, blaming and shaming* entspringt jahrtausendealten abendländischen Rechtsgrundsätzen und ist tief in der Mentalität der westlichen Zivilisationen verwurzelt.[120]

Für das Anliegen der Patientensicherheit ist der personelle Ansatz angesichts der Systemkomplexität der medizinischen Versorgung kontraproduktiv. Einerseits werden durch ein Bauernopfer archaische Emotionen

---

[119] Vgl. Reason (1995), S. 83; ders. (2000), S. 768.
[120] Der erst ab der 2. Hälfte des 15. Jh. belegbare Begriff der Verantwortung bezeichnet die rechtfertigende Begründung einer Handlung vor Gericht. Aus dem Recht Anderer, Rechenschaft für Handlungen und deren Konsequenzen zu fordern, entsteht die Verantwortlichkeit als eine persönliche Pflicht. Diese Vorstellung eines unmittelbaren kausalen Zusammenhangs zwischen Personen und Ereignissen lässt sich am Verfahren des altgermanischen Things ebenso belegen wie an der antiken *Apologia*. Vgl. Schwemmer (2004b).

bedient, andererseits „schützen" simple Erklärungen[121] vor der aufwendigen Ursachenanalyse mit ungewissem Ausgang und der eventuellen Offenlegung struktureller Mängel. Für die Effektivität des Risikomanagements ist die Funktionalität von Fehlermeldesystemen eine grundsätzliche Voraussetzung. Diese kann nur bei ausreichender Akzeptanz unter dem medizinischen Personal gewährleistet sein, weswegen Gerechtigkeit und Fairness wesentliche Werte einer Sicherheitskultur sein müssen. Die Streuung von Fehlleistungen und die typischen Muster ihres Auftretens verweisen darüber hinaus auf die Unzulänglichkeit des personenzentrierten Ansatzes.[122]

Dem personellen Ansatz steht der Systemansatz gegenüber, wonach Fehler weniger als Ursachen, denn als Folgen struktureller Gegebenheiten und organisatorischer Abläufe aufgefasst werden. Gegenmaßnahmen zielen auf die Standardisierung von Prozessen, auf die Optimierung von Kontrollmechanismen und die Einrichtung von Sicherheitsbarrieren. Dadurch soll den menschlichen Bedingtheiten sicherheitstechnisch Rechnung getragen werden – und es wird mehr Komplexität ins System gebracht. Die Regulation menschlicher Verhaltensoptionen begrenzt gleichzeitig sicherheitsrelevante Kompensations- und Adaptionspotenziale im Umgang mit unabsehbaren Ereignissen und Veränderungen.[123]

Einen integrativen Ansatz zwischen Mensch und System stellen die *Human Factors*, verstanden als interdisziplinäre Wissenschaftsausrichtung, dar. Der Begriff ist mehrdeutig und insofern in den jeweiligen Verwendungen zu erklären.

(1) In der Literatur zur Patientensicherheit werden *Human Factors* vornehmlich im Sinne eines menschlichen Versagens aufgefasst. Je nach Publikation variiert der Anteil referierter menschlicher Unzulänglichkeiten als Ursache für Schadensereignisse zwischen 50% und 90%. Offensichtlich handelt es sich hier um eine Varianz, die sich durch methodische Besonderheiten, und hier insbesondere durch die Definition von Kategorien, erklären lässt. Dennoch wird von einigen Autoren und Betreibern

---

[121] In der Sozialpsychologie wird mit dem Begriff des *Fundamentalen Attributionsfehlers* (*correspondence bias*) die menschliche Neigung beschrieben, bei der Ursachenzuschreibung situative Einflüsse systematisch zu unterschätzen, wohingegen dispositionale Faktoren der Person entsprechend überbewertet werden.
[122] Vgl. Reason (2000), S. 768.
[123] Vgl. Reason (2000), S. 770.

von Schulungseinrichtungen hartnäckig ein Anteil von 70% „Human Factors" als ursächlich für Patientenschäden propagiert.[124]

(2) Als menschliche Faktoren (Human Factors) werden hingegen alle physischen, psychischen und sozialen Charakteristika des Menschen aufgefasst, die sein Handeln in und mit sozio-technischen Systemen beeinflussen oder davon beeinflusst werden.[125]

(3) Auf diesem Verständnis bauen die Human-Factors als integrativer wissenschaftlicher Ansatz mit dem Ziel auf, die Interaktion von Mensch und Technik in komplexen Systemen zu analysieren und zu verbessern. Optimierende Prozesse sollen auf die Passung von Mensch und System zielen, wobei Aspekte des menschlichen Wohlbefindens und der Sicherheit im Vordergrund stehen.[126] Das Augenmerk der Disziplin gilt dem Menschen in seiner Schlüsselfunktion für die Risikoerkennung und -bewältigung im Wechselspiel von Individuum, Gruppe und Team sowie Technik und Organisation.[127]

Die Bedeutung der Perspektive eines Anderen bei der Erkennung von Fehlern und Gefahren ist eine verbreitete Alltagserfahrung. Während handlungsbedingte Ausrutscher von den Ausführenden selbst relativ leicht festgestellt werden, behindern Rahmen- und Ankereffekte (*framing & priming*) oder erste Hypothesen (*configuration bias*) die unverzerrte Identifikation eines Zustands. Unfallanalysen und Experimente zeigen, wie wichtig der kollegiale Blick einer anderen Person für die Wahrnehmung von Fehlannahmen oder Abweichungen wie z.B. eine falsch gestellte Diagnose oder Therapieanweisung ist.[128]

Zwischenfazit: Die Art der sensitiven Wahrnehmung, der kognitiven Verarbeitung und des Problemlösens als Anpassungsleistung an wechselnde Umweltbedingungen sind Teil der evolutionsbiologischen Ausstattung des Menschen. Von seiner Art her an das Leben in einer natürlichen Umwelt angepasst, hat sich der Mensch mittels dieser Fähigkeiten selbst eine Welt der Kultur und technischen Zivilisation geschaffen, deren

---

[124] Vgl. Reason (1994), S. 232; Badke-Schaub/ Hofinger/ Lauche (2012), S. 5.
[125] Vgl. Badke-Schaub/ Hofinger/ Lauche (2012), S. 4.
[126] Vgl. Badke-Schaub/ Hofinger/ Lauche (2012), S. 5.
[127] Vgl. Badke-Schaub/ Hofinger/ Lauche (2012), S. 6f.
[128] Vgl. Reason (1994), S. 207f.

Komplexität er nur durch Selektion der Wahrnehmung und Reduktion der Vorstellungen bewältigen kann. Kreativität und Irrtum sind quasi die Seiten der gleichen Medaille. Als Gesellschaftswesen steht der Mensch in ständiger Interaktion mit seiner sozialen Umwelt. Hier erleichtern Normen, Regeln, Routinen und Schemata die Orientierung angesichts der Notwendigkeit, Situationen bezüglich ihrer Optionen und Restriktionen zu bewerten. Systeme sind in einem soziologischen Verständnis geschlossene Sinnkonstrukte zur Reduktion von Komplexität[129]. Ihrer eigenen Dynamik folgend, scheint Systemen jedoch die Vermehrung von Komplexität inhärent zu sein. Nichtsdestoweniger handelt es sich bei Systemen um Konstruktionen von Wirklichkeit, deren Grenzen grundsätzlich willkürlich definiert sind. Die Unsicherheit des Handelns aufgrund der begrenzten Rationalität, d.h. der Verfügbarkeit aller notwendigen Informationen sowie der Fähigkeit, diese adäquat zu verarbeiten, nimmt mit der Systemkomplexität zu.

Die kognitive Bewältigung von Aufgaben und Problemen erfolgt gestuft nach deren Schwierigkeitsgrad im Abgleich von Ist- und Sollzustand. Den drei Ausführungsebenen entsprechen die für sie typischen Fehlleistungen. Hinzu kommt die Möglichkeit der kognitiven Abkürzungen in der Art stereotyper Reaktionen. Insbesondere auf der fähigkeitsbasierten, aber ebenso auf der regel- und wissensbasierten Ebene spielt Aufmerksamkeit eine wichtige Rolle zur Kontrolle der kognitiven Prozesse und der praktischen Ausführung, um Fehlleistungen zu vermeiden. Auf den Hierarchie-Ebenen von Organisationen wirken sich Fehler unterschiedlich aus. Erst im Verlauf des Produktionsprozesses kann sich die Situation zuspitzen, indem sich latente Fehler des Managements und aktive Fehler am sog. scharfen Ende zu kritischen Ereignissen aufkumulieren. In komplexen Situationen kann die Sichtweise anderer Personen dazu beitragen, falsche Zustandsbeschreibungen zu korrigieren. Dabei sind in diesem kognitionspsychologischen Fehlermodell noch nicht die Bedeutung von Emotionen als handlungssteuernde und bewertende Elemente oder die Einflüsse gruppendynamischer Entscheidungsprozesse berücksichtigt.

---

[129] In den Naturwissenschaften erscheinen Systeme als beobachtbare abgegrenzte Einheiten. Von diesem „Idealzustand" ausgehend, sind Hypothesenprüfungen möglich, deren Ergebnisse zu neuen Erkenntnissen über die Systemstrukturen und -grenzen führen.

Aus dem Gesagten ergibt sich eine Reihe didaktischer Schlussfolgerungen für die Erstellung eines Lehrkonzepts Patientensicherheit. Der Ansatz der Human Factors macht die Notwendigkeit einer integrativen Herangehensweise deutlich: Menschen kommt aufgrund ihrer mentalen Kreativität eine wichtige Rolle bei der Erkennung von Gefahren und der Bewältigung von Risikosituationen zu. Da Systeme Ausschnitte konstruierter Wirklichkeiten darstellen, sollten sie menschengerecht gestaltet werden. Die Aufmerksamkeit ist eine begrenzte, aber regenerierbare Ressource zur Bewältigung von Aufgaben, zur Vermeidung von Fehlleistungen und bei der Kompensation von Sicherheitslücken in komplexen Systemen. Die Wahrscheinlichkeit der Entdeckung von Versäumnissen und Fehlentwicklungen ist im Team um die Perspektiven seiner Mitglieder erhöht. Aus diesen Punkten lassen sich erste Lernziele für das Lehrkonzept Patientensicherheit wie Aufmerksamkeitssteuerung, Analyse- und Urteilsfähigkeit, Kreativität, Mannschaftsgeist und Verantwortungsbewusstsein ableiten.

Nachdem in diesem Abschnitt verschiedene Perspektiven zur Entstehung von Fehlleistungen, Schäden und Unfällen erläutert wurden, gelten die folgenden Betrachtungen den Auswirkungen von Gesundheitsschäden.

2 Sicherheit und Schadensfolgen

Die Verwendung des Begriffes Fehler konnotiert zumindest in der deutschen Sprache immer auch den Schaden. Aufgrund der Bedeutung der Gesundheit als konditionales Gut für die Wahrnehmung von Lebenschancen wiegen Implikationen wie Verantwortung und Moral im Zusammenhang mit der Patientensicherheit besonders schwer.

Die Bedeutung von Schadensereignissen für die betroffenen Patienten liegt in ihren schicksalhaften Konsequenzen wie der Verlust von Gesundheit, Autonomie sowie sozialer Teilhabe. Diese unvorhergesehene Benachteiligung scheint moralische Entrüstung zu rechtfertigen. Doch auch das beteiligte Personal ist Belastungen wie Schuldgefühlen, Regressforderungen und Karriereeinbußen infolge eines eingetretenen Patientenschadens ausgesetzt. Der US-amerikanische Forscher Albert Wu prägte für diesen Umstand den Begriff des *zweiten Opfers* (*second victim*)[130].

---

[130] Vgl. Wu (2000), S. 726 f.

Die ökonomischen Folgen von Behandlungsschäden belasten darüber hinaus die Anbieter medizinischer Leistungen und deren Haftpflichtversicherer, wie das Beispiel der kaum finanzierbaren Versicherungsprämien für frei praktizierende Hebammen jüngst gezeigt hat. In erster Linie betrifft das Problem der *Malpractice Crisis*[131] die Krankenhäuser und Krankenhaushaftung in einem Ausmaß, das existenziell bis in die Prinzipien des Sozialstaates hineinreicht. Dabei ist Sicherheit mehr als nur eine Variable des Qualitäts- und Risikomanagements.

2.1 Sicherheit[132]

Sicherheit ist gleichermaßen menschliches Bedürfnis wie Bedingung menschlichen Handelns. Als *Defizitbedürfnis* verortet sie der Psychologe Abraham Maslow in einer hierarchischen Dynamik zwischen physiologischen und sozialen Bedürfnissen. Mit der Bezeichnung *Defizit* kommt zum Ausdruck, dass der Mangel an Bedürfnisbefriedung zu physiologischen und psychologischen Schäden führen kann.[133] Am Beispiel von Stress als Anpassungsreaktion an veränderte Umweltbedingungen oder Anforderungen, für die der Organismus noch kein Reaktionsmuster entwickelt hat,[134] lässt sich die elementare Bedeutung des Sicherheitsbedürfnisses illustrieren. Sicherheit bedeutet Geborgenheit und darüber hinaus Ordnung und Stabilität. Unter diesen Bedingungen können höherrangige menschliche Bedürfnisse erfüllt werden, und es entsteht Raum für individuelle Motivationslagen wie z.B. das Streben nach Erfolg oder die Realisierung von Freiheit und Selbstverwirklichung.[135]

Gesellschaftlich betrachtet stellt Sicherheit einen „objektiv bestimmbaren und rechtlich definierten Zustand des Geschütztseins" dar, dessen Garantie auf „konkreten Rechtsgrundlagen beruht", wie sie in Gesetzen und rechtlichen Vereinbarungen, z.B. Arbeits- und Behandlungsverträgen,

---

[131] Der Begriff *Malpractice Crisis* bezeichnet den Zusammenbruch des Heilwesenhaftplichtmarkts infolge des Rückzugs der Versicherungsunternehmen bei existenziell bedrohlich hohen Prämienbelastungen der Erbringer von Gesundheitsleitungen.
[132] Diese Textpassage ist übernommen aus: Rosentreter/ Pundt (2014), S. 242f. (Textanteil des Verfassers).
[133] Vgl. Maslow (2010), S. 62-65.
[134] Vgl. Selye (1977), S. 33f. und 38f.
[135] Vgl. Maslow (2010), S. 66-70.

zum Tragen kommen.[136] Sicherheit ist demzufolge mehr als ein Wahrscheinlichkeitsverhältnis von Gefahrenfreiheit und Risiko. Sie schafft einen geschützten sozialen Raum, in dem die Patienten sich gewiss sein können, dass ihnen in ihrer befristeten Vulnerabilität im Zusammenhang mit der Erkrankung kein zusätzlicher Schaden entsteht, und in dem die ärztlichen, pflegerischen und therapeutischen Mitarbeiter souverän ihre berufliche Tätigkeit ohne Gewissenskonflikte und Furcht vor rechtlicher Haftung ausüben können. Demgemäß wäre eine in ihrer Effektivität verbesserte Sicherheitskultur im Gesundheitswesen gleichermaßen ein Beitrag zur Gewährleistung der Integrität sowohl von Patienten als auch des medizinischen Personals.

2.2 Die Perspektive der betroffenen Patienten[137]

Physisches und psychisches Wohlbefinden sind für den Menschen von besonderem Wert. Als konditionales Gut ist *Gesundheit* bestimmend für das objektive und subjektive Befinden einer Person und somit maßgeblich für den Lebensvollzug und die Wahrnehmung von Lebenschancen. Die vielfach kritisierte Definition der Weltgesundheitsorganisation formuliert einen absoluten Anspruch des Wohlseins, der mit der Lebensrealität, im Speziellen chronisch kranker oder behinderter Menschen, kaum in Einklang zu bringen ist:

„Die Gesundheit ist ein Zustand des vollständigen körperlichen, geistigen und sozialen Wohlbefindens und nicht nur das Fehlen [im Orig.: *absence*] von Krankheit oder Gebrechen."[138]

Es liegt nahe, Gesundheit nicht als einen statischen Zustand aufzufassen, sondern als ein labiles Gleichgewicht auf einem Kontinuum zwischen den Polaritäten *gesund* und *krank*. Nach einem solchen Verständnis erscheint Gesundheit als relativer Status, der im Kontext des jeweiligen gesellschaftlichen Bezugssystems individuell und subjektiv wahrgenommen wird. Aus einer wissenschaftstheoretischen Perspektive konstatiert Jürgen Mittelstraß:

„Die Wahrheit, nicht nur die wissenschaftliche Wahrheit, ist, dass uns Gesundheit wie Krankheit in allen Phasen unseres natürlichen Lebens beglei-

---

[136] Vgl. Conze (2004), S. 832.
[137] Vgl. Rosentreter (2013), S. 251f.
[138] Weltgesundheitsorganisation (2014). Einleitung zur Verfassung.

ten, dass Krankheit ebenso natürlich ist wie Gesundheit, d.h. dass beide zu unserer biologischen Natur gehören wie zur Natur jedes Lebewesens."[139] Angesichts der vielfältigen physischen und psychischen funktionalen Anforderungen an den menschlichen Organismus ist Gesundheit das Gelingen einer Balance zwischen Kompensation und Überforderung. Jede Störung dieses empfindlichen Gleichgewichts bedeutet Einschränkung der Lebensgestaltung auf den vielfältigen Ebenen menschlicher Existenz. Die Beeinträchtigungen, die im Normalfall eine Gesundheitsstörung begleiten, wiegen im Falle von Behandlungsschäden infolge von Fehlern oder Verstößen gegen die Patientensicherheit umso schwerer:

- Verlust von Lebensqualität durch Schmerzen und Begleitbeschwerden, wobei sich somatische und psychische Komponenten mit der Dauer der Erkrankung zunehmend gegenseitig bedingen;
- verbleibende Gesundheitseinbußen und Beeinträchtigungen, da je nach Schwere einer Erkrankung oder eines Gesundheitsschadens die völlige gesundheitliche Wiederherstellung nicht gelingt;
- im Falle schwerer Verläufe mit der Notwendigkeit intensivmedizinischer Behandlung und Folgeoperationen die Entwicklung eines posttraumatischen Belastungssyndroms;
- monetäre Kosten durch Verdienstausfälle sowie für (oft fortgesetzte) Heilbehandlungen und Rehabilitation;
- soziale Kosten durch Einbußen in der Lebensqualität und eingeschränkte Möglichkeiten, in seinem sozialen Umfeld präsent zu sein;
- Minderung von Lebenschancen durch eingeschränkte soziale Teilhabe, z.B. in der Karriere und Lebensplanung;
- Verlust von Lebenszeit zur Befriedigung eigener Bedürfnisse und Wünsche, z.B. in Familienleben, außerberuflicher Lebensgestaltung oder Freizeit.

Die Belastungen in den verschiedenen Dimensionen der persönlichen Lebensführung sind nicht quantifizierbar, berühren aber in ihren Konsequenzen die Autonomie des Individuums und werden somit auch ethisch relevant. Haftet dem Krankheitsgeschehen, was in der Regel der Fall ist, etwas Schicksalhaftes an, so ist es Tragik; wird es mutmaßlich durch

---

[139] Mittelstraß (2005), S. 143.

menschliche Beteiligung verursacht, verlängert oder erschwert, so löst es beim Betroffenen Gefühle von Ungerechtigkeit und Benachteiligung aus. Das vermeidbare Unrecht des durch einen Fehler verursachten Schadens verlangt Wiedergutmachung und löst den Ruf nach „dem Schuldigen" aus, der als vermeintlicher Verursacher Genugtuung und Schadenersatz zu leisten hat. Das entspricht der allgemeinen Auffassung von Verantwortlichkeit in einem juristischen Verständnis von Ursache, Wirkung und Verursacher. Bei allen Ausführungen zur Bedeutung von Fehlern für das Lernen und den medizinischen Fortschritt ist die Bedeutung dieser Position für unser abendländisches Rechtsverständnis nicht von der Hand zu weisen. Diese juristische Verantwortung aber macht den „Schuldigen" zum Objekt arbeits-, zivil- und strafrechtlicher Verfahren.

Mit der Offenlegung von Fehlern gegenüber den Betroffenen und mit der Entschuldigung der Beteiligten wird indes der Status des Rechtssubjekts erhalten, indem Fehler als Fehlleistungen erklärt und die Übernahme der Verantwortung für die Sache des (geschädigten) Patienten erneut bekräftigt wird.[140]

Ein offener und fairer Umgang mit Fehlern und Schäden wäre das adäquate Pendant einer professionellen Haltung gegenüber der institutionellen Asymmetrie von medizinischem Personal und Patient. Sein Laientum und seine schwächere Position im therapeutischen Verhältnis erschweren es dem Patienten, Fehler in der Behandlung zu erkennen und seine Patientenrechte einzufordern.

In diesem Abhängigkeitsverhältnis erscheint es ihm ratsam, das Vertrauen und die Zuwendung des therapeutischen Personals nicht durch vermeintliche Unbotmäßigkeit und Kritik aufs Spiel zu setzen. Der medizinische Laie wird ohnehin nur die groben Verstöße gegen die ärztliche Kunst, deren Gefahren- bzw. Schadenpotenzial offensichtlich ist, realisieren können. Da Krankheit und Gesundung in den Routinen eines komplexen Krankenhausalltags bereits Reserven und Aufmerksamkeit fordern, werden Patienten eher dazu neigen, Gefährdungen aus ihrer Wahrnehmung auszugrenzen und Risiken zu relativieren, um Ressourcen für den weiteren Genesungsprozess zu schonen.

---

[140] Vgl. Schwappach/ Koeck (2004), Manser/ Staender (2005), Wojcieszak/ Banja / Houk (2006).

Zudem haben Patienten in der akuten Phase ihrer Erkrankung weder den Willen noch die Kraft, um zentrale Aspekte der Behandlung, wie Therapieoptionen und die Einhaltung der medizinischen Standards, selbstbestimmt zu kontrollieren und zu steuern.[141]

2.3 Die Perspektive des beteiligten medizinischen Personals

Es ist bereits angeklungen, dass nicht nur Patienten zu Opfern von Schadensereignissen in der medizinischen Behandlung werden, sondern auch Angehörige der Heilberufe, die darin involviert waren. Dem Begriff des *Zweiten Opfers* (*second victim*) liegen empirische Befunde zugrunde, wonach beteiligte Ärzte unter z.T. erheblichen gesundheitlichen Beeinträchtigungen wie Konzentrations- oder Schlafstörungen leiden, einem höheren Burn-out-Risiko ausgesetzt sind und sich in der Ausübung ihres Berufs sehr verunsichert fühlen.[142]

Der Eintritt eines Fehlers mit Schaden stellt eine Herausforderung für alle Beteiligten dar. Das an einem solchen Ereignis beteiligte Personal ist einerseits mit einer außerordentlichen emotionalen Belastung durch Scham, Schuldgefühle und Selbstzweifel konfrontiert und sieht sich andererseits Erwartungen der sozialen Umwelt ausgesetzt, in einer bestimmten Weise mit dem Fehler bzw. Schaden umzugehen. Dazu gehören die Kommunikation mit den betroffenen Patienten und ihren Angehörigen ebenso wie mit Kollegen und Vorgesetzten. Des Weiteren sind es bestimmte Verhaltensweisen, die der Umwelt einen konstruktiven Umgang mit Fehlern symbolisieren, seien dies Einsicht, Reue oder verstärkte Bemühungen um Wiedergutmachung und zukünftige Fehlervermeidung.

Der aus der Psychologie stammende Begriff der *kognitiven Dissonanz* bezeichnet ein Spannungsgefühl, das entsteht, wenn eigene Verhaltensweisen nicht mit dem eigenen, üblicherweise positiven Selbstbild übereinstimmen. Damit diese als unangenehm empfundene Spannung abgebaut wird, müssen Selbstkonzept und Verhalten zumindest kognitiv wieder in Übereinstimmung gebracht werden. Da Verhaltensänderungen in der Regel aufwendig sind, tendieren Personen dazu, Ereignisse anders zu bewerten oder weitere Einstellungen in ihre gedanklichen Konzepte einzubauen, damit der Ausgleich und somit die Harmonie wiederhergestellt

---

[141] Vgl. Rosentreter (2013), S. 233f.
[142] Vgl. Wu (2000); Schwappach/ Hochreutener (2008) und Schwappach/ Boluarte (2008).

werden. Ein oft herangezogenes Beispiel hierfür sind Raucher, die ihr gesundheitsschädigendes Verhalten rationalisieren oder die Risiken relativieren.[143] Die bekannten Mechanismen des Leugnens, Relativierens, Distanzierens und Verdrängens kennzeichnen einen psychologisch misslungenen Umgang mit Fehlleistungen sowohl mit Blick auf die geschädigten Patienten sowie auf die Person, die als medizinisch verantwortlich in das Schadensgeschehen involviert ist.[144]

Mit einem Behandlungsfehler haben die beteiligten Ärzte und Pfleger, Ärztinnen und Pflegerinnen nicht nur den Verlust ihrer Selbstkontrolle und Sicherheit zu verarbeiten, sondern auch die sozialen Konsequenzen ihrer Fehlhandlung und etwaiger Patientenschäden zu tragen. Welche destruktiven Konsequenzen daraus in Form eines Teufelskreises entstehen können, machen die empirischen Befunde zum *Second Victim* und der Disposition, aufgrund der psychischen Belastung, erneut Fehlleistungen zu begehen, deutlich. Lernen aus Fehlern ist demnach nicht nur eine moralische Verpflichtung gegenüber den Geschädigten, sondern ebenso eine psychologische und sozialhygienische Notwendigkeit; ganz abgesehen von der ansonsten vergebenen Chance auf Innovation und wirklichen Fortschritt. Hier zeigt sich, dass Patientensicherheit und Mitarbeitersicherheit nicht voneinander zu trennen sind.[145]

Im Umfeld der Schweizer Stiftung Patientensicherheit forscht der Gesundheitsökonom Daniel Schwappach zur Belastung von Ärzten, die in Fehlereignisse involviert waren.[146] Es zeigt sich, dass gerade Berufsanfänger – in der von ihm zitierten Literatur junge Ärzte zu Beginn ihrer Laufbahn –, besonders gefährdet waren, infolge eines medizinischen Fehlers schwerwiegende psychische Belastungen zu erleiden. Allgemeine Gefühle, die von den Betroffenen nach einem Fehler berichtet wurden, waren Reue, Verzweiflung, Frustration, Schuldgefühle und schließlich das selbstzerstörerische Gefühl von Unzulänglichkeit.[147]

Dabei entsprechen die aufgezählten Zustände wie Reue, Frustration und Schuldgefühle adäquaten Reaktionen zur Gewährleistung von Funktionalität und Fortentwicklung sozialer Gefüge. Das Gefühl der Scham als

---

[143] Vgl. Festinger (1978), S. 15-42.
[144] Vgl. Rosentreter (2012b), S. 116-119 und 122.
[145] Vgl. Rosentreter (2012b), S. 122f.
[146] Diese Textpassage ist übernommen aus: Rosentreter (2012b), S. 113f.
[147] Vgl. Schwappach/ Boluarte (2008), S. 10f.

emotionale Reaktion darauf, Erwartungen an sich selbst oder Dritte nicht erfüllt zu haben, sollte natürlicherweise zu einem Prozess der Selbstreflexion motivieren, der von Entschuldigung und Versöhnung sowie einer Verhaltensänderung gefolgt wird, z.b. bestimmte Regeln fortan besser zu beachten. Alle diese Emotionen sind individuelle Motive, die das Leben in sozialen Gruppen überhaupt erst ermöglichen. Sie implizieren den „Fehler" als Abweichung von einer Norm als „normal" und funktional notwendig für das Leben in einer Gesellschaft.

Problematisch werden solche emotionalen Zustände, wenn sie über eine gesellschaftlich zugestandene Zeit der Verarbeitung fortbestehen, außergewöhnlich belastend sind und dysfunktional für das betroffene Individuum selbst wie für ein Kollektiv werden. So gaben 61% der in einer nordamerikanischen Studie befragten 3.171 Medizinern an, stärkere Angst vor zukünftigen Fehlern zu haben, nachdem sie in ein Fehlerereignis involviert waren; 44% beklagten den Verlust ihres ärztlichen Selbstvertrauens und 42% hatten erhebliche Schlafstörungen. Im Falle der Beteiligung an einem Beinahe-Zwischenfall (*near miss*) lag der Anteil der Betroffenen mit den angeführten Beschwerden durchschnittlich nur um 10% niedriger.[148] Langfristig ließ sich ein Zusammenhang zwischen selbst wahrgenommenen medizinischen Fehlern und einer reduzierten Lebensqualität, einem Anstieg sämtlicher Burn-out-Parameter (Maslach Burn-out-Inventory, MBI) und einem dreifach erhöhtem Depressionsrisiko messen.[149]

Diese Befunde legen nahe, dass die psychische Belastung infolge der Verwicklung in ein Fehlerereignis das persönliche Risiko, neue Fehler zu begehen, erheblich erhöht. In einem *circulus vitiosus* bedingen sich Beteiligung an einem Fehler und Fehlerrisiko über die vermittelnde Variable der psychosozialen Belastungsfolgen wechselseitig.[150]

2.4 Ökonomische Folgen: Krankenhäuser und Haftpflichtversicherer

Aus ökonomischer Perspektive betrachtet, ist die Wiederherstellung der Gesundheit ein Bedürfnis, zu dessen Erhalt und Wiederherstellung das Sozial- und Gesundheitssystem Güter und Leistungen bereitstellen. Diese

---

[148] Vgl. Waterman et al. (2007), S. 469f.
[149] Vgl. West et al. (2006), S. 1073-1075.
[150] Vgl. Schwappach/ Hochreuter (2008), S. 1406; Schwappach/ Boluarte (2008), S. 10.

Güter stellen den notwendigen Bedarf zur Befriedigung dieses Bedürfnisses dar. Da Güter definitionsgemäß knapp bemessen sind, müssen sie bewirtschaftet werden, d.h. planvoll unter Beachtung der Bedarfsdeckung und Produktion verwaltet werden. Aus diesem Verhältnis und gesellschaftlichen Vorstellungen von Verteilungsgerechtigkeit ermittelt sich der Preis dieser Güter. Der besteht nicht nur in den Kosten des Sozialversicherungssystems zur Wiederherstellung der Gesundheit, sondern ebenfalls in passiven Posten wie dem Lohn- und Verdienstausfall eines Arbeitnehmers, den Produktionseinbußen des Arbeitgebers durch den zumindest zeitweiligen Verlust der Arbeitskraft oder Regressansprüchen gegenüber den Leistungserbringern bei nachgewiesener Verletzung von Sorgfaltspflichten in der Behandlung.

Vor dem Hintergrund bestehender Haftpflichtversicherungen tendiert die Rechtsprechung dazu, Ansprüche sowohl hinsichtlich des regressierbaren Umfangs als auch der zugebilligten Entschädigungssummen auszuweiten. Dies hat seine Ursache darin, dass der bestehende Haftpflichtschutz als Vermögensbestandteil des Schädigers betrachtet wird.[151] In Verbindung mit dem Anstieg der Schadenssummen und infolge der erhöhten Prämien für die Versicherungsnehmer hat sich die Situation für die Erbringer medizinischer Leistungen und die Versicherungsunternehmen derart verschärft, dass sich im Jahr 2012 mehrere Versicherungsunternehmen, darunter die *Zurich Gruppe* als größter Haftpflichtversicherer, aus der Betriebshaftpflicht von Krankenhäusern zurückgezogen haben. Für die verbleibenden Versicherungsunternehmen und Krankenhäuser hat dies zu erheblich verschlechterten Bedingungen geführt.[152] Allein durch die Neuversicherung mit Prämienanpassungen zwischen 25% und 50% sowie 100% bei Neuversicherungen ist dadurch zwischen 2012 und 2015 ein Mehraufwand in Höhe von 230 Millionen Euro für deutsche Krankenhäuser und Universitätskliniken entstanden.[153] In dieser Summe sind 19% Versicherungssteuer enthalten. Insgesamt ist das Prämienvolumen aller deutschen Akutkrankenhäuser von 2012 bis 2016 um 330 Millionen Euro auf 560 Millionen Euro brutto angestiegen.[154]

---

[151] Vgl. Köhler/ Bovenkerk (2016), S. 132.
[152] Vgl. Petry (2014), S. 43.
[153] Vgl. Petry/ Preetz (2016), S. 180.
[154] Vgl. Petry (2015), S. 6.

Die Ursachen für diese Kostenentwicklung sind weniger durch den medizinischen Fortschritt, zunehmende Komplexität und infolgedessen einen Anstieg der Haftungsrisiken sowie Schadensfälle begründet.[155] Sie liegen vielmehr in der überproportionalen Steigerung der Aufwendungen für *schwere Personenschäden*.[156] Als solche werden Behandlungsschäden mit einem höheren Schadensaufwand als 150.000 Euro bezeichnet. Diese machten nach einer internen Untersuchung der Ecclesia (Versicherungs)Gruppe mit einem Aufkommen von lediglich 2,56% der Personenschäden im Jahr 2008 jedoch 70% des gesamten Schadensaufwands aus.[157] Dabei machen Behandlungsfehler in der ambulanten wie stationären Geburtshilfe zwei Drittel des gesamten Schadensaufwands aus.[158] Infolge dieser Entwicklung lag der durchschnittliche monetäre Schaden aller medizinischen Fachgebiete im Jahr 2014 bei 1,76 Millionen Euro (Geburtshilfe: 2,2 Millionen Euro) pro Fall.[159]

Der Schadensaufwand umfasst neben den Heilbehandlungskosten und durch richterliches Urteil beschlossene Schmerzensgelder[160] fiktiv berechnete Erwerbs- und Rentenschäden sowie Mehraufwendungen zum Ausgleich entstandener Nachteile für Haushaltshilfen oder Umbaumaßnahmen zur Barrierefreiheit.[161] Den größten Kostenfaktor bei den schweren Personenschäden stellen die Pflegekosten dar, die bei einer 24-stündigen ambulanten Betreuung ohne weiteres das Doppelte einer stationären Versorgung betragen können.[162] Der medizinische Fortschritt macht es möglich, dass auch derart schwer geschädigte Menschen eine annähernd normale Lebenserwartung haben und dementsprechend lange

---

[155] Vgl. Köhler/ Bovenkerk (2016), S. 129.
[156] Vgl. Köhler/ Bovenkerk (2016), S. 125; Petry (2014), S. 42.
[157] Vgl. Petry (2014), S. 42.
[158] Vgl. Petry (2015), S. 16.
[159] Die Anstiege zwischen 6% und 9% werden maßgeblich durch die Kosten für die Pflege, Wohnfeldanpassungen und Erwerbsschäden verursacht. Vgl. Petry (2014), S. 42; Köhler/ Bovenkerk (2016), S. 125.
[160] Namentlich in der Humangenetik, Pränatalmedizin und Geburtshilfe scheint der erwartete Erfolg medizinischen Handelns eine Anspruchshaltung zu begünstigen, nach der ein Schaden als widerfahrenes Unrecht und nicht als Unglück bewertet wird. Vgl. Köhler/ Bovenkerk (2016), S. 124, 128 und 129f.
[161] Vgl. Köhler/ Bovenkerk (2016), S. 131; Petry/Preetz (2016), S. 181.
[162] Vgl. Petry/ Preetz (2016), S. 181.

Schadensersatzleistungen beziehen.[163] Durch diese sog. *Abwicklungszeit* und die Kostenentwicklung im Gesundheitswesen kann ein schwerer Personenschaden derzeit leicht die Summe von 15 Millionen Euro übersteigen.[164] Hinzu kommen die Regressforderungen der Sozialversicherungsträger an die Haftpflichtunternehmen, die ein Viertel der gesamten Schadensaufwendungen ausmachen.[165]

Dem Prämienanstieg von mehr als 150% in den vergangenen 20 Jahren begegnen viele Krankenhäuser mit Risikoverzicht,[166] indem sie Selbstbehalte oder reduzierte Deckungssummen zwischen 15 Millionen und 7,5 Millionen Euro vereinbaren.[167]

Als positiver Effekt für die Patientenversorgung und -sicherheit kann unter diesen Umständen die zunehmende Bedeutung des klinischen Qualitäts- und Risikomanagements betrachtet werden. So binden viele Versicherer inzwischen die Zeichnung einer Police an das Vorhandensein eines effektiven Risikomanagements.[168] Negative Effekte bestehen darin, dass sich Anbieter aus den besonders risikoreichen Gesundheitsleistungen herausnehmen, wie viele ambulante Gynäkologen und freie Hebammen aus der Geburtshilfe es seit 2010 getan haben.[169]

Sollten bei steigendem Schadensaufwand weitere Versicherungsunternehmen aus dem Heilwesenhaftpflichtmarkt aussteigen, ist zu befürchten, dass nicht mehr alle Krankenhäuser auf der Basis des bestehenden Schadensereignisprinzips (*Occurence*) mit einem ausreichenden Versicherungsschutz versorgt werden können.[170] Auch alternativ diskutierte Versicherungsmodelle, die auf den ersten Blick attraktiv erscheinen, gehen mittelfristig zu Lasten der Versicherungsnehmer.[171]

Das unternehmerische Kalkül der ungenügenden Deckelung von Haftpflichtrisiken als Reaktion auf das Refinanzierungsproblem stellt ein

---

[163] Vgl. Köhler/ Bovenkerk (2016), S. 129.
[164] Vgl Petry (2014), S. 42; Köhler/ Bovenkerk (2016), S. 126.
[165] Vgl. Petry (2014), S. 42; ders. (2016), S. 181; Köhler/ Bovenkerk (2016), S. 131f.
[166] Vgl. Petry (2015), S. 4.
[167] Vgl. Petry (2015), S. 8; Köhler/ Bovenkerk (2016), S. 125.
[168] Vgl. Petry (2014), S. 43; ders. (2009).
[169] Vgl. Köhler/ Bovenkerk (2016), S. 123f. und 129.
[170] Vgl. Petry/ Preetz (2016), S. 188.
[171] Vgl. Petry/ Preetz (2016), S. 181.

existenzielles Risiko für den Bestand der Kliniken dar.[172] Statistisch ist der Fall, dass ein Krankenhaus durch mehrere schwere Personenschäden betroffen ist, zwar unwahrscheinlich, allerdings sagen statistische Irrtumswahrscheinlichkeiten nichts über die Verteilung von Restrisiken aus. Wenn Kliniken in der Zukunft wegen Refinanzierungsproblemen und der Unterversicherung von Risiken in die Insolvenz abgleiten, sind auch sozialstaatliche Prinzipien bedroht. Dieser Fall bedeutet die vollständige Abkehr von der Daseinsvorsorge, die im Grundgesetz der Bundesrepublik Deutschland festgeschrieben ist, zum marktwirtschaftlichen Wettbewerb in der Gesundheitsversorgung (vgl. Kap. C.1).

Bisher wurden in diesem Kapitel ausführlich die Ursachen menschlicher Fehlleistungen und deren Folgen im System der Gesundheitsversorgung behandelt. Die Art und Weise der kognitiven Bewältigung befähigt den Menschen zur Lösung komplexer Problemstellungen. Als evolutionsbiologische Ausstattung ermöglicht sie ihm die überlebensnotwendige Anpassung an wechselnde Umwelten, indem er sie seinen Bedürfnissen und Zielen anpasst. Zugleich ist es diese Art des Denkens, die in der Komplexität der von ihm selbst geschaffenen sozio-technischen Systeme zur potenziellen Ursache von Fehlleistungen und Unfällen wird.

Die Folgen von Behandlungsfehlern betreffen Patienten und die Angehörigen des medizinischen Personals, Krankenhäuser und Praxen sowie deren Haftpflichtversicherer und wirken auf diese Weise bis in die Prinzipien des Sozialstaates hinein. Die Vermeidung von Fehlern, soweit dies möglich ist, sowie der konstruktive Umgang im Sinne eines *Lernens aus Fehlern* erlangt folglich eine gesamtgesellschaftliche Dimension.

3 Fehlleistungen vermeiden – Aus Fehlern lernen

Dem Lernen im Allgemeinen sowie dem Anliegen der Patientensicherheit im Speziellen ist mit der Teilnahme an einer entsprechenden Ausbildungsmaßnahme nicht Genüge getan. Die Befähigung zu lebenslangem Lernen ist die Voraussetzung zu einem selbstbestimmten Leben in Anpassung an den beschleunigten Wandel der wissenschaftlich-technischen Zivilisation. Dazu bedarf es neben der notwendigen methodischen Kom-

---

[172] Vgl. Köhler/ Bovenkerk (2016), S. 126.

petenz einer entsprechenden persönlichen Haltung.[173] Durch die Einbettung des Menschen in soziale und ökonomische Prozesse findet Lernen über die traditionellen Ausbildungsinstitutionen hinaus an neuen Lernorten statt.[174] (Vgl. Kap. A.3). Die Einbindung des Individuums in die Lernprozesse der Organisationen ist längst Realität, auch wenn diese Vorgänge bisher wenig intendiert, koordiniert und geplant verlaufen. Je mehr Sozialisationsprozesse einem zufälligen Verlauf überlassen werden (*Versteckter Lehrplan*), desto stärker werden sich unerwünschte und schwer zu korrigierende Effekte einstellen. Lehrangebote zur Vermittlung relevanter Einstellungen und Verhaltensweisen können folglich nicht früh genug damit einsetzen, an das Thema der Patientensicherheit heranzuführen. Dies entspräche einer konsequenten Umsetzung des für das Medizinstudium propagierten problemorientierten und kompetenzbasierten Lernens, indem der notwendige zeitliche Rahmen zur Entwicklung einer Lernspirale und der induktiven Vertiefung von Kompetenzen so eingerichtet würde, dass er für gesamte Studiendauer besteht. Das Thema Patientensicherheit fordert geradezu nach derartigen Lernformaten, in denen Fehler und im Speziellen Beinahe-Fehler (*Near misses*) zum Anlass des Lernens genutzt werden können.

3.1 Grundlegende Annahmen zum Umgang mit Fehlern und Risiken

Der Umgang mit Fehlern umfasst eine zeitliche sowie eine soziale Dimension und somit unterschiedliche Ansätze des Lernens und des Umgangs mit Fehlern. Die zeitliche Perspektive erstreckt sich von der planvollen Vermeidung von Fehlern mit konsekutiven Schäden (Fehlerprävention) hin zu einem konstruktiven Lernprozess im Umgang mit kritischen und Schadensereignissen. Die soziale Komponente betrifft die Interaktion zwischen Einzelpersonen, Arbeitsteams und abstrakt der Organisation, vertreten durch Entscheidungsträger und Mitarbeiter im Leitlinienmanagement (Sicherheitskultur und lernende Organisation). Tabelle 8 veranschaulicht Maßnahmen des Umgangs mit Fehlleistungen auf diesen beiden Dimensionen.

Von singulären oder isolierten Interventionen in einzelnen Feldern sind kaum wesentliche Effekte für die Verbesserung der Patientensicherheit zu erwarten. Sicherheitskultur ist demnach mit der lernenden Organisation

---

[173] Vgl. Roth (2011), insbes. Kap. 2.
[174] Vgl. Faure et al. (1972), S. 15f.; Europäische Kommission (2000), S. 3-5.

gleichzusetzen, in der Produktions- und Lernprozesse gleichgewichtet aufeinander abgestimmt werden.[175] Die Felder der Dimensionen sind miteinander verbunden und aufeinander aufbauend. Den Handlungsrahmen bilden das Risikomanagement und eine sicherheitsförderliche Organisationskultur, in der Fehlerkommunikation ermöglicht wird. In Ausbildungsmaßnahmen werden gleichsam die Voraussetzungen für ein individuelles Problembewusstsein und damit für die berufliche Selbstreflexion und Fehleranalyse in den Arbeitsgruppen geschaffen.

Tabelle 8: Dimension des Umgangs mit Fehlleistungen

Soziale D. \ Zeitliche D.	Prävention	Evaluation
Individuum	Bewusstsein	Reflexion
Team/ Gruppe	Ausbildung	Fehleranalyse
Organisation	Risikomanagement	Kommunikation

(Quelle: Eigene Darstellung)

Die aktuellen Antworten auf die Frage nach einem konstruktiven Umgang mit Fehlern in der Medizin bestehen im Ziel, klinische Fehlermeldesysteme (CIRS) flächendeckend zu implementieren und Schulungsmaßnahmen zur Patientensicherheit in der Ausbildung der Gesundheitsberufe zu etablieren. Während CIRS nach der aktuellen Umfrage des Instituts für Patientensicherheit inzwischen in 68% der Krankenhäuser „systematisch umgesetzt" wird,[176] bewegen sich die Fortschritte bezüglich der Ausbildung zwischen Willensäußerungen und vereinzelten Initiativen engagier-

---

[175] Siehe hierzu die Definition bei Paff et al.: „Sicherheitskultur wird hier definiert als der gemeinsame Wissens-, Werte-und Symbolvorrat einer sozialen Einheit, der ihre Kapazität erhöht, die Sicherheit allgemein zu fördern. Die Sicherheitskultur einer Versorgungsorganisation ist jener gemeinsame Wissens-, Werte-und Symbolvorrat, der die Kapazität der Organisation erhöht, die Patientensicherheit zu verbessern." Paff et al. (2009), S. 292.
[176] Vgl. Manser/ Epping (2016), S. 7. Interview in der Zeitschrift für Orthopädie und Unfallchirurgie. Die noch nicht publizierten Ergebnisse der Replikationsstudie basieren auf der deutschlandweiten Befragung zum Einführungsstand des klinischen Risikomanagements (kRM) von 2010. Vgl. Lauterberg et al. (2012).

D Sicherheitskultur

ter Kliniker und Hochschuldozenten. *Incident Reporting-Systeme* dienen der Detektion und Analyse erfolgter Fehler und Schadensereignisse, um daraus zu lernen. Sie stellen insofern ein Instrument des Erfahrungs- und des Organisationslernens dar. Der Erfolg dieses Instruments ist maßgeblich von dem Grad abhängig, in dem eine Sicherheitskultur der offenen Kommunikation und der kurzen Informationswege, d.h. seiner Einbettung in die Organisationsabläufe und dem schnellen Feedback an die Meldenden, etabliert ist.[177]

Durch die verbindlichen Vorgaben des Gemeinsamen Bundesausschusses zu den grundsätzlichen Anforderungen an ein einrichtungsinternes Qualitätsmanagement[178] sowie zu den Konditionen vieler Haftpflichtversicherungsunternehmen werden Fehlermeldesysteme in absehbarer Zeit flächendeckend implementiert sein. Dies kann ein erster Schritt zu einer Sicherheitskultur sein, die durch entsprechende Maßnahmen der Organisationsentwicklung zu etablieren ist, damit ein Lernen aus Fehlern gewährleistet wird.

Die Grenzen dieser Art des Erfahrungslernens bestehen in den methodischen Restriktionen medizinischer Fehlermeldesysteme[179] und dem Faktum, dass ein kritisches Ereignis zuvor eingetreten sein muss, um es zum Gegenstand der Analyse und des Lernens machen zu können. Das Prinzip von *Trial and Error*[180] kann angesichts der unternehmerischen Risiken, der etwaigen Kosten für die Schadensregulation und der ethischen Dimension von Patientenschäden keine Optionen im Umgang mit Fehlern sein.

Ausbildungsmaßnahmen der Patientensicherheit müssen deshalb auf Einstellungen und Kompetenzen abzielen, die dazu befähigen, Fehler und Schäden zu vermeiden. Dazu ist ein entsprechendes Problembewusstsein zu schaffen, sind Fertigkeiten zur Erkennung und Bewältigung von Risiken zu vermitteln und Einstellungen zu bilden, die außerdem persönlichkeitsstabilisierend auf den Umgang mit stattgefundenen kritischen Ereignissen vorbereiten.

---

[177] Vgl. Odzwany et al. (2005), Vogus/ Suttcliffe (2007) und Zaheer et al. (2015).
[178] Vgl. Gemeinsamer Bundesausschuss (2014a-d).
[179] Vgl. Lauterberg (2009), S. 13-16.
[180] Trial and error als heuristische Methode der schrittweisen Annäherung an eine Problemlösung, bei der unter Inkaufnahme von Fehlschlägen verschiedene Lösungsmöglichkeiten erprobt werden.

3.2 Bewusstsein und Handeln

Aus lern- und motivationstheoretischen Gründen ist ersichtlich, dass eine singuläre, zeitlich knapp bemessene Lehrveranstaltung, in der den Lernenden wenig Gelegenheit zu aktiver Eigenleistung gegeben wird, kaum eine verhaltensändernde Wirkung entfalten kann. Damit neue Bewusstseinsinhalte, Einstellungen und Verhaltensweisen internalisiert werden können, bedarf es der Auseinandersetzung mit dem Lernstoff. Die Bedeutung der wiederholten Verarbeitung kognitiver Inhalte für die Bahnung neuronaler Netzwerke (*Engramme*) ist eine neuro-biologische Tatsache. Ihre Fundierung erlangen diese Bewusstseinsinhalte durch die Häufigkeit ihrer Aktivierung. Der wechselseitige Zusammenhang von Bewusstsein und Wahrnehmung stabilisiert die neu angelegten kognitiven Strukturen gegen vorzeitige Löschung (*Extinktion*).[181]

Prozesse der kognitiven *Wahrnehmung* umfassen die Interpretation und Integration sensorischer Informationen zu inneren Repräsentationen (*Perzepten*) und deren Verwendung bei der Interaktion mit der Umwelt.[182] Das *Bewusstsein* beinhaltet alle kognitiven Aktivitäten der passiven Vergegenwärtigung der inneren und äußeren Erlebniswelt (Wahrnehmungen, Gedanken, Gefühle etc.) sowie der aktiven Überwachung und Steuerung der eigenen Umwelt und Verhaltensweisen.[183]

Zwei der wichtigsten Wahrnehmungsmechanismen sind die *Selektion* und die *Interferenz*. Aus der Fülle der Eindrücke werden typische und aufschlussreiche Reize wahrgenommen. Aus dieser Auswahl werden Schlüsse gezogen, die über das Beobachtete hinausgehen und in die Bildung von Meinungen und Einstellungen einfließen.[184] Emotionen bewerten die Wahrnehmung hinsichtlich ihrer Qualität (angenehm vs. unangenehm), der Aktivierung (erregt vs. passiv) und Kontrolle (stark vs. schwach).[185] Selektion, Emotionale Bewertung, Interferenz und Meinungsbildung verlaufen in der Regel unterbewusst als automatische Prozesse. Auf der Basis vorprogrammierter Annahmen über Häufigkeit (*Konsens*), Originalität (*Distinktheit*) und Vorkommen (*Konsistenz*) eines wahrgenommenen

---

[181] Vgl Roth (2011), Kap. 4 und 5.
[182] Vgl. Atkinson et al. (2001), S. 150.
[183] Vgl. Atkinson et al. (2001), S. 190.
[184] Theorie der Personenwahrnehmung nach Jérôme S. Bruner (1957). Vgl. Herkner (2008), S. 277f.
[185] Vgl. Ulich/ Mayring (2003), S. 53f.

Inhaltes wird die Beobachtung kategorisiert und in Bewusstseinsinhalte überführt.[186] Diese Kategorien beeinflussen nachfolgende Wahrnehmungen (*Akzentuierung*) und deren Integration in vorhandene Denkmuster. Diese vereinfachte Darstellung verdeutlicht die wechselseitige Abhängigkeit von Wahrnehmung und Bewusstsein.

Die Sensibilisierung für das Thema Patientensicherheit ist ein erster Ansatz zu einem Lehrkonzept, dessen eigentliches Ziel die Herausbildung eines bewussten sicherheitsrelevanten Verhaltens der Ausbildungsteilnehmer ist. Der vermittelnde Schritt zwischen der Sensibilisierung für die Patientensicherheit und der Befähigung zu sicherem Handeln besteht in der Vermittlung der dazu notwendigen sicherheitsrelevanten Haltungen (Motive) und Kompetenzen. Die Bedeutung der Wechselbeziehung zwischen Wahrnehmung und Bewusstsein für den Lernprozess tritt hier hervor.

Der Sprache kommt dabei ihre Bedeutung als Medium sowohl zur Vermittlung der Inhalte und als auch der Bewusstseinsbildung zu. Der Konnex von Sprache und Bewusstsein bringt die Bedeutung hermeneutischer Unterrichtsmethoden ins Spiel. Die analytische und interpretative Auseinandersetzung mit Texten fördert nicht nur die Permanenz der verarbeiteten Information, sondern ebenso Fähigkeiten der kognitiven Kontrolle und Selbststeuerung.

3.3 Organisation und Lernen

Nach der verbreiteten Lernzieltaxonomie von Benjamin Bloom et al. werden drei Verhaltensdimensionen unterschieden, in denen die Lernziele nach dem Grad ihrer Konsolidierung hierarchisiert sind.[187] Im *kognitiven Bereich* steigert sich die Komplexität des Wissens über die Analysefähigkeit bis zur Fähigkeit der umfassenden Bewertung. Die *affektiven Lernziele* sind durch den Grad ihrer Internalisierung zwischen Aufmerksamkeit, Reaktion, Bildung persönlicher Werte und Persönlichkeitsbildung gekennzeichnet Die *psychomotorische* Verhaltensdimension umfasst den Grad der Koordinierung von der bloßen Imitation über die Präzision bis zur Naturalisierung der Fertigkeiten.[188]

---

[186] Attributionstheorien nach Jones/ Davis (1965) und Kelley (1967). Vgl. Herkner (2008), S. 285-290.

[187] Vgl. Bloom et al. (1976); Krathwohl/ Bloom/ Masia (1975); Dave (1973).

[188] Vgl. Ott (2011), S. 166-171.

Folglich vermögen selbst Ausbildungs- und Studiengänge mit überwiegend theoretischen Bildungsinhalten bis zu einer gewissen Ausprägung diese Lernziele zu realisieren. Die Vertiefung kognitiver Kenntnisse, affektiver Fähigkeiten und psychomotorischer Fertigkeiten hängt von der Ausgewogenheit theoretischer und praktischer Lernformate ab, wobei die vollständige Beherrschung und Praxis erst in der Arbeitsorganisation erlangt werden kann.[189]

Teilnehmer eines Lehrangebots zur Patientensicherheit sollten vor dem Eintritt in ihre Arbeitswelt u.a. ein Problembewusstsein entwickelt haben, für Risiken sensibilisiert sein sowie über grundlegende Kenntnisse und Fertigkeiten verfügen, wie z.B. über die Entstehung von Fehlleistungen oder über Maßnahmen der Patientenidentifikation und des Team-Timeout. Mit ihren erworbenen Kenntnissen, Einstellungen und Fertigkeiten bringen Ausbildungs- und Studienabsolventen einen wertvollen Fundus in die Organisation ein. Diesen ungenutzt zu lassen, käme einer sinnlosen Ressourcenverschwendung gleich.

Die typischen *Killerphrasen* „das haben wir schon immer so gemacht" und „warum etwas ändern, es läuft doch gut" verweisen nur auf den ersten Blick auf eine kompetente und stabile Organisation mit Standards und festen Regeln.

Für die Sicherheit der Organisation resultieren aus dieser Lernverweigerung gravierende Konsequenzen hinsichtlich des ihr verfügbaren Humankapitals und ihrer Anpassungsleistung. Lernen am Arbeitsplatz beinhaltet gleichermaßen die praktische Einübung durch Anwendung des Gelernten und die Entwicklung neuer Perspektiven. Die Organisation ist zumindest insofern ein Ort des kontinuierlichen individuellen Lernens. Vorgaben und Verpflichtungen, die von den Mitgliedern als Beitrag zur Realisierung der Organisationsziele erwartet werden, beschränken dieses Potenzial in zulässiger Weise; unreflektierte sowie zum Selbstzweck gewordene Routinen und Ressentiments blockieren Lernen und somit die Sicherheit der Organisation unnötig.[190] Die Selektion bestimmter Wissensbestände und Fertigkeiten durch Arbeitsabläufe und Routinen führt zum Verlernen dessen, was nicht kontinuierlich aktiviert wird. Mit der Zeit verlieren diese Wissensbestände ihre Konturen und werden marginali-

---

[189] Vgl. Diettrich/ Gillen (2005), S. 11.
[190] Vgl. Reber (1992), Sp. 1243.

siert, indem sie mit anderen mentalen Kategorien verschmelzen.[191] Standards, Verfahrensregeln und Traditionen sind mit den Zielen von Organisationen nur solange vereinbar, wie sie mit dem Wandel ihrer Außenwelt kompatibel sind oder diese kompensieren. Jedes Gesundheitsreformgesetz, jede neue Prozedur oder Technik in einer Funktionsabteilung und jeder neue Mitarbeiter eines Teams bringen Veränderungen mit sich, die in die gesamte Organisation hineinwirken und ihr Anpassungsleistungen abverlangen.[192]

Jedem Angehörigen eines medizinischen Berufs muss die Abweichung von vorgegebenen Pfaden als Verstoß gegen Professionalität und Berufsethos erscheinen. Leitlinien und Standards in den medizinischen Verfahren sind das Ergebnis der Bemühungen um die Versorgungsqualität und die Patientensicherheit. Wie starre Verfahrensweisen das Gegenteil bewirken können, wenn sie nicht dem individuellen Fall angemessen und an den Wandel der Außenwelt adaptiert werden, belegen beispielhaft die Fälle von Fehlversorgung und Behandlungskomplikationen bei Demenzkranken. Verantwortung im Umgang mit Fehlern berücksichtigt die Unmöglichkeit der totalen Fehlervermeidung und die daraus resultierende professionelle als auch ethische Verpflichtung, aus Fehlern zu lernen.

Drei Beispiele aus der Praxis sollen den Wert von Fehlern für das Lernen und den daraus gezogenen Nutzen für die Organisation veranschaulichen: (1) Eine frisch examinierte Krankenschwester möchte im Rahmen der Aufnahmeroutine eine Frau im gebärfähigen Alter zum EKG und zum Röntgen schicken. (2) Nach nahezu 15 Stunden ununterbrochenen Bereitschaftsdienstes droht einem Anästhesiepfleger gegen 03:30 Uhr nachts der Fehler, ein Anästhetikum falsch zu dosieren. (3) Im Rahmen seiner Facharztausbildung assistiert ein junger Arzt bei einer Darmresektion und zieht die Ligatur zu fest an. Die daraus möglicherweise resultierende Komplikation einer Anastomoseninsuffizienz ist ihm aufgrund seiner Unerfahrenheit nicht bewusst. Die Personen und Fehler sind austauschbar – es geht bei diesen Beispielen, die im Verlauf der weiteren Erörterung aufgelöst werden, um den Umgang mit Risiken und Fehlern und die Bedeutung des Lernens für die Sicherheit in einer Organisation.

---

[191] Vgl. Roth (2011), 121-127.
[192] Vgl. Reber (1992), Sp. 1242; Diettrich/ Gillen (2005), S. 1; Pfaff/ Driller (2012), S. 197.

3.3.1 Organisationsentwicklung und Lernende Organisation

Die Bedingungen seiner Existenz verlangen dem Menschen die Anpassung an wechselnde Umwelten und somit beständiges Lernen ab (vgl. Abschn. D.1.1). So betrachtet ist die Arbeitsorganisation zumindest ein Ort, an dem individuelles Lernen stattfindet. Damit ist für das Organisationslernen eine notwendige, aber nicht hinreichende Bedingung erfüllt.[193]

So wie das Individuum, haben sich auch Organisationen wechselnden Systembedingungen anzupassen, um zu bestehen. Dazu können sie auf die Potenziale und Fähigkeiten ihrer Mitglieder zugreifen. Die Herausforderung der Organisationsentwicklung besteht darin, die strukturellen Bedingungen zu schaffen, um individuelle Lernverfahren zu kollektivieren, damit mittel- bis langfristige Veränderungen planbar werden.[194] Die Art, in der es einer Organisation gelingt, die Lern- und Problemlösungsfähigkeiten sowohl auf der Ebene des Individuums als auch auf der Ebene der Gruppen zu fördern und in die organisationalen Strukturen zu integrieren (*Capacity building*), bestimmt über ihre Leistungsfähigkeit in der Auseinandersetzung mit ihrer Umwelt.[195]

Das Problem besteht weniger in der Überwindung von Systemgrenzen durch Kommunikation, sondern in der Überführung impliziten, nicht reflektierten Wissens in vermittelbares, explizites bzw. deklaratives Wissen.[196] Dieses wird in individuellen Einzelleistungen, vor allem aber in Abhängigkeit von der individuellen Leistungsfähigkeit und der Qualität ihrer Interaktion in mikrosozialen Gruppenprozessen generiert. Hinzu treten die Ressourcen, Restriktionen und Erwartungen an die Organisationsmitglieder im Hinblick auf die Organisationsziele als bedingende oder hemmende Faktoren.[197] Organisationen sind also insofern lernfähig, wie ihnen die Verknüpfung der Einzel- und Gruppenleistungen in eine organische Makrostruktur gelingt.[198] Hier kommt das hermeneutische Prinzip zum Tragen, wonach das Ganze mehr ist als die Summe seiner Bestandteile bzw. der einzelnen Lernleistungen.

---

[193] Vgl. Rosenstiehl (2003), S. 460.
[194] Vgl. Pfaff/ Driller (2012), S. 198.
[195] Vgl. Reber (1992), Sp. 1241; Pfaff/ Driller (2012), S. 197.
[196] Vgl. Rosenstiehl (2003), S. 461; Diettrich/ Gillen (2005), S. 11.
[197] Vgl. Reber (1992), Sp. 1243f.
[198] Vgl. Reber (1992), Sp. 1244-1248; Baecker (2000), S. 6; Rosenstiehl (2003), S. 461.

D Sicherheitskultur

Das Spannungsfeld, dem die Organisation beständig ausgesetzt ist, besteht in der Ambiguität zwischen Stabilität und Innovation. Einerseits bedingt die Sicherheit zur Gewährleistung der Organisationsziele strikte Vorgaben, Regeln und Verfahrensweisen, andererseits erfordern die Veränderungen in ihrer Umgebung Anpassungsfähigkeit, Veränderungsbereitschaft und Offenheit. Die Ambivalenz des in der Organisation vorhandenen impliziten Wissens liegt darin, dass es unbewusst, gestaltlos und ungenutzt vorliegt. Damit es genutzt werden kann, ist es zu explizieren, zu kommunizieren und entsprechend der aktuellen Erfordernisse innovativ zu kombinieren.[199] Dieser Zyklus ist kein selbsterhaltender Prozess, sondern muss koordiniert und durch begünstigende Organisationsstrukturen gefördert werden.

Die mikrosozialen Gruppenprozesse im Zentrum des Organisationslernens verweisen auf die Bedeutung persönlicher Einstellungen[200] sowie sozialer und personaler Kompetenzen für Teambildung und Kommunikation. Der Management-Theoretiker Peter Senge hat günstige Bedingungen des Teamlernens als eine vertrauensvolle Atmosphäre gegenseitiger Bestärkung beschrieben, in der die Verschiedenheit der Gruppenmitglieder und eine kollegiale Konkurrenz um Spontaneität und Kreativität Synergien erzeugen, die weit über die jeweiligen Einzelleistungen hinausreichen.[201] Eine wesentliche Bedeutung kommt dabei dem *Systemdenken* als fünfte Disziplin der Organisation zu.[202] Diese Vorstellung eines ganzheitlich-systemischen Denkens auf allen Ebenen als Merkmal einer lernenden Organisation ist weit verbreitet.[203] Senge skizziert Systemdenken als einen Denkstil, der es ermöglicht, kausale Zusammenhänge, Wechselbeziehungen und Veränderungsprozesse ganzheitlich zu erkennen.[204]

Diese viel zitierten Überlegungen Senges vermitteln eine Vorstellung davon, wie eine Sicherheits- bzw. Lernkultur idealerweise zu gestalten wäre. Konkret ist hingegen das Wissen über die zu schaffenden Voraussetzungen. Damit Systemgrenzen und Organisationsebenen überwunden

---

[199] Vgl. Rosenstiehl (2003), S. 461; Baecker (2000), S. 10f.
[200] Vgl. Senge (2011), S. 255.
[201] Vgl. Senge (2011), S. 256-258.
[202] Vgl. Senge (2011).
[203] Vgl. Diettrich/ Gillen (2005), S. 13.
[204] Vgl. Senge (2011), S. 87f. und 91f. Siehe auch die Ausführungen zur Wissenschaftstheorie als Gegenstand eines Faches Patientensicherheit in Kap. G.2.2.1.

werden können, müssen Handlungsspielräume individuellen Lernens durch offene Interaktions- und Kommunikationschancen erweitert werden.[205] Dazu sind Strukturen zu schaffen, welche die Anwendung pädagogischer Konzepte auch in den Produktionsabläufen ermöglichen. Dies erfordert ein Umdenken aller Akteure, indem Eigenverantwortung, Transparenz und kontinuierlicher Wandel als Lern- und Organisationsprinzipien akzeptiert werden.[206]

In der deutschen Gesundheitsversorgung steht solchen Prinzipien die Realität steiler Hierarchien und Machtausübung entgegen, die sich in Führungsstil, Konkurrenzdenken und sogar Schadenfreude im Falle des Scheiterns äußern kann.[207] Damit ist eine offene und transparente Kommunikation über Fehler, wie sie im Rahmen des Sicherheitsdiskurses gefordert wird, nicht realisierbar. Verschärfend treten strukturelle Bedingungen wie Zeitdruck oder Personalknappheit hinzu.[208] Somit stellen sich für das Organisationslernen zwei Probleme: die verständliche Scheu der Betroffenen, aus Angst vor Schuldzuweisungen Fehler einzugestehen und die blockierte Integration von Lernerfahrungen in der Organisation.

3.3.2 Lernpotenziale von Fehlern nutzen

Der Organisationssoziologe Dirk Baecker schlägt deshalb vor, nicht die Fehler, sondern das Lernen und das, was aus Fehlern und vor allem ihrer Vermeidung gelernt wird, zum Gegenstand von Kommunikation zu machen.[209] Die schwierige Balance der Organisation zwischen stabilisierenden Routinen und der Anpassung an externe Veränderungen ist bereits angeklungen. Aus einer Organisationsperspektive hat Lernen, das über die Einübung der Organisationsprozesse hinausgeht, den Charakter abweichenden Verhaltens mit einer destabilisierenden Komponente.[210]

Bei jeder „richtigen" Handlung ist das falsche Verhalten jedoch stets kopräsent. Aus der gegen Unendlich tendierenden Anzahl falscher Verhaltensoptionen verweist erst die Erfahrung auf das richtige Verhalten. Während sich für technisierte Prozesse Verfahrensanweisungen formulieren

---

[205] Vgl. Rosenstiehl (2003), S. 461.
[206] Vgl. Diettrich/ Gillen (2005), S. 13f.
[207] Vgl. Baecker (2003), S. 28.
[208] Vgl. Baecker (2003), S. 28.
[209] Vgl. Baecker (2003), S. 28f.
[210] Vgl. Baecker (2003), S. 26; siehe auch Reber (1992), Sp. 1242.

lassen, entziehen sich soziale Geschehen wie das therapeutische Verhältnis aufgrund der sozialen Randbedingungen einer solchen technischen Formalisierung. Dabei kommt es in den seltensten Fällen zu Fehlern oder sogar Schäden, weil bereits der Beinahe-Fehler den drohenden Schaden ankündigt. Im Abschnitt D.1.4.2 wurde die Rolle anwesender Beobachter für die Entdeckung von Fehlleistungen erwähnt. Durch Korrektur werden Fehler im Verlauf ihrer Entstehung vermieden und in richtiges Verhalten gewendet. Nach Baecker kommt Beobachtern hier die Funktion zu, richtiges – fehlervermeidendes und zielführendes – Verhalten zu beschreiben.[211]

Da die Korrektur bei nicht zu schwerwiegenden Problemen meistens unterbewusst und intuitiv erfolgt, kommt Beobachtern und Beteiligten die Funktion zu, dieses implizite Wissen zu explizieren und so dem Lernen zugänglich zu machen. Der Wert von Beinahe-Fehlern (*Near misses*) ergibt sich aus ihrem hermeneutischen Potenzial, indem sie auf den drohenden Fehler verweisen bevor dieser ein Schädigungspotenzial entfaltet. Auf der Basis bisheriger Erfahrung wird der schmale Korridor der Fehlervermeidung zwischen der Chance, richtig zu handeln, und dem Risiko, einen Fehler zu begehen, erkundet. Fehler werden vermieden, indem sie im Ansatz erkannt werden.[212] Aus Fehlern lernen wird hier zu einem Oszillieren zwischen Fehlerbegehung und Lerneffekten.[213] Damit das Lernpotenzial von Beinahe-Fehlern genutzt werden kann, bedarf es neben der Selbstbeobachtung und (Selbst)reflexion des Handelnden auch der Achtsamkeit (*mindfulness*) anderer.[214] Dieser kognitive Stil der gegenseitigen Wahrnehmung ist eine Grundlage zur Kommunikation von Beobachtungen und dem Lernen aus (Beinahe-)Fehlern.[215] Während diese spezielle Art der *Aufmerksamkeit* zeitlich vor einem Fehlereignis angesiedelt ist, kommt der Reflexion als wesentliches Merkmal der Kompetenzentwicklung besondere Bedeutung in der Aufarbeitung von Beinahe-Fehlern und Fehlleistungen zu.

Intuitive Urteilsfähigkeit, Achtsamkeit und Reflexion sind individuelle Fähigkeiten, deren Förderung und Optimierung ein Ziel der Organisati-

---

[211] Vgl. Baecker (2003), S. 25.
[212] Vgl. Baecker (2003), S. 27.
[213] Vgl. Baecker (2003), S. 26.
[214] Vgl. Baecker (2003), S. 29; Kaplan (2003), S. 30.
[215] Vgl. Baecker (2003), S. 29.

onsentwicklung und damit der lernenden Organisation sein sollte.[216] Die Relevanz informeller Lern- und Entwicklungsprozesse in der Arbeitsorganisation ergibt sich aus den Grenzen des formalen Lernens für den Erwerb beruflicher Handlungskompetenzen in den Bildungsinstitutionen.[217] Damit Lernen in der Organisation und Organisationsentwicklung sich in einem professionellen Arrangement vollziehen können, sind bei der Gestaltung von Arbeitsplätzen und -prozessen berufspädagogische Aspekte zu berücksichtigen.[218]

Wie dies im Fall der gegebenen klinischen Beispiele aussehen kann, soll nun aufgezeigt werden. (1) Die nach ihrem Examen einzuarbeitende Krankenschwester hat im Verlauf ihrer Ausbildung eine professionelle Haltung entwickelt, aus der heraus sie bei einer erfahrenen Kollegin nachfragt. Hier erfährt sie, dass bei Patientinnen im gebärfähigen Alter vor der Röntgenuntersuchung das Anamnesegespräch ergeben muss, ob eine Schwangerschaft ausgeschlossen werden kann. Durch Kommunikation kann das Problem gelöst, ein etwaiger Fehler vermieden und ein Lernprozess angestoßen werden. Ihre Handlungsfähigkeit und Handlungsoptionen werden erweitert: Die nächste Patientenaufnahme wird sie weitgehend selbstständig organisieren können und aufgrund dieser exemplarischen Erfahrung wird sie für ähnliche Situationen und Risiken sensibilisiert sein. (2) Der ermüdete Anästhesiepfleger wird trotz fortgeschrittener Stunde von einem Kollegen, dessen Bereitschaftsdienst weniger belastend war, begleitet. Diesem fällt die Falschdosierung auf, noch während die Injektion aufgezogen wird. Dank seiner Achtsamkeit und kollegialen Solidarität wird ein möglicherweise kritisches Ereignis vermieden und der übermüdete Kollege vor der Begehung eines Fehlers bewahrt. Die Selbstreflexion und die bewertungsfreie kollegiale Rückmeldung werden ihn für seine Belastungsgrenzen sensibilisieren. (3) Der junge Arzt in der fachärztlichen Weiterbildung, der die Ligaturen zu fest anzieht, wird vermutlich seinen Fehler wiederholen, wenn er keine kollegiale Rückmeldung über die möglicherweise eintretenden schädigenden Folgen wie Anastomoseninsuffizienz, Blutung oder Sepsis erhält. Im Falle solcher Komplikationen wird deren Ursache kaum auf seinen Anfängerfehler zurückgeführt werden können, da Operationssaal und

---

[216] Vgl. Diettrich/ Gillen (2005), S. 6.
[217] Vgl. Diettrich/ Gillen (2005), S. 11.
[218] Vgl. Diettrich/ Gillen (2005), S. 7.

Intensivstation bzw. Normalstation separate Systeme darstellen. Für den Erfolg seiner Handlung und die Sicherheit seiner Patienten ist er auf die Anleitung durch erfahrene Kollegen angewiesen. Auch hier spielen Achtsamkeit und kollegiale Unterstützung eine wichtige Rolle. Doch die Benennung des Problems ist noch nicht dessen Lösung, weil er weitere Erfahrung machen muss, um Ligaturen bei unterschiedlichen Gewebekonsistenzen je nach Alter und Erkrankung der Patienten richtig zu legen.

4 Fazit zum Umgang mit Fehlern

In diesem Kapitel wurden die kognitiven, sozialen und strukturellen Ursachen von Fehlern beschrieben. Zum evolutionsbiologischen Vermächtnis des Menschen gehören Denkstile, die ihm sowohl die Assimilation an veränderte Umweltbedingungen sowie die Anpassung der Umwelt an seine Bedürfnisse ermöglichen. Angesichts der vom Menschen geschaffenen nicht-natürlichen Milieus birgt diese Befähigung zur Lösung komplexer Probleme gleichzeitig das Potenzial für Fehlleistungen. Die häufigsten Fehler entstehen durch kognitive Vereinfachungen und können in begrenztem Umfang durch Aufmerksamkeit sowie Kontrolle der kognitiven Prozesse und Handlungsverläufe vermieden werden. Allerdings brauchen sich diese Kapazitäten vor allem unter Belastung in diffizilen Situationen durch Ablenkung, Überforderung und Übermüdung relativ schnell auf. Ein ressourcenschonender Umgang mit diesen Reserven legt die Anwendung stereotypischer Reaktionen nahe, in denen Schritte der Informationsverarbeitung übersprungen werden, wenn die Definition der Situation eindeutig erscheint.

Systeme sind Konstrukte sozialer Wirklichkeit zur Reduktion von Komplexität. Sie ordnen die Welt in der Art relationaler Sinngefüge, wobei ihr Sinn über die Kommunikation vermittelt wird. Eigendynamische Prozesse führen indes dazu, dass die Komplexität der Systeme mit der Dauer ihres Bestehens zunimmt, wodurch eine wachsende Diskrepanz zur menschlichen Fähigkeit ihrer kognitiven Bewältigung entsteht. Die dynamische Expansion von Systemen ist ebenso ein Indikator für die Unbestimmtheit von Systemgrenzen wie die Segmentierung von Arbeitsprozessen, z.B. durch Arbeitsteilung oder die Auslagerung sog. gering qualifizierter Tätigkeiten. Die Grenzen von Systemen sowie ihre Komplexität sind offensichtlich variabel und willkürlich konstruiert, indem die Relationen ihrer Elemente in einer bestimmten Weise definiert werden.

Sicherheit ist ein menschliches Grundbedürfnis. Dazu gehört auch die Sicherheit der gesundheitlichen Unversehrtheit. Eine relative Gesundheit ist die *conditio sine qua non* für die Qualität aller Lebensvollzüge. Behandlungsschäden führen zu einer Reihe von Beeinträchtigungen bei den betroffenen Patienten und dem beteiligten Gesundheitspersonal (*second victim*). Abgesehen von dieser menschlichen Tragödie bedrohen die ökonomischen Folgen nicht nur die Anbieter medizinischer Leistungen und Versicherungsunternehmen in ihrem Bestand, sondern gefährden sozialstaatliche Prinzipien und das Prinzip der Daseinsvorsorge. Die Vermeidung von Fehlern und ein lernender Umgang damit werden somit auch zu einem ethischen Imperativ.

Aus den grundlegenden Annahmen zum Umgang mit Fehlern lässt sich die Notwendigkeit eines sicherheitsbezogenen Bewusstseins, welches in Ausbildungsmaßnahmen zur Patientensicherheit zu vermitteln ist, ableiten. Die Möglichkeiten des formalen Lernens in den klassischen Bildungseinrichtungen haben ihre Grenzen in der Erreichung höherer Lernebenen, die nur durch praktische Anwendung und Erfahrungslernen erreicht werden können.

Zur notwendigen Bedingung eines sicherheitsbezogenen Bewusstseins auf der Ebene des Individuums tritt die hinreichende Bedingung des kontinuierlichen Lernens auf der Organisationsebene. Die Fortführung des Lernens ist folglich in den Arbeitsorganisationen zu institutionalisieren und durch professionelle pädagogische Intervention zu koordinieren. Insbesondere das Lernen im Umgang mit Fehlern erfordert die Auseinandersetzung mit der Praxis, wenn ihr Lernpotenzial genutzt werden soll. Abgesehen von den vermiedenen Schäden liegt der Wert von Beinahe-Fehlern (*Near misses*) – also vermiedenen Fehlern – in ihrem Verweis auf richtige, fehlervermeidende Verhaltensweisen. Ein konstruktiver Umgang mit Fehlern macht dieses implizite Wissen explizit und kommunizierbar und erfordert demzufolge ein lernförderliches Setting in der Arbeitsorganisation.

Von einem integrierten Lehrkonzept zur Patientensicherheit, das einen universellen Bildungsansatz verfolgt, der über sicherheitsbezogene Inhalte hinausgeht, ist ein mehrfacher Nutzen zu erwarten. (1) In einer Fallstudie über „Fehlerwissen im Einsatz" (*frontline*) belegt J. Reason mit großer Evidenz die Bedeutung der mentalen Vorbereitung. Für die Vermeidung und den Umgang mit kritischen Ereignissen nimmt diese einen höheren Stellenwert als technische Fertigkeiten ein. Damit bestätigt

Reason den Wert von Ausbildungsmaßnahmen zur Verbesserung der Patientensicherheit. Diese von ihm benannten kognitiven Aspekte wie die Antizipation von Risiken und Fehlerquellen, kritische Distanz und Selbstbeobachtung lassen sich unter dem Begriff der *Achtsamkeit* subsumieren.[219] (Siehe Kap. F.1.2). (2) Neben sicherheitsrelevanten Inhalten sollen im Rahmen eines breiten Fächerspektrums soziale und personale Kompetenzen erworben werden. Diese zielen auf die Stärkung der individuellen Handlungsfähigkeit und Herausbildung einer professionellen Haltung. (3) Damit ist eine Ausbildung, in der die Persönlichkeitsbildung gefördert wird, zudem eine Vorbereitung auf die Bedingungen der lernenden Organisation.

Dort wird idealerweise die Bedeutung von Kommunikation und Transparenz geschätzt und ein lernfreundliches Klima gepflegt. PJ-ler und approbierte Ärzte mit dem im Kapitel F zu skizzierenden Persönlichkeits- und Kompetenzprofil können in den Organisationen als Indikatoren für Missstände oder als Katalysatoren zur Beschleunigung der notwendigen Entwicklungsprozesse wirken. Als Lernort der praktischen Ausbildung müssen die Einrichtungen der Gesundheitsversorgung ihre Verantwortung sowohl gegenüber den Mitarbeitern, Auszubildenden und Studierenden als auch gegenüber den Patienten wahrnehmen, in dem eine gründliche Einarbeitung gewährleistet und Strukturen der Praxisanleitung etabliert werden. Diese dient der Konsolidierung umfassender beruflicher Handlungskompetenzen, d.h. sowohl fachlicher und methodischer als auch sozialer und personaler Fähigkeiten. Dazu sind neue Arbeits- und Lernformen zu entwickeln, die den Erfordernissen der modernen Arbeitswelt entsprechen.[220] Auf diesem Niveau besteht die Notwendigkeit, organisatorische Lernprozesse mittels sozialwissenschaftlicher Methoden und Personals zu unterstützen, wobei die Organisationsmitglieder in die Entwicklungsprozesse einbezogen werden sollten.[221]

Die Vorstellung einer „Didaktisierung von Führungsfunktionen"[222] erscheint indes utopisch angesichts der Zweckkonflikte[223] und der genuinen Aufgaben von Managern und Ärzten. So wie der praktische Einsatz der

---

[219] Vgl. Reason (2004), S. ii31f.
[220] Vgl. Diettrich/ Gillen (2005), S. 7.
[221] Vgl. Pfaff/ Driller (2012), S. 198.
[222] Diettrich/ Gillen (2005), S. 14.
[223] Vgl. Rohde (1973), S. 323-326.

wenigen Absolventen des in Deutschland relativ jungen Studiengangs *Master of Medical Education* (MME) bisher an administrativen Bedingungen scheitert[224], so hat die Verwendung von Praxisanleitern ihre Grenzen in den ökonomischen Restriktionen des Unternehmens (Personal- und Zeitaufwand für praktische Ausbildung). Deshalb erscheint der Einsatz von Erziehungswissenschaftlern und Berufspädagogen in der Arbeitsorganisation im Rahmen der lernenden Organisation respektive Organisationsentwicklung konsequent. Die Begriffe *Sicherheitskultur* und *Lernkultur/ Lernende Organisation* verhalten sich quasi synonym zueinander. Eine Aufrechnung der Versicherungsprämien und Kosten für den Schadensausgleich mit den Investitionen für die praktische Ausbildung in den Arbeitsabläufen würde diese Gleichsetzung vermutlich untermauern.

Die klassische Anleitungssituation am Arbeitsplatz vereinigt soziale Interaktion, Informationsverarbeitung, Kompetenzerwerb und Sozialisationsprozesse nach berufsspezifischen Kriterien[225] unter der Präferenz des Lernens in einem geschützten Umfeld. Das Fundament zur Entwicklung einer professionellen Haltung kann in formalen Bildungseinheiten wie dem Studium gelegt werden; aber erst in der sozialen Beziehung zwischen Praxisanleiter und Lernendem kann sie ihre Wirkung auf die Bildung berufsethischer Motive und Verhaltensweisen durch Vorbild, Vertrauen und Reflexion entfalten.

Nachdem in diesem Kapitel die Mechanismen der Entstehung von Fehlleistungen, ihrer Konsequenzen und die Bedingungen für einen konstruktiven Umgang damit erörtert wurden, gilt der nächste Schritt der Curriculumanalyse. Der Vergleich der verfügbaren und für das deutsche Gesundheitssystem relevanten Empfehlungen, Curricula und Lernzielkataloge zur Patientensicherheit soll ergeben, welche Bildungsinhalte aktuell diskutiert werden.

---

[224] Die wenigen verfügbaren Ärzte mit dieser Zusatzqualifikation sind begehrte Spezialisten bei der Umstrukturierung der Studiengänge. So finden sie ihr Aufgabenfeld derzeit vornehmlich in der Hochschuladministration und seltener in der medizinischen Lehre.
[225] Vgl. Davis (2013), S. 253f., 257-261.

E Curriculumanalyse: Synopse vorhandener Anleitungen und Lehrpläne

In einem gewissen Sinne handeln Berufsgruppenvertreter, Bildungspolitiker, Gremien und Pädagogen unter Unsicherheit, wenn sie bei der Entwicklung von Lehrplänen vor die Aufgabe gestellt sind, Bildungsziele und -inhalte zu bestimmen, welche die „Aus-zu-Bildenden" auf zukünftige Lebens- und Arbeitswelten vorbereiten sollen.

Ein grundlegendes Problem eines jeden Lehrplans und Curriculums besteht im zeitlichen Wandel, der bestimmte Lerninhalte obsolet macht und andere obligat. In immer kürzer werdenden Intervallen geht die „Passung" von Bildungsinhalten und lebens- bzw. arbeitsweltlichen Anforderungen angesichts der rapiden Entwicklung in Technik, Wissenschaft und Gesellschaft verloren. Wer hätte vor 15 Jahren vermutet, dass die Patientensicherheit in der Gesundheitsversorgung zu einem Problem wird und eine Diskussion um Sinn und Zweck eines solchen Faches in der medizinischen Ausbildung nach sich ziehen würde?

Kurzfristig erscheint es rational, neue Lernziele und Bildungsinhalte in den Lehrplänen unterzubringen, um unmittelbar auf Veränderungen zu reagieren. Gerät das Gesamtkonzept aus dem Blick, ist es nur eine Frage der Zeit, wann Lernzielkataloge, Lehrpläne und Approbationsordnungen einen Umfang annehmen, der mit den pädagogischen Prinzipien der guten Lehre nicht vereinbar ist.[1] Unrealistische Anforderungen an die Lernenden führen zu unerwünschten Effekten, die sich in unverhältnismäßig hohem Leistungsdruck und Konkurrenzdenken sowie dem sog. bulimischen Lernen äußern.[2]

Im Grunde gibt es keine Alternative zur periodischen Curriculumrevision, in der redundante Bildungsinhalte durch aktuelle ausgetauscht werden. Relativ dauerhafte Optionen bestehen in der Identifikation solcher thematischen Gegenstände, die aufgrund ihrer Gültigkeit oder ihres didaktischen Charakters dazu geeignet sind, komplexere Bildungsinhalte zu

---

[1] Das Problem des Stoffumfangs im Medizinstudium wird beispielsweise in allen hier vorgestellten Lehrplänen und Lernzielkatalogen zur Patientensicherheit thematisiert.
[2] Vgl. Coffield (2014).

vermitteln.³ In letzter Konsequenz wird man vor die konzeptionelle Frage gestellt sein, welche Bildungsinhalte in einer generalistischen Ausbildung gelehrt werden und welche Gegenstand einer späteren Spezialisierung sein sollten.

Diese Probleme ergeben sich auch hinsichtlich der Einführung eines Faches Patientensicherheit. Aufgrund der Brisanz des Themas und seiner grundlegenden Relevanz für das medizinische Handeln gehört die Patientensicherheit frühzeitig in Ausbildung und Studium vermittelt. Eine Spezialisierung im Format von Fort- und Weiterbildungen muss folglich der Vertiefung von Inhalten und der Verfestigung von Fertigkeiten gewidmet sein. Ein anderer kritischer Punkt besteht in der Integration des Faches in den ohnehin straff organisierten Lehrplan des Medizinstudiums, ohne dass seine Thematik und Profil im Fächerkanon marginalisiert werden. Als Querschnittfach mit Themen wie z.B. Kommunikation, Fehlerentstehung und -analyse, juristische Aspekte und *Human Factors* erfüllt ein Fach Patientensicherheit in besonderer Weise die didaktischen Anforderungen zur Vermittlung der Grundsätze medizinischen Handelns.

1 Handreichungen, Lehrpläne und Lernzielkataloge zur Patientensicherheit

Seitdem die Patientensicherheit als Problem wahrgenommen wird, werden die Etablierung von Fehlermeldesystemen und Bildungsinitiativen als wichtigste Maßnahmen erachtet. In den vergangenen zehn Jahren wurden international verstärkt Richtlinien, Lehrpläne und Lernzielkataloge in unterschiedlicher Detailliertheit zur Entwicklung von Ausbildungskonzepten erstellt.

Im Gegensatz zur Curriculum-Entwicklung in der formalen (schulischen) Bildung liegen die Lerninhalte hier z.T. empirisch ermittelt auf der Grundlage internationaler Studien vor. Dieser Vorteil wird durch zwei methodische Aspekte relativiert. Zum einen wurden Lernziele und Bildungsthemen induktiv aus der spezifischen Problematik der Patienten-

---

³ Die Theorie der kategorialen Bildung des Erziehungswissenschaftlers Wolfgang Klafki vereint Ansätze der formalen und materiellen Bildung. Ihr zufolge haben Bildungsinhalte einen Bildungsgehalt, wenn sie über den eigentlichen Sachverhalt hinausweisend (elementar), grundlegende Erfahrungen vermittelnd (fundamental) oder typisch für ein Themengebiet (exemplarisch) sind. Vgl. Klafki (1964, 1976, 2007); Meyer/ Meyer (2007).

sicherheit abgeleitet, z.B. der Bedarf an kommunikativen Inhalten angesichts der Schnittstellenproblematik. Zum anderen beziehen sich die Fachpublikationen weitgehend aufeinander, so dass ein zwar typisches, aber redundantes Fächerspektrum entstanden ist. Angesichts der dennoch beachtlichen Spannweite der sicherheitsrelevanten Themen wird das Charakteristikum der Patientensicherheit als Querschnittfach deutlich.

Dementsprechend bilden die verfügbaren Handreichungen, Curricula und Lernzielkataloge einen Fundus zur inhaltlichen Ausgestaltung eines Lehrkonzepts. Da zwischen einem Inventar an Lernzielen und einem anwendbaren Unterrichtkonzept noch etliche Entwicklungsschritte zu vollziehen sind, ergeben sich aufgrund der genannten methodischen Einwände Fragen:

- Werden die relevanten Kompetenzen gefördert?
- Welche Themen stellen sinnvolle Ergänzungen dar?
- Wo bestehen möglicherweise Synergien mit den anderen Fächern des Medizinstudiums?
- Wie lassen sich die Querschnittartigkeit des Faches und der bestehende Fächerkanon didaktisch handhaben?
- Und schließlich: Wie können Implementierung und Integration eines Faches Patientensicherheit hochschulpolitisch betrieben werden?

Zu diesen Fragen nimmt der 2009 erschienene „WHO Patient Safety Curriculum Guide for Medical Schools"[4] als einzige der hier vorgestellten Quellen Stellung. In der Themenwahl und Struktur bezog man sich bei der Erstellung dieses Curriculums auf die vier Jahre zuvor herausgegebenen Dokumente des *Australian Patient Safety Education Framework*[5]. Die darin enthaltenen evidenzbasierten Inhalte wurden auf der Basis eines Literatur-Reviews ermittelt.[6]

Auf europäischer und internationaler Ebene sind es vor Allem „A General Guide for Education and Training in Patient Safety" (EuNetPas)[7] und der „WHO Patient Safety Curriculum Guide for Medical Schools", die in

---

[4] Hrsg. von der World Health Organization, WHO (2009).
[5] Hrsg. vom Australian Council for Safety and Quality in Health Care, ACSQHC (2005).
[6] Vgl. World Health Organization (2009), S. 7.
[7] Hrsg. vom European Union Network for Patient Safety, EuNetPaS (2010).

Deutschland diskutiert werden. Die beiden Dokumente stehen beispielhaft für die Heterogenität der Empfehlungen und Lehrpläne zur Patientensicherheit. Während die EuNetPas-Guidelines weitgehend offene Kategorien benennen, die den jeweiligen nationalen Gegebenheiten anzupassen sind, werden im WHO-Curriculum detailliert sowohl inhaltliche als auch organisatorische Vorschläge zur Gestaltung von Lernmodulen gemacht. Inzwischen werden die EuNetPas-Guidelines von den qualitativen Explorationsbefunden und Empfehlungen der *Patient Safety and Quality of Care Working Group*[8] der Europäischen Kommission flankiert.

Für den deutschsprachigen Raum sind an Handreichungen und Lehrplänen in chronologischer Reihenfolge zu nennen:

- die Broschüre „Aus- und Weiterbildung in Patientensicherheit und Fehlerkultur", herausgegeben von der Schweizerischen Akademie der Wissenschaften, (SAMW) 2007;
- das „CME-Concept Patient Safety" des Ärztlichen Zentrums für Qualität in der Medizin (2007), das im Jahr 2009 in deutscher Sprache als „Fortbildungskonzept Patientensicherheit" von der Bundesärztekammer herausgegeben wurde;
- der „Lernzielkatalog für Kompetenzen in der Patientensicherheit", herausgegeben vom Aktionsbündnis Patientensicherheit (APS) 2012/ 2014;
- und als jüngste Quelle der 2015 erschienene „Nationale Kompetenzbasierte Lernzielkatalog Medizin" (NKLM), herausgegeben vom Medizinischen Fakultätentag (MFT) und der Gesellschaft für Medizinische Ausbildung (GMA)

Die Titel verweisen auf unterschiedliche Adressaten (*Continuing Medical Education*/ Fortbildung), Konzepte (*Guidelines*, Lernzielkatalog) und Ansätze (Aus- und Weiterbildung).

Die hier vorgestellten Konzepte, Lehrpläne und Lernzielkataloge stellen eine Auswahl der aktuell verfügbaren Empfehlungen für die Ausbildung und Training in Patientensicherheit dar. Die Auswahl wurde konkret für den Kontext der Medizinischen Ausbildung und Gesundheitsversorgung in Deutschland getroffen. Aus diesem Grund werden einige der genann-

---

[8] Hrsg. von der Patient Safety and Quality of Care Working Group, PSQCWG (2014).

ten Dokumente nicht in die Curriculumanalyse einbezogen. Dies betrifft etwa die auf das kanadische Ausbildungs- und Gesundheitssystem bezogenen „Safety Competencies"[9], die im WHO-Curriculum-Guide angewandten Prinzipien der australischen „Framework Documents"[10] oder die im Auftrag der Europäischen Kommission[11] durchgeführte Exploration des Lehrangebots in den Mitgliedsstaaten, deren qualitativen Ergebnisse zur Herleitung evidenzbasierter Bildungsinhalte wenig geeignet erscheinen. Ebenfalls nicht in diese vergleichende Analyse einbezogen werden die „Curriculumbausteine Patientensicherheit" der Hamburger Behörde für Soziales, Familie, Gesundheit und Verbraucherschutz[12], die für die Ausbildung in den Pflegeberufen konzipiert wurden. Aus dem gleichen Grund – dem nationalen Bezug zur ärztlichen Ausbildung, wird indes der „Nationale Kompetenzbasierte Lernzielkatalog Medizin"[13], der nach fünfjähriger Entwicklungszeit 2015 verabschiedet wurde, als aktueller Diskussionsstand zum Medizinstudium hinsichtlich seiner Ausbildungsanteile in Patientensicherheit analysiert.[14]

Im folgenden Überblick wird der „Patient Safety Curriculum Guide for Medical Schools" der Weltgesundheitsorganisation aufgrund seines Umfangs und seiner Detailliertheit als Referenz für die anderen Lernzielkataloge und Empfehlungen herangezogen, weswegen dieses Dokument als erstes vorgestellt wird. In der Darstellung werden die Konzeption und Inhalte entlang der Struktur der jeweiligen Dokumente beschrieben. Im Anschluss an die Beschreibung der Struktur und Inhalte folgt jeweils ein Kommentar des Autors.

Den Ausgangspunkt für die ärztliche Ausbildung stellt in der Bundesrepublik die Ärztliche Approbationsordnung dar. Laut ÄApprO soll „Die Ausbildung (…) auch Gesichtspunkte ärztlicher Qualitätssicherung beinhalten und die Bereitschaft zur Zusammenarbeit mit anderen Ärzten und mit Angehörigen anderer Berufe des Gesundheitswesens fördern."[15]

---

[9] Vgl. Canadian Patient Safety Institute (2009).
[10] Vgl. Australian Commission on Safety and Quality in the Health Care (2005).
[11] Vgl. Patient Safety and Quality of Care Working Group (2014).
[12] Siehe Behörde für Soziales, Familie, Gesundheit und Verbraucherschutz (2010); siehe auch Hinweis in den Literaturempfehlungen, Anhang G.
[13] Vgl. Medizinischer Fakultätentag (2015).
[14] Siehe Anhang F: Vergleichende Übersicht der Curricula und Lernzielkataloge.
[15] Vgl. Ärztliche Approbationsordnung § 1, Abschn. (1).

Diese Forderungen schlagen sich allerdings nicht in den Fächervorgaben der ÄApprO nieder.[16] So bleibt es angesichts der aktuellen Relevanz des Themas im Ermessensspielraum der Medizinischen Fakultäten, ihren Studierenden ein Lehrangebot zur Patientensicherheit bzw. Sicherheitskultur zu machen, das bestenfalls fakultativen Charakter haben kann.

2 WHO Patient Safety Curriculum Guide for Medical Schools

Herausgeber: World Health Organization
Volltitel: WHO Patient Safety Curriculum Guide for Medical Schools
Erscheinungsort: Genf
Erscheinungsjahr: 2009

Der WHO Patient Safety Curriculum Guide ist als umfassende Anleitung für die Etablierung der Lehre in Patientensicherheit im Medizinischen Studium konzipiert. Zwar werden als Zielgruppe Lehrende in der medizinischen Ausbildung und Studierende als „future doctors and health care leaders"[17] genannt, doch enthält der Curriculum Guide in seinem ersten Teil konkrete Ausführungen für Lehrende zur Implementierung der Patientensicherheit im Lehrplan der jeweiligen Ausbildungsstätte und in seinem zweiten Teil konkrete Hinweise und Materialien zur Unterrichtsplanung. Das 254 Seiten umfassende „Programm zur Implementierung der Ausbildung Patientensicherheit in der medizinischen Ausbildung"[18] greift in Auswahl auf den Gegenstandskatalog des *Australien Patient Safety Education Framework* zurück, der auf der Grundlage eines mehrstufigen Literaturreviews erstellt worden ist. Dazu wurde Literatur zum Entwicklungsstand von Regelwerken für die Patientensicherheit recherchiert. In einem weiteren Schritt wurden relevantes Wissen, Fertigkeiten und Verhaltensweisen (*Learning Domains*) identifiziert und zu sieben

---

[16] Zwar wird in der ÄApprO der Anspruch formuliert, Aspekte der Qualitätssicherung, der Interdisziplinarität und der Kooperation im Rahmen der medizinischen Ausbildung zu vermitteln, eine curriculare Konkretisierung erfolgt jedoch nicht. Genauso verhält es sich mit kommunikativen Kompetenzen, die zwar als Prüfungsstoff in der Anlage 10, Abschnitt IV (Prüfungsstoff für den Ersten Abschnitt der Ärztlichen Prüfung) und Anlage 15, Abschnitt IV (Prüfungsstoff für Zweiten Abschnitt der Ärztlichen Prüfung) gefordert werden, nicht aber in den vorherigen Ausführungen zur Pflichtlehre Erwähnung finden.
[17] Vgl. World Health Organization (2009), S. 4.
[18] Vgl. World Health Organization (2009), S. 7.

Lernkategorien (*Learning Categories*) mit insgesamt 22 Themengebieten (*topics*) zusammengefasst.[19]

Seitens der WHO ist man sich des Problems bewusst, dass die Etablierung eines zusätzlichen Fachs angesichts der ohnehin angefüllten Lehrpläne in der medizinischen Ausbildung als „add on" die Ressourcen von Studierenden und Dozenten zusätzlich belastet:

> „Many [Medical Educators] are experts in their particular disciplines (clinicians, clinician educator, non-clinician, educators, managers, health professionals) and usually keep up to date using the accepted professional pathways for their area. Patient Safety knowledge requires additional learning that falls aside these traditional routes."[20]

> „However, most medical school curricula are well established and already full. It is unusual to find a block of free time waiting for a new area of study."[21]

Damit die Implementierung des als Querschnittsfachs konzipierten Lehrangebots Patientensicherheit praktikabel und realisierbar ist, wird mit dem Curriculum Guide ein redigierter (d.h. gekürzter), praxisorientierter, modularer und integrierter Ansatz als Kompromiss vorgelegt. Aus dem Gegenstandskatalog des *Australien Patient Safety Education Framework* destillierten die Verfasser acht Themen, die um drei weitere, auf Kampagnen der WHO zurückgehende (Topic 9-11)[22], ergänzt wurden.

2.1 Abschnitt A: Teachors Guide

Der erste Abschnitt des WHO-Curriculum Guides spricht gezielt Lehrende in der medizinischen Ausbildung an und gibt Hinweise, wie sie aus ihrer eigenen Initiative heraus die Implementierung des Fachs Patientensicherheit an ihrer Einrichtung anstoßen können. Es wird explizit an mehreren Stellen darauf aufmerksam gemacht, dass diese Handreichung in kleinen Schritten an die lokalen Verhältnisse anzupassen sei und Synergien, die sich aus bereits etablierten Fachgebieten, wie z.B. der klinische Ethik oder der Gesundheitsgesetzgebung, genutzt werden sollten.

---

[19] Vgl. World Health Organization (2009), S. 7-9.
[20] Vgl. World Health Organization (2009), S. 16.
[21] Vgl. World Health Organization (2009), S. 23.
[22] Siehe Abschnitt E.2.3. Die drei zusätzlichen Themen gehen auf die Aktionen der WHO im Rahmen des High 5s-Programms zurück.

Zur Gewinnung personeller Unterstützung (*capacity building*) wird u.a. empfohlen, mittels Fokus- und Arbeitsgruppen oder Artikeln in den fakultätsinternen Medien Aufmerksamkeit für das Projekt zu erzeugen. Ein multidisziplinärer Rahmen durch die Einbeziehung von Fachleuten anderer Fakultäten kommt dem Querschnittscharakter des neuen Fachs entgegen, z.B. wenn Ingenieure über Systeme und Sicherheitskultur dozieren oder Psychologen ihr Wissen zu *Human Factors* einbringen.[23]

Als neues Fachgebiet umfasst Patientensicherheit eine Reihe von Gebieten, die traditionell nicht im medizinischen Studium gelehrt werden, aber zu vielen klinischen Fächern einen Bezug haben.[24]

Dieser Umstand kann für die Integration in die bestehenden Lehrpläne jedoch durchaus zum Vorteil gewendet werden, wenn die Planung an die örtlichen Verhältnisse angepasst und das Fach idealerweise auch im Setting des klinischen Lernens angesiedelt wird.[25]

Dabei ließe sich in der theoretischen Ausbildung einerseits an bereits etablierte Fächer wie Public Health, Epidemiologie, Ethik oder die Medizinische Soziologie und Psychologie anknüpfen, andererseits wären Aspekte der Patientensicherheit fortlaufend in den klinischen Fächern zu vertiefen und zu wiederholen, z.B. Händehygiene, Anamnesegespräch oder die aseptische Vorbereitung invasiver medizinischer Maßnahmen. In der praktischen Ausbildung könnte die Relevanz für die Versorgungssituation unmittelbar und plastisch verdeutlicht werden.[26]

Entsprechende Hinweise werden im *WHO Curriculum Guide* bezüglich der didaktischen Prinzipien und methodischen Vorgehensweise zur Vermittlung sicherheitsrelevanten Wissens, Fertigkeiten und Praktiken gegeben.[27]

---

[23] Vgl. World Health Organization (2009), S. 16 f. und 20-22.
[24] Vgl. World Health Organization (2009), S. 23.
[25] Im WHO-Curriculum Guide wird die Bezeichnung „vertikale Integration des Wissens" verwendet, womit die Einbindung verschiedener Leistungs- bzw. Versorgungsstufen gemeint ist.
[26] Vgl. World Health Organization (2009), S. 24.
[27] Siehe Anhang D: WHO-Methodenempfehlungen für die Lehre zu unterschiedlichen Themengebieten (How to teach this topic).

Die Autoren betonen die Relevanz einer sicheren, offenen und unterstützenden Lernumgebung für den Lernerfolg.[28] Ebenso werden durch den klinischen Bezug des Faches eine hohe Gewichtung praktischer Ausbildungsanteile und die Funktion der Dozenten als Rollenvorbilder nahegelegt:

> „You can be a very effective patient safety teacher simply by being a safe practitioner yourself in the presence of students who are eager to learn."[29]

Eine praxisorientierte Lehrmethodik findet ihren Niederschlag nicht nur im klassischen *Lernen am Modell*[30], sondern in den vielfältigen Formen des *Problembasierten Lernens* (PBL). Dessen Kernelemente bestehen darin, dass Studierende vorzugsweise im Kleingruppenunterricht selbstständig Ansätze zur Lösung realer Probleme im Berufsfeld entwickeln, wobei der Tutor nur da aktiv in Erscheinung tritt, wo Korrekturen notwendig werden.[31] Da auf diese Weise alle Kompetenzen[32] durch Verständnis der selbst erarbeiteten Wissensbestände, Übungen und Erfahrungen sowie Reflexionen[33] gefordert respektive gefördert werden, ist „*PBL (...) well suited to patient safety teaching and learning*"[34].

Der WHO Curriculum Guide nennt ein umfassendes methodisches Repertoire zur Herstellung praktischer, klinischer Bezüge, gerade und im Besonderen hinsichtlich eines quer zu allen medizinischen Disziplinen angelegten Faches Patientensicherheit, die als Übersicht in Tabelle 9 angeführt sind.

---

[28] Vgl. World Health Organization (2009), S. 39.
[29] Vgl. World Health Organization (2009), S. 41.
[30] Vgl. Bandura (1976) und (1979).
[31] Vgl. World Health Organization (2009), S. 30-33.
[32] Je nach Modell können die Bestimmung des Kompetenzbegriffs und die daraus abgeleiteten Kompetenzen variieren. Gebräuchlich und allgemein verständlich ist die Unterscheidung von sozialer, methodischer, personaler oder individueller sowie fachlicher Kompetenz. Eine in diesem Zusammenhang vielfach erwähnte kommunikative Kompetenz ist streng genommen ein Aspekt der sozialen Kompetenz.
[33] Vgl. Kaiser (2005), S. 16.
[34] Vgl. World Health Organization (2009), S. 30.

Tabelle 9: Methoden und Arrangements für die Lehre in der Patientensicherheit

	Format	Erwartete Lerneffekte
a)	Vortrag, Referat	Einführung in Patientensicherheit, Einführung in die Unterthemen
b)	Fallbesprechung, Fallbasierte Diskussion	Realitätsbezug, Aktualität, Abstraktion Fehleranalyse: Entstehung, Konsequenzen, Vermeidungsstrategien
c)	Kleingruppenunterricht/ Gruppenaufgaben	Eigenverantwortliches und selbstständiges Lernen im Rahmen des PBL
d)	Übung mit Simulationspatienten, Kommilitonen (*peers*) Rollenspiele (Dokudrama)	Patientenorientierung, Kommunikation Perspektivenwechsel/ Ethische Aspekte
e)	Simulation, virtuell/ computerisiert, mit Darstellern oder Dummies	Intensives Training & Analyse von Mitschnitt-Dokus, Klinische Erfahrung
f)	Anleitung am Patientenbett *Bedside Learnig* Klinische Hospitation	Lernen am Rollenmodell, Kommunikation, Teamwork in Klinischer Umgebung
g)	Patientenbegleitung während des Klinikaufenthaltes	Praktische Anschauung von Gesundheitssystem/ Gesundheitsversorgung
h)	Projektarbeit, z.B. bei Implementierung	Beispiel: Händedesinfektion Aktivierung, Motivation, Verantwortung

Lernformate absteigend nach praktischen Anteilen angeordnet. *Quelle: Eigene Darstellung nach World Health Organization (2009).*

Alle diese Ansätze sind auf die Prinzipien der Relevanz, des Praxisbezugs sowie der Realitätsnähe zum beruflichen Alltag ausgerichtet. Ebenso große Aufmerksamkeit erfordert die Schaffung einer Lernumgebung, in der klinische und sicherheitsrelevante Praktiken durch Übung angeeignet und verhaltenssicher werden.[35] An diesem Punkt zeigt sich die lernpsychologische Orientierung des WHO Curriculum Guides sowohl am Konzept des Problembasierten Lernens für die Vermittlung von Wissen und Fertigkeiten sowie an den behavioristischen Lerntheorien[36] für die Habitualisierung erwünschter Verhaltensweisen.

---

[35] Vgl. World Health Organization (2009), S. 37f.

[36] Dem Paradigma der behavioristischen Lernpsychologie entsprechend erfolgt Lernen durch Beeinflussung von Reiz-Reaktions-Schemata, indem erwünschtes Verhalten durch angenehme (*appetitive*) Konsequenzen belohnt wird. Wichtige Vertreter dieses Ansatzes sind u.a. Burrhus F. *Skinner (operantes Lernen)* und Albert Bandura (*Modell- oder Beobachtungslernen*); zu Skinner siehe Lefrancois (1994), Kap. 3; zu Bandura siehe Edelmann (1996), S. 282-289.

Ein weiterer Abschnitt des an die Dozenten adressierten Teils ist der Lernerfolgskontrolle (*Assessment*)[37] sowie der Evaluation[38] des WHO Curriculum Guide gewidmet. Konsequent werden die Grundsätze des selbsttätigen und problemorientierten Lernens auch auf Formate der Leistungsbeurteilung und -messung angewendet, wobei die Motivation der Studierenden und deren Fähigkeit zur Selbsteinschätzung als Teil des Lernprozesses gefördert werden sollen.[39] Die Evaluation des Curriculums zielt weniger auf die Beurteilung seiner Güte als auf die Exploration von Indikationen, Effekten und die Implementierung der Ausbildungsmaßnahmen. Dazu wird eine Reihe empirischer Methoden empfohlen, die allerdings z.T. umfassende Vorkenntnisse erfordern, um gesicherte (valide) und verlässliche (reliable) Evaluationsergebnisse zu erzielen.

2.2 Abschnitt B: Curriculum Guide – Introduction

Zum Problem wird die Patientensicherheit durch die Kehrseite des medizinischen Fortschritts, der mit seinem Nutzen für die Patienten auch Risiken infolge zunehmender Systemkomplexität mit sich bringt.[40] Die ubiquitäre Präsenz dieser Risiken und Gefahren macht die Patientensicherheit zu einem Anliegen aller in der Gesundheitsversorgung Beschäftigten:

> „Patient safety is everyone's business – health professionals, cleaners and catering staff, managers, bureaucrats, consumers and politicians. As medical students are among the leaders in health care, it is vital that they are knowledgeable and skilful in their application of patient safety concepts."[41]

Aus dieser Realität klinischer Sicherheitskultur entstehen neue Rollen und mit ihnen neue Verantwortlichkeiten. Diese wiederum prägen neue Verhaltensmuster und methodische Herangehensweisen.

Der *WHO Curriculum Guide* geht in seinen Ansprüchen an die Patientensicherheit und den entsprechenden Implikationen in der Lehre über die bloße Vermittlung von Wissen, Fertigkeiten und Praktiken hinaus. Im Unterkapitel „How to approach patient safety teaching: managing and

---

[37] Vgl. World Health Organization (2009), S. 43-49.
[38] Vgl. World Health Organization (2009), S. 50-55.
[39] Siehe Anhang E: WHO-Empfehlungen für die Lernerfolgskontrolle der unterschiedlichen Themengebiete (How to assess this topic
[40] Vgl. World Health Organization (2009), S. 67.
[41] Vgl. World Health Organization (2009), S. 67.

barriers" wird indirekt über die Beschreibung der Erfordernisse klinischen Lernens und Arbeitens die Forderung nach bewusster Ausübung der medizinischen Tätigkeiten und beruflicher Selbstreflexion artikuliert.[42] Denn aus Praktiken können nur dann Verhaltensweisen oder Handlungen entstehen,[43] wenn Ihnen Überzeugungen und Einstellungen zugrunde liegen. Unter dem Paradigma, die Lernsituation als eine soziale Beziehung und das Lernen als einen sozialen Prozess aufzufassen, werden Dozenten zu *Mentoren* und *Coaches* – und die Studierenden selbst zu Rollenvorbildern in der klinischen Praxis.

Mentoring und *Coaching* sind Konzepte der Personalentwicklung. Während *Mentoren* als Wissensvermittler und Berater für Ihre *Protegés* fungieren, fördern *Coaches* Umsetzungs- und Selbstmanagementkompetenzen ihrer *Trainees* durch Feedback. In dieser intensivierten Interaktion und dem Wechsel von Resonanz und Reflexion erwachsen nicht nur Kompetenzen, sondern ebenso Einstellungen und Überzeugungen als Grundlage selbstständigen und eigenverantwortlichen Arbeitens.

Kritisch zu hinterfragen ist die den Studierenden zugedachte neue Rolle als Vorbilder, die Gelerntes dort korrekt vorleben, wo der klinische Alltag vom Soll abweicht, z.B. bei der Händedesinfektion, die wiederholt als Beispiel angeführt wird.[44] Die de facto bestehenden Hemmnisse für die Etablierung einer Sicherheitskultur auf diesem Wege in Form von Hierarchien, Abhängigkeitsverhältnissen, Anpassungsdruck und die zu befürchtenden negativen Konsequenzen erkennen auch die Autoren des WHO-Curriculum Guides.[45]

So wird Patientensicherheit als Teil der Unternehmenskultur zu einer Aufgabe des organisatorischen Wandels[46], den die „Lernende Organisa-

---

[42] Vgl. World Health Organization (2009), S. 67f.
[43] Der auch umgangssprachliche Begriff „Verhalten" entstammt der Psychologie und bezeichnet in seiner präzisen Bedeutung jegliche physische Aktivität eines Organismus. Mit dem Behaviorismus wurde es notwendig, das Begriffsverständnis um die psychische Dimension des Erlebens zu erweitern. In der Soziologie wird unterschieden zwischen (intendierten) Handlungen, mit denen das Subjekt einen (sozialen) Sinn verbindet und Verhalten im Sinne einer bloßen Reaktivität. Vgl. Häcker/ Stapf (1994), S. 846 und Weber (2005), S. 16ff.
[44] Vgl. World Health Organization (2009), S. 68-72.
[45] Vgl. World Health Organization (2009), S. 73f.
[46] Vgl. World Health Organization (2009), S. 73.

tion" zu bewältigen hat und die von einem Mentalitätswandel begleitet werden muss.[47] Solch ein Wandel enthält Konfliktpotential für den Umgang mit anderem Klinikpersonal, insbesondere mit erfahrenen ärztlichen Kollegen.[48] Zur Vermeidung von Spannungen sollen die Studierenden bzw. Praxisanfänger auf die gegebenen Empfehlungen im Kapitel „Framework for managing conflicts in medical situations"[49] zurückgreifen.

2.3 Abschnitt B: Curriculum Guide – Topics

Der größte Teil des WHO Curriculum Guides im Umfang von 165 Seiten enthält die Beschreibungen der insgesamt elf Themengebiete mit dezidierten inhaltlichen, didaktischen und methodischen Hinweisen. Acht Gegenstandsgebiete sind das Ergebnis des beschriebenen Literatur-Reviews, drei weitere gehen auf Kampagnen der Weltgesundheitsorganisation zur Vermeidung klinischer Risiken in den vergangenen Jahren zurück. Die einzelnen Themengebiete[50] umfassen:

1. Sensibilisierung für das Thema Patientensicherheit.
2. Was ist Patientensicherheit?
3. Was sind Human Factors und warum sind sie wichtig für die Patientensicherheit?
4. Systeme und die Auswirkungen von Komplexität auf Patientensicherheit verstehen;
5. Ein effektiver (sic) Teamplayer sein;
6. Fehler verstehen und daraus lernen;
7. Klinische Risiken verstehen und bewältigen;
8. Einführung in Qualitätsentwicklungsmethoden;
9. Ausrichtung auf Patienten und (pflegende) Angehörige.

Im Zusammenhang mit den High 5s-Projekten der WHO:

10. Infektionsrisiken senken durch verbesserte Infektionskontrolle;

---

[47] Vgl. World Health Organization (2009), S. 74.
[48] Ein Problem der nachrückenden Ärzte- und Pflegekohorten besteht darin, dass in Systemen mit rigiden Routinen und fest gefügten Hierarchien die Kritik selbst zum abweichenden – und sanktionswürdigen – Verhalten wird.
[49] Vgl. World Health Organization (2009), S. 75-77.
[50] Vgl. World Health Organization (2009), S. 10-14. An dieser Stelle erfolgt eine ausführliche Begründung der Themenwahl für den Curriculum Guide.

11. Patientensicherheit und invasive Verfahren;
12. Medikamentensicherheit verbessern.

Mehrfach wird im WHO Curriculum Guide ein möglichst frühes Einsetzen der Ausbildung in Patientensicherheit empfohlen, damit angehende Ärztinnen und Ärzte bis zu ihrem Eintritt in die klinische Praxis genügend Gelegenheit zur Übung und Wiederholung haben und möglichst gut auf die Praxis vorbereitet sind.

Die Hinweise und Informationen zu den elf Themenbereichen werden entlang eines einheitlichen Schemas gegeben, wodurch die Lehrplanung und Vorbereitung der Lerneinheiten erleichtert wird. Jedes Thema wird mit Hintergrundinformationen eingeleitet, die zum Teil mit empirischen Daten unterlegt sind. Schlüsselworte betonen die zu setzenden Akzente ebenso wie die übergeordneten, kognitiven (*knowledge requirement*) und psycho-motorischen (*performance requirement*) Lernziele (*Learning objectives*).[51] An dieser Stelle wird auch auf geeignete Kurslektüre sowie von der WHO zur Verfügung gestellte Unterrichtsmaterialien wie z.B. nach Bedarf modifizierbare Foliensets (Powerpoint Präsentationen) verwiesen.

Multidisziplinär aufbereitete Informationen und Materialien zu den jeweiligen Lernzielen erleichtern die Seminarvorbereitung, indem z.B. der historische Kontext oder der Bezug zu angrenzenden wissenschaftlichen Disziplinen wie der Psychologie aufgezeigt wird.

Anschließend werden Anregungen (How to teach this topic) zu Lehrstrategien und für das jeweilige Thema geeignete Lehrformate wie z.B. Vortrag, Kleingruppendiskussion, Fallstudien, Übungen zur Teamentwicklung gegeben. Für nahezu jedes Thema wird in diesem Abschnitt auch eine Fallstudie bereitgestellt.

Zur Übung und Vertiefung des Gelernten wird weiterführende Lektüre und die Verlinkung (URLs) zu Internetmedien und interaktiven elektronischen Lernplattformen aufgelistet.

Schließlich erhalten Dozenten Vorschläge für geeignete Formate der Lernerfolgskontrolle und Tipps für die Evaluation von Lehre und Curriculum. Jedes Thema wird mit einem Literaturverzeichnis abgeschlossen. Piktogramme am Seitenrand verweisen auf Bezüge zu anderen Themen innerhalb des Curriculums oder symbolisieren Lehrformate.

---

[51] Vgl. Bloom et al. (1976) und Dave (1973).

2.4 Anmerkungen zum WHO Curriculum Guide

Anders als nach deutschem Verständnis sind Curricula im englischen Sprachraum operationalisierte Lehrpläne. Der WHO Curriculum Guide geht, wie es der Titel verspricht, mit den vielfältigen Hinweisen und Empfehlungen weit darüber hinaus. Auch wenn dem Praxisbezug und Problembasierten Lernen große Bedeutung beigemessen wird, sind viele Lernziele so formuliert, dass die Theorie des in den USA etablierten operanten Lernens durchscheint. Dieser behavioristische Ansatz beruht vor Allem auf der Verstärkung erwünschten Verhaltens durch Belohnung und wiederholter Übung. Das Nachahmungslernen am Modell, wie auch das Erfahrungslernen, sind hingegen sowohl in der US-amerikanischen als auch in der europäischen Pädagogik etabliert. verbreitet. Erst im zweiten Teil des WHO-Curriculum-Guides, dem eigentlichen Curriculum mit den elf Themengebieten, klingt implizit die Bildung von Motiven, Einstellungen und Überzeugungen an. Diese Besonderheiten sind für eine Adaption an die europäische oder deutsche Lehrsituation zu berücksichtigen.

Das gleiche gilt für die induktive Herleitung der Themenbereiche auf der Basis eines Literatur-Reviews. Aus der Komplexität der medizinischen Versorgung in ihrem gesellschaftlichen Kontext und dem querschnittartigen Bezug der Patientensicherheit zu anderen Disziplinen lassen sich leicht weitere Lernziele und Unterrichtseinheiten ableiten. Den Autoren des WHO Curriculum Guide geht es sowohl um die Schaffung einer breiten Akzeptanz sowie der weltweiten Implementierung der Patientensicherheit in der Lehre.[52] Dieses Anliegen erfordert die Begrenzung der curricularen Inhalte auf das Maß des Notwendigen und Evidenten. Dennoch überzeugt der WHO Curriculum Guide durch die Stringenz der Argumentation und der Klarheit im Aufbau des Textes sowie der Struktur des Lehrkonzepts.

Als problematisch muss hingegen die Erwartung an die Studierenden diskutiert werden, als Avantgarde zu fungieren, indem sie die Rolle als Modellvorbild für die korrekte Handlungsausführung in der Praxis übernehmen. Abgesehen von dem sozialen Druck, dem alle Berufsanfänger ausgesetzt sind, ist es fraglich, ob die gegebenen Ratschläge zur Konfliktvermeidung immer greifen werden.

---

[52] Vgl. World Health Organization (2009), S. 67.

Wer in Deutschland ein Lehrkonzept zur Patientensicherheit anhand des WHO Curriculum Guides implementieren möchte, muss sich durch 254 Seiten englischsprachigen Textes durcharbeiten und die Besonderheiten der angelsächsischen Pädagogik berücksichtigen. Dafür erhält man umfassend und gut aufbereitete Arbeitshilfen für sein Projekt.

3 CME-Concept „Patient Safety" und Fortbildungskonzept „Patientensicherheit"

Herausgeber: Agency for Quality in Medicine (AQuMed/ÄZQ)
Volltitel: CME-Concept „Patient Safety". Identify errors, Avoid incidents. Correct consequences – Learning from Errors
Erscheinungsort: Berlin
Erscheinungsjahr: 2007 (Englische Version)
Herausgeber: Bundesärztekammer (BÄK)
Volltitel: Fortbildungskonzept „Patientensicherheit" Fehlerquellen erkennen. Unerwünschte Ereignisse vermeiden. Fehler korrigieren – Aus Fehlern lernen.
Erscheinungsort: Berlin
Erscheinungsjahr: 2009 (Deutsche Version)

Die deutsche Fassung des Fortbildungskonzeptes Patientensicherheit erschien im Jahr 2009 und ist eine wortgetreue Übersetzung der englischen Fassung von 2007, erweitert um ein elfseitiges Glossar. Aus diesem Grund werden im Weiteren alle Aussagen an der deutschen Fassung belegt.[53] Die erziehungswissenschaftliche Terminologie wird in beiden Schriften nicht kongruent verwendet, wodurch sich konkrete Aussagen, etwa zu Lernzielen oder Didaktik, oftmals nur aus dem Kontext erschließen lassen.

Bei dem Fortbildungskonzept Patientensicherheit, das im Text auch als „Strukturierte Handreichung", „Leitlinie für die Aus-, Weiter- und Fortbildung" oder „Curriculum" bezeichnet wird,[54] handelt es sich präzise gesprochen um einen stichwortartigen Gegenstandkatalog. Dem knappen Umfang der Schrift geschuldet sind die straffen inhaltlichen Ausführungen und die in Tabellen aufgelisteten Lerninhalte.

---

[53] Die Übereinstimmung mit dem entsprechenden englischen Text wurde für jeden Einzelfall überprüft.
[54] Vgl. Bundesärztekammer (2009), S. 1, 3 und 6.

Die Empfehlung ist konkret an Studierende der Medizin und Ärzte in Praxis und Weiterbildung sowie in Multiplikatoren-Funktion gerichtet,[55] aber auch an „im Gesundheitswesen Tätige sowie interessierte Laien und Patienten"[56]. Der Text gliedert sich inhaltlich in die drei Kapitel[57] (Einleitung als 1. Abschnitt):

2. Kapitel: Fortbildungskonzept Patientensicherheit
3. Kapitel: Lerngebiete / Module des Fortbildungskonzepts
4. Kapitel: Modulare Inhalte und Modellstundenpläne

Im ersten inhaltlichen Teil (2. Kapitel) werden ausgesprochen knapp, vorwiegend in Stichworten allgemeine Informationen zu Zielen und Zielgruppe, Methodik und Didaktik sowie Hinweise zur Gestaltung von Fortbildungsmaßnahmen gegeben.

Lernziele werden im gesamten Text, soweit die Sprache darauf kommt, allgemein umschrieben und keinesfalls in der üblichen Art der Lernzielformulierung (kognitive: Wissen; psychomotorische: Können usw.) oder des in der Medizin üblichen *Blueprinting*[58] benannt. Hier, wie in den beiden anderen Abschnitten, wird auf Unterrichtsmethoden verwiesen, die „erfahrungsbasiertes Lernen"[59] fördern. Dazu gehören neben Vorträgen und Impulsreferaten auch Gruppenarbeit und Fallstudien oder Rollenspiele und „Transfergespräche"[60].

---

[55] Vgl. Bundesärztekammer (2009), S. 7 und 16. Tabellen zu den Ausbildungsmodulen (ohne Titel).
[56] Vgl. Bundesärztekammer (2009), S. 1 und 5.
[57] Die Einleitung wird als 1. Kapitel gezählt.
[58] *Blueprinting* (engl. Blaupause) bezeichnet die Operationalisierung von Lernzielen durch Definition des zu prüfenden Wissens und der Kompetenzen. Dieses Instrument der Lernzielformulierung und der Lernerfolgskontrolle (*Assessment*) wird weltweit in der medizinischen Ausbildung verwendet. Durch die Übereinstimmung der Lernziele mit den Prüfungsinhalten soll für Lehrende und Studierende Transparenz hinsichtlich des Lernstoffs und der damit verbundenen Erwartungen geschaffen werden. Vgl. World Health Organization (2009), S. 44f.
[59] Vgl. Bundesärztekammer (2009), S. 6.
[60] Als *Transfergespräch* wird in der Betriebswirtschaftslehre (Bildungscontrolling) die Besprechung zwischen Vorgesetztem und Mitarbeiter nach erfolgter Teilnahme an einer Weiterbildungsmaßnahme zur Exploration weiterer Schritte in der Praxis bezeichnet.

Der zweite und dritte Abschnitt folgen dem modularen Aufbau des Fortbildungskonzepts und benennen die jeweiligen Inhalte (Tabelle 10).

Tabelle 10: Module und Inhalte des Fortbildungskonzepts Patientensicherheit (ÄZQ/ BÄK)

	Basiskurs	Grundqualifikation	Zusatzqualifikation
Format	Seminar/ Fortbildung 4 UE	Seminar/ Szenario / Projektarbeit 16 UE	Seminar/ Projektarbeit 20 UE
Zielgruppe	Medizinstudierende/ Ärzte in der Weiterbildung	Ärzte/ in der Weiterbildung	Ärzte/ in der Weiterbildung, Multiplikatoren
Schwerpunkt	Information	Umsetzung	Vermittlung von Kompetenzen
Qualifikationsziel	Vermittlung von Basiswissen, Sensibilisierung PaS	Vermittlung Kenntnisse/ Fertigkeiten PaS	Vermittlung Kompetenz/ Verantwortlichkeit PaS
Inhalte	Begriffe und Daten Fehlerforschung/ Psychologie der Sicherheit	Intensivierung des Basiswissens aus der Grundqualifikation Kommunikation/ Teamwork	Kommunikation/ Teamwork, Human Factors, Instrumente/ Weiterbildung

Quelle: Eigene Darstellung nach dem Fortbildungskonzept „Patientensicherheit", Tabellen S. 7 und 16.

Im ersten von drei aufeinander aufbauenden Modulen mit dem Schwerpunkt „Information" wird zunächst Basiswissen vermittelt. In einem zeitlichen Rahmen von vier Stunden[61] sollen in die Terminologie eingeführt sowie die Datenlage, Institutionen der Patientensicherheit und rechtliche Aspekte mit dem Ziel vorgestellt werden, für das Thema zu sensibilisieren.

Die darauf aufbauende Grundqualifikation im Umfang von 16 Stunden dient der Intensivierung des Basiswissens. Mit dem Akzent dieser Seminareinheit auf die „Umsetzung" sollen die Sachgebiete Fehlerforschung (i.e. Psychologie), Sicherheitskultur und die Bedeutung der *Human Factors* ausführlich abgehandelt werden. In „Kommunikation und Team-

---

[61] Anzunehmen ist, dass hiermit Unterrichtseinheiten und nicht Zeitstunden gemeint sind.

arbeit" mit den Unterthemen „Hierarchien" und „Rollen" soll hingegen zunächst nur eingeführt werden, um sie in der Zusatzqualifikation zu vertiefen.[62] Diese steht unter dem Motto „Vermittlung von Kompetenzen" und zielt sowohl auf die Gruppen der Anwender in verantwortlicher Position (Fach-, Chef-, Oberärzte) als auch auf andere Multiplikatoren. Nicht erwähnt werden die Dozenten und klinischen Lehrer. Dementsprechend sind Inhalte der Kommunikation und Teamarbeit zu vertiefen, „Führungs- und Kommunikationstechniken" (sic)[63] einzuüben sowie Kenntnisse über Instrumente und Methoden der Patientensicherheit (CIRS, Simulation, Root Cause Analysis u.a.) zu vermitteln. Jeder Abschnitt zu einem der übergeordneten Themengebiete (Grundlagen, Fehlerforschung, Kommunikation usw.) enthält umfassende Tabellen mit der stichwortartigen Aufzählung von Lerninhalten, die den jeweiligen Unterthemen („Lerngebieten") zugeordnet werden.

Die anwendungsbezogene Ausrichtung des Fortbildungskonzepts Patientensicherheit und die Auswahl der zumeist klassischen Lernformate verweisen auf die Bedeutung, die der beruflichen Reflexion und dem kollegialen Erfahrungsaustausch für die Patientensicherheit beigemessen wird.[64]

Anmerkungen zum Fortbildungskonzept Patientensicherheit

Bei der Lektüre des Fortbildungskonzepts Patientensicherheit fällt auf, dass nicht transparent dargelegt wird, wie man zu der Auswahl der Themengebiete gelangt ist. Zwar belegen Inhalt und Umfang der Tabellen die Sachkenntnis der Autoren, doch werden selbst die Oberthemen nicht argumentativ hergeleitet, wie beispielsweise im freilich wesentlich umfänglicher gestalteten WHO Curriculum Guide. Die Bezeichnung als Handreichung trifft auf diese Auflistung von Lerninhalten im Prinzip nicht zu, wohl aber die als eines prägnanten Gegenstandkatalogs. Der erhobene Anspruch auf Vollständigkeit „entsprechend der angestrebten Qualifikationsstufe"[65] lässt sich aufgrund der Lerngebiete mit den dazugehörigen Inhalten aber kaum realisieren. Ein überquellender Unterrichtsplan steht im krassen Gegensatz zum didaktischen Anspruch des

---

[62] Vgl. Bundesärztekammer (2009), S. 12f.
[63] Vgl. Bundesärztekammer (2009), S. 7.
[64] Vgl. Bundesärztekammer (2009), S. 6 und 18.
[65] Vgl. Bundesärztekammer (2009), S. 6f.

erfahrungsbasierten und problemorientierten Lernens, da diese effektiven Methoden selbstorganisierten Lernens aufwendig in Planung und Durchführung sind. Das gilt auch für die an derselben Stelle ausgesprochene Forderung, „die methodischen Empfehlungen des Fortbildungskonzepts angemessen zu berücksichtigen"[66]. Den Dozenten und Lehrern sollten das ausreichende Maß an Kompetenz und Kreativität zugebilligt werden, das sie immer wieder aufs Neue bei der Umsetzung von Konzepten, bei der Seminarplanung und im zielgruppenorientierten Unterricht beweisen. Dazu bedarf es keiner Dienstanweisung.

4 Aus- und Weiterbildung in Patientensicherheit und Fehlerkultur

Herausgeber: Schweizerische Akademie der Medizinischen Wissenschaften
Volltitel: Aus- und Weiterbildung in Patientensicherheit und Fehlerkultur Projekt „Zukunft Medizin Schweiz" – Phase III
Erscheinungsort: Basel
Erscheinungsjahr: 2007

Dieses Dokument gibt die Ergebnisse einer von der Steuerungsgruppe „Zukunft Medizin Schweiz" beauftragten Arbeitsgruppe zum Thema Patientensicherheit wider. Ausgehend von einer Problemanalyse werden Empfehlungen für die Implementierung eines Fachs Patientensicherheit in der medizinischen Aus- und Weiterbildung der Gesundheitsfachberufe gegeben. Dabei werden auch die Rahmenbedingungen in der klinischen Praxis zum Gegenstand der Analyse.

Die Arbeitsgruppe identifiziert auf der Basis von Literaturrecherchen eine Reihe von Problemen in der medizinischen Ausbildung und der klinischen Praxis. Diese sind sowohl struktureller Art als auch mentalitätsbedingt: Die Bemessung der ärztlichen Kompetenz nach der Quantität des medizinischen Wissens führt nicht zuletzt zur Ausbildung steiler Hierarchien, in denen Ärzte zu alleinigen Verantwortungsträgern werden.

In der Konsequenz werden Fehler als persönliches Versagen und mangelnde Perfektion bewertet, wodurch emotionale Hemmnisse und Ängste im Umgang mit Fehlern entstehen.[67]

Aus diesen Befunden, die im Bericht nicht explizit als Sicherheitskultur bezeichnet werden, aber wichtige Ausprägungen einer solchen Kultur wie Werte, Normen, Einstellungen und Konventionen enthalten, wird der

---

[66] Vgl. Bundesärztekammer (2009), S. 6.
[67] Vgl. Schweizerische Akademie der Wissenschaften (2007), S. 7.

Bedarf für ein übergreifendes Ausbildungskonzept Patientensicherheit hergeleitet. Dieses zielt auf alle „Fachpersonen im Gesundheitswesen (Ärzte, Pflegefachpersonen, Physiotherapeuten und Apotheker)"[68] in einer gestuften Aus- und Weiterbildung:

> „Das oberste Ziel der Schulung in Patientensicherheit ist, Gesundheitsfachpersonen auf ihre Tätigkeit in einem komplexen Gesundheitsversorgungssystem vorzubereiten, indem sie sich ihrer Rolle und ihrer persönlichen Verantwortung bei der Verbesserung des Systems bewusst sind."[69]

Dazu wird ein Paradigmenwechsel hin zur Unterscheidung zwischen „Fehlern, die durch Menschen verursacht werden, und Fehlern, die durch das System begünstigt werden" als wesentliche „Grundvoraussetzungen für den Aufbau der Schulung in Patientensicherheit" für notwendig erachtet.[70]

Als weitere Voraussetzungen werden an dieser Stelle persönliche Eigenschaften wie Motivation und Wahrnehmung, organisatorische Aufgaben wie Team- und Organisationsentwicklung sowie Verantwortlichkeiten in Verbänden und Management angesprochen. Demnach sind gleichzeitig mit der Implementierung eines Lehrprojekts Patientensicherheit flankierende Maßnahmen zu deren Verbesserung in der klinischen Praxis zu etablieren. Die durchgängige Andeutung dieser Doppelstrategie ist kennzeichnend für diese Empfehlung ohne sie explizit zu erklären und zu begründen.[71]

Die Lernziele des Ausbildungskonzepts sind einem allgemeinen Ausbildungs- und einem speziellen Weiterbildungsabschnitt zugeteilt, wobei weder zeitliche noch inhaltliche Konkretisierungen gemacht werden. Recht allgemein werden die Schwerpunkte der Ausbildungsphase auf die Prävention und den Umgang mit Fehlern, die Etablierung einer Fehlerkultur sowie die Sensibilisierung für die Bedeutung interdisziplinärer Zusammenarbeit gelegt. Dementsprechend soll der Akzent der Weiterbildungsphase auf der Etablierung dieser Kooperationsform liegen, wobei

---

[68] Vgl. Schweizerische Akademie der Wissenschaften (2007), S. 5 und 10; hierzu ist anzumerken, dass in der Schweiz auch die Angehörigen der Pflegeberufe und Physiotherapeuten akademisch ausgebildete Fachkräfte sind.
[69] Vgl. Schweizerische Akademie der Wissenschaften (2007), S. 14.
[70] Vgl. Schweizerische Akademie der Wissenschaften (2007), S. 8.
[71] Vgl. Schweizerische Akademie der Wissenschaften (2007), S. 5, 8, 14, 15 und 17.

der Fehleranalyse durch Fallbesprechungen besonderes Gewicht beigemessen wird.[72]

Der offene Charakter dieser Empfehlung überlässt den Verantwortlichen in Ausbildungsmaßnahmen die notwendigen Optionen, um die Vermittlung von Grundkenntnissen, Fähigkeiten zu interdisziplinärer Zusammenarbeit und „nicht-technischen" (sozialen und personellen) Kompetenzen variabel in die Unterrichtspläne zu integrieren.[73] (Siehe Tabelle 11)

Tabelle 11: SAMW Aus- und Weiterbildung, Themengebiete, Inhalte, Lernformate

Schwerpunkt/ Inhalte	Lernformate
I. Allgemeiner Rahmen: *Grundwissen*	
Fehler: Definitionen, Epidemiologie, Differenzierung (personeller vs. Systemansatz), Fehlerkultur	Vorlesung/ PBL
Ethik: Berufliche Werte	
Querschnitt: Fehlerumgang und (Selbst-)Achtsamkeit	
Risikomanagement	
Interdisziplinäre Teamarbeit	
Politische Verortung des Themas Patientensicherheit	
II. Instrumente: *Fähigkeit zur Arbeit in interdisziplinären Teams*	
Fehlermeldesysteme	Vorlesung/ PBL
Risiko- und Qualitätsmanagement	
Instrumente der Zwischenfallanalyse	
Teamwork/ Kommunikation	Fallbesprechung/ Rollenspiele
Informatikinstrumente	Workshop
III. Medizinische Fehler und Kommunikation: *Nicht-technische Kompetenzen*	
Rechtliche Aspekte	Fallbesprechungen
Ethik: Berufliche Werte	
Umgang mit Fehlern	
Institutionelle Verortung des Themas Patientensicherheit	
Fehlerkommunikation	Rollenspiele

Quelle: Eigene Darstellung nach Schweizerische Akademie der Wissenschaften (2007), u.a. S. 11.

---

[72] Vgl. Schweizerische Akademie der Wissenschaften (2007), S. 12f.
[73] Vgl. Schweizerische Akademie der Wissenschaften (2007), S. 11.

Ganz zu Beginn und am Ende der Empfehlung gibt die Arbeitsgruppe eine Zusammenfassung der Ergebnisse ihrer Arbeit. Der Tenor dieser Überlegungen lässt keinen Zweifel, weder an der Notwendigkeit einer entsprechenden Ausbildungsinitiative, noch an deren Einbettung in einem umfasseneren Maßnahmenkatalog zur Verbesserung der Sicherheit in der Gesundheitsversorgung.[74]

Anmerkungen zur Empfehlung „Aus- und Weiterbildung in Patientensicherheit und Fehlerkultur"

Der Arbeitsgruppenbericht „Aus- und Weiterbildung in Patientensicherheit und Fehlerkultur" im Auftrag der Steuerungsgruppe „Zukunft Medizin Schweiz" kann als offene Empfehlung für die Konzeption von Lehrprojekten herangezogen werden. Hilfreich wäre es für eigene konzeptuelle Überlegungen gewesen, wenn die aufgezählten Lerninhalte für die drei Teilbereiche auch den Ausbildungsabschnitten zugeordnet worden wären.

Intendiert ist der Bericht jedoch als Situationsanalyse mit einem umfassenden Bezug zu den strukturellen Gegebenheiten. Diese Einbettung des Themas in den Kontext der Gesundheitsversorgung zeigt auf, dass Ausbildungsinitiativen keine isolierten Schritte sein können, sondern durch notwendige Veränderungen der Organisationskultur in Kliniken und Praxen zu begleiten sind. Vermutlich ist der Bericht deshalb in einigen Passagen missverständlich, wenn von Vorbedingungen für die Ausbildung gesprochen wird, aber wahrscheinlich simultane Schritte in der Praxis gemeint sind.

---

[74] „In der Praxis hat die Schulung in Patientensicherheit künftig Bestandteil der Ausbildungsziele aller Studiengänge für Gesundheitsfachleute (…) zu sein, sowohl in der Aus- wie auch in der Weiterbildung, müssen die Ziele für die Ärzte in den Schweizerischen Lernzielkatalog integriert werden, der die Referenz für das Medizinstudium bildet." Schweizerische Akademie der Wissenschaften (2007), S. 6f. und 17f. Analog wären in Deutschland Lernziele und Inhalte zur Patientensicherheit in der Ärztlichen Approbationsordnung zu integrieren.

5 A General Guide for Education and Training

Herausgeber: European Union Network for Patient Safety
Volltitel: A General Guide for Education and Training in Patient Safety
Erscheinungsort: Brüssel
Erscheinungsjahr: 2010

Der *General Guide for Education and Training in Patient Safety* hat den Charakter einer programmatischen Schrift zur Etablierung einer Ausbildung und Kultur der Patientensicherheit in den Gesundheitsversorgungssystemen der EU-Mitgliedsstaaten. Gezielt grenzt sich dieses Eckpunktepapier der 2008 gegründeten Projektgruppe von den üblichen curricularen Ansätzen und Handlungsempfehlungen zur Ausbildung in Patientensicherheit dadurch ab, dass es erfahrungsbasiert ist. Mit dem Anspruch auf eine länderübergreifende Perspektive wird es deshalb vermieden, konkrete Vorgaben zu machen.

Die Laufzeit des Projekts EuNetPaS endete 2010 und inzwischen wurde auch der angekündigte Web-Link des Folgeprojekts „European Union Network for Patient Safety and Quality of Care" (PaSQ) [75] aktiviert. An dem Projekt beteiligten sich Interessenten aus 27 europäischen Nationen mit dem Ziel, ein Netzwerk zur Ausbildung der notwendigen Strukturen für den Wissenstransfer aufzubauen und Maßnahmen zur Schulung und Training in Patientensicherheit zu fördern. Diese Initiative ist als Teil eines Programms aufzufassen, das einen Paradigmenwechsel in der Gesundheitsversorgung und Gestaltung der nationalen Gesundheitssysteme einleiten soll. Dreh- und Angelpunkt der neuen Mentalität sind die Vermeidung von Schäden und eine „Kultur, die für Transparenz und konstruktive Arbeitsbeziehungen über die Fachgrenzen hinaus aufgeschlossen ist"[76]. Gleichzeitig wird ein partizipativer Ansatz vertreten, in dem

---

[75] Das European Union Network for Patient Safety and Quality of Care (PaSQ) ist Teil des Gesundheitsprogramms der Europäischen Union. Das angekündigte „Good Practices Interface" findet sich unter der URL:
http://www.pasq.eu/Wiki.aspx (Zugriff am 10.03.2017).
[76] Im Original: "to develop a mindset for improving patient safety, focused on reducing the harm and suffering of patients and their families and a culture that is receptive to effective working relationships across disciplinary domains; the establishment of transparent, open and honest healthcare professional/ patient relationships;" European Union Network for Patient Safety (2010), S. 12.

Patienten und Bürger in Gesundheitsfragen und Entschädigungsforderungen gestärkt werden sollen.[77]

Unter dem Motto „*One size does not fit all*"[78] ist der EuNetPaS-General Guide bewusst allgemein gehalten, wobei geplant war, auf einer laufend zu aktualisierenden Webseite ergänzend evidenzbasierte Informationen und Best-Practice Beispiele bereitzustellen.[79]

Der programmatischen Schrift wird ein außergewöhnlich umfassendes Vorwort mit allgemeinen Überlegungen vorangestellt, dem erst dann die Einleitung folgt. Den Kern der Schrift stellen der Abschnitt 2 mit den Richtlinien für Ausbildung und Training sowie die enthaltenen Tabellen dar, die über die im Text gegebenen Informationen hinausgehen. Die kurzen Abschnitte 3 und 4 (jeweils eine Seite) enthalten allgemeine Überlegungen zur Evaluation von Lehrinitiativen und Herausforderungen an Kooperationen.

Mithilfe des *EU General Guides* sollen Akteure in den Gesundheitssystemen der Mitgliedsländer in die Lage versetzt werden, Schulungsangebote in Patientensicherheit zu entwickeln, umzusetzen und systematisch zu evaluieren. Dazu werden als leitende Prinzipien „kollektive Werte"[80] genannt:

1. Patientenorientierung (*Patient Centred*)
2. Anwendbarkeit für alle Situationen (*Applicable to all settings*)
3. PaS als jedermanns Verantwortung (*Everyone's business*)
4. Teamorientierung (*Team oriented*)
5. Multidimensionalität (*Multidimensional*)
6. Kontextspezifisch (*Context Specific*)
7. Kontinuierliche Professionelle Aufgabe (*A Continous Professional Activity*)

Mit dem Ziel, Anbieter von Gesundheitsleistungen auf lokaler Ebene bei der Entwicklung und Umsetzung von Ausbildungsmaßnahmen in der

---

[77] Vgl. European Union Network for Patient Safety (2010), S. 10 und 12.
[78] Vgl. European Union Network for Patient Safety (2010), S. 7.
[79] Vgl. European Union Network for Patient Safety (2010), S. 9.
[80] Vgl. European Union Network for Patient Safety (2010), S. 15. Im General Guide wird nicht erwähnt, inwieweit diese Prinzipien auch als Orientierung für eine Sicherheitskultur gelten können.

Patientensicherheit zu unterstützen, spricht der General Guide einen weiten Kreis von Akteuren an: Verantwortliche in Politik, Gesellschaft und Berufsverbänden, Angehörige des klinischen Personal- und Qualitätsmanagements sowie der Gesundheitsberufe und schließlich auch Patienten und Mitarbeiter in Logistik und Verwaltung.[81] Die Autoren vertreten einen generalistischen Ausbildungsansatz, wonach alle in irgendeiner Weise an der Patientenversorgung beteiligten Personen zumindest über Grundlagenkenntnisse verfügen müssen:

> "Regardless of specific local variations it is believed that an articulated minimum level of knowledge, attitudes and skills for all stakeholders would be of benefit to patients, clinicians and healthcare systems however defined."[82]

Diese Sichtweise entspringt der Auffassung von Patientensicherheit als „*Everyone's business*", wie sie im WHO Curriculum Guide formuliert ist.[83] So müssen alle Beteiligte in einem angemessenen Verhältnis zu ihrer Tätigkeit am Patienten über sicherheitsrelevante Kenntnisse verfügen.

Als elementare Inhalte der Ausbildung in Patientensicherheit werden die folgenden Themen[84] angeführt:

1. Schaffung einer Patientensicherheitskultur;
2. Identifikation und Messung von Problembereichen (Epidemiologie);
3. Ursachenanalyse von Ereignissen;
4. Management und Bewältigungsstrategien für Unerwünschte (UE) und Vermeidbare Unerwünschte Ereignisse (VUE);
5. Vorbeugen von Fehlern, Unerwünschten und Vermeidbaren Unerwünschten Ereignissen.

In diesen Bereichen sollen die Teilnehmer von Ausbildungsmaßnahmen Wissen, Fertigkeiten, Verhaltensweisen und Einstellungen gemäß ihrer

---

[81] Vgl. European Union Network for Patient Safety (2010), S. 7.
[82] Vgl. European Union Network for Patient Safety (2010), S. 12.
[83] Vgl. European Union Network for Patient Safety (2010), S. 14 und World Health Organization (2009), S. 4 und 67.
[84] Vgl. European Union Network for Patient Safety (2010), S. 13.

Funktion in der Gesundheitsversorgung erlangen.[85] Die unausgesprochenen Kriterien für die Bemessung des Ausbildungsumfangs sind die Verantwortlichkeit in der Patientenversorgung (Reichweite von Entscheidungen) und die Nähe zum Paticnten (Kontaktzeiten). Diese Unterscheidung führt zu fünf Kategorien[86] des im Text als *Stakeholder* bezeichneten Personenkreises. Dieser umfasst an der Patientenversorgung Beteiligte, die

- Patientensicherheit fördern (Verantwortliche in Politik und Management),
- verantwortlich für Curriculum-Entwicklung und Lehre sind,
- medizinische Versorgungsleistungen erbringen (Ärzte, Pflegende, Apotheker usw.),
- in der Versorgung tätig sind (Verwaltung und Logistik),
- Patienten und Angehörige.

Am Beispiel der Ärzte und Pflegenden als den beiden größten Berufsgruppen in der Gesundheitsversorgung werden hier Aussagen zur Ausbildung ausformuliert, die im General Guide als Tabelle dargestellt sind.[87] Dazu ist anzumerken, dass die jeweiligen curricularen Kategorien wie Voraussetzungen, Ergebnisse, Prozesse, Inhalte und Institution lediglich als Beispiele angeführt werden.

Als Voraussetzung (*Pre-requisities*) für die Teilnahme an einer Schulung oder einem Training verfügen Ärzte und Pflegende (*Audience*) über Basiswissen in der Patientensicherheit und informieren sich selbst mittels thematischer Lektüre von Fachliteratur. Universitäten, nicht-universitäre Trainingseinrichtungen und Berufsverbände (*Provider*) bieten Module an, in denen die Teilnehmer entsprechend ihres Ausbildungsstands, ob in Ausbildung oder Studium, Fort- und Weiterbildung oder im Rahmen lebenslangen Lernens (*Process*), geschult werden. Dort werden sie mit der Anwendung adäquater Methoden und Techniken, wozu die Risikoeinschätzung, Fehlermeldesysteme und Evaluationstechniken gerechnet werden (*Indicative Content*), vertraut gemacht. Weitere wichtige

---

[85] Siehe European Union Network for Patient Safety (2010), S. 17: "Although every stakeholder will not be required to be competent in every element, it is arguable that every stakeholder should be competent in a proportion of the range."
[86] Vgl. European Union Network for Patient Safety (2010), S. 19, Tabelle 1.
[87] Vgl. European Union Network for Patient Safety (2010), S. 19, Tabelle 1.

Aspekte sind die Praktiken der Teamarbeit und Organisationskultur. Bei erfolgreicher Teilnahme (*Outcomes*) sind sie in der Lage, Ansätze des Qualitätsmanagements und der Patientensicherheit täglich anzuwenden und andere Mitarbeiter beim lokalen Wandel(*localised changes*), d.h. während Etablierung einer Sicherheitskultur anzuleiten und zu unterstützen.

Diese Ausführung ist nur ein Beispiel innerhalb des General Guide zur Veranschaulichung ansonsten allgemeiner Überlegungen über die Ausbildung in Patientensicherheit. Neben sicherheitsrelevantem Wissen, Fertigkeiten und Verhaltensweisen werden in den Fähigkeiten zu „systembasiertem Arbeiten" und der Gewährleistung und Umsetzung von Patientensicherheit in einer entsprechenden Kultur weitere notwendige Kompetenzen gesehen.[88]

Der zweite Abschnitt mit den *Guidelines for Education and Taining in Patient Safety* stellt den Kern des Dokuments dar. In den dort formulierten Prinzipien wird über den üblichen Anspruch von Curricula hinausgegangen. Diese seien zumeist auf formales Lernen in Ausbildungseinrichtungen ausgerichtet. Darin würden die Vorteile des Lernens durch Erfahrung am Arbeitsplatz unterschätzt. Lernen erfolge nicht durch die unkritische Anwendung von Wissensbeständen und Techniken, sondern sei durch die Reflexion der Arbeitsweisen gekennzeichnet. Diese Art des informellen Lernens fördere sowohl die Methodenkompetenz als auch Fähigkeiten der Selbstreflexivität sowie die Analyse- und Entscheidungsfähigkeit.[89] Auf diese Weise generiertes Wissen und *Good Practice* enthalten Verbesserungspotenziale, die idealerweise allen Mitgliedern über das Netzwerk EuNetPaS zur Validierung nach standardisierten Verfahren wie *Peer Review*, Visitation und Konsultation zugeleitet werden sollen.[90] In dieser Vorstellung von Wissensgenerierung und Wissenstransfer liegt der Grund, warum im Text immer im Zusammenhang von Schulung und Training gesprochen wird.

Im letzten Abschnitt des General Guide wird der Prozess für die Konzeption und nachhaltige Implementierung von Aus-, Weiter- und Fortbildungsmaßnahmen zur Patientensicherheit in den folgenden fünf Schritten

---

[88] Vgl. European Union Network for Patient Safety (2010), S. 16 und S. 21, Tabelle 2.
[89] Vgl. European Union Network for Patient Safety (2010), S. 15.
[90] Vgl. European Union Network for Patient Safety (2010), S. 27.

beschrieben: Bedarfsanalyse, Vorbereitung, Durchführung, Nachwirkung und Evaluation. Es folgt der Anhang mit einer Auflistung von Lerninhalten und einem Glossar.

Anmerkungen zum General Guide for Education and Training in Patient Safety
Durch seinen programmatischen Charakter ist der General Guides vor allem als Darlegung theoretischer Überlegungen zur Konzeption und Verortung von Ausbildungsformaten im System der Gesundheitsversorgung zu verstehen. Das Fehlen illustrierender Beispiele trägt zu diesem Eindruck bei. Infolge der fehlenden Trennschärfe, teils unpräziser Begrifflichkeit (viele Iterationen) wird dem Leser eine hohe Abstraktionsfähigkeit abverlangt.

Für die Konzeption von Ausbildungsmaßnahmen werden kaum konkrete Hinweise gegeben. Dafür werden interessante Gedanken zur Ausbildung im Kontext der Gesundheitssysteme formuliert, die zukunftsträchtig sein könnten. Bemerkenswert ist die Vorstellung von Lernprogrammen, die in ihren Anforderungen auf die Verantwortlichkeit und Tätigkeit der verschiedenen Berufe abgestuft sind. In der Konsequenz hieße dies, Lehrpläne für alle an der Patientenversorgung beteiligten Berufsgruppen von der Reinigungskraft bis zur Klinikleitung zu entwickeln. Vergegenwärtigt man sich Aufwand und Dauer für die Entwicklung eines Lernzielkatalogs oder gar Curriculums, erscheint dieser Anspruch angesichts der zu erbringenden Entwicklungsarbeit, des Kooperationsaufwands und der notwendigen Abgrenzung von Kompetenzen bzw. die Festlegung gemeinsamer Verantwortlichkeiten, sehr hoch gestellt.

Das Konzept des informellen Lernens im Beruf ist einerseits zu kritisieren, weil relevante Befunde aus Lerntheorie und Lernforschung außer Acht gelassen werden. So tragen z.B. die Nutzung verschiedener Lernkanäle, der Wechsel von Unterrichtsmethoden, die „theoretische" Wissensweitergabe und die praktische Anleitung erheblich zur Effektivität des Lernens und zur Effizienz des Lehrens bei. Nichtsdestoweniger verweisen das praxisorientierte und problembasierte Lernen am Arbeitsplatz und die berufsbezogene Reflexion auf das Lernen aus Fehlern. Hier wird zwischen Fehlern und Schäden klar getrennt. Fehler sind Abweichungen von idealen Vorgehensweisen, die aber bei kritischer (Selbst)Reflexion die Möglichkeit zur Verbesserung der praktischen Anwendung erschließen. Auch die Idee, solche innovativen Konzepte durch Validierung zur

Disposition zu stellen, deutet auf die Chancen von Supervisionen als moderiertem Erfahrungsaustausch unter Praktikern.

6 Wege zur Patientensicherheit. Lernzielkatalog

Herausgeber:	Aktionsbündnis Patientensicherheit
Volltitel:	Wege zur Patientensicherheit. Lernzielkatalog für Kompetenzen in der Patientensicherheit
Erscheinungsort:	Bonn
Erscheinungsjahr:	2012/2014

Der *Lernzielkatalog für Kompetenzen in der Patientensicherheit* wurde von der Arbeitsgruppe „Bildung und Training" erarbeitet, die sich im Mai 2010 im Aktionsbündnis Patientensicherheit gegründet hat, und liegt nach einem „Pretest" in der überarbeiteten Fassung vom Frühjahr 2014 vor. Die Ergänzungen und Überarbeitungen werden im Folgenden berücksichtigt.

Mit dem Ziel, eine Orientierung für die Konzeption von Lehrveranstaltungen zur Patientensicherheit zu geben, hat die Arbeitsgruppe vorhandene nationale und internationale Curricula, Fortbildungskonzepte und Lernzielkataloge gesichtet und relevantes Wissen für alle Gesundheitsberufe in Deutschland redaktionell bereitgestellt.[91]

Der vorliegende Lernzielkatalog ist merklich von den Vorstellungen und Konzepten des EuNetPaS-Projekts und der WHO beeinflusst. So werden der inhaltlichen Bestimmung von Lernzielen die sieben Prinzipien für die Aus- Fort- und Weiterbildung zugrunde gelegt, die bereits im „General Guide for Education and Training" formuliert wurden.[92] Auch der Gedanke einer Basisausbildung Patientensicherheit für alle Berufsgruppen in der Gesundheitsversorgung erinnert an die genannten Empfehlungen, wobei der Anspruch einer berufsgruppenspezifischen Sicherheitsausbildung nicht erhoben wird.[93] Und in Übereinstimmung mit dem „Patient Safety Curriculum Guide" der WHO wird empfohlen, Lerninhalte zur

---

[91] Vgl. Aktionsbündnis Patientensicherheit (2014), S. 5, Anmerkung b.
[92] Vgl. Aktionsbündnis Patientensicherheit (2014), S. 5: Patientenzentrierung, Situationsangemessenheit, Allgemeine Verantwortlichkeit, Teamorientierung, Multiple Kompetenzen, Kontextspezifität, Kontinuität.
[93] Vgl. Aktionsbündnis Patientensicherheit (2014), S. 8.

Patientensicherheit nach Möglichkeit in bestehende Lerneinheiten zu integrieren.[94]

Nach der Einleitung ist ein Kapitel mit den verschiedenen Aspekten der Nutzung des Lernzielkatalogs wie den Zielgruppen, der Integration in vorhandene Lehrprogramme sowie den Methoden in unterschiedlichen Ausbildungsformaten befasst. Im zweiten Teil werden die Lernziele nach neun Themengebieten beschrieben. Ein umfassender Anhang ergänzt die Empfehlung.

Mit dem Ziel, Lehrenden eine Orientierungshilfe für die inhaltliche Gestaltung von Lehrveranstaltungen an die Hand zu geben, ist die überarbeitete Version des Lernzielkatalogs ausdrücklich an Lehrende gerichtet, die Studiengänge und Ausbildungsangebote in den Gesundheitsberufen planen und durchführen.[95] Der Lernzielkatalog Patientensicherheit ist an „alle Beschäftigten, die in ihrem Berufsalltag regelmäßig zu mehr Patientensicherheit beitragen können" adressiert.[96]

Doch im Gegensatz zur Fassung von 2012, die damit in Anlehnung an die englische Bezeichnung *Health care professionals* auf „Gesundheitsfachpersonen" abzielte[97], werden in der aktualisierten Version auch indirekt für die Patientenversorgung Verantwortliche „in den Einrichtungen der Gesundheitsversorgung" als Zielgruppe für eine Basisausbildung bestimmt. Gleichzeitig wird der Anspruch formuliert, dass „sich die Empfehlung der ausgeführten Kompetenzen auf alle [diese] Beschäftigten"[98] bezieht.

Abweichend vom *EuNetPaS Genereal Guide* gehören Patienten und deren Angehörige nicht zu den Adressaten von Schulungsmaßnahmen. Dahingegen wird die „Beteiligung von Patienten"[99] zu einem eigenen Gegenstandsbereich bzw. Lernziel, wie es im APS-Lernzielkatalog heißt.[100]

---

[94] Vgl. Aktionsbündnis Patientensicherheit (2014), S. 8.
[95] Vgl. Aktionsbündnis Patientensicherheit (2014), S. 7.
[96] Aktionsbündnis Patientensicherheit (2012), S. 6 und (2014), S. 7.
[97] Vgl. Aktionsbündnis Patientensicherheit (2012), S. 6.
[98] Vgl. Aktionsbündnis Patientensicherheit (2014), S. 7f.
[99] Vgl. Aktionsbündnis Patientensicherheit (2014), S. 19f.
[100] Im APS Lernzielkatalog werden die Themengebiete oder Lerneinheiten als Lernziele bezeichnet.

Die Verfasser des Vorwortes betonen die Bedeutung des „Faktors Mensch", der hier über das sozio-technische Verständnis von *Human Factors* hinausgeht:

> „Sichere Abläufe müssen bei der Ausrüstung und Technik, der Interaktion von Mensch und Maschine (sic), als auch beim Miteinander der beteiligten Personen und Teams ansetzen."[101]

Im Weiteren wird deutlich hervorgehoben, dass dem „zwischenmenschlichen Faktor" gleich in doppelter Weise Bedeutung im Gesundheitswesen zukommt: der „Bezug zum kranken Menschen und seinem individuellen Leiden" einerseits und die „Anforderungen an die Arbeit und Zusammenarbeit der Beteiligten" an der Gesundheitsversorgung angesichts des medizinischen Fortschritts andererseits. In der Konsequenz, so führen die Autoren aus, ist Patientensicherheit bzw. Sicherheitskultur identisch mit einer Kultur des Lernens.[102] Diese programmatischen Positionen ziehen sich leider nicht durch die gesamte Konzeption des Lernzielkatalogs, obwohl das politische Ziel formuliert wird, Patientensicherheit mittelfristig in den Ausbildungs- und Studienplänen der Gesundheitsberufe zu verankern.[103]

Damit Lehrende über eine thematische Orientierung zur Entwicklung von Lehrveranstaltungen verfügen können, beschreibt der APS-Lernzielkatalog für die Patientensicherheit grundlegende „Kenntnisse, Fertigkeiten und Fähigkeiten" und „Kompetenzen für die Angehörigen aller Gesundheitsberufe". Ausdrücklich wird betont, dass die Ausführungen auf Lernziele und Lernergebnisse[104] konzentriert bleiben und auf didaktische

---

[101] Autoren des Vorworts zum APS-Lernzielkatalog sind die Vorsitzende des Aktionsbündnisses Patientensicherheit Hedwig François-Kettner und der Präsident der Ärztekammer Berlin Dr. Günther Jonitz.
[102] Vgl. Aktionsbündnis Patientensicherheit (2012/2014), S. 3, Vorwort.
[103] Vgl. Aktionsbündnis Patientensicherheit (2012), S. 5 und (2014), S. 6.
[104] Eine weitere Besonderheit in der Begrifflichkeit des APS Lernzielkatalogs ist die Unterscheidung zwischen Lernzielen und Lernergebnissen, obwohl dem Sinn und der Verwendung nach das Gleiche gemeint ist. Die „Lernziele" des APS-Lernzielkatalogs entsprechen nach gebräuchlicher Sprachregelung Qualifikationszielen, die beschreiben, über welche Kompetenzen Absolventen/innen nach einem Studien- oder Ausbildungsabschnitt verfügen sollten. Lernziele, insbesondere wenn sie wie im APS-Lernzielkatalog nach „Wissen und Können" differenziert werden, beschreiben die beabsichtigten Ergebnisse (Lernzuwachs) des Lernprozesses zu bestimmten Inhalten. Vgl. Bloom et al. (1976).

sowie methodische Hinweise aufgrund „unterschiedlicher beruflicher Kontexte" verzichtet wird.[105] Dabei wird darauf vertraut, dass Lehrende sich selbst anhand des Literaturverzeichnisses in die Thematik einarbeiten und über die notwendige pädagogische Befähigung verfügen.[106]
In der überarbeiteten Fassung von 2014 findet der Leser ein neues Kapitel „Methoden der Aus-, Fort- und Weiterbildung", in dem „angemerkt" wird, dass beteiligungsorientierte, interaktive Methoden und erfahrungsbasiertes Lernen zu bevorzugen seien. Summarisch werden verschiedene Beispiele aufgelistet, wobei erstmals in einer Ausbildungsempfehlung für Patientensicherheit auch das Format des E-Learning genannt wird.[107]

Ebenfalls neu ist der fast wörtlich aus dem *WHO-Curriculum Guide* übernommene, aber nicht näher erläuterte Hinweis, dass ein Fach Patientensicherheit nicht zwingend als separate Lehrveranstaltung durchgeführt werden müsse, sondern nach Möglichkeit in bestehende Lehrprogramme integriert werden könne. Das Gleiche gilt für die dem *EuNetPaS-General Guide* entnommene Aussage zur Interdisziplinarität und Multiprofessionalität von Lernformaten.

Ein Vorzug des APS-Lernzielkatalogs liegt in der systematischen Untergliederung der als „Lernziele" bezeichneten Themengebiete nach deren Relevanz, dem übergeordneten „Lernziel"[108], der Nennung notwendigen Wissens und Könnens in der Form formulierter „Lernergebnisse"[109] sowie stichwortartigen Anregungen zur Vertiefung des Lernstoffs. Insgesamt werden acht Themengebiete in dieser Weise beschrieben, denen grundlegende Bedeutung in der Aus-, Fort- und Weiterbildung in Patientensicherheit zukommt.

Das letzte Kapitel zu den „Patientensicherheitsmaßnahmen" nennt eine Reihe von Routinen und Standards im Zusammenhang mit Infektionsvermeidung, Medizinprodukt- und Arzneimitteltherapiesicherheit, invasiven Eingriffen, Prophylaxen und anderen zurzeit gängigen Verfahren zur Gewährleistung einer sicheren Patientenversorgung. Die Qualifikationen

---

[105] Vgl. Aktionsbündnis Patientensicherheit (2012), S. 6 und (2014), S. 7.
[106] Vgl. Aktionsbündnis Patientensicherheit (2014), S. 7f.
[107] Vgl. Aktionsbündnis Patientensicherheit (2014), S. 8.
[108] Eigentlich: *Qualifikationsziele*.
[109] Eigentlich: *kognitive und psychomotorische Lernziele*.

(„Lernziele") und Lernziele („Lernergebnisse") werden neun Themengebieten zugeordnet:[110]

1. Was ist Patientensicherheit und warum ist sie wichtig?
2. Ursachen von kritischen Ereignissen und Patientenschäden
3. Systemdenken
4. Beteiligung von PatientInnen
5. Sicherheitskultur
6. Teamarbeit
7. Kommunikation
8. Lernen aus kritischen Ereignissen
9. Patientensicherheitsmaßnahmen

Anmerkungen zum Lernzielkatalog für Kompetenzen in der Patientensicherheit

Bedauerlicherweise ist festzustellen, dass die überarbeitete Version des APS-Lernziel-katalogs durch die formelhafte Übernahme von Passagen aus dem *WHO-Curriculum Guide* und dem *EuNetPaS-General Guide* an Klarheit verloren hat, so dass es stellenweise sogar zu Widersprüchen kommt. Hinzu kommt die wenig präzise Verwendung gängiger Begriffe aus der Erwachsenenbildung wie zum Beispiel Lernziel (*Learning objective*) statt Qualifikationsziel oder Lernergebnis (*Learning outcome*) statt Lernziel. Angelsächsische Ausbildungskonzepte lassen sich mit der bloßen Übernahme der Terminologie nicht in einen europäischen oder deutschen Kontext übertragen.

Ähnliches gilt für die deutsche Begrifflichkeit. Was ist zum Beispiel unter „Patientensicherheitskompetenz" oder „Systemdenken" zu verstehen? Bedeutet dies, systematisch, vernetzt oder in der Systemtheorie Niklas Luhmanns zu denken? Die subsumierten Lerninhalte geben keinen Hinweis darauf, dass vermutlich das Denken in Prozessen und die Berücksichtigung der daran beteiligten Personen und Systemkomponenten gemeint sind.[111]

---

[110] Vgl. Aktionsbündnis Patientensicherheit (2014), S. 2 und 13-30.
[111] Der Begriff *Systemdenken* taucht in den Überlegungen zur Ausbildung in Patientensicherheit immer wieder auf. Es handelt sich dabei um eine lineare Übersetzung aus dem Englischen, ohne den Begriff definitorisch zu konkretisieren. Eine Bedeutung könnte der Unterscheidung zwischen Systemansatz und

Dadurch, dass methodische Überlegungen außer Acht gelassen wurden, ist die sich auftuende Lücke zwischen inhaltlichen Ansprüchen und den Möglichkeiten der faktischen Realisation in der Lehre offensichtlich nicht crkannt worden. Diese resultiert auch daraus, dass konkrete inhaltliche Festlegungen bewusst vermieden werden.

Den Empfehlungen des *EuNetPaS-General Guide* und des *WHO-Curriculum Guide* folgend, wird die Beteiligung von Patienten als eigenständiges Themengebiet im Lernzielkatalog vorgesehen. Den Ausführungen des Lernzielkatalogs folgend, ist damit jedoch nicht die Stärkung des Subjekts, seiner Position und seiner Rechte (*Patient-Empowerment*) gemeint, sondern der Patient als Objekt ärztlichen Denkens und Handelns. Dies legen die Lernzielformulierungen nahe, wonach die teilnehmenden Ärzte, Pflegenden usw. „um die möglichen physischen und psychischen Auswirkungen unerwünschter Ereignisse auf PatientInnen (wissen)" und „die Wichtigkeit der Einbeziehung von PatientInnen (…) und deren Kompetenz in Diagnostik, Behandlung und Prävention (verstehen)"[112]. Eine aktive Einbeziehung der Patienten und die Anwendung dazu notwendiger Kompetenzen wird indes nicht als Lernziel genannt.

Personenansatz zur Erklärung der Schadensentstehung entlehnt sein. Vgl. Reason (2000), S. 768. Die Ausführungen des APS-Lernzielkatalogs lassen einen Bedeutungsinhalt zwischen dem genannten Systemansatz, Risikomanagement und soziologischer Systemtheorie vermuten. Vgl. Aktionsbündnis Patientensicherheit (2014), S. 17f. Naheliegend wäre es, auf die Definition Peter Senges zu rekurrieren, der im Systemdenken die integrative Disziplin des Managements sieht. Demnach bezeichnet *Systemdenken* einen ganzheitlichen Denkstil, um kausale Zusammenhänge, Wechselwirkungen und Veränderungsprozesse zu erkennen und zu deuten. Vgl. Senge (2011), S. 87f. und 91f. Siehe auch Kap. D.3.3.1. Auf die Problematik des Begriffs im Zusammenhang mit der Aufmerksamkeit und Fähigkeit des sog. Multitasking wurde im Kap. D.1.1.2 eingegangen. Vgl. Aktionsbündnis Patientensicherheit (2014), S. 7.
[112] Vgl. Aktionsbündnis Patientensicherheit (2012), S. 15 f. und (2014), S. 19f.

7 Nationaler Kompetenzbasierter Lernzielkatalog Medizin

Herausgeber: Medizinischer Fakultätentag/ Gesellschaft für Medizinische Ausbildung
Volltitel: Nationaler Kompetenzbasierter Lernzielkatalog Medizin (NKLM)
Erscheinungsort: Bonn
Erscheinungsjahr: 2015

Der *Nationale Kompetenzbasierte Lernzielkatalog Medizin* (NKLM)[113] wurde nach fünfjähriger Entwicklungsarbeit am 4. Juni 2015[114] vom Medizinischen Fakultätentag verabschiedet und stellt den jüngsten Beitrag zur Entwicklung des Medizinstudiums dar. Gleichzeitig wurde der Entwurf des NKLZ für die Zahnmedizin angenommen. Mit der Betonung der „kompetenzbasierten Lernziele" wird gezielt die Abgrenzung gegenüber der bisherigen Praxis vorgenommen, Bildungsinhalte und Qualifikationen fachgebundenen zu definieren. Den bildungspolitischen Hintergrund schaffen die Empfehlungen des Wissenschaftsrates zur Qualitätsverbesserung von Lehre und Studium von 2008 und die Anregung der Kultusministerkonferenz von 2009 zur Entwicklung eines Fachqualifikationsrahmens für das Medizinstudium.[115]

Im Januar 2010 wurde die Geschäftsordnung der Lenkungsgruppe NKLM beschlossen, die paritätisch mit Vertretern des Medizinischen Fakultätentags (MFT) und der Gesellschaft für Medizinische Ausbildung (GMA) besetzt ist. In den Entwicklungsprozess floss zudem die Expertise aus medizinischen Fachgesellschaften, Organisationen der Selbstverwaltung, zuständigen Ministerien und Behörden sowie Wissenschaftsorganisationen ein.[116]

Damit Fakultäten in der Gestaltung der Lehre ein ausreichender Ermessensspielraum zukommt, soll der NKLM als Kerncurriculum für die medizinische Ausbildung aufgefasst werden. Gezielt wird deshalb der Fokus auf Kompetenzen gerichtet und auf die in den Lehrplänen übliche Fächer-

---

[113] Medizinischer Fakultätentag (2015).
[114] Redaktionelle Änderungen wurden mit Redaktionsschluss zum 01.07.2015 durch die NKLM-Geschäftsstelle vorgenommen.
[115] Vgl. Medizinischer Fakultätentag (2015), S. 8.
[116] Vgl. Medizinischer Fakultätentag (2015), S. 9f.

oder Organzuordnung verzichtet.[117] Im Ergebnis sind 296 Seiten Tabellenwerk mit etwa 5.500 Lernzielen und Stichworten entstanden.

Aufgrund der Aktualität des Themas Patientensicherheit und dem zur Zeit nicht abschätzbaren Impuls[118], den der NKLM auf die zukünftige Gestaltung des Medizinstudiums haben wird, soll ein Blick darauf gerichtet werden, in welcher Art und in welchem Umfang Aspekte einer sicheren Patientenversorgung berücksichtigt wurden.

Der NKLM ist an den Vorgaben der Ärztlichen Approbationsordnung ausgerichtet. Als Referenzen wurden die Empfehlungen anderer berufsständischer Richtlinien und Gegenstandskataloge herangezogen.[119] Als Ziel wird die Definition eines Anforderungsprofils zur ärztlichen Berufsausübung und Teilnahme an ärztlichen Weiter- und Fortbildungen im Rahmen qualitätsgesicherter, europarechtlichen Vorgaben benannt.[120] Dazu werden „medizinisches Wissen, wissenschaftliche und klinische Fähigkeiten und Fertigkeiten sowie professionelle Haltungen"[121] beschrieben, die darüber hinaus zu lebenslangem Lernen und der Reflexion der eigenen Kompetenzen befähigen sollen.[122] Schlagworte, welche die Argumentation des einführenden Teils durchziehen, sind Wissenschaft-

---

[117] Vgl. Medizinischer Fakultätentag (2015), S. 7f. Es ist offenbar, dass die gegenwärtige Heterogenität der medizinischen Ausbildungsgänge (siehe Kap. B.3) Handlungsbedarf in der Art von Regelung und Orientierung erfordert, wozu der NKLM ein Schritt wäre.

[118] Der NKLM ist nicht unumstritten. Grundlegende Einwände haben vor allem die Deutsche Röntgengesellschaft (DRG) und die Deutsche Gesellschaft für Innere Medizin (DGIM) vorgebracht. Während die DRG bemängelt, dass die Lernziele viel zu allgemein formuliert seien, sieht die DGIM in der fehlenden Fächerzuordnung eine Zergliederung der Ausbildungskompetenzen in „fragmentierte Wissensminuskeln", die dem Erwerb ärztlicher Kompetenz zuwider liefe. Vgl. Deutsche Röntgengesellschaft (2013) und Deutsche Gesellschaft für Innere Medizin (2013).

[119] Als Referenzrahmen wurden u.a. genannt: Bundesärzteordnung (BÄO), (Muster-)Berufsordnung, (MWBO), Gegenstandskataloge des Instituts für medizinische und pharmazeutische Prüfungsfragen (IMPP), Kerncurriculum Medizin der Bundesvertretung der Medizinstudierenden in Deutschland (bvmd) und Lernzielkataloge aus den Niederlanden, der Schweiz, Großbritannien/ Schottland und Kanada. Vgl. Medizinischer Fakultätentag (2015), S. 9f.

[120] Vgl. Medizinischer Fakultätentag (2015), S. 6.
[121] Vgl. Medizinischer Fakultätentag (2015), S. 13.
[122] Vgl. Medizinischer Fakultätentag (2015), S. 15.

lichkeit, berufliche Reflexion, Qualität, Patientensicherheit und Ethik.[123] Ausdrücklich wird der Charakter des NKLM als „Kerncurriculum" für das Medizinstudium betont, dessen Inhalte durch die Fakultäten zu spezifizieren und um eigene Lehrangebote im Wahlpflichtbereich zu ergänzen sind.[124]

Der Kompetenzbasierte Lernzielkatalog Medizin ist in zwei Teile mit insgesamt 21 Kapiteln untergliedert. Die ersten vier Kapitel sind der Verortung des NKLM, Kompetenzkonzepten, Prüfungsmodalitäten und Qualitätsanforderungen gewidmet. Den Korpus des NKLM stellt der zweite Teil mit der tabellarischen Auflistung der „Kompetenzen und Lernziele" auf 292 Seiten dar. Den inhaltlichen Ausführungen zu „Kompetenzen, Rollen und Lernzielen" folgend[125], hätte dieser Teil konsequenterweise in diese drei Abschnitte unterteilt werden müssen:

Abschnitt I: Rollen der Ärztin/ des Arztes (Kapitel 5-11)

Abschnitt II: Medizinisches Wissen, klinische Fähigkeiten und professionelle Haltungen (Kapitel 12-19)

Abschnitt III: Anlässe für ärztliche Konsultationen sowie erkrankungsbezogene Prävention, Diagnostik, Therapie, Versorgungs- und Notfallmanagement/ Patientenzentrierte Gesundheitsversorgung (Kapitel 20/ 21)

Eine *Soziale Rolle* wird definiert als die Summe der Erwartungen, die in einer gegebenen Gesellschaft an das Verhalten der Träger von Positionen gerichtet werden.[126] Im NKLM werden sieben ärztliche Rollensegmente (im Text „Rollen") benannt, die mit der gesellschaftlichen Relevanz des Arztberufes begründet und dem kanadischen CanMEDS-Rahmenkonzept

---

[123] Vgl. Medizinischer Fakultätentag (2015), S. 8.
[124] Vgl. Medizinischer Fakultätentag (2015), S. 7 und 11.
[125] Siehe Medizinischer Fakultätentag (2015), S. 13. Die hier angekündigten Abschnitte decken sich nicht mit dem Inhaltsverzeichnis und den Bezeichnungen im Text, wodurch eine gewisse Irritation entsteht. So wird im Text das unter Punkt 2.3 angekündigte Kapitel „Patientenzentrierte Gesundheitsversorgung" überhaupt nicht ausgeführt, sondern stattdessen „Anlässe für ärztliche Konsultationen (…)". Auch ein Kompetenzbereich „Versorgungsmanagement" erscheint im Gegensatz zur Entwurfsfassung vom 23.05.2013 in der finalisierten Fassung nur noch in den Kapitelüberschriften.
[126] Vgl. Dahrendorf (1974), S. 16-42.

entnommen sind. Aus diesen „Rollen" als Experten, Gelehrte[127], professionell Handelnde, Verantwortungsträger usw. werden im Abschnitt I entsprechende Lernziele hergeleitet. Der Abschnitt II enthält „den Kern des für die Rolle der Medizinischen Expertin/ des Medizinischen Experten relevanten Wissens (...), der klinischen Fähigkeiten und Fertigkeiten in Prävention, Diagnose und Therapie sowie ärztliche Grundhaltungen."[128] Bis hierher werden die Ausbildungsgegenstände als Lernziele formuliert, wovon im Abschnitt III abgewichen wird. Dort werden die Gründe für die ärztliche Inanspruchnahme bzw. die Behandlung stichwortartig als Symptome und damit verbundene Diagnosen dargestellt.

Da man mit dem Konzept des NKLM von der üblichen Fächer- und Organzuweisung der Lerninhalte abheben will, erscheinen Aspekte der Patientensicherheit in unterschiedlichen Kapiteln des Lernzielkatalogs. Themen, die in den zuvor genannten Empfehlungen und Lehrplänen als sicherheitsrelevant angeführt wurden, finden sich im NKLR vor allem in den Beschreibungen der Rollensegmente. Dies betrifft insbesondere das Kapitel 10 „Ärzte als Verantwortungsträger", in dem die Qualitätssicherung, Fehlererkennung und -vermeidung sowie Fehlermelden (CIRS) und -analyse als Lernziele formuliert werden.

Die Lernziele des NKLM sind im Modus des Indikativ Präsens formuliert: Als „professionell Handelnde" (Kap. 11) beherrschen Ärzte Fähigkeiten der kritischen Selbsteinschätzung sowie der Einschätzung von Risiken und Belastungen. Reflexionsfähigkeit und das Wissen um Wahrnehmungsfehler sind ebenfalls sicherheitsrelevante Aspekte. Als Teamangehörige (Kap. 8) reflektieren sie gruppendynamische Prozesse im Hinblick auf die Fehlererkennung und -analyse. Dazu sind kommunikative Fähigkeiten notwendig, z.B. bei der Offenlegung von Fehlern. (Kap. 14c, Gesprächsführung).

Damit sind wesentliche Wissensbestände oder Fertigkeiten der Patientensicherheit in einer Aufzählung über mehrere Tabellen hinweg benannt, womit der thematische Zusammenhang noch nicht hergestellt ist.

---

[127] Dem im Original verwendeten *scholar* hätte im Kontext des Inhaltes wohl am ehesten die Übersetzung mit „Wissenschaftler" entsprochen.
[128] Medizinischer Fakultätentag (2015), S. 18.

Anmerkungen zum Nationalen Kompetenzbasierten Lernzielkatalog Medizin

Obwohl dem 2. Kapitel „Kompetenzen, Rollen und Lernziele" die Definition des Kompetenzbegriffs nach Weinert[129] vorangestellt ist, wird man bei der Lektüre des NKLM mit unterschiedlichen Kompetenzkonzepten konfrontiert, die in den drei thematischen Abschnitten variierend verwendet werden.[130] Man könnte hier mangelnde Vertrautheit mit der erziehungswissenschaftlichen Terminologie vermuten. So könnte mit der Dreistufung von „Kompetenzen, Teilkompetenzen" und „Lernzielen mit Angabe der Kompetenzebenen" (Seite 14) die Untergliederung von *Lernzielarten* nach Richt-, Grob- und Feinzielen gemeint sein. Mit den auf der Seite 19 verwendeten Begriffen „Lerntiefe" und „Kompetenzebenen" werden die erziehungswissenschaftlichen Termini der Wissensarten sowie die *Lernzielstufen* vermischt.[131]

Erneut in einem anderen Kontext wird die „NKLM-Bezeichnung" „Kompetenzebene" im Abschnitt III aufgenommen. Zusammen mit dem Begriff der „Meilensteine" (Ausbildungsphasen oder Kompetenzen?) entsteht hier eine kategoriale Ungenauigkeit, die es erschwert, den zugrunde gelegten konzeptionellen Überlegungen zu folgen und ihre Plausibilität zu erkennen.

Die Nachvollziehbarkeit der zugrunde gelegten didaktischen Überlegungen ist jedoch deshalb nicht profan, weil sie die Voraussetzung für die Überführung des Lernzielkatalogs in ein Curriculum bzw. einen unterrichtsgeeigneten Lehrplan ist.

Man kann nur vermuten, dass diese Kritikpunkte durch den Versuch bedingt sind, den klassischen Fächer- und Organbezug zu umgehen und den Akzent auf die Kompetenzen zu setzen. Darüber wird übersehen, dass die aktuell attraktiven Lehrformate des problemorientierten (PBL/ POL) und des erfahrungsbasierten Lernens einen entsprechenden thematischen Bezug haben müssen. Dieser medizinische Bezug besteht in Organen, Symptomen und die darum formierten medizinischen Fächer. Entgegen

---

[129] Vgl. Weinert (2002), S. 27f. Siehe in diesem Buch, Kap. F.1.2.
[130] Vgl. die jeweiligen Ausführungen im NKLM auf den Seiten 14, 19, 20-22 und 23.
[131] Wissensarten: deklaratives, prozedurales und sensomotorisches Wissen. Vgl. Kaiser (2005), S. 14-17; Lernzielstufen: Reproduktion, Reorganisation, Transfer, Problemlösen und Kreativität. Vgl. Ott (2011), S. 165.

der ursprünglichen Intention ist es im Grunde nicht gelungen, auf solche Bezüge zu verzichten, weil die Lernziele stattdessen entweder Rollensegmenten, klinisch-medizinischen Prinzipien oder Tätigkeiten zugeordnet wurden. *Nolens volens* wurde so auf das berufspädagogische Konzept der Lernfelder zurückgegriffen.

Die Auflistung von Lernzielen und die Zuweisung zu Lernfeldern (im vorliegenden Fall Rollen), die nicht mit Problemfeldern (z.b. Organsysteme) identisch sind, bringt für die Dozenten die aufwendige und komplizierte Aufgabe mit sich, sinnvolle Zusammenhänge für das Unterrichtsgeschehen zu bilden, ohne wesentliche Lernziele zu vernachlässigen. Ob dieses Phänomen typische für Lernzielkataloge im Allgemeinen oder das Ergebnis des Verzichts auf den Fach- und Organbezug ist, scheint eine elementare Frage zu sein.

Dieses Problem erhält grundsätzlich und angesichts des im NKLM formulierten Anspruchs der Persönlichkeitsbildung, wonach ärztliche Haltungen gefördert werden sollen, besondere Relevanz. Mit einem solchen Bildungsideal begibt man sich in die Bereiche der Erziehung und Sozialisation, in denen erziehungswissenschaftliche und entwicklungspsychologische Kräfte wirken, die in der gegenwärtigen Ausprägung eines Hochschulstudiums kaum zum Tragen kommen. Dies gilt umso mehr, je verschulter ein Studiengang ist, wozu auch die in einem begrenzten Zeitraum zu vermittelnde Stofffülle beiträgt.

Die genannten Probleme des NKLM lassen sich in der gleichen Weise auf die darin enthaltenen Aussagen zur Patientensicherheit anwenden.

8 Fazit

Auf der Basis der hier vorgestellten Konzepte, Guides und Lernzielkataloge lässt sich ein mehr oder weniger konkreter Bezug für die Aus-, Fort- und Weiterbildung zur Patientensicherheit in Deutschland herleiten. Der Wert dieser Dokumente liegt in ihrem Beitrag zum Diskurs um eine sichere Gesundheitsversorgung und Etablierung der Patientensicherheit in der Lehre in Deutschland. Hier finden sich innovative Ansätze wie die berufsgruppenspezifische Ausbildung im General Guide des EuNet-Pas, Systematiken von Lerninhalten nach Themengebieten wie in den Konzepten bzw. Lernzielkatalogen von APS, ÄZQ/ BÄK und SAMW oder die didaktische und methodische Argumentation für die Implementierung bestimmter Themen im Curriculumguide der WHO. Andere Aspekte wiederum, wie die Offenlegung von Fehlern klingen in den vorgestellten Handreichungen nur marginal an. Insgesamt ergibt sich ein sehr heterogenes Bild hinsichtlich der Intentionen und Inhalte der verschiedenen Ratgeber. (Siehe Tabelle 12 und Anhang F.)

Tabelle 12a: Lernziele in Handreichungen, Curricula und Lernzielkatalogen zur Ausbildung Patientensicherheit

	WHO: Curriculum Guide	ÄZQ/ BÄK: CME/ Fort-bildungskonzept	SAMW: Aus- und Weiterbildung	EuNet PaS: General Guide	APS: Lernzielkatalog	MFT: Nationaler Lernzielkatalog
Grundlagen, Begriffe, Datenlage	X	X	X	X	X	X
Rechtliche Aspekte		X	X			
Politische Verortung			X			
Institutionelle Verortung			X			
Fehlerforschung/-theorie		X			X	X
Psychologie d. Fehlers		X			X	X
Fehler verstehen	X			X	X	X
Lernen aus Fehlern/ Fehlervermeidung	X	X			X	X
Human Factors	X	X				
Systeme und Komplexität	X				X	
Sicherheit in Organisationen		X				
Arbeiten im Team/ Teamprozesse	X	X			X	
Kommunikation im Team	X	X			X	X
Kommunikation mit Patienten	X	X			X	X
Kommunikation über Fehler	X	X	X		X	X

Sehr konkret werden bei entsprechendem Textumfang Hinweise von der Initiierung bis zur Durchführung von Lehrprojekten im *WHO Patient Safety Curriculum Guide* gegeben. Dozenten und andere Verantwortliche in der Lehre erhalten umfassende Informationen zur Konzeption von Kursangeboten einschließlich der Gewinnung von „Mitstreitern" und

E Curriculumanalyse

Lehrpersonal, zu Themen, Lernformaten und Erfolgskontrollen. Darüber hinaus werden zahlreiche Quellen in Literatur und Internet genannt, um die Recherche sowie die Adaption der Inhalte und Formate an die Gegebenheiten der lokalen Ausbildungseinrichtung zu erleichtern.

Tabelle 12b: Lernziele in Handreichungen, Curricula und Lernzielkatalogen zur Ausbildung Patientensicherheit

	WHO: Curriculum Guide	ÄZQ/ Bäk: CME/Fortbildungskonzept	SAMW: Aus- und Weiterbildung	EuNet PaS: General Guide	APS: Lernzielkatalog	MFT: Nationaler Lernzielkatalog
Klinische Risiken	X			X		X
Risikomanagement				X	X	X
Qualitätsmanagement	X			X	X	X
Instrumente/ Umsetzung			X	X	X	X
Incident Reporting/ CIRS	X	X	X	X	X	X
Zwischenfallanalyse			X	X		X
Patientenbeschwerden			X			
Informatikinstrumente				X		
Berufliche Ethik				X		X
Fehlerumgang und Achtsamkeit				X		
Sicherheitskultur			X		X	X
Patienten und Angehörige	X					X
Infektionsrisiken	X					X
Invasive Verfahren	X					X
Medikamentensicherheit	X					X

Durch die Unterschiede der Textquellen in Intention, Systematik, Begrifflichkeit und Differenziertheit sind die Inhalte und Lernziele nur bedingt vergleichbar. Während der WHO-Curriculum Guide alle Themen intensiv behandelt, werden sie in den anderen Dokumenten lediglich aufgezählt. *Quelle: Eigene Darstellung nach den in Kapitel F vorgestellten Dokumenten.*

Mit dem *WHO-Curriculum Guide* wird die Initiative zur Implementierung von Lehrangeboten zur Patientensicherheit eindeutig in die Hände derjenigen gelegt, die an den Bildungseinrichtungen und Fakultäten für diese Aufgabe verantwortlich sind oder die Verantwortung dafür übernehmen. Appelle zur Eigeninitiative und Ratschläge, wie man das Thema bewirbt, in die Diskussion trägt und Netzwerke bildet, um Akzeptanz und Mitwirkung für das Projekt zu gewinnen, vermitteln den Eindruck, dass man nicht darauf warten will, bis Gremien in Selbstverwaltung, Administration und Politik sich des Problems annehmen. Stattdessen soll persönliches Engagement, quasi von unten und sukzessive zum Ziel führen, die Patientensicherheit in der Lehre zu verankern.

Ebenfalls das Große und Ganze im Blick, aber mit einem mittleren bis hohen Abstraktionsgrad, wurden die Stellungnahmen der Schweizerischen Akademie der Medizinischen Wissenschaften (SAMW) und des *European Union Network Patient Safety* (EuNetPaS) konzipiert.

So werden im SAMW-Projektbericht *Aus- und Weitbildung in Patientensicherheit und Fehlerkultur* der aktuelle Stand der Patientensicherheit in der Schweiz analysiert und Überlegungen über die zu schaffenden Voraussetzungen zur Verbesserung der Sicherheitskultur in der Gesundheitsversorgung angestellt.

Auch wenn diese Analyse im Jahr 2007 für die Schweiz formuliert wurde, sind ihre Ergebnisse durchaus auf die Bundesrepublik Deutschland übertragbar. Das Gleiche gilt für das Fazit der Empfehlung: Zur Etablierung einer Sicherheitskultur sind Schritte zur Implementierung der Lehre in der Patientensicherheit durch begleitende Maßnahmen für einen enttabuisierten Umgang mit Fehlern im Gesundheitswesen zu ergänzen.[132]

Und obwohl die Ausführungen zu Themen, Lernzielen und -formaten der Aus- und Weiterbildung textlich sehr knapp, aber mit schweizerischer Präzision umrissen und durch Tabellen vervollständigt werden, erhält man einen guten Überblick über die Problematik und eine Vorstellung davon, wie ein Lehrprojekt konzipiert sein könnte.

Solche Informationen gibt der programmatische *General Guide for Education and Training in Patient Safety* des EuNetPaS nicht. Hier werden interessante, aber vor allem theoretisch-abstrakte Überlegungen zur Lehre angestellt, die unter Berücksichtigung der Varianz in den Gesundheitssystemen der 27 EU-Mitgliedsländer bewusst allgemein gehalten sind. Auf diese Weise meinte man, auf veranschaulichende Beispiele verzichten zu können, weil die innovativen Gedanken auf die Sicherheitskultur

---

[132] Vgl. Schweizerische Akademie der Wissenschaften (2007), S. 17.

als eine Art soziale Bewegung in einem vernetzten Europa abzielen. Die Verwendung illustrativer Beispiele wäre einem besseren Verständnis zuträglich gewesen. Dies wäre auch eine Gelegenheit gewesen, anwendungsorientierte Kompetenz jenseits theoretischer Idealvorstellungen zu demonstrieren. Entsprechend visionär wirkt die Vorstellung des Transfers von Wissen, das vor allem in und durch die Praxis generiert, über moderne Medien verfügbar gemacht und tatsächlich genutzt wird.

Als Handreichungen zur Entwicklung von Lehrprojekten intendiert sind das „Fortbildungskonzept ‚Patientensicherheit'" der Bundesärztekammer bzw. das „CME-Concept ‚Patient Safety'" des Ärztlichen Zentrums für Qualität in der Medizin und der Lernzielkatalog des Aktionsbündnisses Patientensicherheit „Wege zur Patientensicherheit".

Mit der mehr oder weniger expliziten Auflistung von gruppierten Lernzielen sind diese Texte näher an der Ausbildungspraxis und den Erfordernissen eines entsprechenden Lehrkonzepts, bleiben aber mit Hinweisen zu Lernformaten oder Erfolgskontrollen, geschweige denn der Nennung geeigneter Materialien zur Unterrichtsvorbereitung und dessen Gestaltung mehr als zurückhaltend. Hinsichtlich der Lernziele wirkt der Text des Aktionsbündnisses Patientensicherheit prägnanter, wo die beiden anderen Texte detaillierter erscheinen.

In die aktualisierte Fassung des Lernzielkatalogs von 2014 wurden mit der Übernahme von Aussagen des *EuNetPas-General Guide* auch dessen Ungenauigkeiten übernommen, wodurch zuvor eindeutige Passagen in ihrem Gehalt relativiert werden.

Verantwortlichen in der Lehre und Dozenten, die für ihre Studierenden ein Kursangebot in Patientensicherheit erarbeiten, kann ein Lernzielkatalog, bei dessen Konzeption aus welchen Gründen auch immer auf konkrete Hinweise verzichtet wurde, keine Hilfe sein. Zwar ist inzwischen ausreichend Literatur zur Patientensicherheit vorhanden und sind die Standardwerke bei der thematischen Einarbeitung schnell zu identifizieren.

Dennoch darf man sich nicht überrascht zeigen, wenn Unterrichtsformate, Lehrinhalte und Lernerfolg zwischen den Lehrprojekten stark variieren, weil sich Dozenten und Lehrverantwortliche im Selbststudium in die Thematik einarbeiten müssen. Lediglich eine Literaturliste zu reichen, stellt folglich keinen echten Gewinn dar.

Dies gilt umso mehr, als bei der Aufzählung der Lernziele sogar auf die Zuordnung zu einem Lernfeld verzichtet wird, wie es im Nationalen Kompetenzbasierten Lernzielkatalog Medizin zumindest für die Patientensicherheit der Fall ist. Ein fein detaillierter Lernzielkatalog bietet hier wenig Entlastung, weil die Herstellung des Zusammenhangs nicht nur den Letztverantwortlichen in der Lehre, also den Dozenten zugewiesen wird, sondern weil sie ihren Lehrplan bzw. ihren Unterricht im in der Regel nicht von unten nach oben aufbauen, sondern vom Allgemeinen hin zum Besonderen konzipieren.

Darin liegt der Vorteil eines Curriculums im Sinne der im Kapitel A.3 genannten Kriterien: Die Lehr- und Unterrichtsplanung wird an übergeordneten Richt- und Grobzielen orientiert und aus dem konkreten Bedarf vor Ort (Zielgruppe) und dem thematischen Kontext (Situation und Bedarf) entwickelt. Die Beachtung der Feinziele ergibt sich im und aus dem Zusammenhang von Unterricht und Thema.

Hier gibt der Projektbericht der SAMW *Aus- und Weiterbildung in Patientensicherheit und Fehlerkultur* einen Überblick über die Einbettung der Problematik in ihrem Kontext, liefert der *WHO Curriculum Guide* alle Fakten, Hinweise und Handreichungen, um ein Lehrkonzept zu planen, umzusetzen und zu evaluieren, und listen die Kataloge des Ärztlichen Zentrums/ der Bundesärztekammer und des Aktionsbündnisses Patientensicherheit Lernziele zur inhaltlichen Orientierung auf.

Bei aller Verschiedenheit der vorgestellten Handreichungen, Empfehlungen, Curricula und Projektberichte seien hier zusammenfassend die Gemeinsamkeiten genannt, die in die Konzeption eines Lehrkonzepts zur Patientensicherheit einfließen müssen.

Alle Texte kommen letztendlich zu dem Schluss, dass zumindest jene Berufsgruppen, die unmittelbar an der Patientenversorgung beteiligt sind, in entsprechende Ausbildungsprogramme einzubeziehen sind. Dies betrifft auch Pharmazeuten und Apotheker. Ansprüche auf Interdisziplinarität und Multiprofessionalität ergeben sich aus der Querschnittartigkeit des Themas, d.h. Patientensicherheit grenzt an unterschiedlichste Disziplinen wie z.B. Psychologie, Pharmazie, Qualitätsmanagement, Ethik an.

Deshalb wären Interdisziplinarität und Multiprofessionalität genau genommen aus zweierlei Richtungen zu realisieren: Einerseits erfordert das Lehren und Anleiten aufgrund der Vielschichtigkeit des Themenkomplexes einen solchen Ansatz, andererseits nehmen idealerweise Angehörige unterschiedlicher Gesundheitsberufe an integrativen Schulungen und Trainings teil.

Ebenfalls scheint in allen Texten durch, dass eine Sicherheitskultur lebenslanges Lernen erfordert, das möglichst früh einsetzen sollte – bei den Medizinstudierenden sinnvollerweise spätestens mit dem Beginn des klinischen Abschnitts.

Eine Aufstellung der für die Patientensicherheit relevanten Inhalte lässt sich auf der Grundlage der genannten Handreichungen, Curricula und Lernzielkataloge nur in einer gewissen Relativität erfassen. Da diese Themen mittels Literatur-Review ermittelt wurden und sich die Dokumente aufeinander beziehen, wirkt der Kanon homogen und abgeschlossen. Allerdings ist zu berücksichtigen, dass die Texte mit zum Teil sehr unterschiedlichen Intentionen verfasst wurden und die jeweils verwendeten Begriffe und Kategorien aufgrund divergierender Bedeutungsinhalte nicht immer eindeutig einander zugeordnet werden können.

Alle Formulierungen fokussieren auf leicht operationalisierbare Lernziele des Wissens (*knowledge*), der Fertigkeiten (*skills*) und des Verhaltens (*behaviour*), während Einstellungen bzw. Haltungen (*attitudes*) nur mittelbar in den Textpassagen angesprochen werden. Dies kann zum einen daher rühren, dass die Inhalte bzw. Lernziele induktiv aus dem Bestand der vorhandenen Publikationen zur Problematik der Patientensicherheit abgeleitet wurden, zum anderen im Rekurs auf die im angelsächsischen Raum etablierten behavioristischen Lerntheorien.

Wenn Haltungen und Einstellungen in der Ausbildung Patientensicherheit oder im Medizinstudium generell entwickelt werden sollen, sind die gegenwärtigen Studienstrukturen und Lehrformate wenig geeignet.

Die im Rahmen der Versorgungssicherheit angestrebte Sicherheitskultur wird es ohne einen Wandel in den Einstellungen und Haltungen jedoch nicht geben können. Die Patientensicherheit mit dem ihr eigenen Charakter eines Querschnittfachs, das ein weites Fächerspektrum umspannt, erscheint in besonderer Weise für einen solchen persönlichkeitsbildenden Ansatz geeignet.

Dieser Umstand ist in der Themenvielfalt begründet, in der auch hermeneutische (geisteswissenschaftliche) Fächer ihren Platz haben, die per se zur Einübung von Reflexion und kritischer Auseinandersetzung anregen.

In keiner der vorgestellten Quellen wird die Frage aufgeworfen, ob das Thema Patientensicherheit fakultativ, etwa als Wahlpflichtfach oder im Rahmen eines Qualifikationsprofils anzubieten sei oder in die Pflichtlehre gehört. Letzteres wird offensichtlich selbstredend vorausgesetzt.

F Begründung der Lernziele und des Humanistischen Bildungsansatzes

Die Durchsicht der medizinhistorischen Standardwerke vermittelt einen tiefen Einblick in die Relevanz einer genuin medizinischen Wissenschaftstheorie. Die Nennung der Philosophie beschränkt sich auf die antiken und orientalischen Kulturen, meistens in Abgrenzung zu einem vorwissenschaftlichen Medizinverständnis. Der Hinweis auf die *septem artes liberales*[1] als wissenschaftstheoretische Propädeutik erfolgt i.d.R. als Anmerkung zur medizinischen Ausbildung in Verbindung mit der bis dahin praktizierten hippokratischen Medizin bis zur Mitte des 19. Jahrhunderts.

Die Aufklärung brachte den Wissenschaften die Freiheit der naturwissenschaftlichen Erforschung dessen, was zuvor durch religiöse Tabus unzugänglich war. Die Gewichte in der Medizin verlagerten sich seitdem auf ein kuratives Heilverständnis, empirische Forschung und eine praxisorientierte Ausbildung. Preußen nahm in der staatlichen Reglementierung des Medizinstudiums, der Examina und der ärztlichen Approbation eine Vorreiterrolle ein. Im Zuge des Preußischen Reformprogramms im Jahr 1861 wurde das *Tentamen physicum* anstelle des *Tentamen philosophicum* eingeführt. Durch die Verdrängung der geisteswissenschaftlichen Anteile aus Medizinstudium und medizinischen Denken erhielt die Medizin ihre naturwissenschaftliche Prägung. Zwar wurden in den 1970-er Jahren die Medizinische Psychologie und Soziologie als prüfungsrelevante Fächer eingeführt und werden nach wie vor – dem damaligen Zeitgeist entsprechend – mittels objektiver Verfahren (Multiple-Choice) geprüft, doch erst mit dem Aufkommen der Medizinethik als eigener Disziplin wird die Bedeutung der Kulturwissenschaften erneut erörtert.[2]

Ihre Aktualität erhalten die Medizinethik und der jüngst angestoßene Diskurs um den Wert der geisteswissenschaftlichen Bildung durch die

---

[1] Die sieben freien Künste *(septem artes liberales)* als antiker Bildungskanon des „freien Mannes" umfassen die Fächer Grammatik, Rhetorik, Dialektik (*Trivium*) sowie Arithmetik, Geometrie, Astronomie und Musik/ Harmonielehre (*Quadrivium*). Diese Kenntnisse bildeten bis in die Neuzeit die wissenschaftstheoretischen Grundlagen zum Studium der Theologie, Jurisprudenz und Medizin und flossen in die Konzeption der Humanistischen Bildung in ihrer Form bis zum Ersten Weltkrieg ein. Vgl. Lorenz (2004), S. 185f.
[2] Vgl. Maio (2005); Bohrer et al. (2010).

Folgen der zur Mitte des 19. Jahrhunderts getroffenen methodischen Festlegung. Die Synergien der Medizin mit ihren ebenfalls naturwissenschaftlich ausgerichteten und anwendungsbezogenen Nachbardisziplinen erzeugen einen exponentiell beschleunigten medizinisch-technischen Fortschritt mit völlig unvorhersehbaren Tendenzen angesichts der durch die elektronische Datenverarbeitung gebahnten Digitalisierung. Gegenwärtig absehbar sind die zunehmende Komplexität der diagnostisch-therapeutischen Verfahren und ihrer Handhabung sowie die Verschärfung bereits jetzt bestehender ethischer Probleme. Insbesondere das medizinisch-technisch Machbare erzeugt individualethische (z.B. Würde und Sterben, Lebenserhalt und Qualität) sowie sozialethische (z.B. Ressourcenverteilung, Mehrklassenmedizin) Dilemmata.

Während die Medizinethik wie jede andere Bereichsethik der Gefahr ausgesetzt ist, moralische Begründungen durch die Ableitung aus den Entitäten ihres Faches zu relativieren, vermögen geisteswissenschaftliche Fächer wie Geschichte und die Philosophie als die eigentliche Disziplin der ethischen Reflexion, den Bezug des medizinischen Handelns im gesamtgesellschaftlichen Zusammenhang herzustellen. Der Wissenschaftshistoriker Dietrich von Engelhardt bringt dieses Problem auf eine einfache Formel: „Medizinische Ethik ist keine Sonderethik, sondern eine Ethik besonderer Situationen."[3]

Der imposante Erkenntniszuwachs in den Biowissenschaften wirft neben ethischen Fragen für die Medizin das Problem der Integration auf, das sich zuvorderst in den Anforderungen des Medizinstudiums kristallisiert. Die Ausdifferenzierung der Medizin führt zur Schaffung neuer Teildisziplinen, die von den entsprechenden Fachgesellschaften vertreten, Eingang in den Fächerkanon der ärztlichen Approbationsordnung erlangen. Mit der Vielzahl der Fächer drohen sowohl die integrative Perspektive des Faches als auch der Überblick über die Gewichtung relevanter Ausbildungsinhalte im Studium verloren zu gehen. Welchen Beitrag die Kulturwissenschaften hier zur Orientierung und Integration leisten können, wird im Verlauf dieses Kapitels (Kap. F.3) erörtert.

Im Hinblick auf die Patientensicherheit interessiert das pädagogische Potenzial der Geisteswissenschaften und der ihnen eigenen Methode der Hermeneutik für die Bildung eines analytisch-reflexiven Denkstils und eines sicherheitsbewussten, vermeidenden Umgangs mit Fehlleistungen.

---

[3] Engelhardt (1993), S. 696.

Sicherheit ist sowohl Voraussetzung als auch Modus und Ziel einer Handlung. Auch wenn Entscheidungen durch Situationsfaktoren beeinflusst werden, ist das Verhalten maßgeblich an die handelnde Person gebunden. Neben ihrer genetischen Ausstattung ist es die Sozialisation, durch die dauerhafte Verhaltensdispositionen der Persönlichkeit gebildet und stabilisiert werden. Pierre Bourdieu prägte dafür den Begriff des *Habitus* in einem umfassenden Konzept.

Die aus den Empfehlungen, Curricula und Lernzielkatalogen herausgearbeiteten Lernziele und Inhalte fokussieren auf Kompetenzen, sog. *skills*. Die gebräuchliche Einteilung umfasst Kategorien fachlicher, methodischer, sozialer (einschließlich kommunikativer) und persönlicher Kompetenzen. Dem hermeneutischen Prinzip folgend, wonach die Gestalt des Ganzen mehr ist als die Summe ihrer Bestandteile, stellt sich die Frage nach dem Habitus einer sicherheitsbewussten Person, d.h. nach den handlungsleitenden und integrierenden Motiven bzw. Haltungen.

1 Bestimmung der Richtziele entlang eines therapeutischen Habitus

In diesem Abschnitt geht es darum, den Habitus einer sicherheitsbewusst handelnden Person zu entwickeln und damit die Richtziele für das Lernkonzept zu bestimmen. Damit wird das interdisziplinäre Feld der Persönlichkeitsentwicklung betreten, das in der Psychologie durch eine Vielzahl höchst unterschiedlicher Theorieansätze, in der Soziologie als soziokulturelle Variable und in der Pädagogik als Ziel der Intervention gekennzeichnet ist. Dieses Spektrum der beteiligten Wissenschaften deutet die Komplexität der sozialen Randbedingungen an, wodurch die empirische Erklärung kausaler Zusammenhänge auf einzelne Facetten der Persönlichkeit beschränkt ist, wie z.B. auf Bindungsverhalten, Denkstile usw. Dennoch ist festzuhalten, dass sich der humanistische Bildungsansatz, in dem die Vermittlung kultureller Wissensbestände und Praktiken zentral ist, je nach sozialhistorischem Kontext bewährt hat. Zur Begründung dieses Zusammenhangs sind zuvor einige theoretische Erläuterungen notwendig.

1.1 Theoretische Grundlagen: Habitus, Humankapital, Sozialisation

Der Begriff des *Habitus* wurde nachhaltig durch die Arbeiten Pierre Bourdieus über Milieus, Lebensstile und soziale Differenzierung sowie über die Mechanismen des Erhalts sozialer Positionen geprägt.[4] Unter *Habitus* kann das System dauerhafter Dispositionen erlernter und internalisierter Gewohnheiten und Verhaltenstendenzen einer Person verstanden werden. Diese inkorporierten Prinzipien des Wahrnehmens, Denkens und Handelns erzeugen quasi einen Persönlichkeitsstil, der kongruentes Verhalten in wechselnden Situationen gewährleistet.[5] Obwohl diese Dispositionen dem Bewusstsein entzogen und folglich nicht steuerbar sind, bilden sie die Grundlage bewusster Handlungen.[6] Anders als der Begriff der Persönlichkeit, der mit der Vorstellung einer originären Individualität konnotiert ist, widerspiegeln Habitusformen soziale Strukturen, die in der Ausübung sozialer Praktiken angeeignet und verinnerlicht werden.[7] Bei Bourdieu ist dieser Aspekt von soziologischer Relevanz, weil die sozialen Praktiken konkrete soziale Milieus und Zugehörigkeit abbilden, d.h. eine sozial differenzierende Funktion und entsprechende Effekte haben (*Distinktion*). Dieser Aspekt interessiert in diesem Zusammenhang nicht, er ist jedoch für die Herausbildung eines sicherheitsbewussten Persönlichkeitsstils relevant, weil die charakteristischen Klassifikationssysteme des Wahrnehmens, Denkens und Handelns sowohl die Struktur eines Habitus bilden als auch seine erzeugenden Prinzipien sind.[8] Da diese komplexen Verhaltenstendenzen in vielschichtigen, dialektischen Prozessen erworben und eingeübt werden,[9] sind sie sozial wahrnehmbar. So liegt die Funktion der „feinen Unterschiede" bei Bourdieu in der sozialen Abgrenzung und Schließung. Ein Nebeneffekt ist jedoch ihr Beitrag zur Verbreitung kultureller Praktiken,[10] wofür er selbst Beispiele gibt. In der Dynamik aus sozialer Differenzierung, Orientierung an sozialen Positionen und Nachahmung des Habitus ist ein Potenzial für die Etablierung und Konstitution einer Sicherheitskultur gegeben.[11] Eine Professionalität, die

---

[4] Vgl. Bourdieu (1982), zum Habitus insbes. Kap. 3 sowie 5-7.
[5] Vgl. Kocyba (2002); Rehbein/ Saalmann (2014a), S. 111.
[6] Vgl. Rehbein/ Saalmann (2014a), S. 112.
[7] Vgl. Kocyba (2002).
[8] Vgl. Kocyba (2002).
[9] Vgl. Rehbein/ Saalmann (2014a), S. 112.
[10] Vgl. Rehbein/ Saalmann (2014a), S. 113.
[11] Bourdieu nennt als Beispiel die soziale Orientierung des „neuen Kleinbürgertums" an der sozial besser positionierten „Bourgeoisie" und die Nachahmung deren kulturellen Praktiken, die dadurch Verbreitung finden. Vgl. Bourdieu (1982), S. 561-572.

sich in einem Habitus sicheren Verhaltens äußert, stellt den Anreiz dar, die mit ihr verbundenen Dispositionen ins eigene Verhaltensrepertoire zu übernehmen. Durch die Diffusion sicherheitsrelevanter Überzeugungen, Werte, Symbole und Verhaltenscodizes werden diese zu geteilten Beständen gemeinsamer Handlungsorientierung.[12]

Der Habitus ist gleichsam eine Form des Zugangs und der Verfügbarkeit über Ressourcen, die mit dem gängig gewordenen Begriff *Humankapital* nur unzureichend bezeichnet ist. Als *Kapital* bezeichnet Bourdieu das gesamte Inventar gesellschaftlich wertvoller Bestände einer Person, wie Bildung und Begabung, Achtung, Integration und Eigentum, die dazu verwendet werden können, Handlungsmöglichkeiten zu eröffnen und soziale Positionen zu verteidigen.[13] Die Übergänge zwischen kulturellem, sozialem, symbolischem und ökonomischem Kapital verfließen ineinander, so dass jede der vier Kapitalarten in eine andere transformierbar ist.[14]
In Verbindung mit den zu entwickelnden Richtzielen für die Ausbildung in Patientensicherheit sind das kulturelle und das soziale Kapital von Interesse. Unter *kulturellem Kapital* lassen sich vor allem durch Lernen erworbene Bestände wie Bildung, Sprache, Fähigkeiten, Kulturpraktiken, Tradition und Vertrauen subsumieren.[15] Die Chancen an sozialer Unterstützung, die sich aus dem *sozialen Kapital* ergeben, sind mit der informellen und institutionalisierten Zugehörigkeit zu Gruppen und sozialen Netzwerken verbunden.[16]

Auf Organisationen wie z.B. Krankenhäuser übertragen, bedeutet Sozialkapital den Bestand ihrer Angehörigen an gemeinsam geteilten Überzeugungen, Werten und Regeln, die sich in der Qualität der sozialen Beziehungen und ihrer Dichte auswirken.[17] In Organisationen aggregieren die Kapitalarten gegenseitigen Respekts und Anerkennung (*symbolisches K.*), Regelwissen und Einstellungen (*kulturelles K./ Habitus*) sowie Vertrauen und sozialer Zusammenhalt (*soziales K.*) zu einer speziellen Ausprägung

---

[12] Vgl. Pfaff et al. (2009), S. 494f.
[13] Vgl. Rehbein/ Saalmann (2014a), S. 134.
[14] Vgl. Rehbein/ Saalmann (2014a), S. 137.
[15] Vgl. Rehbein/ Saalmann (2014a), S. 137. Auf die sozialdynamischen Aspekte des Bourdieu'schen Konzepts wird an dieser Stelle nicht eingegangen; siehe dazu: Rehbein/ Saalmann (2014a), S. 136.
[16] Vgl. Rehbein/ Saalmann (2014a), S. 137f.
[17] Vgl. Pfaff et al. (2005), S. 82f.

des sozialen Kapitals, die als Organisationsklima bezeichnet werden kann.[18] Die positiven Effekte des Sozialkapitals von Krankenhäusern konnten in zahlreichen Untersuchungen nachgewiesen werden,[19] unter anderem für die Patientensicherheit[20] und das Risikomanagement[21].

Diese Ausführungen zum Habitus als interpersonelles System verhaltenssteuernder Dispositionen unterstreichen den Zusammenhang zwischen den Arten des persönlichen Kapitals und der Realisierung von Organisationszielen, die über die Unternehmenskultur bzw. das Organisationsklima vermittelt werden. Damit kann die Bedeutung beruflicher Sozialisationsprozesse für die Habitualisierung und Vermittlung der Kapitalien nicht ignoriert werden. Ausbildungsmaßnahmen zur Patientensicherheit werden somit zu einer Investition mit unmittelbaren Auswirkungen für die Verbesserung der Prozess- und Ergebnisqualität.

Die *Sozialisation* eines Menschen zu einer gesellschaftlich handlungsfähigen Person ist ein nicht abschließbarer Prozess der lernenden Auseinandersetzung des Individuums mit seiner Umwelt. Dieser Anpassungsprozess ist durch wechselseitige Tendenzen der Persönlichkeitsbildung und Vergesellschaftung gekennzeichnet, in dessen Verlauf wichtige Normen und soziale Tatbestände, die für die Integration einer Gesellschaft notwendig sind, verinnerlicht werden. Die Persönlichkeitsentwicklung vollzieht sich in einer kontinuierlichen Wechselwirkung der kognitiven Integration von Umwelteinflüssen (*Assimilation*) und der Modifikation von Schemata (*Akkommodation*). Die Ausgangspunkte bilden einerseits die biologische Ausstattung und physisch-psychische Konstitution eines Menschen sowie andererseits seine im stetigen Wandel befindliche Lebenswelt, die es erfordert, das eigene Verhalten an die Außenwelt anzupassen, oder sich diese im Sinne des Einwirkens anzueignen.

In einem engen Begriffsverständnis beinhaltet Sozialisation das Ergebnis aller Umweltimpulse auf die Persönlichkeitsentwicklung eines Menschen, die ihre Form in seinen individuellen Motiven, Wissensbeständen, Emotionalität, Bedürfniskontrolle und Handlungs- sowie Lebenskompetenzen

---

[18] Vgl. Pfaff et al. (2005), S. 82f. ; Ommen et al. (2009), S. 82; Gloede/ Hammer/ Ommen (2013), S. 172; Lehner et al. (2013), S. 123. Zum Sozialkapital auf der Makroebene siehe Todeva/ Knoke (2002).
[19] Einen prägnanten Überblick geben Gloede/ Hammer/ Ommen (2013), S. 172.
[20] Vgl. Hammer et al. (2014).
[21] Vgl. Ernstmann et al. (2009).

(Habitus, Persönlichkeit) annehmen. In einem weitergefassten Sinn ist Sozialisation die lebenslange aktive und dynamische Tätigkeit des Lernens zur Verarbeitung der Realität.[22]

Sieht man von der soziologischen Thematik der sozialen Ungleichheit unter den Restriktionen sozialer Milieus ab, ist Sozialisation zunächst ein ergebnisoffener Prozess der individuellen Suche nach Sinn und Orientierung im Vollzug der Persönlichkeitsentwicklung. Daraus resultiert ein Bedarf an Bildungsangeboten, der auch in der Phase des Studiums nicht auf die berufliche Ausbildung beschränkt sein darf. Die Offenheit der Sozialisation bezüglich ihrer Permanenz und Resultate (Versteckter Lehrplan) offenbart die Grenzen pädagogischer Intervention in der Art instrumenteller Verhaltenssteuerung und -kontrolle (*normative Pädagogik*). Erfolgreiche berufliche Ausbildung muss folglich in einem umfassenden humanistischen Verständnis von Bildungsangeboten aufgefasst werden, deren Relevanz und Attraktivität für die Lebens- und Arbeitswelt der Persönlichkeit über ihre Inhalte und Formate vermittelt wird. Anreize zur Bildungsteilnahme bestehen über den Erwerb von Zertifikaten (*Qualifikationen*) hinweg in der Erlangung von Handlungsfähigkeit (*Kompetenzen*) und Orientierungen (*Daseinskompetenz*).

1.2 Theoretische Grundlagen: Kompetenzen, Kognitiver Stil

Curricula und Lernzielkataloge in der Erwachsenenbildung zielen auf den Erwerb von *Kompetenzen* im Zusammenhang mit einem bestimmten Tätigkeits- oder Aufgabengebiet. Laut Definition handelt es sich bei Kompetenzen um weitreichende Fähigkeiten selbstorganisierten Handelns und Problemlösens. Im Gegensatz zu den Begriffen *Fähigkeiten* und *Fertigkeiten* ist das Konzept der Kompetenzen eher in der Erwachsenenbildung etabliert.

Das hypothetische Konstrukt der *Fähigkeiten* umfasst die Gesamtheit der psychischen und physischen Bedingungen, welche potenziell die Ausführung bestimmter Tätigkeitsvollzüge ermöglichen. Während die Pädagogik *Fähigkeiten* im Sinne von Begabungen betrachtet, die vor allem angeboren sind und ihre verhaltensrelevante Potenz durch Lernprozesse wie Erfahrung und Übung entfalten können, betont die Psychologie deren biografische und milieugeprägte Genese. In jedem Fall handelt es sich um

---

[22] Vgl. Hurrelmann (2002); Geulen (2012).

komplexe stabile Persönlichkeitsmerkmale, die Handlungsräume eröffnen.[23]

Im Gegensatz zu Fähigkeiten bezeichnen *Fertigkeiten* eng umgrenzte Verhaltensweisen im Sinne eines konkreten Könnens, das durch Lernen erworben und durch wiederholende Übung automatisierbar wird. Auf diese Weise können komplizierte Verhaltensabläufe durchgeführt werden, ohne die gesamte Aufmerksamkeit zu beanspruchen. Ein typisches Beispiel ist das Erlernen automatisierter Verhaltensweisen. Nacheinander werden perzeptive, sensorische, motorische und kognitive Leistungen eingeübt und in einen komplexen Verhaltensablauf integriert. Günstigerweise können *Fertigkeiten*, die in einem Prozess von Bildung und Ausbildung erworben werden müssen, auf Fähigkeiten und Dispositionen (siehe *Habitus*) aufbauen.

Da *Fertigkeiten* konkret benennbar sind, erscheinen sie ideal zur operationalisierten Lernzielformulierung und Lernerfolgskontrolle.[24] Ihre darüber hinausgehende Eignung zur Operationalisierung von Lernzielen ist hingegen fraglich, z.b. wenn es um die Formulierung affektiver Lernziele (personale Kompetenz) geht.[25] Die Unterscheidung nach personenimmanenten, förderbaren Fähigkeiten und erlernbaren Fertigkeiten hat Konsequenzen für die Art der pädagogischen Intervention und den Lernerfolg. Der aus dem Englischen übernommene Terminus *skills* wird dieser Differenz nicht gerecht. Seine undifferenzierte Verwendung vermittelt die Vorstellung des Menschen als *tabula rasa*. Der individuellen Lernfähigkeit sind jedoch vielfältige Grenzen gesetzt.

Infolge der erziehungswissenschaftlichen Kritik am Konzept der Qualifikationen[26] wirken ursprünglich für die berufliche Ausbildung entwickelte Kompetenz-Modelle inzwischen zunehmend in die formale Bildung von der Elementarschule bis zur universitären Bildung hinein. In Abgrenzung

---

[23] Vgl. Böhm (2000), S. 168; Häcker (2014), S. 548; Lindenberger (2002), S. 356 und 374.
[24] Vgl. Böhm (2000), S. 173 f.; Heuer (1994), S. 579; Lindenberger (2002), S. 356 und 374.
[25] Diese Lernzielkategorie zielt auf die Bewusstseinsbildung, d.h. die Bereitschaft, erlernte Bildungsinhalte in gegebenen Situationen anzuwenden. Die Internalisierung beinhaltet Abstufungen wie Aufmerksamkeit, Reagieren und Bewerten. Vgl. Krathwohl/ Bloom/ Masia (1975); Ott (2011), S. 167-175.
[26] Vgl. Nolda (2008), S. 100; Erpenbeck/ Rosenstiel (2003), S. XIX.

F Lernzielbegründung

zu den eng gefassten *Qualifikationen*, die eine Verbindung von beruflichen Anforderungen und persönlichen Eigenschaften (*Passung*) voraussetzen, normierte Verhaltensweisen darstellen und an kontextabhängige Fertigkeiten gebunden sind, werden *Kompetenzen* als vielfältige Persönlichkeitseigenschaften aufgefasst. Der erziehungswissenschaftlich verwendete Kompetenzbegriff geht über die beschriebenen Konzepte hinaus und zielt auf die umfassende Befähigung zur Bewältigung lebensweltlicher Herausforderungen. Die Anpassung an variierende Situationen und das konstruktive sowie selbsttätige Lösen von Problemen erfordert neben Dispositionen, Fähigkeiten und Fähigkeiten die koordinierte Anwendung verschiedener Einzelleistungen und Eigenschaften, deren Kombination im weitesten Sinne als *Kompetenzen* bezeichnet wird. Zwei der verbreiteten Definition von Kompetenzen lauten:

> „Dabei versteht man unter Kompetenzen die bei Individuen verfügbaren oder durch sie erlernbaren kognitiven Fähigkeiten und Fertigkeiten, um bestimmte Probleme zu lösen, sowie die damit verbundenen motivationalen, volitionalen und sozialen Bereitschaften und Fähigkeiten, um die Problemlösungen in variablen Situationen erfolgreich und verantwortungsvoll nutzen zu können."[27]

> „Kompetenzen sind in Entwicklungsprozessen entstandene, generalisierte Selbstorganisationsdispositionen komplexer, adaptiver Systeme – insbesondere menschlicher Individuen – zu reflexivem, kreativem Problemlösungshandeln in Hinblick auf allgemeine Klassen von komplexen, selektiv bedeutsamen Situationen (Pfade)."[28]

Als *Problem* im weitesten Sinne kann jede neue Lebenssituation begriffen werden, für die ein Organismus bisher keine Bewältigungsstrategien entwickelt hat. Gefordert sind folglich grundlegende Schlüsselkompetenzen und nicht spezielle *skills* und *abilities*, womit im Grunde Qualifikationen gemeint sind, um auf das Problem der linearen Transkription englischer Begriffe in der deutschsprachigen Diskussion um die Patientensicherheit hinzuweisen.

Neben der gängigen Differenzierung nach personaler, sozialer, fachlicher und methodischer Kompetenz bestehen weitere Klassifikationen und eine inhaltliche Varianz der beschriebenen Kompetenzen[29], deren Detailliert-

---

[27] Weinert (2001), S. 27f.
[28] Kappelhoff, zitiert nach Erpenbeck/ Rosenstiel (2007), S. XI.
[29] Vgl. Erpenbeck/ Rosenstiel (2003).

heit in einigen Fällen mit dem Prinzip der allgemeinen Befähigung zur Selbstorganisation kaum zu vereinbaren ist. Weit verbreitet und bewährt hat sich die folgende Einteilung:[30]

1. Fachkompetenzen zur fachgerechten und selbstständigen Lösung von Aufgaben;
2. Methodenkompetenz zu zielgerichtetem und planmäßigem Vorgehen;
3. Personal- oder Individualkompetenz zum Verständnis von Informationen und zu selbstorganisiertem Lernen;
4. Sozialkompetenz zur Kommunikation und konstruktiven Arbeit mit anderen.

Die Rolle der Informationsverarbeitung bei der Handlungsplanung und -durchführung wurde eingehend im Kapitel D dargestellt. Es zeigte sich, dass Qualitäten der Aufmerksamkeit und kognitiven Kontrolle maßgeblich für die Entstehung von Fehlleistungen und deren Vermeidung sind. Aus der Persönlichkeitspsychologie stammt das Konzept der *Kognitiven Stile*. Namentlich psychodynamische und kognitive Persönlichkeitstheorien gehen von einem Zusammenhang zwischen Wahrnehmung, Denken und Persönlichkeit aus. Unter kognitiven Stilen werden individualtypische Denkweisen verstanden, nach denen Wahrnehmungen gruppiert, Erinnerungen strukturiert und Problemlösungen angegangen werden.[31] Die den Denkstilen zugrunde gelegten kognitiven Strukturen sind als relativ überdauernde, geschlossene und stabile Tätigkeits- und Reaktionsmuster eines Organismus angelegt.[32]

Zu analytischen Zwecken werden diese Strukturmerkmale i.d.R. als Polaritäten hinsichtlich ihrer Differenziertheit, Dynamik oder motivational-affektiver Tönung unterschieden, z.B. analytisch vs. global, impulsiv vs. reflexiv oder nivellierend vs. akzentuierend.[33] Da die kognitiven Strukturen im Verlauf der Biografie erworben und entwickelt werden, charakterisieren sie die für eine Persönlichkeit individualtypische Art der Informationsverarbeitung.[34] Wie die Bemühungen um Ausbildungs- und

---

[30] Vgl. Ott (2011), S. 178 und 237f.
[31] Vgl. Fisseni (1998), S. 246.
[32] Vgl. Amelang/ Bartussek (1997), S. 519.
[33] Vgl. Amelang/ Bartussek (1997), S. 521.
[34] Vgl. Amelang/ Bartussek (1997), S. 520.

Hochschulreformen belegen, gilt die Bildung dieses Persönlichkeitsmerkmals zum Beginn der beruflichen Sozialisation gemeinhin nicht als abgeschlossen, weswegen die Einübung analytischer und reflexiver Denkstile zum Gegenstand pädagogischen Handelns gemacht werden kann.

Auf dem Fundament dieser theoretischen Erörterungen sollen nun die Richtziele eines Lehrkonzepts Patientensicherheit bestimmt werden. Dazu wird ein therapeutischer Habitus entwickelt, aus dem sich grundlegende Forderungen für die Lehre ableiten lassen.

1.3 Entwurf eines therapeutischen Habitus

Welcher Habitus sollte therapeutisch tätigen Personen zu Eigen sein, damit Patienten sicher und qualitätsvoll versorgt werden, ohne deren Bedürfnisse nach Sicherheit und Selbstsorge zu vernachlässigen? Unweigerlich klingt bei dieser Frage auch eine ethische Dimension an, weil Menschen im therapeutischen Verhältnis in eine besondere Art der sozialen Beziehung treten.[35] Da die Kriterien der Patientensicherheit den Grundkonsens über die Mindestanforderung der Qualität medizinischen Handelns widergeben, lassen sich daraus Aspekte eines sicherheitsbezogenen Bewusstseins, Denkens und Wahrnehmens sowie erforderlicher Kompetenzen bestimmen. Im Folgenden werden entlang einer Arbeitsdefinition des *Medizinischen Handelns* Dispositionen eines therapeutischen Habitus erarbeitet.[36]

Üblicherweise wird Medizin als die Wissenschaft vom gesunden und kranken Menschen bzw. Organismus, den Ursachen und Auswirkungen sowie der Heilung und Vorbeugung von Krankheiten definiert. Je nach Ausführlichkeit der Definition werden die Tätigkeitsfelder Pathologie, Diagnose, Therapie und Prophylaxe genannt. Neuere Begriffsbestimmungen betonen den Charakter der Medizin als praxisorientierte Erfahrungswissenschaft, beziehen neben den Ärzten andere nicht wissenschaftliche Gesundheitsberufe ein und erweitern das medizinische Tätigkeitsspektrum um die Bereiche der Rehabilitation und Palliativmedizin.

---

[35] Vgl. Schulz-Nieswandt (2010c), S. 396-374.
[36] Vgl. Rosentreter/ Pundt (2014), S. 248f.

Da sich aus keiner der recherchierten Definitionen[37] die charakteristischen Merkmale medizinischen Handelns schlussfolgern lassen, wird hier eine Arbeitsdefinition[38] eingeführt:

Medizinisches Handeln ist die wissenschaftsfundierte praktische Tätigkeit[39] an und mit dem Patienten/ der Patientin in Einrichtungen des Gesundheitssystems.

Aus der Deklination dieser Definition treten die einzelnen Aspekte des medizinischen Handelns hervor und lassen sich Anforderungen an ein Lehrkonzept Patientensicherheit ableiten:[40]

a) Medizinisches Handeln als wissenschaftliche Tätigkeit

Die Erkenntnisse der Biowissenschaften münden in medizinisch-technische Entwicklungen, die erst dann die Qualität eines Fortschritts annehmen, wenn sie im Vergleich mit bis dahin verwendeten Produkten und Verfahren eine Verbesserung darstellen. Die bis zum Nachweis ihrer Evidenz bestehende Unsicherheit über Nutzen und Risiken erfordert die verantwortungsvolle und methodenkritische Anwendung medizinisch-

---

[37] Analysiert wurden die Definitionen einschlägiger Nachschlagewerke wie *Der Große Brockhaus*, *Meyers Konversationslexikon*, der *Pschyrembel* und diverse Internetportale wie z.B. der *Gesundheitsberichterstattung des Bundes*.

[38] Im Nationalen Kompetenzbasierten Lernzielkatalog Medizin (NKLM) werden sieben Arztrollen beschrieben, denen jeweilige Kompetenzen (genau genommen Fertigkeiten) zugeordnet sind. Nach Meinung des Autors zielt der Begriff Patientensicherheit primär auf das selbstbestimmte und selbsttätige Subjekt in der sozialen Beziehung des therapeutischen Verhältnisses. Vor diesem Verständnis erscheinen die im NKLM definierten Rollen beim Lesen auffällig arztzentriert. „Patientenorientierung" beschränkt sich selbst in der Rolle des ärztlichen „Kommunikators" auf Patienten als Objekte medizinischen Tätig-seins. Bemerkenswert ist, dass die vom kanadischen CanMEDS-Rahmenkonzept übernommenen Schlüsselrollen in den 1980-er Jahren im Rahmen des Projekts „Educating Future Physicians for Ontario" auf einer breiten Datenbasis aus Interviews mit Patienten und Interessenvertretern aus Politik und Gesundheitsmanagement entwickelt worden sind. Vgl. Medizinischer Fakultätentag (2015), S. 13 und 15-18; Davis (2013), S. 251.

[39] Nach dem Philosophen Hans Jonas: „Die Medizin ist eine Wissenschaft; der ärztliche Beruf ist die Ausübung einer hierauf gegründeten Kunst." Jonas (1985), S. 146.

[40] Die folgenden Ausführungen im Ansatz, vgl. Rosentreter/ Pundt (2014), S. 249-251 (Textanteil des Verfassers).

F Lernzielbegründung 355

technischer Innovationen. Anders als unter den Laborbedingungen der Naturwissenschaften wenden Mediziner ihre Kunstfertigkeit auf der Basis wissenschaftlicher Erkenntnis an „biologischen Organismen" in einem sozialen Kontext an. Medizinisches Handeln findet stets in nicht standardisierten und damit *per se* unsicheren Situationen statt.

Wissenstheoretische und methodische Kenntnisse ermöglichen die kritische und systematische Auseinandersetzung sowohl mit Forschungsergebnissen als auch mit den Untersuchungsbefunden ihrer Patienten und der darauf basierenden Erarbeitung von Problemlösungen, d.h. Behandlungsstrategien. Darüber hinaus fördern sie systematisches Analysieren im Dreischritt „Wahrnehmen – Urteilen – Handeln" sowie im therapeutischen Ablauf „Anamnese – Diagnose – Therapie". Da die Medizin viele sehr unterschiedliche wissenschaftliche Disziplinen in sich vereinigt, sind grundlegende wissenschaftstheoretische und methodische Kenntnisse elementar zur Entwicklung eines Verständnisses von Professionalität und Interdisziplinarität. Das Bewusstsein um die damit verbundene Verantwortung als Mediator – gegenüber Kollegen, Angehörigen anderer Berufsgruppen und Patienten – sollte selbstverständlicher Bestandteil dieser beruflichen Selbstdefinition sein.

Das Problem der Patientensicherheit ist sowohl im Kontext dieser angewandten wissenschaftlich-sozialen Medizin als auch der wissenschaftlich-technisch zivilisierten Gesellschaft zu sehen. Die Verbesserung der Sicherheitskultur muss folglich nach ebensolchen wissenschaftlichen Prinzipien und Regeln angestrebt werden.

b) Medizinisches Handeln als praktische Tätigkeit

Jede praktische Tätigkeit erfordert Einarbeitung und kontinuierliche Übung, um eine Sicherheit des Hadelns zu erlangen. Umgekehrt wird die routinierte Beherrschung einer Technik zum Risiko, wo sie losgelöst von ihrer theoretischen Fundierung zum Automatismus oder Selbstzweck verkommt. Zu den Prinzipien sicheren Arbeitens gehört es deshalb, sowohl die theoretischen Grundlagen und Abläufe als auch die Anwendung der Verfahren kritisch zu reflektieren. Der lerntheoretische Hintergrund dieser Überlegung ergibt sich aus den Erkenntnissen der Gedächtnisforschung und dem Wissen um die Bedeutung der Lernstufen (erklären, vorführen, ausführen). Diese kommen in der Anleitungssituation in doppelter Weise zum Tragen.

In der medizinischen Ausbildung wird dem Training in Simulationszentren zum Erwerb praktischer Fertigkeiten gegenwärtig große Bedeutung beigemessen. Die Vorteile der Laborsituation sind ihr hoher Grad an Kontrolle und die vermiedene Patientenbelastungen; ein wesentlicher Nachteil ist hingegen der Ausschluss jeglicher Abweichungen, die in der klinischen Praxis unvorhersehbar in das Behandlungsgeschehen einwirken.[41]

Als soziale Beziehung beinhaltet die Anleitungssituation in der Praxis pädagogische Perspektiven, die über die Vermittlung von Fertigkeiten hinausweisen. Für die Herausbildung eines therapeutischen Habitus kommt die Vorbildfunktion in besonderer Weise zum Tragen, indem Lehrende und Lernende gleichermaßen Gelegenheit haben, soziale und individuelle Kompetenzen zu entwickeln sowie kommunikative Stile einzuüben. Dazu kann Lernen und praktische Anleitung auch unter gleichgestellten Fachkollegen (*Peer-led learning*)[42] stattfinden. In der konkreten Anleitungssituation wird Ausbildung zur berufsübergreifenden Verantwortlichkeit aller Mitarbeiter eines Behandlungsteams, und zwar direkt für die anzuleitenden Kollegen und indirekt für die Sicherheit der Patienten. Umgekehrt fordert die Praxisanleitung den Mentor zur Reflexion seines eigenen Wissens und Handelns auf. Im Dialog zwischen Ausbildendem und Auszubildendem innerhalb des klinischen Umfelds können Routinen einerseits hinterfragt und andererseits bewusst erlernt werden.

Die in allen Curricula und Lernzielkatalogen zur Patientensicherheit als notwendig erachteten Themen der Kommunikation und Kooperation (Team) werden in der Anleitungssituation geübt, die somit einen wichtigen Beitrag zur Entwicklung des sozialen Kapitals einer Organisation und der Sicherheitskultur darstellt.[43]

c) Medizinisches Handeln an und mit den Patienten

Die soziale Dimension des therapeutischen Verhältnisses wurde am Beispiel der Arzt-Patient-Beziehung (Kap. C.2) bereits angesprochen. Als

---

[41] Technisch hochwertig ausgerüstete Simulationszentren zum Notfall- und Sicherheitstraining verfügen über die Möglichkeit zur Simulation von Komplikationen. Die Komplexität der Realität hält indes ganz andere „Störvariablen" bereit.
[42] Vgl. Mehay (2013), S. 50f.
[43] Vgl. Pfaff et al. (2009).

Sozialwesen (*zoon politikon/ animal sociale*) befinden sich Menschen im Zustand kontinuierlicher Interaktion: sie ist gleichermaßen Notwendigkeit zur Bedürfnisbefriedigung als auch Bedürfnis. Kommunikation und soziale Wahrnehmung (Wahrnehmung der eigenen und anderer Personen bzw. Gruppen) sind zentrale Bedingungen der menschlichen Existenz.[44] Sie wirken nicht nur medial im Zusammenhang einer Zweck-Mittel-Rationalität, d.h. als Werkzeuge der existenziellen Lebensbewältigung – sie sind ebenso Ausdruck der menschlichen Bedürfnisse nach Schutz, Gemeinschaft, Anerkennung, Individualität und Freiheit im Sinne von Spontaneität und Kreativität. Im zwischenmenschlichen Umgang stimulieren Kommunikation und soziale Wahrnehmung die persönliche Reflexionsbereitschaft. Diese ist Voraussetzung für die Bewältigung der kontinuierlich bestehenden Anforderung an die Person, ihre sozialen Rollen entsprechend wechselnder Situationen und veränderter Bedingungen zu modifizieren. Patientenorientierung und Patientensicherheit sind hier auf das Engste miteinander verbunden, weil der Patient durch die Akzeptanz seiner Person und die Befriedigung dieser elementaren sozialen Bedürfnisse gestärkt wird.

Der souveräne Patient wird zum zuverlässigen Partner des behandelnden Arztes in Diagnose, Therapie und Rehabilitation sowie der Umsetzung von Patientensicherheit (*Patienten-Empowerment*).[45] Der Respekt vor dem Patienten schafft gleichermaßen die Distanz, die für kritisches Wahrnehmen, Urteilen und Handeln, z.B. zur Abwägung individueller Risiken oder des therapeutischen Nutzens, notwendig ist.

Die gute Reputation von Ärzten in der Bevölkerung zeigt, dass hier weniger fachliche Kompetenzen zur Disposition stehen als die im Umgang mit dem Patienten erforderliche Sozialkompetenz. Diese kommt laufend im medizinischen Alltag in Anamnese, Aufklärungsgespräch, Visiten oder Mitteilung von Diagnosen zum Tragen. Diese Situationen, in denen die Zuschreibung aktiven Handelns und passiven Verhaltens offensichtlich immer noch im ärztlichen Verhaltensrepertoire festgeschrieben ist, bieten die Möglichkeit, von den Patienten Rückmeldung zu erlangen, um den Verlauf des therapeutischen Geschehens zu steuern. Orientierung am Patienten heißt in diesem Fall Orientierung im medizinischen Handeln. Die ungenügende Einbeziehung der Patienten in den Behandlungsverlauf,

---

[44] Vgl. Schulz-Nieswandt (2010c), S. 369.
[45] Vgl. Schulz-Nieswandt (2010c), S. 369.

d.h. mangelnde Kommunikation im therapeutischen Geschehen, kommt einem unter Umständen fatalen Informationsverzicht bei der Realisierung sicherheitsrelevanter Maßnahmen gleich.[46]

d) Medizinisches Handeln in Organisationen

Orte medizinischen Handelns sind typischerweise die Organisationen der ambulanten und stationären Patientenversorgung. Idealerweise bildet der Organisationszweck die verbindende Klammer, unter der die Strukturen, Prozesse und Funktionen einer Organisation synchronisiert sind. Ebenfalls ideal ist es, wenn sich individuelle Ziele, z.B. Berufswahl, und Ziele der Organisation, der man angehört, in Einklang bringen und realisieren lassen. Diese Übereinstimmung kann ebenso auf anderen Ebenen der Organisation wie dem Arbeitsteam oder dem Funktionsbereich gefunden werden. Während Kommunikation, Kooperation und auch Konflikte in der Nähe zum Produktionsprozess konkrete und direkte Formen haben, werden sie mit jeder höheren Organisationsebene abstrakter. Zur Beschreibung der Anforderungen an das medizinische Handeln in der Organisation sind sowohl die konkrete Ebene der Patientenversorgung mit Kollegen und Angehörigen anderer Gesundheitsberufe als auch die abstrakte administrative Ebene heranzuziehen.

Im Arbeitskollektiv sind insbesondere individuelle und soziale Dispositionen eines therapeutischen Habitus zu beschreiben. Sicherheitsrelevante Eigenschaften betreffen die Art der Wahrnehmung, Sensibilität für Risikokonstellationen und die Urteilsfähigkeit zur Beurteilung von Situationen und Handlungsoptionen. Die Integrität der Person kommt am deutlichsten in den Prinzipien der klientenzentrierten Gesprächsführung nach Carl Rogers zum Ausdruck: Authentizität der eigenen Persönlichkeit, Akzeptanz anderer Meinungen und Positionen sowie Empathiefähigkeit.[47]

Die Bedeutung der Kommunikation im Umgang mit den Patienten wurde bereits hervorgehoben. In Anbetracht der Bedeutung der menschlichen Kommunikation als erster und wichtigster sozialer Handlung lassen sich die vielfältigen Anforderungen in diesem Rahmen nur andeuten. In der beruflichen Situation dient die Kommunikation vornehmlich der Informationsbeschaffung und Weitergabe. Folglich ist Transparenz zu fördern

---

[46] Vgl. Schulz-Nieswandt (2010c), S. 370.
[47] Vgl. Rogers (2009), Kap. II.

F Lernzielbegründung

und sind Informationsverluste zu vermeiden. Spätestens in der Konfliktsituation sind andere kommunikative Fähigkeiten erforderlich, zu denen Kritikfähigkeit im weitesten Sinne gehört. Auf der Basis von Toleranz und Respekt beinhaltet dies, Kritik zu ertragen und äußern zu können. Entsprechende Regeln (*Feed-back*) sind erlernbar. Im Zusammenhang mit der Patientensicherheit wird immer wieder die Teamfähigkeit beschworen, wobei der Begriff nur wage umrissen, aber positiv im Sinne von kollektivem Zusammenhalt konnotiert ist. Zu der vielbeschworenen Kooperationsbereitschaft ist folgendes anzumerken: Der Unterschied zwischen einem derart überbewerteten Korpsgeist und einem Mannschaftsgeist liegt in der sach- bzw. zielorientierten Kooperation. Professionalität zeigt sich hier in der Vorbehaltlosigkeit hinsichtlich etwaiger Sympathien oder Ressentiments und der Orientierung an den Organisationszielen als kleinstem gemeinsamen Nenner, falls gemeinsame Ziele auf einer anderen sozialen Ebene nicht vereinbart werden können.

In einem weiteren Verständnis umfasst Fachkompetenz sowohl die Fähigkeit, die eigene Disziplin in der Organisation zu vertreten als auch ein Verständnis für die Tätigkeitsfelder der anderen Berufsgruppen zu entwickeln, um Kooperation zu gestalten und Synergien zu nutzen. *Konsilianz* (eigtl. Entgegenkommen, Höflichkeit) wird in diesem Zusammenhang nicht nur zur Bereitschaft, Rat zu geben, sondern ebenso zur Fähigkeit, sich einzugestehen, dass man Rat benötigt und in Anspruch nimmt.

In der Abstraktheit der Organisation ist es hingegen schwieriger, Interessen zu vertreten und Kompromisse auszuhandeln. Dazu gehören der Umgang mit den traditionell steilen Hierarchien in Krankenhäusern und Universitätskliniken, mit rechtlicher Unsicherheit sowie mit „Zielkonflikten zwischen Medizintechnik, Ethik und ökonomischen Budgetrestriktionen"[48]. Diese Konfliktfelder erfordern Organisationskenntnisse (vergleiche Kap. C.1.3) und Resilienz, um sich selbst zu schützen und eigene Positionen vertreten zu können. Einer Instrumentalisierung und De-Professionalisierung der Gesundheitsberufe ist die aktive Mitgestaltung der Arbeitsbedingungen und Patientenversorgung entgegenzusetzen. Diese bedeutende Aufgabe verlangt persönliche Eigenschaften wie Verantwortungsbewusstsein, Kollegialität und Partnerschaft in Leitung und Führung.

---

[48] Vgl. Schulz-Nieswandt (2010c), S. 370f.

e) Medizinisches Handeln im System der Gesundheitsversorgung

Medizinisches Handeln ist primär in den Kontext der jeweiligen Organisation eingebunden. Für die Angehörigen der Gesundheitsberufe nur abstrakt wahrnehmbar ist ihre Einbindung in das Gesundheitssystem als Teil der Sozialstaatlichkeit der Bundesrepublik Deutschland. Deshalb wirken die demografische Entwicklung, der technische Fortschritt sowie gesellschaftliche Präferenzen und Erwartungen unmittelbar in die therapeutische Situation hinein. Damit medizinisches Personal und insbesondere der ärztliche Berufsstand mit seiner prominenten Stellung der damit verbundenen gesellschaftlichen Verantwortung und Aufgabe gerecht werden kann, sind grundlegende Kenntnisse über die Funktionen und Beziehungsgeflechte im Gesundheitssystem vorauszusetzen. Letztlich geht es dabei um die eigene Standortbestimmung gegenüber Interessenvertretern und Anspruchsberechtigten sowie die Wahrung der eigenen Professionalität.

1.4 Richtziele des Lehrkonzepts Patientensicherheit

Aus dem Entwurf des therapeutischen Habitus sind nun unter Aspekten der Patientensicherheit Richtziele für das Lernkonzept zu bestimmen. Diese haben orientierende Funktion für die Festlegung auf Grob- und Feinziele und werden durch die Angabe der Lehr- bzw. Lerninhaltskomponente definiert.[49]

Die Bedeutung des Bewusstseins für die Initiierung und Steuerung von Handlungen wurden in Kapitel D.3.2 dargelegt. Es wurde ausgeführt, dass Kognitionen, also Haltungen, Wahrnehmen und Denken relativ überdauernde Persönlichkeitsmerkmale sind, die im Verlauf des Sozialisationsprozesses erworben und erlernt werden. Da der Persönlichkeitsbegriff inhaltlich sehr viele Perspektiven umfasst, wurde zum Zweck der Konzeption eines Bildungsangebots in der Berufs- bzw. Erwachsenenbildung auf das soziologische Pendant des Habitus zurückgegriffen. Wie die Darstellung der Entstehung von Fehlleistungen in Kapitel D.1 zeigt, ist bei einem Lehrkonzept zum Thema Sicherheit bei den Kognitionen anzusetzen. Dieser Ansatz ergibt sich außerdem aus der Relevanz des Themas Patientensicherheit und der breiten Auffächerung ihrer Inhalte. Bisher wurde nur die ethische Dimension angedeutet, die sich aus den Folgen von Behandlungsschäden für die betroffenen Patienten und das

---

[49] Vgl. Schwendenwein (2000), S. 24f.

beteiligte Personal sowie aus den Besonderheiten des therapeutischen Verhältnisses ergibt (Kap D.2 und C.2).

Zielnennungen sind Setzungen, die argumentativ begründet werden. Auf der Grundlage der bisherigen Ausführungen, insbesondere zur Fehlerentstehung und zum Habitus, setzen die Richtziele des Lehrkonzepts Patientensicherheit bei der Entwicklung einer sicherheitsbewussten Haltung und dem Erwerb kulturellen Kapitals an. Als *Habitus* wurden personelle Systeme dauerhafter Dispositionen definiert, die für die Art der individuellen Wahrnehmung, des Denkens und des Handelns bestimmend sind. Dementsprechend werden als übergeordnete Ausbildungsziele **Sicherheitsbewusstsein**, wissenschaftliche **Analysefähigkeit**, **Achtsamkeit** und soziale Kompetenz als ein wesentlicher Aspekt des **Humankapitals** identifiziert.

Auf der Bewusstseinsebene wird die (1) kognitive Präsenz sicherheitsrelevanter Überzeugungen und Kenntnisse als wesentlich erachtet. Für das Vermeiden und Erkennen von Fehlleistungen sind (2) analytische Fähigkeiten und (3) eine bestimmte Art der Aufmerksamkeit bzw. Wahrnehmung (*Achtsamkeit*) von elementarer Bedeutung. Individuelles (4) kulturelles Kapital und die soziale Kompetenz (sog. *Humankapital*) bilden die Grundlage für das soziale Kapital von Organisationen zur Realisation der notwendigen Sicherheitskultur. Die Formulierung der Lehr-/Lerninhaltskomponenten lautet folglich:

1. **Sicherheitsbewusstsein**: Bewusstsein für Prinzipien sicheren Handelns und Risiken der Patientensicherheit schaffen.
2. **Analysefähigkeit**: Wissenschaftlich-systematisches Analysieren und Reflektieren von Plänen und Handlungsverläufen vermitteln.
3. **Achtsamkeit**: Erweiterte Wahrnehmungsperspektive auf mittlerem Aufmerksamkeitsniveau eröffnen.
4. **Humankapital**: Umfassende soziale Kompetenzen als Grundlage des Sozialen Kapitals von Organisationen anlegen.

Im Deutschen Wörterbuch von Jacob und Wilhelm Grimm findet sich der Eintrag *Achtsamkeit*.[50] Synonyme sind die Begriffe *Aufmerksamkeit* und *Sorgfalt*, Antonyme die Wörter *Unachtsamkeit* und *Nachlässigkeit*. Über

---

[50] „ACHTSAMKEIT, *f. attentio*: mit einer achtsamkeit. (…) gewöhnlicher doch unschöner ist aufmerksamkeit." Grimm/ Grimm (2016).

die esoterische Bewegung hat das Wort im Deutschen eine Bedeutungsverschiebung erlangt, die mit der buddhistischen Tradition der Weltsicht und Meditationsübungen verbunden ist. Auf diesem Wege sind Achtsamkeitspraktiken zu einem festen Instrumentarium der psychotherapeutischen Praxis sowie der Stress- und Burn-out-Prävention geworden. Der Begriff Achtsamkeit soll hier in keiner dieser Sinnverwendungen verstanden, sondern als eine besondere Art der Wahrnehmung aufgefasst werden.

Probleme der Aufmerksamkeit und Konzentration werden als ursächlich für eine Reihe von Fehlleistungen erkannt. Zur Aufrechterhaltung eines Zustands konzentrierter Aufmerksamkeit bedarf der Organismus eines hohen Maßes an Energie, die jedoch nur begrenzt verfügbar ist. Nachlassende Aufmerksamkeit ist das Ergebnis schwindender energetischer Reserven. Ein weiteres Problem der Konzentration besteht darin, dass die fokussierte Aufmerksamkeit das Wahrnehmungsfeld einschränkt. Das Problem soll am Beispiel des Sehens illustriert werden:

Vom menschlichen Auge weiß man, dass in Ruhestellung auf weite Distanzen scharf gesehen werden kann.[51] Evolutionsbiologisch ist es für das Überleben zweckmäßiger, eine herannahende Gefahr auf Distanz und aus einem möglichst weiten Blickwinkel zu erkennen. Unwillkürlich führt die wahrgenommene Bewegung in der Peripherie zum Wenden des Kopfes und zur Akkommodation des Auges, um das Objekt scharf zu sehen. Die dauerhafte Einstellung des Auges auf kurze Entfernungen, wie bei der Computerarbeit, ist nicht physiologisch und führt zu den bekannten Symptomen wie Verspannungen der Schultermuskulatur, weil der gesamte Modus im Grunde genommen eine Flucht- und Abwehrsituation kennzeichnet.

Wenn Achtsamkeit hier als ein Konzept der Sinneswahrnehmung eingeführt wird, dann unter dem Aspekt einer weitergestellten und ressourcenschonenden Form der Aufmerksamkeit. Unter diesem kognitionspsychologischen Blickwinkel erscheint die operationale Definition Scott Bishops et al. zweckdienlich:

---

[51] Die flache Krümmung der Linse im Ruhezustand kommt durch den Augeninnendruck und die Zonulafasern bei entspannten Ziliarmuskeln zustande. Die Elastizität der Linse verleiht ihr im Zustand des Nahsehens ihre natürliche Krümmung. Vgl. Birbaumer/ Schmidt (1999), S. 384-386.

"We propose that mindfulness can be defined, in part, as the self-regulation of attention, which involves sustained attention, attention switching, and the inhibition of elaborative processing. In this context, mindfulness can be considered a metacognitive skill. (...) Metacognition is thought to consist of two related processes - monitoring and control."[52]

Demnach bestehen die grundlegenden Mechanismen der Achtsamkeit (*mindfulness*) in der Selbstregulation der Aufmerksamkeit (*control*) und der Fokussierung auf das aktuelle Erleben (*monitoring*). Die Selbstregulation zielt auf die Aufrechterhaltung der Aufmerksamkeit bei gleichzeitig erhöhtem Bewusstsein für aktuelle Wahrnehmungsinhalte. Die drei Qualitäten dieses Prozesses bestehen in der Aufrechterhaltung (*sustained attention*) und dem Wechsel (*attention switching*) der Aufmerksamkeit sowie der Hemmung einer vertieften Verarbeitung peripherer Wahrnehmungen (*inhibition of elaborative processing*). Die Orientierung auf das gegenwärtige Erleben (*orientation to experience*) kommt in einer Haltung der Neugier, Offenheit und Aufnahmebereitschaft zum Ausdruck.[53]

Achtsamkeit bezeichnet in diesem Verständnis eine Aufmerksamkeit auf mittlerem Niveau bei weitgestellter Wahrnehmungsperspektive. Durch die intendierte Modulation der Aufmerksamkeit und die Hemmung der kognitiven Verarbeitung irrelevanter Informationen wird Aufmerksamkeit gezielt eingesetzt, Ablenkung vermieden und mentale Energie ökonomisch aufgewendet. Erfolge der Psychologie in der Stress- und Burnout-Prophylaxe mithilfe von Achtsamkeitspraktiken unterstreichen den Nutzen dieser Aufmerksamkeits- bzw. Wahrnehmungsvariante.[54]

Vor dem Hintergrund der Behindertenversorgung und -pflege hat der Soziologe Frank Schulz-Nieswandt Vorstellungen zu einer „Ethik der Achtsamkeit als Normmodell professionellen Handelns" entwickelt. Da in diesem Modell eine ethische Grundhaltung der dialektischen Reflexion und Selbst-Responsivität zentrale Aspekte sind, wird dieses Verständnis von Achtsamkeit im nächsten Abschnitt (F.2.2) besprochen.

---

[52] Bishop et al. (2004), S. 233.
[53] Vgl. Bishop et al. (2004), S. 232.
[54] Vgl. Shapiro et al. (2005); Brown/ Ryan/ Creswell (2007); Kenga/ Smoskib/ Robinsa (2011); Bowlin/ Baer (2012).

Die für das gesamte Lernkonzept benannten Richtziele verweisen auf die Grobziele der thematischen Einheiten. Diese werden im nächsten Abschnitt entlang hermeneutisch begründeter Handlungsschritte abgeleitet.

2 Bestimmung der Grobziele entlang eines Handlungsmodells

Der Problemkomplex der Patientensicherheit und der Entwurf eines therapeutischen Habitus, der inhaltlich auf einem breiten gesellschaftlichen Konsens des medizinischen Handelns fußt, zeigen das Dilemma auf, die Medizin und Patientensicherheit ohne einen ethischen Ansatz denken zu wollen. Der Versuch, moralische Bewertungen des Handelns, insbesondere des medizinischen Handelns mit und an Menschen auszuklammern, muss an der Rationalität menschlicher Vernunft scheitern. Modelle von Menschen als informationsverarbeitende Maschinen ignorieren grundlegende anthropologische Voraussetzungen. Menschen evaluieren nicht nur Kosten-Nutzen-Verhältnisse oder Eintrittswahrscheinlichkeiten, sondern sie urteilen und entscheiden – oftmals richtig –, indem sie ihrem Handeln eine andere als die offensichtlich naheliegende Zweckrationalität zugrunde legen.

Neurobiologisch lässt sich *Intuition* mit der Verschaltung des Neocortexes mit dem limbischen System zur Verarbeitung der Emotionen erklären. Die lange bestehende Vorstellung, Sinneseindrücke würden zunächst das limbische System durchlaufen und dort „emotional eingefärbt", bevor sie im Großhirn kognitiv verarbeitet würden, hat lange die irrige Annahme einer Trennung von Rationalität und Gefühl aufrechterhalten. Tatsächlich stehen Anteile der Großhirnrinde und die phylogenetisch älteren Strukturen des Hypothalamus, des Limbisches Systems und der Amygdalae (sog. Mandelkerne) sowie die Basalganglien in rasantem, wechselseitigem Austausch.[55] Bezeichnenderweise sind diese neuronalen Strukturen bei Säugern, die in sozialen Verbänden leben, evolutionsbiologisch besonders ausgeprägt.[56]

2.1 Begründung der Notwendigkeit hermeneutischer Kompetenzen

Wo Menschen in sozialer Beziehung zueinander leben, bewerten sie ihre Handlungsabsichten und -folgen, in dem sie ihr Handeln dem Sinn nach auf das Verhalten der Anderen beziehen. Diese Abwägung enthält neben

---

[55] Vgl. Birbaumer/ Schmidt (1999), S. 645.
[56] Vgl. Rosvold/ Mirsky/ Probram (1954).

der Einschätzung psychischer Reaktionen und physischer Reaktionsfähigkeit die ethische Bewertung der Handlungsfolgen, bezogen auf das konkrete Gegenüber und das Allgemeinwohl. Deshalb ist das ethische Urteil rational begründbar, auch wenn es seinen Ursprung in den tiefsten neurologischen Schichten der evolutionsgeschichtlichen Ausstattung hat.

Vorstellungen konkreter Kompetenzen zur Bewältigung bestimmter lebensweltlicher Anforderungen, insbesondere des Erwerbslebens, umgehen elementare anthropologische Grundlagen der menschlichen Existenz. Indem sie ausschnitthaft ein Menschenbild vom handlungsorientierten Problemlöser zeichnen, werden zudem wesentliche Aspekte wie z.B. die Rationalität wertorientierten Handelns sowie des ethischen Urteilens außer Acht gelassen. Hinzu kommt, dass eine verbindende Klammer, die der Summe der persönlichen Dispositionen und Kompetenzen ihre Gestalt gibt, fehlt.

Beispielhaft werden nur vier anthropologische Bestimmungen des Menschen genannt, um zu argumentieren, dass Bildungs- und Ausbildungsüberlegungen grundsätzlich auf dem Fundament eines plausibel begründeten Menschenbildes zu erfolgen haben. Als biologisches Wesen hat der Mensch Bedürfnisse zum Erhalt seiner vergänglichen Existenz. Damit er seine Bedürfnisse befriedigen kann, muss er sich zu seiner Umwelt verhalten. In Ermangelung einer umweltangepassten biologischen Ausstattung geschieht dies, indem er die Welt seinen Verhältnissen anpasst (*Homo faber*). Dabei ist er auf die Gemeinschaft seiner Artgenossen angewiesen – durch seine Bedürftigkeit und soziale Abhängigkeit ist ihm seine Sozialität gleichermaßen Notwendigkeit und Bedürfnis (*zoon politicon*). Das herausragende menschliche Merkmal ist vermutlich seine Ausstattung mit einem Bewusstsein, mit dessen Hilfe er sich in der Welt verorten kann, das ihn aber auch mit seiner Bedürftigkeit und seiner Vergänglichkeit konfrontiert.

Damit soll die theoretisch ins Unendliche führende anthropologische Bestimmung an dieser Stelle abgeschlossen werden. Die Quintessenz dieser vier Beispiele besteht in den Optionen, die das Bewusstsein dem menschlichen Sein eröffnet. Der Mensch muss sich zwar zu seiner Umwelt verhalten, über die Modalitäten kann er indes entscheiden. Wahrnehmen und Verstehen vermitteln das notwendige Verständnis für Kausalitäten und Relationen, das es ermöglicht, gestaltend in die Welt einzugreifen. Die Bedingungen dazu – Kreativität und Spontaneität – werden so zum Ausdruck menschlicher Freiheit. Dabei vermittelt das Bewusstsein wechselseitig zwischen Organismus und Welt: zum einen erschließt sich die Welt dem Individuum, zum anderen wirkt das Individuum in die Welt hinein. Der transportierte Gehalt ist der Sinn, der über das Verstehen erschlossen oder im Handeln vermittelt wird.[57] Zur Erläuterung sei an den Zusammenhang von subjektivem Sinn und Handeln sowie der Orientierung am Handeln anderer erinnert.[58] Die Fähigkeit, den Dingen Sinn zu verleihen, sie zu verstehen, ist nicht erst in der Bewältigung von Krisen von elementarer Bedeutung. In seiner biologischen Unbestimmtheit und der Mannigfaltigkeit seiner Existenzbedingungen ist der Mensch auf Sinnhaftigkeit angewiesen, um nicht zu verzweifeln oder psychisch zu erkranken.[59]

Es gibt gute Gründe, ein Modell hermeneutischer Handlungskompetenzen zu entwerfen, um daraus Grobziele für ein Lehrkonzept Patientensicherheit zu entwickeln: Menschen befinden sich in ständiger Interaktion mit anderen Menschen; immer schwingt die Dimension des Ethischen und die Frage der moralischen Bewertung mit. Handeln und Sinn sind untrennbar aufeinander bezogen. In der sozialen Handlung beziehen sich die Handelnden dem Sinn nach auf ihr Gegenüber oder sie verbinden Mittel und Zweck, um ihren Handlungen Sinn zu geben. Sinn entsteht durch Verstehen; die Methode des Verstehens ist die Hermeneutik. Sein Bewusstsein ermöglicht dem Menschen, die Welt zu deuten und in sie hineinzuwirken. Persönlichkeit ist mehr als die Summe einer Anzahl von Kompetenzen. Diese sind notwendige Bedingungen des Handelns, aber erst durch *Willen*, *Motivation/ Volition* oder *Intention* (je nach Disziplin) wird eine Handlung initiiert. Kompetenzen sind im Sinne des Habitusgedankens Dispositionen und somit dauerhafte Merkmale einer Persönlichkeit, doch erst das Bewusstsein führt Sinn, Kompetenzen und Handeln zusammen und gibt der Person ihre Gestalt. Das Verhältnis von Bewusstsein und Kompetenzen verhält sich in den Qualitäten von agieren vs. reagieren, gestalten vs. bestehen, Passung vs. Anpassung (Akkommodation vs. Assimilation).

---

[57] Vgl. Jung (2001), S. 12f.
[58] Vgl. Weber (2005), S. 4.
[59] Vgl. Frankl (1972), S. 74-79.

2.2 Modell hermeneutischer Handlungskompetenzen

An dieser Stelle wird der Entwurf eines Modells der hermeneutischen Handlungskompetenzen eingeführt, um daraus auf der Basis hermeneutischer Bildungsüberlegungen Grobziele für das Lernkonzept Patientensicherheit zu generieren. Die Begründung für die Wahl dieses Ansatzes besteht in der eingeschränkten Anwendbarkeit des Kompetenzkonzeptes für die Medizin und medizinische Ausbildung. Dieser Nachteil kristallisiert sich am Problem der Patientensicherheit in besonderer Weise heraus. Medizinisches Handeln ist die diagnostische, therapeutische, rehabilitative und pflegerische Tätigkeit an und mit konkreten Menschen. Alle Äußerungen des menschlichen Seins und Miteinanders sind kulturell geformt. Das breite Spektrum dieser kulturellen Prägung der menschlichen Seins- und Handlungsvollzüge lässt sich mit der Beschränkung auf fachliche, methodische, soziale und personale Kompetenzen nicht abdecken. Medizinisches Handeln findet in der konkreten sozialen Beziehung des therapeutischen Verhältnisses innerhalb eines sozio-kulturellen Kontextes statt. Die strikte Trennung nach Natur- und Kulturwissenschaftlichkeit, nach Empirie und Hermeneutik ist der Medizin deshalb nicht angemessen.

Insbesondere die Bedeutung von Einstellungen und Haltungen als handlungsauslösendes und -bestimmendes Moment wird mit dem Kompetenzmodell nicht berührt. In der Zusammenfassung lautet die Argumentationskette für das zu skizzierende Modell hermeneutischer Handlungskompetenzen: Das Therapeutisches Verhältnis ist eine soziale Beziehung. In sozialen Beziehungen kommen immer ethische Dimensionen des Handelns und des Umgangs mit Ungleichheit zum Tragen. Alle Arten der menschlichen Interaktion und Kommunikation sind durch Symbole, Rituale, geteilte Werte und andere sinnvermittelnde bzw. sinnerzeugende Ausdrucksformen kulturell geformt.

Das hier entwickelte Modell der hermeneutischen Handlungskompetenzen bildet einen dreiphasigen Zyklus des Handelns ab, dessen Prinzipien persönlichen Haltungen bzw. Dispositionen entsprechen, mit deren Hilfe sich im gesamten Handlungsverlauf der Rückbezug zur ursprünglichen Intention herstellen lässt. Der vorgestellte Entwurf ist zum einen hermeneutisch, weil er sich auf soziale Interaktionen im sozio-kulturellen Kontext bezieht, zum anderen, weil die hermeneutische Methode in einem wiederkehrenden Zyklus aus Vorverständnis, Deuten und Rückbezug der Erkenntnis auf das Vorwissen (*hermeneutischer Zirkel*) zentral für die handlungsorientierenden Einstellungen ist. Der Zyklus ist in drei Handlungsphasen unterteilt, in denen je zwei Persönlichkeitsmerkmale (Dispositionen) handlungssteuernd wirken (siehe Abbildung 4).

Abbildung 4: Phasen des Modells hermeneutischer Handlungskompetenzen

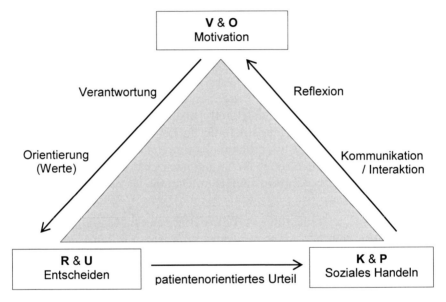

Erklärung: **V** = Verantwortung, **O** = Orientierung (Werte), **R** = Reflexionsfähigkeit, **U** = Urteilskraft, **K** = Kommunikationsfähigkeit, **P** = Patienten-/ (Personen)orientierung.
Quelle: Eigene Darstellung

Motive und Motivationen bilden die mentalen Voraussetzungen für das Handeln. Aus diesem Grunde werden die dauerhaften Handlungstendenzen (**Motive**) und die augenblicklichen Antriebe (**Motivationen**) in diesem Modell als konstitutive Komponenten einer Handlung betrachtet. Der zweite Schritt zur eigentlichen Handlung ist die **Entscheidung** über das *ob* und *wie*. Eine wichtige Annahme für das Modell geht davon aus, dass Entscheidungen und Pläne wie auch die Zielsetzung nicht stabil sind und sich im Vollzug der Handlung ändern können. Diese Flexibilität ist eine Prämisse für die Sicherung des Handlungserfolgs und für die Reduzierung von Fehlleistungen. Wichtige Aspekte, die diese Annahme begründen, sind das *General Problem Solver Modell* (GPS) und die Bedeutung kognitiver Kontrollen bei der Planung und Ausführung von Handlungen. Die dritte Phase in dem Modell ist die Ausführung der **Handlung** mittels Kommunikation und Interaktion. Dem Prinzip des hermeneutischen Zirkels gemäß fließen Erfahrungen und Erkenntnisse aus der Handlung in die Motive ein und bilden so ein Vorverständnis auf höherem Niveau. Damit dieser Lernprozess gelingen kann, müssen im Verlauf der Handlung gemachte Wahrnehmungen und gewonnene Informationen ausgewertet werden. Der Kern der Lernerfahrung liegt im hermeneutischen Deuten – der Tätigkeit des Reflektierens und des Urteilens – und den Resultaten daraus.

2.2.1 Motivation: Verantwortungsgefühl und (Wert-)Orientierung

Das Modell der hermeneutischen Handlungskompetenzen beschreibt einen dreiphasigen Zyklus von der Handlungsinitiierung über die Entscheidung zur eigentlichen Handlung. Der Handlungsverlauf ist nicht wie ein Algorithmus festgelegt, sondern kann in allen Handlungsphasen durch Urteilen und Reflektieren kontrolliert und gesteuert werden. In jeder der drei Handlungsphasen steuern und kontrollieren je zwei Haltungen bzw. Dispositionen (V & O/ R & U/ K & P) den Verlauf. Diese Handlungsmomente wirken in die gesamte Handlung hinein; wie in allen Phasenmodellen durchdringen die einzelnen Elemente einander. Insbesondere die Reflexion und das Urteilen begleiten den Vollzug einer Handlung bis zu ihrem Abschluss und setzen bei der Evaluation des Handlungsergebnisses sowie im Verlauf erneut ein.

Obwohl das Modell einen fortlaufenden Zyklus darstellt, setzt die Erklärung des Phasenverlaufs bei den Motiven an, wo der Beginn einer Handlung i.d.R. verortet wird. In der Phase der Motive und Motivationen wirken Verantwortungsgefühl und (Wert)-Orientierungen regulierend.

Im Gegensatz zu Motivationen bestimmen Motive dauerhaft wirksame Verhaltenstendenzen einer Person. Dabei spielt die orientierende Funktion von Werten eine wichtige Rolle. Werte bilden die in einer Kultur verbreiteten Vorstellungen des allgemein Wünschenswerten ab. Sie werden im Verlauf der Sozialisation internalisiert und bilden in der jeweiligen Konstellation eine individuelle Werthaltung. Ihr Nutzen besteht in der orientierenden Funktion für das individuelle und soziale Handeln entlang gesellschaftlich akzeptierter Zielvorstellungen.[60]

Der Begriff *Verantwortung* entstammt dem Mittelhochdeutschen und wurde in Gerichtsverfahren mit der Bedeutung „beantworten, Rechenschaft ablegen" verwendet. In diesem Rechtsverständnis bedeutet Verantwortung die persönliche Rechenschaft und das Einstehen für die positiven und negativen Konsequenzen einer übertragenen Verpflichtung.

In Abgrenzung dazu wird hier auf das Verständnis von Verantwortung rekurriert, wie es der Philosoph Hans Jonas herausgearbeitet hat.[61] Jonas stellt der „legalen Verantwortung" in einem juristischen Verständnis von Kausalität die „moralische Verantwortung" als Qualität entgegen, die an der moralischen Zulässigkeit einer Handlung gemessen wird.[62] Mit Bezug auf die Selbstzweckformel des Kategorischen Imperativs, wonach „jedes fühlende Wesen nicht nur ein Zweck der Natur, sondern ein Zweck an sich selbst (...)"[63] ist, identifiziert Jonas hierin die Motivation, um Verantwortung für andere Menschen zu übernehmen. Ihre verbindliche Kraft erlangt die Verantwortung durch die menschliche Freiheit, sich die Sache des Anderen zum eigenen Anliegen zu machen.[64]

Die von individuellen Wertvorstellungen und sozialen Normen abweichenden Zustände der sozialen Umwelt üben eine Signalfunktion auf das Verantwortungsgefühl aus, mit dem Appell, die Kongruenz, z.B. einen gerechten Ausgleich durch die Ergreifung von Initiative wiederherzustellen. Der Begriff der Orientierung beinhaltet darüber hinaus die ständige Positionsbestimmung im Handlungsgeschehen mit einem rückwärtsgewandten Blick auf die Ausgangslage und einem vorwärtsgewandten Blick auf das Ziel.

2.2.2 Entscheiden: Reflexionsfähigkeit und Urteilskraft

Die dynamischen Elemente des Modells sind das Urteilen und die Reflexion, weil sie nicht nur auf den Prozess der Planung und Entscheidung beschränkt, sondern im gesamten Handlungsverlauf wirksam sind. Die Urteilskraft betrifft das Vermögen, Beobachtungen unter Regeln zu sub-

---

[60] Vgl. Meulemann (2013), S. 55-62; Hillmann (1994), S. 928-930.
[61] Vgl. Jonas (1980).
[62] Vgl. Jonas (1980), S. 172.
[63] Jonas (1980), S. 157.
[64] Vgl. Jonas (1980), S. 180f.

summieren, Zusammenhänge zu erkennen und Schlüsse zu ziehen. Die Basis des Urteils bilden Wissensbestände, die über deklaratives, prozessuales und situatives Wissen hinaus Intuition enthalten. Diese ist das Ergebnis vielfältiger biographischer Einflüsse, die man unter Erfahrung und Lernen in häufigen und signifikanten Situationen zusammenfassen könnte. Hinzu kommen jedoch die Sensitivität für Zustände und Veränderungen, die Wahrnehmungsfähigkeit eigener innerer Zustände und die Bereitschaft zur Reflexion. Auf diesem Fundament fließen in ein Urteil auch die Verortung der Handlung in den Kontext der Situation und die moralische Bewertung mit ein.

In der Psychologie bezeichnet *Reflexivität* einen Denkstil des besonnenen Handelns; *Reflexion* ist hingegen eine eher philosophische Tendenz der Rückbezogenheit des Denkens. In Deutschland wird das aus den USA kommende Konzept der *Selbstreflexion* erst seit relativ kurzer Zeit im Zusammenhang mit dem Pflegeprozess diskutiert.[65] Reflexion soll in diesem Zusammenhang verstanden werden als das Nachdenken über (vergangene) Situationen und deren Analyse aus verschiedenen Perspektiven, um daraus zu lernen. Die Reflexionsfähigkeit ist eine wesentliche Voraussetzung für das Lernen und die Entwicklung der Urteilskraft.

Reflexionsfähigkeit spielt auch in dem ethisch begründeten Achtsamkeitskonzept des Soziologen Frank Schulz-Nieswandt eine Rolle, weswegen dessen Gedanken hier kurz aufgegriffen werden. Das „Normmodell einer Ethik der Achtsamkeit" ist vor dem Hintergrund der Senioren- und Behindertenbetreuung entwickelt worden und zielt auf die Lösung mehrerer Konflikte, die in der Asymmetrie des therapeutischen Verhältnisses und dem Selbstbild der Gesundheitsberufe ihre Ursache haben. In einer „doppelten Reflexionsschleife" stehen zunächst das therapeutische Verhältnis und die Bedürfnislage der Klienten bzw. Patienten im Fokus der Reflexion und, anschließend darauf bezogen, die Person des Therapeuten (Selbst-Responsivität). Diese doppelte Perspektive enthält sowohl Aspekte der Patientenorientierung als auch der Selbstsorge des therapeutischen Personals.[66]

Während das bewertende Urteil der Handlung vorangestellt ist und ihre Richtung bestimmt, steht die Reflexion und Evaluation an deren Ende mit einer zeitlich zurückgewandten Perspektive. Da Handlungen aus

---

[65] Vgl. Johns (2004).
[66] Vgl. Schulz-Nieswandt (2010) und (2010a).

mehreren Sequenzen bestehen, relativiert sich diese Aussage dahingehend, dass Reflexion und Urteil ineinander verfließen.

2.2.3 Soziales Handeln: Kommunikationsfähigkeit und Patientenorientierung

Die beiden Aspekte des sozialen Handelns, Kommunikation und Patientenorientierung[67], verhalten sich komplementär zueinander. Im Gegensatz zur allgemeinen Werteorientierung ist nun die Orientierung an der konkreten Person des Patienten ausgerichtet.

Begreift man Kommunikation umfassend, nicht nur als Informationsaustausch, sondern als an anderen Menschen orientierte „soziale Handlung"[68], dann sind Empathie, Akzeptanz und Authentizität unverzichtbare Aspekte einer patientenorientierten Haltung. Diese Kriterien haben grundsätzliche Bedeutung für die menschliche Interaktion, insbesondere jedoch in der therapeutischen Situation mit der ihr eigenen Asymmetrie. Mit *Empathie* ist eine Haltung gemeint, seinem Gesprächspartner zuzuhören und ihn verstehen zu wollen. *Akzeptanz* bedeutet, sich dem Gegenüber positiv zuzuwenden und offen für dessen Äußerungen zu sein, ohne eigene Wertungen einzubringen. *Authentizität* bezieht sich auf die *Kongruenz* der Kommunikationspartner als jeweils souveräne Person.[69]

Im Sprechen und Handeln teilt der Mensch sich seiner Umwelt mit. In der Kommunikation erlangt die Handlung ihren Bedeutungszusammenhang, der sich ohne erklärende Worte nicht erschließen würde. Die aufschlussgebende Qualität des Sprechens und Handelns kann sich jedoch nur dort entfalten, „wo Menschen miteinander, und weder für noch gegeneinander, sprechen und agieren"[70].

---

[67] *Personenorientierung* und *Patientenorientierung* können synonym verwendet werden. Da es hier um die Bestimmung von Lernzielen für ein Lehrprojekt in der medizinischen Ausbildung geht, liegt die Verwendung des Begriffs *Patientenorientierung* nahe.

[68] Das intendierte Abwägen von Zielen und Mitteln ist das soziologische Kriterium bloßen Handelns. Die Orientierung an den Reaktionen und Interessen anderer Personen im sozialen Umfeld kennzeichnet die soziale Qualität des Handelns. Vgl. Meulemann (2013), S. 35-51.

[69] Vgl. Rogers (2009), S. 34-72.

[70] Arendt (1998), S. 220.

Selbst wenn die Folgehandlung eine Wiederholung der vorherigen Handlung darstellt, ist es doch ein völlig neuer Handlungszyklus, weil in der Reflexion Erfahrungen und Gefühle bewusst gemacht werden, die in die Orientierungen und spätere Urteile einfließen.

3 Bildungstheoretische Begründung des Humanistischen Bildungsansatzes

Das Modell der hermeneutischen Handlungskompetenzen wurde eingeführt, weil medizinisches Handeln an und mit Menschen stattfindet. Arzt sein, ärztlich tätig sein und Arzt-Patienten-Verhältnis sind in sozialkulturelle Bezüge eingebettet, in denen Sinn symbolisch vermittelt und gedeutet wird. Medizinisches Handeln und therapeutisches Verhältnis sind folglich hermeneutisch geprägte Vollzüge menschlichen Seins. Die folgenden Ausführungen gehen der fünften Frage dieser Untersuchung nach: Welchen Beitrag vermögen universelle Bildungsziele in der Art des humanistischen Bildungsansatzes in der Aus- und Weiterbildung zur Patientensicherheit zu leisten? Angesichts der Notwendigkeit, die Inhalte eines derartigen Lehrangebots querschnittartig anzulegen sowie der Tatsache überfrachteter Lehrpläne im Medizinstudium, bietet ein Lehrkonzept Patientensicherheit die Gelegenheit, sich mit geistes- bzw. kulturwissenschaftlichen Gegenständen zu befassen und dabei die hermeneutische Methode anzuwenden.

Die folgende Begründung baut auf drei Argumenten auf: (1) Hermeneutik als komplementäre Methode einer naturwissenschaftlich orientierten Medizin, (2) Persönlichkeitsbildung als Grundlage souveränen ärztlichen Handelns, (3) Humanistische Bildung als Medium der Persönlichkeitsbildung.

3.1 Hermeneutik als Methode: Denken

Die moderne Medizin steht, obwohl ihrem Wesen nach auf Erfahrung begründet, in einer verhältnismäßig jungen naturwissenschaftlichen Tradition. Die Methode der Naturwissenschaften ist die Empirie – die systematische Beobachtung und Beschreibung der physischen Phänomene. Die Methode der Humanwissenschaften bzw. Kulturwissenschaften ist das deutende Verstehen des Sinngehalts der Entitäten menschlichen Seins – die Hermeneutik. *Verstehen* ist ein menschlicher Grundvollzug, der es überhaupt erst ermöglicht, dass Menschen über eine gemeinsame Basis gegenseitigen Verständnisses (z.B. Sprache) und Handelns (z.B.

Sinn) verfügen. Vor allem in der Welt der sozialen Interaktion ist der Mensch auf die Vermittlung und Deutung von Sinn angewiesen.[71] Wo unterschiedliche Wissensbestände oder Sprachbarrieren die Kommunikation und Interaktion beeinträchtigen, sind es hermeneutische Prozesse zur Deutung und Strukturierung von Sinn[72], die erneut die Grundlagen gemeinsamer Verständigung schaffen. Der Germanist Lars Leeten bezeichnet diesen Vorgang als die „Rückvermittlung in das Verstehen".[73] Das Verstehen von Sinn ist überall dort gegenwärtig, wo von Menschen geschaffene Strukturen, Gegenstände, Symbole, d.h. jegliche Äußerungen menschlicher Kultur und menschlichen Miteinanders (Interaktion) zur Deutung auffordern.

Nicht erst seit Dilthey und Heidegger ist die Hermeneutik mehr als die Kunstlehre (*Organon*) des Extrahierens und Interpretierens religiöser oder historischer Texte.[74] Ebenso kreativ wie das reproduktive Verständnis von Texten und anderen Kulturzeugnissen ist die Produktion von Symbolen, Relationen und Konstellationen. Auch das produktive Verstehen neuer Sinnstrukturen ist ein kreativer Vorgang, wofür die Naturwissenschaften eine Vielzahl von Beispielen liefern.[75] Denn spätestens in dem Moment, in dem die beobachteten naturwissenschaftlichen Phänomene zu Relationen und Kausalzusammenhängen verbunden werden, sind hermeneutische Analyse und Kreativität gefordert. Auf die Medizin lässt sich dieses Faktum beispielsweise für epidemiologische Theorien oder Krankheitskonzepte übertragen. Naturalistische Empirie und Hermeneutik sind lediglich die Methoden unterschiedlicher epistemologischer Konzepte, die sich komplementär zueinander verhalten. Für die Überwindung der vermeintlichen Gegensätze zwischen Natur- und Kulturwissenschaft gibt es einen gewichtigen Grund, der sich aus der Position der Wissenschaften in den technisch-industriellen Zivilisationen ergibt. Dort wird inzwischen „die einfachste praktische Tätigkeit wissenschaftlich begründet und durchgeformt"[76]. Das praktische Leben ist in nahezu allen Bereichen durch wissenschaftliche Ergebnisse gesteuert und durch technische Produkte geprägt. Insbesondere die angewandten Wis-

---

[71] Vgl. Jung (2001), S. 14.
[72] Vgl. Jung (2001), S. 8 und 17.
[73] Vgl. Leeten (2009), S. 85.
[74] Vgl. Jung (2001), S. 10.
[75] Vgl. Jung (2001), S. 17.
[76] Vgl. Schelsky (1978), S. 115; Honnefelder (2011), S. 26.

senschaften lassen sich dadurch nicht mehr vom praktischen Leben abgrenzen.[77] Im Gegenteil verschwimmen die Übergänge durch die marktwirtschaftliche Attraktivität anwendungsbezogener Wissenschaften wie z.B. die *Biological sciences* oder der handlungstheoretischen Wissenschaften und begünstigen deren ökonomische Funktionalisierung.[78] Anstelle der Transparenz, die durch die Wissenschaften gewonnen werden sollte, ist eine erhebliche Unübersichtlichkeit getreten, beispielsweise hinsichtlich der Technikfolgenabschätzung, ihrer ethischen Implikationen, Umweltrisiken und der genannten marktwirtschaftlichen Instrumentalisierung.[79]

Der Nutzen der Hermeneutik als reproduktive und produktive Methode des Verstehens für die anwendungsnahen Naturwissenschaften besteht in ihrem Vermögen, zwischen der Spannung des kulturell überformten menschlichen Wirklichkeitsverständnisses und den objektiven analytischen Zugängen des naturalistischen Denkens zu vermitteln.[80]

3.2 Medizin und Mensch: Handeln

Die Medizin ist eine Naturwissenschaft in praktischer Anwendung am Menschen, sie ist quasi eine soziale Wissenschaft, die sich empirischer Methoden bedient bzw. eine rationale Wissenschaft mit sozialem Anwendungsbezug.[81] Es ist nicht von der Hand zu weisen, dass die Ausübung einer solchen Wissenschaftsdisziplin spezielle Einstellungen und Kenntnisse voraussetzt. Bei aller Medizintechnik und medizinischen Handlungskompetenz sind diese Bedingungen eine anthropologische Fundierung, eine ethische Orientierung, eine humanitäre Haltung sowie Wissen um die kulturellen Bezüge der eigenen Person und Profession.

Zu den anthropologischen Grundlagen gehört unweigerlich die Kenntnis kultureller Entwürfe vom Sein des Menschen und die Aneignung eines Menschenbilds, das in den Relationen von Medizintechnik, Fortschritt und Gesellschaft zu verorten ist. Das Menschenbild dient als Grundlage für die ethische Fundierung einer humanitären ärztlichen Haltung. Diese ist in den kulturellen Bezügen medizinischen Handelns und der Gesund-

---

[77] Vgl. Schelsky (1978), S. 125.
[78] Vgl. Honnefelder (2011), S. 21; Brödel (2002), S. 42.
[79] Vgl. Honnefelder (2011), S. 26f.
[80] Vgl. Jung (2001), S. 16.
[81] Vgl. Jonas (1985), S. 146.

heitsversorgung zu vermitteln. Damit sind die Inhalte der geistes- und kulturwissenschaftlichen Fächer wie Philosophie und Ethik, Geschichte, Literatur oder Kunst und deren didaktische Eignung angesprochen.

Die therapeutische Situation ist eine soziale Beziehung in einem bestimmten sozio-kulturellen Kontext. Kommunikation erfolgt über das Medium der Sprache[82] und selbst die Symptome sind pathologisch zu deutende Symbole, deren Interpretation zu einer reliablen Diagnose führt. In der Interaktion von Patient und Ärztin vermittelt sich Sinn im Handeln: Hilfe ersuchen und professionelle Hilfe leisten. Das therapeutische Verhältnis ist die Begegnung von Personen unter der Besonderheit der für therapeutisches Verhältnis charakteristischen Asymmetrie. Angesichts dieser sozialen Tatsache sind die Relevanz der Geistes- bzw. Kulturwissenschaften und der Nutzen der hermeneutischen Methode für das medizinische Handeln nicht zu übersehen.

Ein weiteres Argument besteht in den Anforderungen an Ärzte im Handlungsfeld der Medizin. Mit ihren Besonderheiten – soziale Begegnungen und Konfrontation mit Schicksalen, medizinisch-technischer Fortschritt und die Vielzahl der Fachdisziplinen sowie der umfassende ökonomische und demographische Wandel – ist die Medizin ein komplexes Handlungsfeld, das insbesondere Ärztinnen und Ärzte vor hohe Anforderungen stellt. Individuellen Gefahren der Überforderung durch Wandel, Ökonomisierung und Erwartungen aus Politik und Gesellschaft steht die Bedrohung des ärztlichen Berufsstandes durch Fremdbestimmung und De-Professionalisierung gegenüber.[83] Individuelle und berufliche Souveränität setzt Gestaltungswillen voraus. Damit Fremdbestimmung und ein kompensatorischer Zynismus im Umgang mit beruflicher Unzufriedenheit vermieden werden[84], bedarf es auf der Ebene der Berufsverbände eindeutiger Positionierungen und Orientierungen; auf der individuellen Ebene Motive, Haltungen und Wertorientierungen. Medizinisches Handeln erfordert Persönlichkeiten.

---

[82] Gemeint ist die verbale und non-verbale Kommunikation, phonetisch und mittels Körpersprache.
[83] Vgl. Schulz-Nieswandt (2010c), S. 370.
[84] Vgl. Jaspers (1986a), S. 16-18.

3.3 Bildung und Wissenschaft: Person

Die souveräne Arztpersönlichkeit weiß sich gegen die Überfrachtung mit den vielfältigen Erwartungen aus der Gesellschaft zu schützen und kann ihren Beruf mit diesem Gefühl der Sicherheit zum Wohle der Patienten ausüben. Persönlichkeit ist das Ergebnis eines lebensgeschichtlichen Bildungsprozesses, in dessen Verlauf Individuen versuchen, Identität herzustellen, indem sie sich mit ihrer Kultur und Umwelt auseinandersetzen und gesellschaftlich verorten (vgl. Kap. F. 1.1). Der Kern des Bildungsprozesses ist die Gewinnung von Souveränität,[85] d.h. die Mündigkeit des Einzelnen als Fähigkeit, über sich selbst zu bestimmen.[86] Dabei kann es nicht um einen radikal verstandenen Individualismus und hedonistische Selbstverwirklichung gehen, sondern um die Konzeption des absichtsvoll handelnden Menschen in stetiger Interaktion und Wechselwirkung mit seiner kulturellen Umwelt. Als solches ist die Persönlichkeit gefordert, ihre physische, psychische und soziale Identität zu bestimmen und sich als Einheit zu begreifen.[87] Und um es mit den Worten des Bildungsklassikers Wolfgang Klafki auf einen Punkt zu bringen:

> „Bildung muss in diesem Sinne zentral als Selbstbestimmungs- und Mitbestimmungsfähigkeit des Einzelnen und als Solidaritätsfähigkeit verstanden werden."[88]

Bildung ist in diesem die Persönlichkeit umfassenden Verständnis mehr als *Ausbildung* zur Vorbereitung auf die Anforderungen des Erwerbslebens und bestimmte situationsgebundene Fertigkeiten. Der Arztberuf und die in Kapitel C.4 beschriebenen Tendenzen des Wandels erfordern universal gebildete, urteilsfähige, verantwortungsvolle, souveräne Persönlichkeiten zur Bewältigung der damit einhergehenden Veränderungen, womit im Grunde ein allgemeines Bildungsideal formuliert ist. Am Beispiel der im Nationalen Kompetenzbasierten Lernzielkatalog Medizin aufgezählten ärztlichen Rollen wird offensichtlich, was Souveränität bedeutet; nämlich die Fähigkeit, Rollen und Erwartungen zu reflektieren, sie anzunehmen und zu gestalten oder sie abzulehnen.

Allein auf diesem Bildungsanspruch beruht die bisher geäußerte Kritik am Kompetenzkonzept, das seine pädagogischen Ursprünge im Bemühen

---

[85] Vgl. Faulstich (2002), S. 16 und 22.
[86] Vgl. Faulstich (2002), S 17.
[87] Vgl. Faulstich (2002), S. 22.
[88] Klafki 2007, S. 17.

um die Persönlichkeitsbildung angesichts der Unzulänglichkeit eines unscharf umrissenen Bildungsbegriffs hatte.[89] Davon hat sich der gegenwärtige Kompetenz-Diskurs in einem Maße entfernt, dass die eigentliche Intention der Bildung hinter das engere Konzept der beruflichen Ausbildung zurückgetreten ist. Der Anspruch auf universelle Persönlichkeitsbildung wird durch den Primat ökonomischer Zweckdienlichkeit auf das schmale Spektrum milieuspezifischer und arbeitsplatzbedingter Anforderungen reduziert.[90]

Wesentliche Aspekte von Persönlichkeitsbildung können durch die aktuellen Kompetenzkonzepte nicht didaktisch abgedeckt werden, wie etwa der kulturelle Bezug der Bildung. Dieser ist nicht Selbstzweck, sondern hat eine übergreifende Funktion, die darin besteht, Orientierungen zur individuellen Lebensgestaltung in der Gesellschaft seiner Mitmenschen zu geben. Dahingegen rekurriert der Kompetenzbegriff vornehmlich auf das Individuum und seine Handlungsfähigkeit in den konkreten Bereichen des Alltags- und Erwerbslebens.[91]

Für die Kluft zwischen dem Kompetenzkonzept und der ursprünglich damit verbundenen Intention lassen sich etliche Gründen anführen. Innerwissenschaftliche Versäumnisse, gesellschaftliche Tendenzen und ökonomische Interessen sind vor allem Symptome für die unterlassene Einbettung des Kompetenzparadigmas in ein bildungspolitisches Modernisierungs- und Reformprogramm. Das Festhalten an einem eindimensionalen Bildungsverständnis entlang eines paradigmatischen Kompetenzbegriffes blendet wesentliche Chancen eines humanistischen Bildungsverständnisses aus.[92] *Humanistisch* ist hier im Hinblick auf die Weltbezüge des Menschen, die in der Kultur ihre Äußerung finden, zu verstehen. Deshalb bilden die Geistes- und Kulturwissenschaften in idealer Weise die mediale Ebene zur Auseinandersetzung mit orientierungsgebenden und identitätsstiftenden Bildungsinhalten. Wissenschaft und Gesellschaft braucht Persönlichkeiten, damit Wandel und technische Entwicklungen nicht zu Selbstläufern wider den Menschen und seine Natur werden.

Persönlichkeiten sind nicht das Ergebnis fremdbestimmter Erziehungsprozesse, sondern der selbstbestimmten Suche nach Sinn. Die Aufgabe

---

[89] Vgl. Brödel (2002), S. 45.
[90] Vgl. Brödel (2002), S. 44.
[91] Vgl. Brödel (2002), S. 45.
[92] Vgl. Brödel (2002), S. 44.

von Bildungsinterventionen und beruflicher Ausbildung darf nicht darin bestehen, Menschen für fremde Zwecke zu formen und sie dergestalt zu instrumentalisieren, sondern darin, identitätsstiftende Angebote zu machen. Leider wird dieses Potential des humanistischen Bildungsanasatzes für die akademische Sozialisation weitgehend unterschätzt, indem er mit seinen historischen Bezügen des Historismus und einer idealisierten Verklärung der Antike gleichgesetzt wird. Wie kaum ein anderer hat es der Philosoph Julian Nida-Rümelin vermocht, den Kern des humanistischen Bildungsansatzes in wenigen Sätzen zu pointieren:

> „Der große Erfolg der Humboldtschen Reformen bestand darin, dass die traditionelle Ausbildungsorientierung durch eine Bildungs- und Forschungsorientierung ersetzt und – paradoxerweise – damit nicht nur eine wissenschaftliche Dynamik ausgelöst wurde, die in einer raschen Etablierung neuer Forschungsrichtungen ihren Ausdruck fand, sondern die Studierende befähigte, selbständig zu denken und zu urteilen, und sie erst damit für ein wachsendes Berufsspektrum qualifizierte. Die Abkehr von der bloßen Vermittlung von Lehrbuchwissen und die Konfrontation mit der Forschung formen Persönlichkeiten, die von Urteilskraft und Entscheidungsstärke geprägt sind."[93]

Je stärker in der postmodernen Industriegesellschaft die rationale Naturwissenschaftlichkeit der Medizin betont wird, desto mehr gewinnt der humanwissenschaftliche Ansatz zur Bildung einer ärztlichen Persönlichkeit und berufsvorbereitenden Ausbildung auf die ärztliche Tätigkeit an Bedeutung.[94]

4 Fazit der Lernzielbegründung

Zu Beginn dieses Kapitels wurden einige soziologische Konzepte und Begriffe als Grundlage zur Herleitung der Richtziele für das Lehrkonzept Patientensicherheit eingeführt. Obwohl sich im Prozess der Sozialisation die individuelle Persönlichkeit in Auseinandersetzung mit ihrer sozialen Umwelt entwickelt, wurde zur Begründung der Lernziele auf das Konzept des Habitus als stabile Konstellation persönlicher Dispositionen rekurriert. Damit konnte die Verwendung des unscharf umrissenen Begriffs

---

[93] Nida-Rümelin (2005b), S. 48.
[94] Diese Überlegung ist, angesichts der Omnipräsenz der angewandten Wissenschaften in allen lebens- und arbeitsweltlichen Bezügen einer technisierten Zivilisation, grundsätzlich für alle (Aus-)Bildungskonzepte anzustellen. Vgl. Schelsky (1963), S. 115 und 125f.

der Persönlichkeitsbildung zunächst vermieden werden, um im dritten Abschnitt aufgegriffen und diskutiert zu werden. Es wurde herausgearbeitet, dass individuelles Humankapital im weitesten Sinne den Grundstock für das Sozialkapital von Organisationen und damit eine Prämisse für eine Sicherheitskultur bildet.

In diesem Zusammenhang wurden das Kompetenzkonzept und seine pädagogischen Restriktionen erörtert. Diese Punkte wurden aufgegriffen, weil geisteswissenschaftliche Bildungsanteile im Medizinstudium seit der Einführung des Physikums 1861 lediglich in der Medizinethik und -geschichte rudimentär vertreten sind. Allerdings wird in den üblichen Lernformaten nicht das didaktische Potenzial der hermeneutischen Methoden ausgeschöpft, dem für die Förderung des wissenschaftlichen und analytischen Denkens besondere Bedeutung zukommt. Im Hinblick auf das Problem der Patientensicherheit interessiert das pädagogische Potenzial der Geisteswissenschaften zur Erzeugung sicherheitsrelevanter Einstellungen, die überhaupt erst die Grundlage für sicheres Handeln und die Umsetzung der in den Curricula und Lernzielkatalogen formulierten Lernziele bilden.

Mit dem Blick auf solche sicherheitsrelevanten Haltungen wurde anhand einer Definition des medizinischen Handelns ein therapeutischer Habitus entwickelt, der die gemeinhin an die Medizin gestellten Erwartungen wiedergibt. Unter Berücksichtigung bestimmter kognitiver Aspekte, die für die Vermeidung und Entdeckung von Fehlleistungen relevant sind, wurden Sicherheitsbewusstsein, Analysefähigkeit, Achtsamkeit und die Verfügung über Humankapital in Form der üblicherweise diskutierten Kompetenzen als Richtziele für das Lernkonzept identifiziert.

Mit der Ersetzung des Philosophikums durch das Physikum im Jahr 1861 erhielt die Medizin ihre naturwissenschaftliche Ausprägung, obwohl sie eine Anwendungswissenschaft an und mit Menschen ist. Alle Äußerungen menschlicher Existenz finden ihren Ausdruck in der Kultur. Es ist schwer nachvollziehbar, dass in der Ausbildung einer wissenschaftlichen Disziplin, die auf den Menschen ausgerichtet ist, orientierungsvermittelnde anthropologische und kulturwissenschaftliche Inhalte nicht vorgesehen sind.

Unweigerlich spielt die Hermeneutik als genuin kulturwissenschaftliche Methode überall dort eine gewichtige Rolle, wo es um die Deutung von Sinn und die Generierung von Sinnstrukturen geht. Folglich ist die Unter-

F Lernzielbegründung

scheidung nach „rationalen" empirischen und „subjektiven" hermeneutischen Wissenschaften selbst irrational, denn ohne die Komplementarität der Fächer und Methoden wird der wissenschaftliche Erkenntnisgewinn in unnötiger Weise beschränkt.

Aus dieser Perspektive wurde ein Modell hermeneutischer Handlungskompetenzen entworfen, das als Grundlage für die Bestimmung der Grobziele für das Lernprojekt Patientensicherheit herangezogen wurde. Diese Lernziele sind an der Handlungsfähigkeit in sozialen Beziehungen ausgerichtet und stellen universelle Persönlichkeitsmerkmale dar, die über die Zweckgebundenheit berufsbezogener Kompetenzen hinausweisen. In dem Entwurf des Lehrkonzepts (Kap. G) werden diese Bildungsanteile erst in der ärztlichen Weiterbildung wirksam, wenn die Grundlagen der Patientensicherheit gelegt worden und humanwissenschaftliche Anteile vorgesehen sind.[95] Die identifizierten Lernziele entsprechen den einzelnen Schritten des Handlungsmodells: Verantwortungsgefühl und (Wert-)Orientierungen, Reflexionsfähigkeit und Urteilskraft sowie Kommunikation und Patientenorientierung.

Mit diesen Lernzielen wird über die pädagogischen Möglichkeiten des Kompetenzmodells, das durch sozio-ökonomische Bedingungen den Bezug zu der ursprünglich damit verbundenen Bildungsintention verloren hat, hinausgegangen.

Der dritte Abschnitt dieses Kapitels ist deshalb mit der Erörterung des Nutzens der hermeneutischen Methodik und Wissenschaftsdisziplinen für die medizinische Ausbildung befasst. Angesichts des technischen Fortschritts und der Expansion der angewandten Wissenschaften in alle Lebens- und Arbeitsbereiche wird die Frage nach dem Verhältnis von Bildung und Wissenschaft zum Gegenstand erziehungswissenschaftlicher Debatten. Analog dazu wird in diesem dritten Abschnitt der Frage nachgegangen, welchen Beitrag die Wissenschaft zur Bildung leisten kann, um Selbstentfremdung und Fremdbestimmung des Menschen durch Wissenschaft und Technik entgegenzutreten. Von dieser Frage sind ebenso die Medizin und die medizinische Ausbildung im Spannungsfeld der

---

[95] Diese Abfolge ist als Kompromiss zwischen didaktischem Anspruch einerseits sowie der Realität des akademischen Lehrbetriebs und der Vorgaben der Ärztlichen Approbationsordnung andererseits zu verstehen. Die Argumentation dieses Kapitels legt die frühestmögliche Vermittlung hermeneutischer Fertigkeiten im Medizinstudium nahe.

verschiedenen Tendenzen des Wandels und einer zunehmenden Technisierung betroffen. Die Gestaltung des Wandels erfordert Persönlichkeit. Trotz der Unschärfe des Bildungsbegriffs vermag der humanistische Bildungsansatz diesbezüglich mehr zu leisten als das eng gewordene Konzept der situationsgebundenen Handlungskompetenzen.

G Entwurf des integrierten Lehrkonzepts Patientensicherheit

Ein wesentliches Charakteristikum der Gesundheitsversorgung ist, abgesehen von der Besonderheit des Gutes Gesundheit und der damit zu erbringenden (Dienst-)Leistungen, die stets präsente Kooperation verschiedener Spezialisten zum Wohle eines Patienten mit seiner Erkrankung. Zwar wird das therapeutische Verhältnis i.d.R. als singuläre Begegnung zwischen Ärztin und Patient, Physiotherapeutin und Patientin, Gesundheits- und Krankenpfleger sowie pflegende Angehörige usw. dargestellt – *de facto* aber wirkt in jede Behandlungssituation das fachspezifische Wissen anderer Berufsgruppen und Professionen hinein. Ohne die Komplementarität des Fachwissens aus Medizin, Pharmazie, Laborchemie, Pflege, Physiotherapie, Sozialdienst und vielen anderen wäre eine erfolgreiche medizinische Versorgung kranker Menschen nicht realisierbar.

Im Kapitel C.2 klang die Asymmetrie im therapeutischen Verhältnis an. Sie durchzieht die Tätigkeit aller Heilberufe im Verhältnis von Experten und Laien, Heilbehandelnden und Hilfsbedürftigen sowie institutionell Handelnden und natürlichen Personen. Als ethisches Paradoxon ihrer Professionalität wirken die Gegensätze von medizinisch-naturwissenschaftlichem Berufsverständnis und dem ethischen Gebot des Helfens sowie zwischen den klinischen Routinen und dem schicksalhaften Einzelfall in die therapeutische Beziehung hinein. Das komplizierte Rollengeflecht (Kap. C und D.4.1) stellt diffuse und zum Teil gegensätzliche Ansprüche an die Persönlichkeit von Ärztinnen und Ärzten. Aufgrund ihrer herausgehobenen Stellung in der Gesundheitsversorgung sind die Erwartungen, die von Patienten und kooperierenden Gesundheitsberufen, aber auch von Bevölkerung und Politik an die Ärzteschaft herangetragen werden, umfassender und konkreter als jene, die an die anderen Akteure in der Gesundheitsversorgung gerichtet werden.

Der Philosoph Hans Jonas hat das Spezifikum des ärztlichen Berufs als eine auf Wissenschaft begründete Kunst – Kunst im Sinne einer anwendungsbezogenen *techné* –, benannt, deren Zweck der „lebendige menschliche Organismus" ist, welcher immer zugleich Selbstzweck ist, nämlich der Patient in seiner Person.[1] Die Medizin „ist also weder zweckfrei noch

---

[1] Vgl. Jonas (1985), S. 146f.

wertfrei"[2]. Im Gegenteil geht es mit der Gesundheit als einem konditionalen Gut um höchst subjektive Interessen, die Jonas im Weiteren konkretisiert: „Um der Person ihr Leben zu ermöglichen, soll dem Körper geholfen werden. Der Körper ist das Objektive, aber es geht um das Subjekt."[3]

Dieser Hinweis verdeutlicht die Notwendigkeit grundlegender Annahmen über das Wesen des Menschen, damit Handlungen am Menschen nicht ihren Sinn verfehlen. Im Kapitel F.1 wurden einige dieser anthropologischen Annahmen skizziert. Für den Entwurf dieses Lehrkonzepts werden die menschlichen Bedürfnisse nach Sinn und Sicherheit zugrunde gelegt. Als sinnsuchend ist der Mensch zeitlebens auf Lernen angewiesen. Dies veranschaulicht das psychosoziale Entwicklungsmodell des Psychoanalytikers Erik H. Erikson ohne philosophische Grundlegung oder moralisches Pathos.[4] In jeder seiner Lebensphasen ist der Mensch vor die Aufgabe gestellt, typische Spannungsfelder zwischen seinen Bedürfnissen und seiner sozialen Umwelt zu bewältigen. Dieser Akt der kontinuierlichen Interaktion ist ein beständiges Lernen im lebenslangen Prozess der Sozialisation und Identitätsbildung, von dem das Erwerbsleben nicht ausgenommen ist.

Für das hier zu entwickelnde Lehrkonzept sind die Aspekte *Sinn* und *Sicherheit* in ihrer wechselseitigen Beziehung zentrale Annahmen. *Sicherheit* in ihrer Ausprägung als Patientensicherheit ist der inhaltliche Gegenstand des Lehrkonzepts. Gleichzeitig ist Sicherheit die grundlegende Bedingung für die menschliche Existenz und sowohl Voraussetzung als auch Ziel menschlichen Handelns. Analog dazu lässt sich für den *Sinn* festhalten, dass die Relation der Elemente von Systemen sowie die Kausalität von Verläufen im Lehrkonzept thematisiert werden. Die Sinnhaftigkeit einer Handlung begründet die Auswahl der verwendeten Mittel und Verhaltensweisen zur Realisation intendierter Handlungsziele (Kap. D.1.2).

Diese Argumente legitimieren die Konzeption des Lehrprojekts Patientensicherheit als Querschnittfach mit einem generalistischen Anspruch.

---

[2] Vgl. Jonas (1985), S. 147; gemeint ist „zweckfrei" in einem neuhumanistischen Bildungsverständnis einer „reinen" Wissenschaft, in der Erkenntnis losgelöst von jeglichem Zweck angestrebt wird.
[3] Jonas (1985), S. 149.
[4] Vgl. Erikson (1973).

1 Kontextuelle Bedingungen: Medizinische Fakultäten und Medizinstudium

Vor dem Hintergrund erziehungswissenschaftlicher Theorien lesen sich die in Kapitel E vorgestellten Handreichungen, Curricula und Lernzielkataloge zur Patientensicherheit und medizinischen Ausbildung teilweise schwierig, weil lerntheoretische Ansätze und Begriffe selten trennscharf verwendet werden. So wird z.B. nicht immer deutlich, wann Qualifikationen oder Kompetenzen gemeint sind. Ebenfalls irritierend sind pädagogische Ansprüche, die der kritisch-konstruktiven Didaktik entnommen zu sein scheinen. Die kleinliche Operationalisierung der Lernziele mit dem Zweck, den Lernerfolg empirisch zu messen, stehen diesem erziehungswissenschaftlichen Ansatz entgegen, weil die Befähigung zu weitgehender Selbstbestimmung darin zentral ist. Am ehesten sind derart formulierte Lernziele mit dem Ansatz des operanten Lernens[5] zu vereinbaren. Man erhält zudem den Eindruck, dass die Ausgestaltung der Curricula und Lernzielkataloge von der Realität der medizinischen Ausbildung an den deutschen Hochschulen diktiert wird, wodurch pädagogische Ansprüche, etwa hinsichtlich aktueller Lernformate und Instrumente der Lernerfolgskontrolle nicht konsequent aufrecht erhalten werden können.

Die Bestrebungen zur Überführung der in einem langen Traditionsstrang gewachsenen Strukturen des deutschen Medizinstudiums in Modell- und Reformstudiengänge sind noch verhältnismäßig jung. So hat man z.B. den Eindruck, dass Dozenten mit der innovativen Zusatzqualifikation *Master of Education* (MME) in der Ausbildung noch nicht die Funktion haben, die sie einnehmen sollten. Davon abgesehen, dass es von diesen Ärzten mit pädagogischer Zusatzqualifikation noch zu wenige gibt, sind sie als Dozenten in den Hörsälen oder als Praxisanleiter im klinischen Betrieb kaum anzutreffen. Ihr Betätigungsfeld umfasst gegenwärtig vor Allem Ausbildungszentren wie z.B. Skills-Laboratorien als einem Bereich der medizinischen Ausbildung oder die Dekanate, wo sie den Anpassungsprozess des Medizinstudiums mit der Modifikation fakultätsinterner Studienordnungen und Lehrpläne administrativ unterstützen.

Eine Besonderheit der Medizinischen Fakultäten liegt darin, dass sie neben ihren genuin universitären Aufgaben der Forschung und Lehre auch die medizinische Versorgung auf höchstem Niveau zu gewährleisten haben. Daraus ergeben sich mindestens zwei gravierende Konsequenzen

---

[5] Zum operanten Lernen nach Skinner vgl. Lefrancois (1994), S. 32-50.

für die Lehre: Zum einen führt die unterschiedliche Bewertung dieser drei Bereiche, die messbar am Zufluss finanzieller Mittel ist, zu einer abgestuften Attraktivität der wissenschaftlichen Tätigkeit. Zum anderen sind knappe Ressourcen an Personal, Expertise, Zeit, Raum und Finanzen sinnvoll dort einzusetzen, wo sie je nach Kosten-Nutzen-Abwägungen den höchsten Ertrag erbringen, also in der Forschung und Patientenversorgung.

In einer Phase der Umstrukturierung sind jedoch zunächst genau solche Mittel in größerem Umfang aufzuwenden, die sich nicht in der Art einer Investition monetär amortisieren. Zur aufwändigen Ausgestaltung kompetenzbasierter und problemorientierter Lernformate mit einem höheren Anteil an praktischen Ausbildungselementen benötigt man nicht notwendigerweise zusätzliche qualifizierte Dozenten – zwingend erforderlich sind indes mehr Tutoren sowie ausreichend vorhandene Zeit und Räumlichkeiten. Prüfungen im OSCE-Format (*Objective structured clinical examination*) beispielsweise, bei denen Studierende in einem Parcours unterschiedliche klinische Aufgaben bewältigen sollen, erfordern zumindest in der Einführungsphase einen vermehrten organisatorischen Aufwand und bei hohem Studentenaufkommen entsprechende personelle, zeitliche und räumliche Ressourcen. Die praktische Einarbeitung der PJ-ler und die Anleitung von Ärzten in der Weiterbildung erfordern zusätzliche Qualifikationen der Trainer sowie entsprechende klinische Strukturen.

Angesichts dieses angestrebten Wandels in der Hochschulausbildung wirkt sich der strukturelle Abbau des akademischen Mittelbaus im Vollzug des Bologna-Prozesses kontraproduktiv aus. Diese Gruppe wissenschaftlicher Assistenten in unbefristeten Anstellungsverhältnissen wie akademische Räte im Hochschuldienst oder Lehrkräfte mit besonderen Aufgaben gewährleisteten Kontinuität und Funktion der Lehre und anderweitiger Projekte an den Fakultäten und Instituten, die nicht unmittelbar mit der Forschung und Krankenversorgung in Verbindung standen.

Der Nationale Kompetenzbasierte Lernzielkatalog Medizin (NKLM)[6] ist als Beitrag zur zukünftigen Entwicklung des medizinischen Studiums gedacht. Damit kompetenzorientierte Lernziele und damit ein Kerncurriculum für das Medizinstudium künftig bundesweit verfügbar sind, ist das Ziel, „ein am Berufsbild des Arztes orientierter Katalog, der konsensuelle

---

[6] Vgl. Medizinischer Fakultätentag (2015).

Lernziele bereithält, auf die Lehrende zurückgreifen können".[7] In Anlehnung an die Ärztliche Approbationsordnung und die Richtlinie 2005/36/EG des Europäischen Parlaments und Rates über die Anerkennung von Berufsqualifikationen[8] wird darin das Absolventenprofil für Ärzte detailliert in Lernzielen beschrieben, die aus dem Spektrum der ärztlichen Rolle, den Anforderungen an das medizinische Wissen und konkrete Anwendungsbezüge der ärztlichen Tätigkeit abgeleitet werden.[9]

Die Lernziele werden entlang des Modells der Pyramide klinischer Kompetenzen von G.E. Miller nach *Kompetenzstufen* unterschieden, die wiederum verschiedenen *Sequenzen des Kompetenzerwerbs* (Basiswissen, PJ, Weiterbildung) zugewiesen werden.

Miller's Pyramide der klinischen Kompetenzen ist ein Bezugssystem zur Einschätzung komplizierter medizinischer Handlungs- und Entscheidungssentenzen. Diese Kompetenzebenen[10] beschreibt Miller als Entwicklungsschritte im Prozess des Kompetenzerwerbs. Demnach verfügen Prüfungskandidaten über relevantes Wissen (Knows/ *Knowledge*), können Zusammenhänge benennen (Knows how/ *Competences*), erlernte Fertigkeiten vorführen (Shows how/ *Performance*) und diese als Experten selbstständig in der Praxis anwenden (Does/ *Action*).[11]

An diesem Beispiel zeigt sich das Dilemma der Übertragung didaktischer Modelle aus dem angelsächsischen Sprachraum, denn Miller beschränkt den Terminus *Competences* (*Knows how*) auf Handlungs- und Begründungswissen während alle diese Komponenten (Wissen, Fertigkeiten, Verhaltensweisen) in der deutschen Berufsbildungsforschung als Teilmenge von *Kompetenzen* betrachtet werden. Hinzu kommt, dass je nach verwendeter Literatur von *knowledge, skills and behavoiur* oder *attitudes* gesprochen wird.

Der Begriff *behavoiur* konnotiert indes eindeutig auf *Verhalten/ Handlungsweisen* während *attitude* mit der Proposition *Einstellung/ Haltung* verknüpft ist. Letzte bilden die motivationale Voraussetzung für die Entscheidung zum Handeln und die Anwendung erlernten Wissens und Fer-

---

[7] Medizinischer Fakultätentag (o.J.).
[8] Vgl. Europäisches Parlament (2005).
[9] Vgl. Medizinischer Fakultätentag (2015), S. 6 und 8f.
[10] Vgl. Miller (1990), S. S63; siehe auch Medizinischer Fakultätentag (2015), S. 19f.
[11] Vgl. Miller (1990), S. S63.

tigkeiten.[12] Lernpsychologisch bilden die unteren beiden Ebenen der Miller'schen Pyramide die kognitiven Aspekte und die oberen beiden die Verhaltenskomponente (*behaviour*) des Lernens ab. Völlig offen bleibt indes die Frage nach den vermittelnden Kräften, damit Wissensbestände in Handlungen überführt werden.

Im „Essential Handbook for GP-Training and Education"[13], einem britischen Standardwerk für die Ausbildung Praktischer Ärzte, ist die zweidimensionale Kompetenzpyramide nach Miller mit Blick auf den vermittelnden Schritt vom Wissen zum Verhalten durch die Einführung einer dritten Dimension modifiziert worden. Diese umfasst Wissen, Fertigkeiten und (sic) Haltungen (*attitudes*), bezogen auf alle vier Ebenen der Miller'schen Pyramide.[14] Mit diesem Schritt rückt das Modell der Pyramide, die ursprünglich als Heuristik zur Einschätzung und Bewertung des Lernerfolgs gedacht ist, in die Nähe des Kompetenzkonzepts, wie es in der europäischen Kompetenzforschung aufgefasst wird.[15]

Vor diesem Hintergrund ist es zu begrüßen, dass die im NKLM formulierten Lernziele neben Wissen und Fertigkeiten auch „professionelle Haltungen" umfassen sollen, wenngleich im Tabellenwerk der operationalisierten Lernziele offen gelassen wird, welche diesbezüglichen Einstellungen in Lehre und Studium zu fördern sind.[16]

2 Didaktischer Ansatz und methodische Prinzipien

Auch wenn die methodischen Aspekte den inhaltlichen und theoretischen (Didaktik) nachgeordnet sind, so wirken sie doch in die Entwicklung der Curricula und Lehrpläne hinein. Die Frage, in welcher Form das Fach Patientensicherheit in der Lehre etabliert werden könnte, ist gleichzeitig die Suche nach einem vermittelnden Ansatz zwischen prüfbaren Wissensformen und reliablem Erfahrungswissen sowie nach exemplarischen In-

---

[12] Vgl. Heckhausen (2003), S. 9-18.
[13] Siehe Mehay (2013).
[14] Vgl. Kare-Silver/ Mehay (2013), S. 414f.
[15] Vgl. Erpendiek/ Rosenstiel (2007), S. XI.
[16] Neben den Umschreibungen von Handlungen finden sich im NKLM als einzige konkret genannte Haltungen: „z.B. Integrität, Uneigennützigkeit, Gemeinnützigkeit sowie Selbstsorge". Vgl. Medizinischer Fakultätentag (2015), S. 14 und 70.

halten und geeigneten Lehrformen zur Auseinandersetzung mit Einstellungen wie z.B. Verantwortung, Reflexivität oder Patientenorientierung.

Neben allgemeinen und fachlichen didaktischen Entscheidungen sind formale Überlegungen zu treffen. Diese beziehen sich auf

- die Implementierung der Patientensicherheit als Pflicht- oder Wahlpflichtfach,
- die Verortung im Lehrplan als übergeordnetes Fach oder integriert in den Systemblöcken der jeweiligen medizinischen Disziplinen,
- die anvisierten Zielgruppen der Ausbildungsmaßnahme,
- die Integration bereits vorhandener praktischer Ausbildungseinrichtungen wie z.B. das Training in Simulationseinheiten,
- die Rekrutierung und Qualifikation des Lehrpersonals und die Koordinierung der Kooperationspartner,
- die Bereitstellung und Erarbeitung von Materialien für Dozenten und Unterricht,
- die Art der Lernerfolgskontrolle bzw. der Messung des Kompetenzgewinns,
- die Frage des Wissenserhalts und der Aktualisierung sicherheitsrelevanten Wissens in der Praxis, z.B. durch lebenslanges Lernen.

Die Ausführungen zur Natur von Fehlern (Kap. D.1) und die mitunter traumatischen Folgen von Schadensereignissen für die Lebensqualität der Geschädigten (Kap. D.2) haben ethische Implikationen und legen nahe, dass eine Ausbildung in Patientensicherheit nicht losgelöst von der klinischen Praxis erfolgen kann. Das Erlernen von Patientensicherheit und Sicherheitskultur verlangt folglich nach einem besonderen Lernraum. Dies bezieht sich sowohl lokal auf die praktische Ausbildung in Praxis und Klinik als auch abstrakt auf die theoretische Bildungssituation in der Art von Lehr- und Lernformen.

2.1 Allgemeindidaktische Überlegungen

Die im Abschnitt 7.1 genannten Voraussetzungen, unter denen die medizinische Ausbildung auf absehbare Zeit stattfinden wird, stecken den konzeptionellen Rahmen für ein Lehrangebot zur Patientensicherheit ab. Angesichts der Brisanz des Themas hat es jedoch wenig Sinn, unrealistische Maximalanforderungen an die Innovation von Inhalten und Lernformaten oder etwa an das Unterrichtsvolumen zu stellen.

Umgekehrt ist es allerdings ungenügend und höchst unbefriedigend, wenn in existenziell wichtigen Angelegenheiten wie der Patientensicherheit und der Mitarbeiterfürsorge lediglich Minimalstandards erfüllt werden. Der angestrebte Kompromiss muss also zwischen Theorie und Praxis sowie zwischen Realität und Anspruch gefunden werden. Insofern werden Konzessionen bei der Konzeption dieses Lehrprojekts Patientensicherheit nur hinsichtlich formaler Kriterien wie dem angesetzten Mindeststundenvolumen gemacht. Wesentliche didaktische Aspekte wie die Lernziele und Bildungsinhalte bleiben davon unberührt.

2.1.1 Allgemeine Prinzipien des Lehrkonzepts

Aus dem genannten Grund wird der vorgestellte Entwurf eines übergreifenden Ausbildungskonzepts zur Patientensicherheit zunächst konservativ wirken. Der Vorschlag bewegt sich entlang der Gegebenheiten der meisten medizinischen Fakultäten; Inhalte werden in Modulen zusammengefasst und aufeinander aufbauend geplant. Im Sinne des lebenslangen Lernens werden alle angehenden und approbierten Ärzte vom Studium bis zur kontinuierlichen Fortbildung als Adressaten der Bildungsmaßnahmen zur Patientensicherheit einbezogen.

Wie kaum ein anderer Beruf erfordert der des Arztes Inhalte der „allgemeinen Menschenbildung" in der Ausbildung, die auf den unterstützenden Umgang mit kranken und leidenden Menschen vorbereitet. Es ist folglich evident, dass allgemeinbildende Inhalte, die einerseits die Stärkung der eigenen Persönlichkeit fördern und andererseits dazu geeignet sind, dauerhafte Haltungen und Einstellungen zu universellen Fragen des Menschseins und der Menschheit zu entwickeln, Bestandteil des Medizinstudiums sein müssen, wenn medizinisches Handeln in der Zukunft nicht auf die Erbringung technischer Dienstleistung reduziert werden soll (*De-Professionalisierung*). Gerade der rasante Wandel in Gesellschaft, Ökonomie und in den technischen Möglichkeiten macht deutlich, wie wichtig die Positionierung der eigenen Person und überdauernde Wertorientierungen sind, um über das bloße Sich-Verhalten hinaus selbstbestimmt handeln zu können. Angesichts der entfallenen Wehr- bzw. Zivildienstpflicht und dem nur noch zwölfjährigen „Turboabitur" treten angehende Akademiker ihr Studium in verhältnismäßig jugendlichem Alter an, in dem ihnen Raum und Angebote zur Fortentwicklung der eigenen

G Lehrkonzept

Persönlichkeit gegeben werden muss. Doch eine sach- und sachverhaltsbezogene Berufsausbildung[17] kann diese Freiräume ebenso wenig zugestehen, wie diese nach dem Berufsantritt durch hinzugetretene Sachzwänge ausreichend vorhanden sein werden.

Die vorgestellten Ratgeber, Curricula und Lernzielkataloge räumen unisono ein, dass die Patientensicherheit mit ihren vielen Facetten als Querschnittfach gedacht werden muss und ein Lehrangebot entsprechend zu konzipieren sei. Deshalb bietet ein Fach Patientensicherheit, in dem anerkanntermaßen sehr unterschiedliche Kompetenzen relevant sind, die über die Anwendung sicherheitsrelevanten Wissens, Fertigkeiten und Praktiken hinausgehen, den Raum, in dem allgemeinbildende Inhalte, selbstverständlich mit Bezug zum Fach, gelehrt werden können.

Deshalb ist das hier vorgestellte Lehrkonzept bei allen Konzessionen an die Realität der medizinischen Fakultäten in einem gewissen Grad innovativ, weil der Versuch unternommen wird, allgemein- und berufsbildende Inhalte sowie Lernformate komplementär in Beziehung zueinander zu setzen. Damit wird dem Ziel Rechnung getragen, für die Patientensicherheit relevante Kompetenzen (*Dispositionen selbstorganisierten Handelns*) zu vermitteln und zu fördern.

Die Heterogenität der Faktoren, die in die Patientensicherheit einspielen, erfordern zudem, wie im APS-Lernzielkatalog erwähnt, eine interdisziplinäre und multiprofessionelle Herangehensweise in Praxis und Lehre. Interdisziplinär sollte sie sein, um Ansätze und Methoden unterschiedlicher Fachrichtungen zu nutzen; ebenso multiprofessionell, um den Sachverstand verschiedener Experten als Dozenten einbringen zu können. Entsprechend treten in der Konzeption des Lehrkonzepts Patientensicherheit neben den in den Guides und Curricula gelisteten Kanon Themenkomplexe mit allgemeinbildenden Potenzialen zur Förderung von Schlüsselkompetenzen in Verbindung mit der Patientensicherheit. Darunter befinden sich Inhalte der Medizinischen Soziologie, Psychologie, der Ethik, der Medizingeschichte und Literatur, die im Verlauf des Medizinstudiums teilweise anklingen, hier jedoch mit Bezug zu einem Lehrfach Patientensicherheit neu zusammengeführt werden. So wird z.B. das Thema „Arzneimitteltherapiesicherheit und Risiken im Medikationsprozess"

---

[17] In der beruflichen Ausbildung werden Lernziele entsprechend der zukünftigen Aufgaben und Anforderungen an die Auszubildenden, d.h. sach- und sachverhaltbezogen, definiert.

noch einmal aufgegriffen und explizit zum Gegenstand des Unterrichts gemacht.

2.1.2 Bildungsinhalte des Lehrkonzepts

Im Kapitel D. 3 wurden die Richtziele eines therapeutischen *Habitus* und *Achtsamkeit* als Orientierungspunkte für das Lernkonzept erörtert. Das Kapitel F enthält die Synopse der in den Curricula und Lernzielkatalogen zur Patientensicherheit angeführten Ausbildungsinhalte. Schließlich wurden dem Entwurf eines Modells der hermeneutischen Handlungskompetenzen folgend (Kap. F.1.2) die Grobziele identifiziert:

1. Verantwortung und Orientierung (Motive)
2. Reflexionsfähigkeit und Urteilskraft (Entscheiden)
3. Personen-/ Patientenorientierung und Kommunikation (Handeln)

Diese Lernziele sind für das Thema Patientensicherheit von unmittelbarer Relevanz und tragen Potenziale für die Kompetenzentwicklung in diesem Fach in sich. Sie weisen über sicherheitsrelevantes Wissen, Fertigkeiten und Verhaltensweisen hinaus auf die Bildung notwendiger Einstellungen.

Die kritisch-konstruktive Didaktik ist eine Theorie der Allgemeinbildung. Hier werden in der Unterrichtsplanung entlang der curricularen Vorgaben die Lernziele aus dem Gehalt der möglichen Inhalte, d.h. dem Nutzen für die Lernenden, ermittelt. Die Lernziele werden nach ihrem potenziellen Wert für die bildungsfähige Person formuliert. In der Berufsbildung ist es weitgehend üblich, Lernziele entsprechend den zukünftigen Aufgaben und Anforderungen an die Auszubildenden zu definieren. Dies beinhaltet selbstverständlich elementare Wissensbestände als unverzichtbaren Bestandteil der Allgemeinbildung. In der beruflichen Bildung liegt der Zweck der Lernziele jedoch außerhalb der Person. Sie werden aufgrund sach- bzw. sachverhaltsbezogener Aspekte bestimmt.

Die Lerninhalte der Module wurden nach den didaktischen Prinzipien der kategorialen Bildung nach Klafki ausgewählt, wobei hier nicht auf die Einzelheiten der didaktischen Analyse eingegangen werden soll.[18] Maßgebliche Kriterien für die Auswahl der Bildungsinhalte und Formulierung der Lernziele sind sowohl deren allgemeinbildender Gehalt sowie das Anforderungsprofil der Patientensicherheit, wie es in den vorgestellten Empfehlungen und Curricula beschrieben ist. Die Themen verbinden

---

[18] Vgl. Klafki (2007), S. 141-161 und ders. (2011).

allgemeinbildende Inhalte zur Förderung der Kompetenzentwicklung mit beruflichem Wissen, Fertigkeiten und Praktiken der Patientensicherheit. Diese Notwendigkeit ergibt sich allein daraus, dass Unterricht bei elementaren Inhalten und Zusammenhängen (Begriffe und Sachverhalte) beginnt und, darauf aufbauend, zu selbstorganisiertem Lernen hinleiten soll. Die Überschneidungen an den Rändern dieser Themengebiete sind didaktisch und methodisch beabsichtigt, denn sie gewährleisten zum einen die Wiederholung und zum anderen die Vertiefung der Inhalte und vielfältigen Bezüge untereinander, an denen die Komplexität von Prozessen und Systemen deutlich wird. Im nachfolgenden Abschnitt werden die Themen und der Aufbau des Lehrkonzepts beschrieben und begründet.

Der im Kapitel G.3 genannte Stundenumfang für die jeweiligen Themen entspricht einer Kalkulation des minimal erforderlichen Zeitvolumens. Auch wenn der klassische Frontalunterricht[19] inzwischen durch Moderationstechniken und Methodik angereichert werden kann, schafft eine großzügige zeitliche Bemessung erst den Rahmen für die Anwendung offener Unterrichtsformen und kommt somit dem Ideal des selbstorganisierten Lernens nahe.

2.2 Fachdidaktische Überlegungen

Mit den vorgeschlagenen Themengebieten sollen Perspektiven in die Ausbildung Patientensicherheit eingebracht werden, die in den vorliegenden Empfehlungen und Lernzielkatalogen nicht berücksichtigt worden sind. Diese Aspekte sollen entsprechend ihrer Bedeutung neben dem notwendigen Wissen, Fertigkeiten und Praktiken im Lehrplan gewichtet sein. Sie sind aufgrund ihrer inhaltlichen Besonderheit geeignet, die Selbstorganisationsfähigkeit im Sinne von Kompetenzen im Unterricht zu fördern und (Wert)Orientierung im Sinne von Einstellungen und Überzeugungen zu entwickeln.[20] Entsprechend sind für das gegenwärtige Medizinstudium noch untypische hermeneutische Fächer und Unterrichtsmethoden zu berücksichtigen. Dabei kann weitgehend auf den Fächerkanon des Medizinstudiums und auf das Lehrpersonal der medizinischen Fakultäten zurückgegriffen werden, da beispielsweise die medizinische Psychologie und Soziologie sowie die Medizinethik und -geschichte be-

---

[19] Vgl. Gudjons (2011).
[20] Siehe Anhang D: WHO-Methodenempfehlungen für die Lehre zu unterschiedlichen Themengebieten.

reits etablierte Fächer sind. Während den beiden ersten Handlungswissenschaften die Vermittlung sicherheitsrelevanter Kenntnisse und Fertigkeiten zukommt, obliegt den in den Kulturwissenschaften angesiedelten Fächern die Veranschaulichung im soziokulturellen und historischen Bezugsrahmen, damit ärztliches Handeln in Verbindung mit der Patientensicherheit erfahrbar wird.

Die Ursachen kognitiver Fehlleistungen (Kap. D.1) zeigen die Bedeutung der Aufmerksamkeitssteuerung und Kontrolle zu ihrer Vermeidung auf. Zur Bildung einer achtsamen Haltung und eines durch Verantwortungsgefühl und Rationalität geprägten Habitus ist die Befassung mit Wissenschaft und Wissenschaftstheorie ein wesentlicher Beitrag.[21]

Der Nutzen für die Herausbildung eines analytischen Denkstils zur rationalen Begründung von Einstellungen und Entscheidungen im Sinne von Reflexion und Selbstkritik ist nicht von der Hand zu weisen. In der Auseinandersetzung mit wissenschaftstheoretischen Fragestellungen können epistemologische Zugänge und ein Verständnis für das Problem logischer Fehlschlüsse erworben werden. Darüber hinaus erscheint die Methode der hermeneutischen Analyse dazu geeignet, kognitive Fähigkeiten, die mit dem sogenannten Systemdenken assoziiert sind, zu trainieren.[22] Die Übung des wissenschaftlichen Denkens und Arbeitens vermittelt den praktischen Bezug zur medizinischen Praxis und Patientensicherheit.

In seiner „Empfehlung zur Weiterentwicklung des Medizinstudiums in Deutschland" mahnt der Wissenschaftsrat die Stärkung wissenschaftlicher Kompetenzen im medizinischen Studium als Baustein zur Förderung der Forschung an.[23] Diese soll in Form longitudinal angelegter Veranstaltungen und einer Art Forschungspraktikum[24] mit dem Abschluss einer Forschungsarbeit zu einem medizinisch relevanten Thema erfolgen.

---

[21] „Bildung durch Wissenschaft" als Motto des humanistischen Bildungsansatzes vertritt genau diese Position. In seinen theoretischen Überlegungen und Lehrplänen entwickelt Wilhelm von Humboldt die Idee, wie „die Wissenschaft im tiefsten und weitesten Sinne des Wortes zu bearbeiten" sei, um „die objective Wissenschaft mit der subjectiven Bildung (…) zu verknüpfen". Vgl. Humboldt (1997a), (19097b) und (1997c); Sesink (2003).
[22] Vgl. Senge (2011), S. 87f. und 91f. Siehe dazu Kap. D.3.2.1.
[23] Vgl. Wissenschaftsrat (2014), S. 38-40.
[24] Wörtlich „forschungsbasierte Lehrformate", vgl. Wissenschaftsrat (2014), S. 38.

G Lehrkonzept

Unabhängig davon, ob und wann diese Veranstaltungen in den Curricula des Medizinstudiums aufgenommen werden, sollten wissenschaftstheoretische Themen in einem Lehrkonzept mit Bezug zur Patientensicherheit behandelt werden. Dazu muss in diesem Rahmen nicht bei Aristoteles begonnen werden, aber wichtige Prinzipien des Kritischen Rationalismus haben direkte Relevanz für die medizinische Tätigkeit, z.b. ein Verständnis von Diagnosen als grundsätzlich falsifizierbare Hypothesen. Gut verständliche Methodentexte wie z.b. die von Renate Mayntz[25] über Eigendynamiken oder Multikausalität, Nichtlinearität und Interferenz können exemplarisch zur Veranschaulichung allgemeiner methodischer Probleme herangezogen werden. Der Kognitionspsychologe und Direktor des *Harding-Zentrums für Risikokompetenz* Gerd Gigerenzer befasst sich u.a. mit Heuristiken der Entscheidungsfindung in der Medizin. In seinem umfassenden Oeuvre thematisiert er die konstruktive Nutzung von Intuition, Heuristiken sowie statistischer Kompetenz und nennt zahlreiche medizinische Beispiele. Davon abgesehen eignen sich die Ausführungen von Mayntz und Gigerenzer zur Fallanalyse von Behandlungsfehlern im Unterricht.

Ethik und Geschichte sind genuin die Fächer, in denen durch die hermeneutische Beschäftigung mit Texten, d.h. Lektüre und Interpretation, analytische Fähigkeiten geübt sowie Einstellungen und Überzeugungen gebildet werden können. In der Medizinethik wären z.B. die Bedeutung des Gutes Gesundheit, Fehlerkonsequenzen (Vertrauensverlust, *Second victim*) und Verantwortung philosophisch zu behandeln, d.h. durch die Lektüre und Interpretation von Texten, Diskussion und Erörterung von Fallbeispielen. So steht gerade im Bereich der Medizin eine beachtliche Auswahl ärztlicher Selbstzeugnisse und von Ärzten verfasster Belletristik zur Verfügung. Für den schnellen Einstieg sei die Anthologie von Hanne Kulessa empfohlen, in der ärztliche Zeugnisse von Peter Bamm über Alfred Döblin bis Ernst Weiss versammelt sind.[26] Hier finden sich Texte, die im Unterricht exemplarisch, z.B. für die Kommunikation im therapeutischen Verhältnis oder den Umgang mit Behandlungsfehlern, verwendet

---

[25] Vgl. Mayntz/ Nedelmann (1997) und Mayntz (1997).
[26] Vgl. Kulessa (2005). Leider hat die Autorin in ihrer Anthologie den russischen Arzt und Schriftsteller Anton P. Čechov völlig außer Acht gelassen, der sich insbesondere mit dem Arzt-Patienten-Verhältnis, ärztlicher Verantwortung und der Qualität der medizinischen Versorgung befasst hat, z.B. in seiner Erzählung „Krankenzimmer Nr. 6, Erzählung eines Unbekannten".

werden können. Die Auswahl der Ärzte, die sich literarisch mit der Arzt- oder Patientenperspektive auseinandergesetzt haben, ist vielfältig. Ähnliches gilt für die Medizingeschichte, die wie Geschichte überhaupt, nicht teleologisch verläuft. Die Beschäftigung mit medizinhistorischen Brüchen und Rissen veranschaulicht exemplarisch Themen wie Verantwortung, Macht oder die Bedeutung von Kritikfähigkeit und Reflexivität. Auch hier gilt, dass geeignete Quellen und Zeugnisse nicht unmittelbar der ärztlichen Medizin entstammen müssen.[27]

Das integrative und immer wiederkehrende Element in diesem Lehrkonzept ist die Kommunikation, und dies in mehrfacher Weise. Im Frontalunterricht ist die Sprache das Medium der Informationsweitergabe. Mit der Anwendung offener Unterrichtsformen wie Diskussion oder Gruppenarbeit gewinnen Kommunikation und Interaktion an Bedeutung. Für das problemorientierte Lernen, bei dem die Studierenden selbsttätig alle Schritte einer Problemlösung von der Analyse über die Synthese bis zum Syllogismus „bewerkstelligen"[28] sollen, ist ein Optimum an Kommunikation und Interaktion maßgeblich. Ebenso unverzichtbar sind Kommunikation und Interaktion in den Unterrichtseinheiten, in denen hermeneutisch mit Texten und schriftlichen Zeugnissen gearbeitet werden soll. Schließlich gewährleisten Sprache und Kommunikation in einem modularen Kurskonzept den Rückbezug auf das vorherige Thema und somit auf die Integration der Bildungsinhalte.

Kommunikation ist nicht nur das Medium der Lehre, sondern sie wird, wie in den Curricula und Empfehlungen zur Patientensicherheit, als notwendiger Gegenstand der Lehre erachtet. Damit erweitert sich die Notwendigkeit der theoretischen Beschäftigung um die Möglichkeit der praktischen Übungen. Dazu sind nicht unbedingt Simulationspatienten oder Übungsräume in einem Skills-Lab erforderlich, da Studierende in Kommunikationsübungen die Rolle der Konterparts – der Patienten oder Kollegen erfahrungsgemäß mit viel Kreativität übernehmen. Der Perspektivenwechsel kann auch didaktisch intendiert sein. Voraussetzungen

---

[27] Da Geschichte ganzheitlich zu denken ist, erscheinen Quellen und Texte zur Geschichte der Krankenpflege geeignet, um die Interaktion medizinischen und pflegerischen Handelns bezüglich des Patientenwohls zu reflektieren.
[28] Vgl. Duden, „*bewerkstelligen*, etwas Schwieriges mit Geschick oder Schläue zustande bringen".

dazu sind allerdings kleine Lerngruppen, ein Unterrichtsklima der Vertrautheit, Authentizität sowie die Kontinuität der Dozenten.

In der Evaluation des Aachener Lehrprojekts zeigte die Beteiligung einer ausgebildeten Kommunikationstrainerin in Durchführung und Nachbesprechung eine positive Einschätzung für den Lernerfolg hinsichtlich der Metakommunikation und der Reflexion des Kommunikationsverhaltens.

Die zentrale Bedeutung der Kommunikation für sicheres Handeln in komplexen Systemen im Allgemeinen und für die Patientensicherheit im Besonderen kann nicht oft genug hervorgehoben und wiederholt werden. Sie dient nicht nur der Gewinnung von Informationen in standardisierten Situationen wie dem Anamnesegespräch und in informellen Gesprächen mit den Patienten. In der Kooperation innerhalb und zwischen therapeutischen Teams sowie bei der Überwindung von Schnittstellen in ambulanter Versorgung und klinischer Behandlung ist die Informationsweitergabe essenziell für Therapieerfolg und Patientensicherheit. Und schließlich ist Sprache auch das Medium der Reflexion sowie der Analyse und Risikokommunikation. Kommunikative Kompetenzen sind deshalb nicht nur im konkreten Bezug zur Patientensicherheit zu fördern.

Zu den klassischen Inhalten der Patientensicherheit, die in den vorgestellten Ratgebern und Lernzielkatalogen erwähnt worden sind, ist anzumerken, dass auch hier die Praxisorientierung in der Lehre und der Praxisbezug des Themas im Unterricht adäquat zu berücksichtigen sind. Fallbesprechungen, die von erfahrenen niedergelassenen Ärzten und Klinikern moderiert werden, ergänzen offene Unterrichtsmethoden in idealer Weise.

Die verschiedenen Foren zur Patientensicherheit veröffentlichen regelmäßig „Fehler des Monats", die exemplarisch für bestimmte Risiko- oder Fehlerarten sind. Hier finden sich auch Materialien, die für den Unterricht verwendet werden können. Auch webbasierte *Incident Reporting Systems* (CIRS) liefern Berichte über Beinahe-Fehler, Fehler und Schadensereignisse. Diese sollten von den Lernenden nach Kategorien begleitender und auslösender Umstände und der Frage ihrer Vermeidung im Unterricht aufbereitet werden. Die Vielzahl der Beispiele ermöglicht es, die Fallbesprechungen auf bestimmte Themen, wie z.B. die Risiken der Arzneimitteltherapie, zu beziehen und den zuvor besprochenen Lernstoff auf diese Weise zu illustrieren.

Exkursionen und Expertengespräche haben einen eigenen didaktischen Wert, wenn diese entsprechend vor- und nachbereitet werden, was angesichts knapper Zeitressourcen droht, vernachlässigt zu werden. Besuche, beispielsweise des Apothekenzentrums oder der Transfusionsmedizin sind verhältnismäßig einfach zu organisieren, da diese Einrichtungen meist der Klinik angegliedert sind und sich dort immer engagierte Mitarbeiter finden, die mit Blick auf die Themen Patientensicherheit und Arzneimitteltherapiesicherheit für die Kooperation zu gewinnen sind. Die in diesen Bereichen praktizierten Sicherheitsstandards veranschaulichen beispielhaft Risiken und Maßnahmen der Fehlervermeidung. Ähnliches gilt für Expertengespräche, etwa mit Pflegdienstleitungen, CIRS-Verantwortlichen oder Risikomanagern. Auch hier lassen sich Kontakte und Kooperationen verhältnismäßig leicht herstellen, zumal diesen Verantwortlichen damit die Gelegenheit gegeben wird, unmittelbar in die Praxis hineinzuwirken.

Bei Studierenden erfreuen sich diese Veranstaltungen großer Beliebtheit, und zwar nicht nur, weil sie eine willkommene Abwechslung zum überwiegend theoretischen Unterricht sind, sondern vor allem, weil die Theorie hier anschaulich und praxisrelevant erkennbar wird.

2.3 Formale Aspekte und Organisation

Getreu dem Grundsatz, dass die methodische der didaktischen Frage folgt, werden in diesem Abschnitt die Überlegungen zu den formalen Aspekten angestellt, die zu Beginn dieses Kapitels knapp umrissen wurden. Diese betreffen u.a. die Verortung und Integration eines Faches Patientensicherheit im Medizinstudium, die anvisierte Zielgruppe und Anforderungen an das Lehrpersonal sowie Organisatorisches, z.B. die Verfügbarkeit von Lernmaterialen und die Durchführung von Lernerfolgskontrollen.

2.3.1 Verortung eines Faches Patientensicherheit

In den Curricula, Lernzielkatalogen und Empfehlungen kommt immer wieder die Frage auf, ob Patientensicherheit als eigenständiges Pflichtfach oder im Wahlpflichtbereich angeboten werden soll und ob es in den Systemblöcken der jeweiligen Fachdisziplinen zu integrieren sei. Die Bedeutung des Themas für das gesamte System der Gesundheitsversorgung und das Lernpotenzial dieses Querschnittfachs erlauben eine eindeutige Antwort: Die Patientensicherheit erfordert ihre Implementierung als eigenständiges Fach in die Pflichtlehre.[29]

Damit wird dem Thema wahrnehmbar die notwendige Bedeutung beigemessen. Unbenommen dessen, dass die Patientensicherheit auch aus der jeweiligen Perspektive der klinischen Fächer thematisiert werden sollte, kann nur die Verantwortlichkeit und Planung aus einer Hand die Vermittlung universeller Inhalte und die Koordination der beteiligten Dozenten und Fachdisziplinen gewährleisten. Dieses Vorgehen bahnt zudem die für die Patientensicherheit als wesentlich erachtete interdisziplinäre Kooperation.

Als ideale Verortung erscheint der Vorschlag australischer Autorinnen, die Themen Ethik, Professionalisierung und Patientensicherheit in einem zu Studium und PJ längsschnittartig angelegten Themenblock *Personal and Professional Development* (PPD) zu lehren. Die Ergebnisse ihrer Studie zeigen die Probleme für die Entwicklung einer patientenorientierten Perspektive unter zeitlichen Beschränkungen auf.[30]

Aus dem zeitlichen Aspekt ergibt sich die organisatorische Frage nach der Integration der Arzneimitteltherapiesicherheit (AMTS) in einem Lehrprojekt Patientensicherheit. Zweifelsohne ist der sichere Umgang mit pharmazeutischen Risiken ein elementarer Bestandteil der Patientensicherheit. Andererseits korrespondiert dieses klinische Thema nicht mit den übrigen Querschnittthemen, wie sie in den Curricula und Lernzielkatalogen zur Patientensicherheit angeführt werden. Im Aachener Lehrprojekt (Kap. B.4) ging die Einführung der AMTS aus organisatorischen Gründen zulasten der ebenfalls wichtigen sozialpsychologischen Inhalte. Der modulare Aufbau des in dieser Arbeit entwickelten Lehrkonzepts erlaubt es, die Arzneimitteltherapiesicherheit entsprechend ihrer Relevanz in den Lehrplan einzubeziehen.

2.3.2 Zielgruppe und Lernort

Das vorliegende Lehrkonzept wurde für die ärztliche Aus-, Weiter- und Fortbildung entwickelt. Das integrative Moment liegt in der Berücksichtigung der aktuellen Ausbildungsstrukturen für Ärzte, insbesondere an

---

[29] Vgl. Rosentreter/ Epping (2016). In dem Interview für die „Zeitschrift für Orthopädie und Unfallchirurgie" belegt der Autor diesen Standpunkt mit Fällen aus der Praxis.
[30] Vgl. Walton et al. (2013).

den Universitäten, und dem Ansatz des zumindest beruflichen lebenslangen Lernens. Die adressierte Zielgruppe der Medizinstudierenden und approbierten Ärzte/ Ärztinnen schließt die Integration der Angehörigen anderer Gesundheitsberufe keinesfalls aus. Im Gegenteil bietet sich die enge klinische Zusammenarbeit von ärztlichem und pflegerischem Dienst für gemeinsame Lehrveranstaltungen praktisch an. Darüber hinaus ist das Thema Patientensicherheit nicht nur in besonderer Weise für den integrativen Unterricht geeignet, sondern erfordert ihn geradezu angesichts der sicherheitsrelevanten Fähigkeiten wie Teamorientierung, Kommunikation und der notwendigen beruflichen Kooperation über die Systemschnittstellen hinweg.

Aus der universitären Kooperation mit Krankenpflegeschulen ergäben sich – auch hinsichtlich der räumlichen Möglichkeiten – synergetische Effekte. So wie medizinische Fakultäten über Skills-Labs verfügen, halten Krankenpflegeschulen ausgestattete Patientenzimmer, klinisches Mobiliar und Gerät zu Ausbildungszwecken vor. Für Simulationen des klinischen Alltags erscheinen diese Übungsräume geeigneter als die technisch maximal ausgestatteten Simulationszentren. Es liegt in der Eigenart des Themas, dass es keinen bestimmten Lernort geben kann: Patientensicherheit ist ebenso Gegenstand im Seminarraum und Skills-Lab wie auch in Praxis und Klinik, weswegen Exkursionen in die Transfusionsmedizin und Apotheke ihren didaktischen Sinn haben. Der Phantasie der Planungsverantwortlichen sind prinzipiell keine Grenzen gesetzt, weil Patientensicherheit als Thema in Vorträgen, Kolloquien sowie in Fort- und Weiterbildung sowohl an Experten als auch an Laien adressiert werden sollte. Aus der Beteiligung von Auszubildenden und Studierenden an diesen Projekten ergeben sich Gelegenheiten zu selbstbestimmtem und praxisorientiertem Lernen.

2.3.3 Lehrpersonal und Qualifikation

Die Evaluationsbefunde des Aachener Lehrprojekts bestätigen den besonderen Nutzen eines multiprofessionellen Dozententeams für die Teilnehmer in einer Lehrveranstaltung zur Patientensicherheit. Das Spektrum der sicherheitsrelevanten Bildungsinhalte ermöglicht den Einsatz von Klinikern ebenso wie von Geistes- und Sozialwissenschaftlern mit medizinischem Bezug. Derart geeignete Dozenten sind an den Instituten für Medizinische Psychologie und Soziologie sowie für Ethik und Geschichte der Medizin anzutreffen und haben sich bereits im akademischen

Lehrbetrieb bewährt. Als Gastdozenten und Experten können erfahrene Kliniker und niedergelassene Ärzte, z.B. zur Moderation der Fallbesprechungen, eingeladen werden.

Für die Seminarleitung bzw. Koordination des integrierten Lehrkonzepts, wie es hier vorgestellt wird, empfehlen sich ebenfalls erfahrene Kliniker sowie Geistes- oder Sozialwissenschaftler mit medizinischer Erfahrung. Wegen des verhältnismäßig hohen Organisationsaufwands für die Koordination des multiprofessionellen Dozentenpools und der externen Veranstaltungen ist mindestens die teilweise Freistellung der Seminarleiterin/des Seminarleiters wünschenswert. Ist diese Person ebenfalls für die Durchführung von Fort- und Weiterbildungsangeboten verantwortlich, ist eine völlige Freistellung unumgänglich. Dies kommt der laufenden Fortentwicklung des Lehrkonzepts sowie der Verbesserung der Patientensicherheit in der Organisation zugute.

Nicht wenige Publikationen problematisieren einen Mangel an geeigneten Dozenten sowie an fachlicher Qualifikation des akademischen Lehrpersonals für den Unterricht im Fach Patientensicherheit.[31] Dieser vermeintliche Mangel an qualifiziertem Personal kann und darf kein Hemmnis für die Implementierung des Faches Patientensicherheit sein.

De facto war jede klinisch erfahrene Ärztin, Arzt oder Krankenpfleger/in schon einmal mit der Problematik der Patientensicherheit konfrontiert. Solange keine speziell qualifizierten Lehrkräfte verfügbar sind, muss das erforderliche Fachwissen in den Fortbildungskursen der Ärztekammern oder im Selbststudium erworben werden. Dazu ist eine große Auswahl an Printmedien und Internetforen verfügbar. Von unschätzbarem Wert sind die webbasierten Materialien der WHO. Klinische Erfahrung erleichtert das Verständnis für die Problematik und das Aneignen der Inhalte, um als Multiplikator effektiv wirksam sein zu können.

In der Hoffnung, dass auch diese Arbeit eine Hilfe für die Planung und Gestaltung eines Lehrprojekts ist, werden im Anhang G einige bewährte und inhaltlich gut zugängliche Literaturtitel zu Patientensicherheit und Risikomanagement, Human Factors, Wissenschaftstheorie und Lehre empfohlen und kommentiert.[32] Diese eignen sich ebenso zur Erstellung

---

[31] Vgl. Chakraborti et al. (2008); Dudas et al. (2011); Kirch/ Boysen (2010); Nie et al. (2011); Rodrigue et al. (2013); Wong et al. (2010).
[32] Siehe Anhang G: Literaturempfehlungen zur Planung eines Lehrprojekts PaS.

von Unterrichtsmaterialien. Im Rahmen kompetenzbasierter Lernformate und der zu fördernden Selbsttätigkeit können diese auch von den Lernenden, z.B. in Projektgruppen, selbst erarbeitet werden.

2.3.4 Lernerfolgskontrollen

Grundsätzlich ist infrage zu stellen, ob das Prüfen mittels statistisch auswertbarer Verfahren (Multiple Choice) für jedes Unterrichtsthema sinnvoll ist. Ihr Vorteil liegt in der vermeintlichen Objektivität durch die Operationalisierung von Lernzielen und dem effizienten Aufwand an personellen und zeitlichen Ressourcen. Die „Limitation dieser Methode" besteht in der Erfassung des „messbaren" deklarativen Wissens, wohingegen die Internalisierung der Inhalte und die Motivation schwer erfassbar bleiben.

Auf der Basis der bisherigen Argumentation, der benannten Lernziele sowie der Bedeutung des hermeneutischen Lernens sind solche Formate der Lernerfolgskontrolle anzuwenden, die den Lernprozess bestmöglich unterstützen.[33] Denkbar ist die Erbringung von Leistungen wie Referate, Fallausarbeitungen oder Projektarbeiten, die das selbstorganisierte Lernen unterstützen und durch die Selbsttätigkeit einen größeren Lerneffekt zeitigen.

Die Unterrichtsbeteiligung der Lernenden muss sich nicht auf Redebeiträge beschränken, sondern kann unterstützende Beiträge wie z.B. Recherchen oder die Ausarbeitung von Hilfsmitteln wie Formulare, Raster o.ä. für Kommilitonen einschließen. In diesem Fall sollten die regelmäßige Seminarteilnahme und Beteiligung in der beschriebenen Weise sowie die Erbringung der erforderten Leistung ausreichende Kriterien für die Ausstellung von Zertifikaten und die Vergabe von Credit Points sein.

Als Prüfungsformat bieten sich praxisorientierte Herangehensweisen wie z.B. die Analyse von Schwachstellen klinischer Abläufe oder von Fehlersimulationen in einem klinischen Setting an, womit die Lernerfolgskontrolle höherer Kompetenzebenen, wie die Demonstration des Gelernten oder die integrierte Ausführung in der Praxis, gegeben ist.[34]

---

[33] Siehe Anhang E: WHO-Empfehlungen für die Lernerfolgskontrolle der unterschiedlichen Themengebiete.
[34] Vgl. Kare-Silver/ Mehay (2013), S. 414f.; Ott (2011), S. 214-217.

Exkurs, Beispiel einer integrierten Unterrichtseinheit: Macht und Verantwortung

Das Thema Verantwortung soll in seinen Bezügen zu Freiheit und Macht behandelt werden. Max Webers Definition des Begriffs Macht (Macht über) wird vorgestellt, die Kursteilnehmer werden gefragt, worauf demnach Macht basiert (Ungleichverteilung). [Soziologie].

An einer Filmsequenz über die Patiententötungen an der Berliner Charité 2005/ 2006 wird Machtmissbrauch veranschaulicht [Medizin/ Medizinethik]. Die Gruppe diskutiert über das Beispiel mit Blick auf die Ursachen und Umstände, wie z.B. die relativ späte Aufdeckung der Taten. Macht hat aber auch eine positive Kehrseite (Macht zu). Anhand einer Definition [Soziologie] und Ergebnissen von Experimenten zur Hilfsbereitschaft [Psychologie] wird zum Thema Verantwortung übergeleitet. Die Bezüge von Macht und Verantwortung sowie zur Freiheit werden entlang der Ausführungen Hans Jonas erörtert [Medizinethik]. Die Übernahme von Verantwortung ist demnach höchster Ausdruck persönlicher Freiheit.

Die Studierenden werden ausdrücklich um Stellungnahme gebeten. Probleme und Grenzen dieser Selbstverpflichtung können an belletristischen Schriften von Ärzten, z.B. Michail Bulgakows „Das Handtuch mit dem Hahn" veranschaulicht werden. Die Teilnehmer lesen und interpretieren den Text in Gruppenarbeit oder im Forum [Medizinethik/ -geschichte]. Auf dieser Basis können die Studierenden die ärztliche Rolle und das therapeutische Verhältnis kritisch reflektieren.

Aktuelle Befunde zu den Auswirkungen von Fehlern auf die beteiligten Ärzte (Second Victim) zeigen auf, dass Verantwortlichkeit auch für die eigene Person besteht [Medizin, Psychologie]. An diesem Punkt können Fehlerursachen und Risiken (Human Factor: Müdigkeit, Stress, Burnout) und Möglichkeiten zu deren Vermeidung benannt werden [Soziologie/ Psychologie].

Die angehenden Ärzte sollen verstehen, dass Verantwortung nicht alleine zu tragen, sondern teilbar ist. Hier ist Kommunikation unverzichtbares Mittel zur Aufgabenteilung, Delegation oder Konsultation, z.B. des Klinischen Ethikkomitees [Medizinethik].

Die Studierenden sollen sich Situationen vorstellen, in denen sie Verantwortung übernehmen sollten, die sie nicht übernehmen wollen oder können. Hans Jonas thematisiert ausführlich das Verleugnen von Verantwor-

tung. Probleme der Verantwortungsübernahme wie Verantwortungsdiffusion oder Handeln in anonymen Gruppen werden vorgestellt [Psychologie] und Lösungen erörtert – hier sollten die Studierenden erneut die Bedeutung von Kommunikation erkennen.

Die historische Quelle über einen Arzt oder eine Krankenschwester, die während der Nationalsozialistischen Herrschaft an medizinischen Verbrechen gegen die Menschlichkeit beteiligt waren, kann die Dimensionen von Verantwortung in der Medizin über das therapeutische Verhältnis und staatliche Normen hinaus veranschaulichen [Medizingeschichte/ -ethik].

3 Aufbau des Lernkonzepts Patientensicherheit und Begründung der Lerninhalte

Patientensicherheit wird definiert als die Abwesenheit Unerwünschter Ereignisse im Zusammenhang mit der medizinischen Versorgung.[35] Die in dieser Definition enthaltene Handlungsaufforderung impliziert das Erkennen und Vermeiden derartiger Ereignisse.

Aktuelle Lehrangebote zur Patientensicherheit, die fest in Lehrplänen eingebunden sind, adressieren in Deutschland bislang vornehmlich an ausgebildete Ärzte in der Weiterbildung oder an Studierende der Gesundheitsökonomie. Ein früh in der medizinischen Ausbildung einsetzendes Lernangebot Patientensicherheit stellt einen wichtigen Beitrag zur Verbesserung der Versorgungsqualität und zur Grundlegung einer Sicherheitskultur dar. Indem frühzeitig ein Bewusstsein für die Problematik geschaffen und elementare Wissensbestände angelegt werden, entsteht das Fundament für den Aufbau weiterer Kompetenzen, die einander ergänzen und dadurch eine potenzierte Wirkung entfalten können.

Aus diesem Grund erscheint es zweckmäßig, ein Lernkonzept Patientensicherheit modular über die gesamte berufliche Laufbahn von Ärzten und Ärztinnen anzulegen.[36] (Siehe Tabelle 13)

---

[35] Aktionsbündnis Patientensicherheit (2006), S. 9.
[36] Siehe Anhang H: Beispiel eines Modulplans für das Aufbaumodul A2.

G Lehrkonzept

Tabelle 13: Module des integrativen Lehrkonzepts Patientensicherheit

Modul	Termin	Umfang	Themen
Basismodul A1	vorklinischer Abschnitt 2. bzw. 3. Semester	18 UE	Thematische Einführung in PaS Fehlerentstehung und -vermeidung Institutionen und Instrumente
Aufbaumodul A2	klinischer Abschnitt vor Famulatur Blockseminar oder Seminar mit 2 SWS	24 UE	Wiederholung: Inhalte des Basismoduls A1: - Umgang mit Fehlern - Organisation / Sicherheitskultur - Kommunikation und Soziale Wahrnehmung
Basismodul B1	10. Semester vor dem PJ Blockseminar	18 UE	Wiederholung: - Fehlerentstehung/ -vermeidung - Umgang mit Fehlern Themen: - Arzneimitteltherapiesicherheit - Grundlagen der Wissenschaftstheorie
Aufbaumodul B2	11./ 12. Semester im PJ Blockseminar/ 1 Tag je Ausbildungsabschnitt	18 UE	Wiederholung: - Kommunikation und Soziale Wahrnehmung Angebot: Balint-Gruppe/ Supervision
Basismodul C1 fakultativ gem. nachgewiesener Vorkenntnisse/ Kursteilnahme	Beginn der Fachärztlichen Weiterbildung Laufende Veranstaltung Blockseminar Wochenendseminar	12 UE (Wdh.) bzw. 24 UE (Grundl.)	Grundlagen bzw. Wiederholung: - Fehlerentstehung/ -vermeidung - Institutionen und Instrumente - Umgang mit Fehlern - Organisation / Sicherheitskultur - Kommunikation und Soziale Wahrnehmung
Aufbaumodul C2	Weiterbildung Blockseminar/ 2 Wochenendseminare	18-24 UE	Aktualisierung: Kommunikation und Soziale Wahrnehmung Thema: Patientenorientierung und Kommunikation (Handeln)
Aufbaumodul C3	Weiterbildung Blockseminar/ 2 Wochenendseminare	18-24 UE	Aktualisierung: Patientenorientierung und Kommunikation Thema: Verantwortung und Orientierung (Motive)
Aufbaumodul C4	Weiterbildung Blockseminar/ 2 Wochenendseminare	18-24 UE	Aktualisierung: Soziale Wahrnehmung / Motivation und Handeln Thema: Reflexionsfähigkeit und Urteilskraft (Entscheiden)
Aktualisierungsmodule	Kontinuierliche ärztliche Fortbildung, regelmäßig	z.B. 3/ 6- monatlich	Kolloquien / Seminare mit selbstgewählten Themen zur PaS, Gelegenheit zu Mediation/ Supervision

Module nach Abschnitten der Medizinischen Ausbildung. Stundenumfang als Mindestangabe. *Quelle: Eigene Darstellung*

Die Themenblöcke sind in sich geschlossen und inhaltlich aufeinander bezogen, weswegen die Module in der empfohlenen Abfolge aufeinander aufbauen sollten. Zeitlich sind sie dagegen variabel, d.h. Zeitpunkt und -umfang sind nicht festgelegt, um die Integration des Faches in die vorhandenen Lehrpläne zu erleichtern. Die empfohlene Mindeststundenzahl sollte jedoch nicht unterschritten werden.

Die Module des Lehrkonzepts sind unter Berücksichtigung der gegenwärtigen Ausbildungsbedingungen und dem Gedanken des Lebenslangen Lernens über alle Abschnitte der ärztlichen Ausbildung, d.h. vom Studium bis zur kontinuierlichen medizinischen Fortbildung, gestaffelt.

Mit Blick auf den Aus- und Bildungsbedarf junger Medizinstudierender ist es anzustreben, dass alle Module mit Ausnahme des begleitenden Moduls B2 bis zum Praktischen Jahr gelehrt worden sind. Die Aufbaumodule schließen unmittelbar an die erworbenen Kompetenzen an. In der Kombination mit weiterem im Bildungsverlauf erworbenen Wissen, Fertigkeiten und Techniken lassen sich vielfältige Handlungsoptionen frühzeitig erschließen.

Der Querschnitt der Bildungsinhalte und die Andersartigkeit der Unterrichtsmethodik im Fach Patientensicherheit bietet den Medizinstudierenden Abwechslung und Anregung in den Routinen ihres medizinischen Lehrstoffs.

3.1 Medizinstudium und Praktisches Jahr

Auch wenn die traditionelle Unterteilung in Vorklinik und Klinik unter den Bemühungen um die Reformierung des Medizinstudiums tendenziell verschwimmt, wird damit ein grundlegendes pädagogisches Prinzip verfolgt. Auf der Grundlage der in den vorklinischen Fächern erworbenen elementaren Kenntnisse baut die Vermittlung der Fachspezifika in den klinischen Fächern auf. Mit der Spezialisierung und Differenzierung der Inhalte wird der fachliche und praktische Bezug gegenständlich und erlangt für die Studierenden konkrete Bedeutung. Analog zu den erlangten medizinischen Kenntnissen und Fertigkeiten verhält es sich mit der Relevanz der Patientensicherheit und den Grundsätzen sicheren medizinischen Handelns. Deshalb sollten Ausbildungsmaßnahmen zur Patientensicherheit möglichst frühzeitig im Medizinstudium ansetzen.

Der Einstieg in die Thematik zum zweiten, spätestens aber zum dritten Semester, sowie die Anordnung aufeinander aufbauender Module, wie sie im hier vorgestellten Lehrkonzept empfohlen wird, beinhaltet mehrere Vorteile. Je früher die Lernenden in ihrem Studium für die Patientensicherheit sensibilisiert werden, desto mehr Zeit verbleibt für die pädagogische Intervention zur Bildung sicherheitsrelevanter Einstellungen und einer Orientierung am Patienten als Kooperationspartner im therapeutischen Geschehen. Zudem ermöglicht die transversale Anordnung des Faches entlang des gesamten Medizinstudiums die Nutzung vielfältiger didaktischer Potenziale, wie z.b. die Gelegenheit zur Wiederholung und Vertiefung sicherheitsrelevanter Kenntnisse und Fertigkeiten sowie der sukzessiven Annäherung an Lernziele in der Art der Lernspirale[37]. Wesentlich für die Herausbildung eines ärztlichen Habitus im Medizinstudium ist außerdem die Schaffung einer Perspektive, aus der heraus die wechselseitigen Relationen der Patientensicherheit mit den vorklinischen (z.B. Soziologe, Psychologie) und klinischen Fächern jederzeit hergestellt werden können. Mit dem konkreten Bezug zur Praxis können hier fachspezifische Risiken in Verbindung mit der Heilbehandlung[38] erörtert und eine patientenorientierte Haltung entwickelt werden.

Die vier Module, mit denen das Fach Patientensicherheit im Verlauf des Medizinstudiums einschließlich des Praktischen Jahres (PJ) abgedeckt werden soll, gliedern sich in ein einführendes Basismodul (A1) zur thematischen Sensibilisierung noch während des vorklinischen Abschnitts und darauf aufbauende Einheiten. Diese haben vertiefenden, auf das PJ vorbereitenden oder das PJ begleitenden Charakter, indem jeweils aktuelle sicherheitsrelevante Aspekte thematisch in den Lehrveranstaltungen behandelt werden. Im klinischen Ausbildungsabschnitt vor der Famulatur sind dies z.B. die Intensivierung des Fehlerverständnisses und die Entwicklung sozialer Kompetenzen (Modul A2) oder die Arzneimitteltherapiesicherheit und Förderung eines ganzheitlich-systemischen Denkstils als Vorbereitung auf das PJ im zehnten Semester (Modul B1). Schließlich ist ein Modul (B2) zur Begleitung der Medizinstudierenden während ihres praktischen Jahres vorgesehen, indem aktuelle Fragen hinsichtlich der Patientensicherheit kollegial besprochen und soziale Unterstützung geleistet werden kann.

---

[37] Vgl. Ott (2011), S. 222
[38] Vgl. Definition von Patientensicherheit als „Produkt aller Maßnahmen (…), die darauf gerichtet sind, Patienten vor vermeidbaren Schäden in Zusammenhang mit der Heilbehandlung zu bewahren." Ärztliches Zentrum für Qualität (2005), S. 8.

Basismodul A1: Einführung in die Patientensicherheit

Wie in den vorgestellten Curricula, Lernzielkatalogen und Handreichungen gefordert, sind wesentliche Grundlagen der Patientensicherheit bereits zu Beginn des klinischen Ausbildungsabschnitts zu vermitteln. In dem Basismodul (A1) sind neben der thematischen Einführung insbesondere die Ursachen der Fehlerentstehung und praktische Instrumente zu behandeln.[39] Zur Grundlegung eines Basiswissens und zur Sensibilisierung der Seminarteilnehmer für die Problematik der Patientensicherheit als Grobziele des Basismoduls erscheinen die folgenden Inhalte geeignet.

- Begriffsbestimmung (Vermeidbare/ Unerwünschte Ereignisse usw.)
- Epidemiologie von Behandlungsfehlern
- Einführung in rechtliche Aspekte: Behandlungsvertrag, Ärztliche Pflichten
- Begriffsbestimmung Fehlerarten (*slips, lapses, mistakes, violoations* ...)
- Fehlerfolgen für betroffene Patienten und beteiligtes medizinisches Personal
- Unterscheidung: personen- und systemzentrierter Ansatz der Fehlergenese, Schnittstellenproblematik
- Instrumente der Patientensicherheit: Fehlermeldesysteme, Patientenidentifikation, Team-timeout
- Patientensicherheit-Netzwerke: Aktionsbündnis Patientensicherheit, WHO u.a. sowie Verweise auf Links zu webbasierten Fehlermeldesystemen

Methodenempfehlung

Da für die Vermittlung elementaren Wissens zur Patientensicherheit in diesem Grundkurs ein knapp bemessener Zeitrahmen vorgesehen ist, wird der Frontalunterricht die bevorzugte Methode sein. Studentische Referate über relativ allgemeine Themen wie rechtliche und ethische Aspekte können in die Problematik der Patientensicherheit einführen. Falls die Rahmenbedingungen es zulassen, bieten sich auch Themen für Gruppenarbeit an. Fehlerursachen und klinische Maßnahmen der Fehlervermeidung können im Vergleich mit den Erträgen der Kursteilnehmer anschau-

---

[39] Vgl. Bundesärztekammer (2009).

lich dargestellt werden. In jedem Fall sollten Fallbesprechungen und nach Möglichkeit eine Exkursion den unmittelbaren Praxisbezug herstellen.

Aufbaumodul A2: Vertiefung der Grundlagen, Aufbau sozialer Kompetenzen

Darauf aufbauend ist bis spätestens zur Famulatur ein vertiefendes Modul (A2) anzubieten, in dem der Umgang mit Fehlern und der Zusammenhang von Organisation und Fehlerkultur thematisiert werden. Der Umgang mit Fehlern betrifft die zeitliche Dimension vor und nach dem Eintritt eines Ereignisses sowie die soziale Dimension auf der Ebene des Individuums und der Organisation. In diesem Modul soll das Verständnis für die Entstehung und Vermeidung von Fehlern bzw. Fehlleistungen vertieft und der Bezug zur Organisation als Ort des Arbeitens und Lernens hergestellt werden. Die Befunde der Fehlerforschung (Kap. D.1.3 und 1.4) sowie die Empfehlungen der Curricula und Lernzielkataloge betonen den Zusammenhang von individuellem Sozialkapital und Sicherheitskultur (Kap. F.1), weswegen die genannten Themen dieses Moduls mit Inhalten zur Entwicklung sozialer Kompetenzen zu verknüpfen sind. Dazu gehören die Kommunikation in Theorie und Praxis sowie die soziale Wahrnehmung. Kommunikation ist elementar für den Umgang mit Fehlern und die Teamentwicklung; Aspekte der sozialen Wahrnehmung sind zudem in besonderer Weise dazu geeignet, typische Fehlleistungen anhand von Wahrnehmungsverzerrungen und Attributionsfehlern zu veranschaulichen. Zu den genannten Themenkomplexen gehören:

a) Thema: Umgang mit Fehlern
- Vermeiden von Fehlern: Aufmerksamkeit, (Selbst-)Achtsamkeit, soziale Unterstützung, Lebenslanges Lernen
- Lernen aus Fehlern: Fehlermeldesysteme (CIRS) und Instrumente der Fehleranalyse, Selbstreflexion
- Kommunikation von Fehlern und Schäden im Team und mit betroffenen Patienten
- Risiken für die beteiligten Angehörigen der Gesundheitsberufe (Stress, Burn-out, *Second victim*) und Coping-Strategien
- Persönlicher Umgang mit Fehlern: Offenlegung und Entschuldigung, Reflexion, Unterstützende Angebote zur persönlichen Verarbeitung

b) Thema: Organisation und Sicherheitskultur
- Organisation, System, Schnittstellen
- Lernende Organisation und Ebenen des Organisationslernens – Rolle der Mitarbeiter/innen bei der Generierung individuellen Wissens (Erfahrungslernen) und dem Transfer in Organisationswissen
- Einführung in Qualitätsmanagement und Risikomanagement sowie deren Methoden im Zusammenhang mit der Patientensicherheit

Die Studierenden bringen höchst unterschiedliche Voraussetzungen und individuell ausgeprägte kommunikative Fähigkeiten in das Studium ein, weswegen ausreichend Zeit für praktische Übungen einzuplanen ist. Da Kommunikation verbale und non-verbale (digitale und analoge)[40] Anteile enthält, kommt der sozialen Wahrnehmungsfähigkeit besondere Bedeutung zu. Die Soziale Kognition ist der Bereich der Sozialpsychologie, in dem die Selbstwahrnehmung sowie die Perzeption von Personen und Gruppen behandelt werden. Themen dieses Fachs sind dazu geeignet, die Mechanismen bei der Entstehung unerwünschter Ereignisse am Beispiel der kognitiven Verzerrungen zu veranschaulichen. Zur Förderung sozialer Kompetenzen im Umgang mit Fehlern vor dem Hintergrund einer organisationalen Sicherheitskultur werden die folgenden Themen empfohlen:

c) Thema Kommunikation
- Informations- und Kommunikationsmodelle (Friedemann Schulz von Thun, Paul Watzlawik)
- Sprachcodes (Basil Bernstein) und medizinische Fachsprache
- Kommunikationsprinzipien (Paul Grice)
- Non-verbale Kommunikation (z.B. Samy Molcho)
- Allgemeine Grundsätze des klientenzentrierten Gesprächs (Karl Rogers)
- Modelle der Deeskalation von Emotionen (NURSE-/ SPIKE-Modell)[41]

---

[40] Watzlawik/ Beauvin/ Jackson(2007), S. 61-68.
[41] Medizinstudierende favorisieren als Akronyme formalisierte Handlungsanweisungen, die mit jedem einzelnen Buchstaben einen bestimmten Handlungsschritt

d) Thema Soziale Wahrnehmung
- Wahrnehmung: Attributionstheorien (z.B. Bruner, Jones und Davis, Heider)
- Attributionsfehler, z.B. Sympathie-Antipathie, Halo-Effekt, fundamentaler Attributionsfehler usw.
- Vorurteil, Stereotyp, Stigmatisierung, Etikettierung
- Kognitive Stile/ Informationsverarbeitung
- Entscheidungen in sozialen Gruppen
- Hilfsverhalten

Methodenempfehlungen

In den Aufbaumodulen sind wiederholt Fallbesprechungen zu diversen Risiken und Fehlerarten abzuhalten, die idealerweise von Klinikern aus unterschiedlichen Fachbereichen moderiert werden. Die Veranschaulichung des Problemfeldes und die Herstellung des Praxisbezugs werden durch Exkursionen und Expertengespräche zusätzlich gefördert. Wo die zeitlichen, personellen oder räumlichen Ressourcen problemorientiertes Lernen nicht zulassen, sollte für bestimmte thematische Aspekte zumindest Gruppenarbeit ermöglicht werden. So könnten z.B. die Studierenden gebeten werden, in der Gruppe Strategien und Maßnahmen der Fehlervermeidung zu entwickeln. Im Anschluss daran würde man die Lösungen der Lerngruppen mit den etablierten Instrumenten der Patientensicherheit oder Fehleranalyse vergleichen und so an die von den Teilnehmern gebildeten kognitiven Strukturen anknüpfen.

Wie die verschiedenen Handlungsempfehlungen und Lernzielkataloge belegen, herrscht im allgemeinen Diskurs Einigkeit über die Relevanz der Kommunikation für die Patientensicherheit. Sicherheitskultur ist Lernkultur; Lernen ist ein sozialer Prozess der Kommunikation und Interaktion; folglich bedeutet Sicherheitskultur insbesondere Kommunikationskultur. Deshalb ist dieses Modul in seinem zeitlichen Umfang relativ großzügig veranschlagt, damit ausreichend Gelegenheit zur Durchführung von Kommunikationsübungen mit den Kursteilnehmern besteht.

---

benennen. Auch wenn solche technisierten Anweisungen gerade in der Kommunikation in Frage zu stellen sind, sollte dem Bedarf der Studierenden in diesem Punkt entsprochen werden, wobei Perspektiven und Restriktionen dieser Ansätze aufgezeigt werden sollten.

Hier lassen sich nicht nur Szenen durchspielen, die unmittelbare Probleme der klinischen Kommunikation, z.B. in Anamnese, Therapiegespräch oder etwa Informationsweitergabe und Delegation zum Gegenstand haben. Auch die verschiedenen Aspekte der Kommunikationstheorien bieten Themen mit klinischer Relevanz wie etwa schichtspezifische Sprachcodes und fachliche Terminologie, verbale und non-verbale Äußerungen, Konflikte und Missverständnisse oder die Bedeutung der Personenattribution für die Initiierung und den Verlauf eines Gesprächs.

Der Aufwand für die Vorbereitung der Kommunikationsübungen, der mit dem institutionellen Rahmen zunimmt, z.B. die Beteiligung von Schauspielerpatienten in einem Skills-Lab oder die audiovisuelle Aufzeichnung der Szenen mit anschließender Analyse der Sentenzen und Feedback, ist nicht zu unterschätzen. Umgekehrt rechtfertigen die Rückmeldungen und Evaluationen diesen Einsatz hinsichtlich des studentischen Lernerfolgs und der Lernzufriedenheit.

Das übergeordnete Ziel der Übungen ist jedoch nicht allein die Kommunikation mit Patienten und Kollegen, sondern die Bereitschaft, über Fehler zu sprechen. Im Kapitel D.3 wurde mit Bezug auf den Soziologen Dirk Baecker eine alternative Art des Umgangs mit Fehlern angesprochen. Wenn Beinahe-Fehler einen Anlass bieten, gemeinsam mit Kollegen zu erörtern, wie Dinge besser gemacht werden können, und wenn Fehler ebenso Anlass dazu geben, um über ihre Vermeidung zu sprechen, dann muss auch dieses zunächst im geschützten Raum der Lernsituation geübt werden, damit daraus die Selbstverständlichkeit einer Sicherheitskultur entstehen kann.

Die Übung der kommunikativen Fähigkeiten und die Herausbildung der Bereitschaft zu dieser heiklen Art der Gesprächsführung bedingen sich gegenseitig, da solche Gespräche zur Bildung notwendiger Einstellungen und zur Bewältigung von Hindernissen beitragen können. Dies zu steuern erfordert die Moderation ausgebildeter Kommunikationstrainer oder erfahrener und mit dem Thema befasster Kliniker[42] (ideal, mit Zusatzausbildung zum Kommunikationstrainer), die über die nötige Kompetenz und Integrität verfügen. Die unbedingte Voraussetzung zur Durchführung

---

[42] Zur Moderation der Kommunikationsübungen wären erfahrene Kliniker (Mediziner/ Pflegende) mit einer Zusatzausbildung zum Kommunikationstrainer ideal.

derart sensibler Übungseinheiten ist das gegenseitige Versprechen aller Beteiligten zur Diskretion.

Basismodul B1: Vorbereitung auf das Praktische Jahr

Die im vorklinischen und klinischen Studienabschnitt gewonnenen Grundkenntnisse sollten zu Beginn des praktischen Studienabschnitts in einem Kurs wiederholt und vertieft werden. Die Ergebnisse sowohl der Marburger als auch der Aachener Studierendenbefragung legen einen Ausbildungsbedarf sowohl zu Beginn als während des Praktischen Jahres nahe.[43] Da die angehenden Mediziner in zunehmender Eigenverantwortung in die Praxis eingeführt werden, ist es notwendig, sie praktisch gut einzuarbeiten sowie auf unerwünschte und Beinahe-Schäden vorzubereiten. In den bisherigen Darlegungen wurde deutlich, dass es dabei sowohl um den Schutz der Patienten als auch der zukünftigen Mitarbeiter in Praxis und Klinik geht.

Da ein absolutes Sicherheitsniveau mit einem Null-Fehler-Aufkommen angesichts der Komplexität der medizinischen Versorgung unrealistisch ist, gehört mit zunehmender klinischer Praxis auch das Erlernen des persönlichen Umgangs mit Fehlern und Schäden in ein praktisch vorbereitendes Basismodul (B1). Deshalb ist es wichtig, die Studierenden zum Ende des 10. Semesters auf das Praktische Jahr vorzubereiten und das Thema „Umgang mit Fehlern" noch einmal zu wiederholen. Wenn die Arzneimitteltherapiesicherheit noch nicht Gegenstand im Studium war, ist sie in diesem vorbereitenden Modul entlang des Medikationsprozesses ausführlich abzuhandeln. Kann das Thema nur wiederholend behandelt werden, bietet es sich an, die zeitlichen Vakanzen entsprechend vor Ort getroffener Präferenzen für das Thema Wissenschaftstheorie, Fallbesprechungen, Kommunikationsübungen oder Exkursionen zu verwenden.

Spätestens zu diesem Zeitpunkt sollte in die Grundlagen der Wissenschaftstheorie mit den Schwerpunkten auf die Prinzipien des Kritischen Rationalismus und auf typische methodische Irrtümer eingeführt werden. Können entsprechende Kenntnisse der Studierenden vorausgesetzt werden, hat diese Lehreinheit wiederholende Funktion mit einer speziellen Sichtweise auf die Patientensicherheit. An den kritisch-rationalen Grund-

---

[43] Vgl. Toennessen/ Swart/ Marx (2011); siehe auch Ergebnisse der Studierendenbefragung, Kap. B.3.

sätzen bzw. epistemologischen Problemen lässt sich die Analogie von Diagnose und Hypothese exemplarisch darlegen.

Diese Erkenntnisse sollten auch das Verständnis für die Fehlerentstehung und -analyse unterstützen. Die Wiederholung der Gütekriterien empirischer Forschung sowie der Prinzipien der statistischen Irrtumswahrscheinlichkeit sollen dazu beitragen, Studienergebnisse nicht anhand einer illusorischen Überschätzung der Signifikanzen zu bewerten. Schließlich ist aus der Beschäftigung mit diesen wissenschaftstheoretischen und methodischen Grundlagen ein positiver Effekt für die Herausbildung einer reflexiven Einstellung, einer sensibilisierten Wahrnehmung von Fehlleistungen und ihren Ursachen sowie eines ganzheitlich-systematischen Denkstils zu erhoffen. Für die thematischen Schwerpunkte bieten sich die folgenden Inhalte an:

a) Thema: Arzneimitteltherapie (AMTS)[44]
- Grundlagen: 6-R-Regel, Aufbewahrung und Lagerung
- Sicherheitsprobleme: Look alike und Sound alike, Wechselwirkungen, Compliance
- Aufnahme und Verordnung
- Dispensierung (Zubereitung und Abgabe einer Arznei)
- Administration und Monitoring
- Verlegung und Entlassung, Patientenschulung
- Pharmakovigilanz (systematische Qualitätssicherung eines Arzneimittels)

b) Einführung/ Wiederholung Wissenschaftstheorie
- Prinzipien des Kritischen Rationalismus und erkenntnistheoretische Probleme: Fallibilismus[45], Induktion, Falsifizierbarkeit, Erkenntnisfortschritt

---

[44] Siehe Seminarkonzeption des Aachener Lehrprojekts Patientensicherheit in Kap. B.4.2.

[45] *Fallibilismus*, Erkenntnistheoretische Position des kritischen Rationalismus, wonach jede Erklärung oder Problemlösung nur der Wahrscheinlichkeit nach als gewiss gelten kann. Daraus ergibt sich die Konsequenz, jegliche Sätze, Hypothesen und Befunde auf Irrtümer zu überprüfen und ggf. durch neue Erkenntnisse zu ersetzen. Vgl. Ganslandt (1995).

- Gütekriterien empirischer Forschung: Objektivität, Reliabilität und Validität
- Statistische Irrtumswahrscheinlichkeit und Signifikanz
- Interpretation statistischer Häufigkeiten[46]
- Exemplarische Methodenprobleme: Multikausalität, Nichtlinearität und Interferenz[47]

Methodenempfehlungen

Für den Unterricht in Arzneimitteltherapiesicherheit ist die Kooperation mit einer Apothekerin oder einem Apotheker in Anspruch zu nehmen. Eine Exkursion in das pharmazeutische Versorgungszentrum lockert nicht nur den Unterricht auf, sondern vermittelt ein interdisziplinäres Verständnis. Gegebenenfalls ist für die Themen Wissenschaftstheorie und Statistik die Unterstützung eines Statistikers hinzuzuziehen, obwohl die zu vermittelnden Statistik- und Methodenkenntnisse elementar sind. Der naheliegende Frontalunterricht lässt sich gerade bei diesem Thema um Formate des selbsttätigen Lernens ergänzen.

Damit analytische Fähigkeiten gefördert werden, können die Studierenden beispielsweise Studien kritisch bewerten oder ärztliche Selbstzeugnisse interpretieren. Beispiele aus der Wissenschaftsgeschichte können das Thema begleitend illustrieren.

Aufbaumodul B2: Begleitung während des Praktischen Jahres

Das Praktische Jahr stellt für die Studierenden eine besondere Herausforderung dar. Sie müssen sich auf den Rhythmus der Klinik und eine andere Art des Lernens umstellen. Unter der praktischen Anleitung und der Intensität der Patientenkontakte sind vielfältige Informationen theoretisch aufzuarbeiten und mentale Eindrücke zu verarbeiten.

Für die Versorgung der Patienten sind die PJ-ler in zunehmendem Umfang verantwortlich und die Kommunikation erhält nun eine zusätzliche Dimension. In Anamnese, Stationskonferenzen, Aufklärungsgespräch, Delegation usw. ist sie ein unverzichtbarer Bestandteil der ärztlichen Tätigkeit.

---

[46] Siehe Gigerenzer (2008a), S. 169-190; ders. (2014), S. 209-287.
[47] Vgl. Mayntz/ Nedelmann (1997) und Mayntz (1997).

In diesem Abschnitt der Ausbildung sollen die PJ-ler für die neuen Herausforderungen gerüstet werden, indem ihre sozialen und personalen Kompetenzen hinsichtlich der Kommunikation und der sozialen Wahrnehmung (Aufbaumodul B2) vertieft und eingeübt werden sollen.

Mit der Verantwortung in der Patientenversorgung werden die angehenden Ärzte zunehmend psychischen Belastungen und Konflikten ausgesetzt. Diese Phase ist prägend für den zukünftigen Umgang mit kritischen Situationen und infolgedessen mit Patienten und Teamangehörigen. Nicht erst seit der Frustrations-Aggression-Theorie[48] weiß man, dass Gefühle, die durch enttäuschte Erwartungen und versagte Bedürfnisbefriedigung entstanden sind, gegen das schwächste Glied in einem sozialen Gebilde gerichtet werden.[49]

Unterstützende Angebote wie Balint-Gruppen oder Supervision vermögen den angehenden Ärzten in dieser Anpassungsphase nicht nur die notwendige Unterstützung zu geben, sondern tragen zur Entwicklung sozialer und kommunikativer Kompetenzen bei. Da der offene Umgang mit Fehler- und Schadensereignissen ohne Schuldzuweisungen ein erklärtes Ausbildungsziel in den Bestrebungen um die Patientensicherheit ist, bieten diese Formate zudem die Möglichkeit, die allgemeinen Feedback-Regeln[50] zu üben.

Beide Formen des moderierten Kollegengesprächs (s.u.) können durch angeleitete und systematische Reflexion zu höherer Arbeitszufriedenheit, Verbesserung von Arbeitsergebnissen und einer sicheren Patientenversorgung beitragen.[51] Die Wiederholung kommunikativer und sozialpsychologischer Anteile sowie die reflexiven Formate bieten sich zudem zur Förderung des selbstorganisierten und problemorientierten Lernens an.

---

[48] Frustrations-Aggressions-Theorie nach den US-amerikanischen Psychologen John S. Dollard und Neal E. Miller (1939), wonach Aggression reaktiv aus Frustration folgen kann und als schädigende Handlung auf das frustrationsauslösende Objekt bzw. Person gelenkt wird.
[49] Vgl. Atkinson et al. (2001), S. 399-407; Schwappach/ Hochreutener (2008).
[50] Feedback-Regeln, z.B. Positives zuerst benennen, Probleme konkret benennen, Wertungen vermeiden, Ich-Botschaften verwenden, Diskussionspartner direkt ansprechen.
[51] Vgl. Gaede (2007), S. 730f.

Methodenempfehlungen

Bei Balint-Gruppen handelt es sich um Fallbesprechungen aus der eigenen Praxis. Das Verfahren geht zurück auf den ungarischen Arzt und Analytiker Michael Balint. In dem Verfahren, das ursprünglich für Ärzte konzipiert wurde, werden in Gruppen von acht bis zwölf Teilnehmern affektive Komponenten der Arzt-Patient-Beziehung reflektiert, um durch die erweiterte Perspektive einen verbesserten Zugang zu den Patienten zu entwickeln.[52]

Die Supervision ist eine Beratungsmethode zur Reflexion von Arbeitsprozessen auf unterschiedlichen Organisationsebenen. Da das Verfahren sowohl die Einzel- als auch die Team- oder Organisationssupervision erlaubt, ist beispielsweise denkbar, dass Studierende mit erfahrenen Klinikern über Arbeitsbeziehungen oder Team- und Organisationsprobleme reflektieren. Im Gegensatz zur Balint-Gruppe als einem kollegialen Gesprächskreis erfordert die Supervision die Moderation durch einen ausgebildeten Supervisor oder Coach. Supervisionen wird eine Lernfunktion hinsichtlich der Reflexion, sozialen Unterstützung, Konfrontation, der professionellen Abgrenzung sowie der Verbalisierung von Werten und Positionen zugeschrieben.[53]

3.2 Ärztliche Weiterbildung

Nach dem Abschluss des Praktischen Jahres sollen vertiefende Lernsegmente im Querschnittbereich Patientensicherheit auf dem erworbenen Fundament aufbauen. Je nach persönlicher Karriereplanung schließt hier die fachärztliche Weiterbildung oder die regelmäßige Fortbildung an. In dem für die Weiterbildung vorgesehenen Modulkomplex sind die sicherheitsrelevanten Themen nach dem Modell der hermeneutischen Handlungskompetenzen in Kapitel F.2 Gegenstand der Lehre. Die Module *Verantwortung und Orientierung*, *Reflexionsfähigkeit und Urteilskraft* sowie *Kommunikation und Patientenorientierung* sind möglichst als Blockveranstaltungen anzubieten und zu belegen. Damit wird verstärkt Gewicht auf die Förderung der sozialen und personalen Kompetenzen gelegt. Je nach den individuellen und formalen Voraussetzungen der Teilnehmer wären in einem **Basismodul C1** wesentliche Inhalte des Stu-

---

[52] Vgl. Schmidt (2014).
[53] Vgl. Belardi (2014).

diums zu wiederholen, um einen einheitlichen Kenntnisstand für die aufbauenden Kurse zu schaffen.

Basismodul C1: Einführung bzw. Aktualisierung Patientensicherheit
Das Basismodul (C1) dient der Herstellung eines einheitlichen Kenntnisstands hinsichtlich der Patientensicherheit als Zugangsvoraussetzung zu den Aufbaumodulen, unabhängig davon, ob die fachärztliche Weiterbildung aufgenommen wird oder nicht. Solange die Patientensicherheit nicht als verpflichtender Bestandteil der Ausbildung in der Ärztlichen Approbationsordnung festgeschrieben ist, stellt dieses Basismodul deshalb eine Interimslösung dar.

Wenn die Inhalte und das Unterrichtsvolumen zur Patientensicherheit an den verschiedenen medizinischen Fakultäten relativ einheitlich umgesetzt werden, könnte dazu übergegangen werden, dieses Lehrmodul fakultativ anzubieten. Angesichts der Heterogenität der medizinischen Reformstudiengänge ist die Realisierung dieser Vorstellung jedoch grundsätzlich fraglich. In jedem Fall sollen die Teilnehmer der Aufbaumodule über eine annähernd gleiche Wissensgrundlage verfügen, weswegen je nach individuellen Vorkenntnissen einführende Theorie und Wiederholung notwendig sein können; ebenso wie es denkbar ist, bisherige Vorkenntnisse und klinische Erfahrung auf die theoretischen Anteile anzurechnen. Entsprechend der individuellen Voraussetzungen der Teilnehmer beträgt der Umfang der Wiederholung bzw. Aktualisierung mindestens 12 Unterrichtseinheiten, wohingegen für eine einführende Veranstaltung ein Zeitvolumen von 24 Unterrichtseinheiten anzusetzen wäre. Grundsätzlich ist die Verwendung verfügbarer Ausbildungszeiten für praktische Komponenten wie Simulationstraining, Kommunikationsübungen oder Fallanalysen zu begrüßen. Die Inhalte des Basismoduls C1 zu Beginn der fachärztlichen Weiterbildung sind dem Lernstoff der Module A1 und A2 des Medizinstudiums zu entnehmen (siehe Tabelle 13: Modulübersicht). Dieser Hinweis bezieht sich auch auf die methodischen Empfehlungen zum Basismodul A1 (Einführung in die Patientensicherheit) und das Aufbaumodul A2 (Vertiefung der Grundlagen, Aufbau sozialer Kompetenzen).

Aufbaumodule C2 bis C4
Die folgenden drei Module sind zunehmend auf die reflektierende Selbsttätigkeit ausgerichtet, weswegen die Vermittlung von Wissen und Fertigkeiten stufenweise hinter eigenständige Lernformen wie Textanalyse und

Gruppendiskussion zurücktritt. Das veranschlagte Zeitvolumen trägt dem selbstorganisierten Lernen Rechnung, weswegen es sinnvoll ist, diese Einheiten als Blockveranstaltung, z.b. in die Wochenenden hinein (Freitag/ Samstag) zu planen. Waren die vorherigen Lehrangebote noch an den Universitäten angesiedelt, so kommen als Initiatoren dieser Weiterbildungsmaßnahmen auch Landesärztekammern, Kassenärztliche Vereinigungen, Medizinische Fakultäten und andere Bildungsträger des Gesundheitswesens in Frage.

In der Festlegung der modularen Reihenfolge stehen didaktische und methodische Argumente in einem gewissen Widerspruch: Die Abfolge der Phasen im Modell der hermeneutischen Handlungskompetenzen legt eine andere Anordnung der Module nahe als der Ausbildungsbedarf im Hinblick auf die Versorgungsqualität und Patientensicherheit. Da es sich bei dem theoretischen Handlungsentwurf um ein zyklisches Modell handelt, kann man theoretisch mit jedem der drei Aufbaumodule einsetzen. Deshalb folgt erfolgt diese Empfehlung zugunsten der methodischen Erwägungen entlang der Präferenzen in der Patientenversorgung.

Aufbaumodul C2: Kommunikation und Patientenorientierung

Im ersten Themenblock werden die Grundlagen der Kommunikation vertieft und die erworbenen Kenntnisse zur Personenwahrnehmung auf den Patientenkontakt und das therapeutische Verhältnis fokussiert. Die im Modul A2 erworbenen kommunikativen Grundlagen werden um wesentliche Aspekte vertieft und in konkrete Beziehung zum therapeutischen Verhältnis gesetzt. Mit dem Fokus auf die Kommunikation und Patientenorientierung wird deren Relevanz für die Patientenversorgung und Teamentwicklung hervorgehoben. Dementsprechend reicht das Spektrum der Themen von wenigen theoretischen Einführungen über die Besonderheiten des Arzt-Patient-Verhältnisses bis hin zu ethischen Erörterungen:

a) Patientenorientierung
  - Therapeutisches Verhältnis: Strukturelemente, Asymmetrien
  - Totale Organisation (Erving Goffman)
  - Rollentheorie – Rollenkonflikte
  - Theorie der kognitiven Dissonanz
  - Pro-soziales Verhalten, Hilfeleistung (Sozialpsychologie)
  - Deprivation (Anonymität von Gruppen, Handeln)

b) Kommunikation
- Kommunikationsstile (z.B. Schulz von Thun)
- Themenzentrierte Interaktion (Ruth Cohn)
- Umgang mit Wahrheit am Krankenbett
- Kommunikation in Grenzsituationen (z.b. Überbringung schlechter Nachrichten)
- Teamkonflikte und Konfliktmanagement (z.b. Schulz von Thun)

Methodenempfehlungen
Die Präsentation der Ergebnisse psychologischer Experimente, z.b. über Handeln unter Anonymität (Milgram-, Stanford-Prison-Experiment, u.a.) oder zum pro-sozialen Verhalten zeigen ethische Implikationen auf und geben Anlass zu regen Diskussionen.

Abermals wird das Thema Kommunikation aufgegriffen, wobei die weiterführenden Inhalte in Rollenspiele und Kommunikationsübungen überführt werden können. Insbesondere Rollenaspekte, das therapeutische Verhältnis und Themen wie Wahrheit und Kommunikation in Grenzsituationen geben Anlass zu Gruppenarbeit und zur hermeneutischen Auseinandersetzung mit literarischen Zeugnissen. Zur Interpretation eignen sich beispielsweise Arzt- und Patientenbiographien oder medizinhistorische Quellen.

Mit diesem Vorgehen sollen nicht nur kommunikatives Wissen und Fertigkeiten vermittelt und Fähigkeiten geübt werden, sondern die Bereitschaft geweckt werden, sich auf eine offene Gesprächskultur einzulassen. Da hier negative Erfahrungen das Gegenteil bewirken können, sind Moderationsfähigkeit und Fachkompetenz der Dozenten gefordert. An dieser Stelle sei noch einmal auf den Wert ausgebildeter Kommunikationstrainer für die Durchführung und Moderation der praktischen Übungen hingewiesen.

Aufbaumodul C3: Verantwortung und Orientierung
Den unmittelbaren Anforderungen an die medizinische Ausbildung und didaktischen Überlegungen geschuldet, sind die Seminarangebote innerhalb des Lehrkonzepts vom Speziellen (Fach- und Methodenkompetenz) zum Allgemeinen (soziale und personale Kompetenz) ausgerichtet. In dieser Dynamik werden mit dem Themengebiet „Verantwortung und Orientierung" die Grundlagen für die im Modul vorgesehenen Inhalte der

Urteilsfähigkeit und beruflichen Selbstreflexion gelegt. Gleichzeitig stellt das Thema Verantwortung den vermittelnden Bezug zwischen Einstellungen und Motivationen her und verweist auf die moralische Dimension des Handelns. Gleichbedeutend mit der Verantwortung für Andere ist die Verantwortlichkeit für die eigene Person – ihr Wohlbefinden und ihre Handlungen – zu thematisieren. Hier ist der Zusammenhang von Patientensicherheit und Mitarbeitersicherheit hervorzuheben (siehe Modul A2: *second victim*).

Die Relevanz kommunikativer Fähigkeiten im ethischen Diskurs bedarf keines gesonderten Hinweises. In diesem Prozess tritt die Funktion des Dozenten als Wissensvermittler schrittweise hinter die des Moderators zurück. Inhaltliche Grundlagen der diskursiven Auseinandersetzung mit ärztlicher Verantwortung können sein:

a) Verantwortung
- Anthropologische Bestimmung (homo sociologicus, homo faber etc.)[54]
- Macht und Solidarität (Ethik/ Soziologie)
- Verantwortung und Freiheit (z.B. Hans Jonas, Karl Jaspers)
- Verantwortungsdiffusion (Sozialpsychologie)
- Selbstwirksamkeit (Albert Bandura, Aron Antonovsky)
- Coping-Strategien gegen Stress, Burn-out
- Evtl. Grundlagen der Ethik bzw. Vertiefung der GTE-Anteile (Geschichte, Theorie und Ethik der Medizin) aus dem Studium

b) Orientierung (Motive)
- Verstehen und subjektiver Sinn von Handlungen, Handlungstypen (Max Weber)
- Handlungstheorie: Kosten-Nutzen-Abwägung vs. gesellschaftlich bestimmtes Handeln (Ralf Dahrendorf)
- Prospekttheorie (Amos Tversky & Daniel Kahneman: Über- und Unterschätzung von Chancen und Risiken)
- Motivationstheorie: Rubikon-Modell der Handlungsphasen (Helmut Heckhausen)
- (Selbst-)Achtsamkeit

---

[54] Vgl. Jaspers (1986b), S. 24.

- Ärztliche Rolle und Medizin (z.B. Karl Jaspers, Hans Jonas)
- Ärztliche Konflikte in gesellschaftlichen Spannungsfeldern (z.B. Medizin – Ökonomie – Politik)

Methodenempfehlungen
Wie bereits erwähnt, wechselt der Dozent seine Rolle vom Wissensvermittler zum Moderator, indem er die Teilnehmer dazu ermutigt, eigene klinische Erfahrungen und Kritik in die Gespräche einzubringen und mit den Aussagen der vorgestellten Theorien und abzugleichen. Insbesondere die psychologischen Modelle und die Befunde der sozialpsychologischen Experimente befeuern die Diskussion in der Regel, wie aus eigener Lehrerfahrung mitgeteilt werden kann. Diese Aspekte können durch die Beschäftigung mit literarischen Texten und historischen Quellen, z.b. Menschenversuche und NS-Verbrechen, unterstützt und pointiert werden.

Die Themen Verantwortung, Patientenorientierung und ärztliche Selbstsorge bieten sich in besonderer Weise zur Bearbeitung im Seminar anhand literarischer Arztzeugnisse an. Seit alters her sind diese typischen Spannungsfelder des ärztlichen Seins, die Autorenärzte von Rudolf Virchow bis Peter Bamm in ihrem literarischen Schaffen authentisch dargestellt haben.

Aufbaumodul C4: Urteilen und berufliche Selbstreflexion
In diesem letzten Ausbildungsabschnitt sollen die Weiterbildungsteilnehmer dafür interessiert und dazu motiviert werden, auch zukünftig Themen wie die hier vorgestellten im Rahmen der kontinuierlichen ärztlichen Fortbildung wahrzunehmen. In der beruflichen Selbstreflexion sollen sie sich ihrer fachärztlichen Rolle, z.B. als Vorbild, Multiplikator, Vorgesetzte/r und Wissensvermittler/in bewusst werden.[55] Dieses Modul baut auf den Inhalten des Moduls A2 im Medizinstudium mit dem Schwerpunkt auf die soziale Wahrnehmung auf. Allerdings wird der Fokus der Wahrnehmung in diesem Ausbildungsabschnitt auf die eigene Person gerichtet. Hier geht es insbesondere um die Selbstwahrnehmung und um Einstellungsänderungen als elementare Voraussetzungen zur selbstbestimmten Bildung eines Habitus und entsprechender Persönlichkeitsmerkmale. Persönlichkeitsbildung ist nicht mehr ein Prozess, der

---

[55] Vgl. Medizinischer Fakultätentag (2015), S. 8 und 13-18.

durch gesellschaftliche Bildungsinstitutionen im Grunde fremdbestimmt ist, sondern wird hier zum autonomen Bestreben um persönliche Souveränität.

Mit dem letzten der drei Aufbaumodule wird das hermeneutische Handlungsmodell, wie es als Entwurf in Kapitel F.2 vorgestellt wurde, abgeschlossen und um Fertigkeiten ergänzt, die das selbstständige Urteilen und die Selbstreflexion ermöglichen sowie die wiederkehrende Kontinuität des hermeneutischen Zyklus erhalten. Im Ergebnis wird ein ärztlicher Habitus angestrebt, der gleichermaßen der Individualität der Ärztin/ des Arztes und den ärztlichen Anforderungen seitens Patienten und Gesellschaft gerecht wird. Diesem Ideal kann sich nur die autonome Person selbst im Prozess ihrer Sozialisation annähern. Dergestalt reicht lebenslanges Lernen über den Erwerb beruflicher Qualifikation und Kompetenzen hinaus zur Befähigung der mündigen, selbstgesteuerten Sozialisation.

Neben Gesprächen und dem Erfahrungsaustausch, der Reflexion der ärztlichen Rolle und des beruflichen Selbstverständnisses sowie den Themen Verantwortung und Verantwortlichkeit liegen die Akzente dieses Moduls bei den folgenden Inhalten:

- Achtsamkeit als psychotherapeutische Methode,
  vor allem aber als Einstellung und Wahrnehmungsstil
  (Persönlichkeitseigenschaft)
- Einstellungstheorien, z.B. Dissonanztheorie
  nach Leon Festinger,
  Balancetheorie nach Fritz Heider
- Rationales vs. Rationalisierendes Verhalten,
  Rationalisierungsfalle
- Einstellungsänderungen durch Kommunikation
  [Elaboration-Likelyhood-Modell (ELM) nach Richard Petty
  und John Cacioppo]
- Einführung Transaktionsanalyse (Eric Berne)
- Evtl. Aggressions-Frustrationstheorie, Stress,
  Burn-out als Wiederholung

Methodenempfehlungen

Es ist zu erwarten, dass diese theoretischen Inhalte bei den Teilnehmern ein erhöhtes Interesse an Diskussion und gedanklichem Austausch hervorrufen.

Den selbst gewählten Gesprächsthemen und der sich entwickelnden Gruppendynamik sollte ausreichend Raum zugestanden werden. Allerdings erfordert es diese Offenheit, die Kursleitung ggf. durch einen in Supervision ausgebildeten Coach o.ä. zu unterstützen, falls sie selbst nicht über derartige Qualifikationen verfügt. Die Aufgabe der Gesprächsmoderation wird vor allem darin bestehen, kritische Fragen ins Plenum zurückzugeben, wenn plausibel erscheinende Sachverhalte als selbstverständlich hingenommen und nicht kritisch hinterfragt werden. Damit soll zu kritischer Reflexion angeregt und der voreiligen Bildung eines Konsenses durch gedankliche Simplifizierung und Fehlschlüsse vorgebeugt werden.[56] Zur Initiierung der Gespräche können wiederum literarische Beispiele herangezogen werden.

3.3 Medizinische Fortbildung und die Bedeutung sozialer Netzwerke

In den 1950-er und 1960-er Jahren haben die US-amerikanischen Soziologen James Coleman, Elihu Katz und Herbert Menzel die Verbreitung einer medizinischen Innovation unter den niedergelassenen Ärzten einer Kleinstadt untersucht.[57] Die seit ihrer Publikation mehrfach replizierte Studie zeigt die Bedeutung sozialer Netzwerke für die Verbreitung von Innovationen am Beispiel der Verbreitung eines Medikaments auf. Erklärende Faktoren wie Kosten-Nutzen-Erwägungen, Innovationsbereitschaft, vor allem aber die berufliche Orientierung und die sozialen Netzwerke von Ärzten führten binnen kurzer Zeit zur raschen Verbreitung und Anwendung des Tetracyclins.

Die Patientensicherheit ist immer noch ein recht junges Themengebiet und es steht offen, ob sie sich als eigenes Fach etablieren oder eine Domäne des Qualitäts- und Risikomanagements bleiben wird. Entsprechend neu sind Instrumente und Methoden zur ihrer Verbesserung. Ihnen kommt insoweit die Charakteristik von Innovationen zu, die über die sozialen Netzwerke eine beschleunigte Verbreitung finden sollten.

Vor diesem Hintergrund, d.h. der Pflege sozialer Netzwerke und des professionellen Austauschs, sind die Erhaltungsmodule gedacht. Es ist wünschenswert, das sich Ärztinnen und Ärzte auf dem Fundament der nicht-technischen Kompetenzen und Einstellungen, die in den Patientensicher-

---

[56] Sieh hierzu die Kriterien von High Reliability-Organisationen im Umgang mit Risiken, Kap. A. 2.1 und D.1
[57] Vgl. Coleman/ Katz/ Menzel (1957) und (1966).

heit-Modulen sowie in Studium und Weiterbildung erworben wurden, in selbstorganisierten und regelmäßig stattfindenden Gesprächsforen zusammenfinden, um diesen Austausch voranzubringen. Als Ideal wird die Form des selbstorgansierten Lernens unter den Maximen von Selbstbestimmung und Eigenverantwortlichkeit angestrebt. Damit grenzen sich diese Aktualisierungsmodule in Anlehnung an die Tradition der ärztlichen Gesellschaften des 19. und 20. Jahrhunderts von den gegenwärtigen Fortbildungsformaten ab, die von Pharmaunternehmen und Medizinproduktherstellern finanziert und inhaltlich bestimmt werden.

Aktualisierungsmodule: Eigenverantwortliche initiierte Veranstaltungen zu sicherheitsrelevanten Themen
Wenn die beschriebenen Ausbildungsangebote dazu beigetragen haben, Ärztinnen und Ärzte nach Studium oder fachärztlicher Weiterbildung für die Fortführung eines permanenten fachlichen Dialogs zu motivieren, wurde ein wichtiges Anliegen der Patientensicherheit erreicht.

Die Form der selbstorganisierten Fortbildungseinheit, die unabhängig von Vortrags-, Kurs- und Kongressprogrammen erfolgt, ist ein wichtiger Beitrag zu einer praktizierten Sicherheitskultur. Da die Medizin alle Lebensbereiche betrifft, sind der Vielfalt der Themen keine Grenzen gesetzt. Gerade in der Behandlung medizinhistorischer und -philosophischer sowie -literärischer Inhalte werden hermeneutische Kompetenzen geübt und fortentwickelt.

Im Wechsel zwischen der selbst gewählten Vertiefung von Theorieanteilen und gemeinsamen Reflexion kann die vielfach im Zusammenhang mit der Patientensicherheit beschworene offene Gesprächskultur praktiziert werden. Das Format des Kolloquiums, in dem eigenverantwortlich und selbsttätig Erfahrungen, Probleme, Lösungsansätze, Erfolge und neue Produkte, z.B. in der Form freier Vorträge, besprochen werden, entspräche dem Ideal des beruflich integrierten und wissenschaftlich engagierten Arztes.

Dazu wären die Fortbildungsordnungen der Landesärztekammern zu modifizieren, da Vorträge und Diskussionen bisher nur mit einem Fortbildungspunkt pro 45 Minuten angerechnet werden. Hier sind Anreize zu setzen, indem Eigeninitiative, wie z.B. bei einem gehaltenen Vortrag, adäquat angerechnet wird.[58]

Die unabdingbare Voraussetzung für den Austausch von Erfahrungen mit Fehlern, Fehlerkonsequenzen, erfolgreichen Vermeidungsstrategien sowie *Best Practice Modellen* ist eine Atmosphäre kollegialen Vertrauens. Deshalb kann es in der Anfangsphase sinnvoll sein, Moderatoren zu bestimmen oder ausgebildete Supervisoren hinzuzuziehen, um dieses Vertrauensfundament zu legen. Das Setting der Supervision ermöglicht es, im Gespräch mit Kollegen Belastungsgrenzen zu erkennen, Arbeitsbedingungen zu bewerten, sich selbst in Beziehung zu Kollegen, Mitarbeitern und Patienten zu verorten und sich über Erfahrungen mit Patienten auszutauschen. Die Selbstverpflichtung zur absoluten Diskretion ist obligate Voraussetzung eines derart vertrauensvollen Gesprächsrahmens.

Letztlich ist dieser „Bildungsabschnitt" wünschenswert, weil sich im informellen kollegialen Kreis die Kommunikationskultur entwickeln kann, die in die Einrichtungen der Gesundheitsversorgung als Sicherheitskultur fortwirkt.

Nach diesen Ausführungen sollen die leitenden Prinzipien des hier vorgestellten Entwurfs eines integrativen Lehrkonzepts zur Patientensicherheit für die medizinische berufliche Bildung noch einmal summarisch benannt werden.

1. Wissen, Fertigkeiten und Techniken werden gemäß dem Bedarf in der jeweiligen Phase der medizinischen Ausbildung vermittelt. Zusätzlich sollen im weiteren Verlauf relevante Einstellungen für die Qualität der Versorgung und Patientensicherheit herausgebildet und gefördert werden.

2. Die Anforderungen der beruflichen Bildung nach Vermittlung praxisbezogenen Wissens und Fertigkeiten korrespondieren mit dem erziehungswissenschaftlichen Ansatz, der den Unterricht von den elementaren Begriffen über die fundamentale Grunderfahrung zum Exemplarischen führt.[59] In einem allgemeinbildenden Anspruch kann die gegenständliche Selbsterfahrung nicht Selbstzweck sein,

---

[58] Vgl. Bundesärztekammer (2015f), S. 6f.
[59] Vgl. Klafki (1964) und (2011); Meyer/ Meyer (2007).

sondern vermittelnde Zwischenstufe zur Herausbildung von Einstellungen, Motiven und Haltungen (*Habitus*).
3. Der angestrebte Bildungsprozess zielt im Verständnis des Kompetenzbegriffs, wie er in der Erwachsenen- und Berufsbildung verwendet wird, auf die Förderung der Selbstorganisationsfähigkeit. Es wird die Dynamik einer abnehmenden Außensteuerung und -kontrolle der Lernprozesse bei zunehmender Eigenverantwortlichkeit und Selbsttätigkeit des Lernens angestrebt.
4. Patientensicherheit vereinigt im Querschnitt die unterschiedlichsten Disziplinen, weswegen Ausbildung und praktische Lösungsansätze interdisziplinär anzulegen sind. Dazu sind fachübergreifende Kompetenzen erforderlich, um auf spezielle Wissensbestände zugreifen bzw. unterschiedliche Ansätze miteinander verknüpfen zu können.[60]
5. Die Vielschichtigkeit des Themas lässt ein Fach Patientensicherheit in idealer Weise dazu geeignet sein, allgemeinbildende Inhalte im medizinischen Studium zu etablieren, mit dem genannten Ziel, fachübergreifende Kompetenzen im Sinne von Selbstorganisation und Persönlichkeitsbildung zur fördern.
6. Mit einem verhältnismäßig breiten Bildungsanspruch, der über einen rein beruflichen Ausbildungsansatz hinausgeht, wird erstrebt, für Reflexion und lebenslanges Lernen zu motivieren. Bildungsstreben und Motivation entwickeln in der Regel eine Dynamik aus sich selbst heraus, der in zunehmend offenen Lernformaten Raum gegeben werden sollte.
7. Angesichts der besonderen Bedingungen einer jeden Lernsituation sind die Lernziele intendiert als Richtziele formuliert. Die Nennung der Inhalte ist als Empfehlung aufzufassen. Die Lehrenden vorort kennen ihre Zielgruppe und die besonderen Gegebenheiten des Lernortes am besten. Daher soll ihnen die Freiheit der Unterrichtsgestaltung zugestanden werden, d.h. didaktische Entscheidungen und die Methodenwahl nach Sachlage und eigener Einschätzung zu treffen.
8. Humanistische Bildungsinhalte und die hermeneutische Methodik gewinnen mit jedem Modul an didaktischer Bedeutung, weil sie in besonderer Weise dazu geeignet sind, grundlegende Prinzipien der

---

[60] Vgl. Weinert (2002), S. 27.

lebensweltlichen Praxis (Denken, Schließen, Handeln) zu veranschaulichen. Im Zusammenhang mit der Patientensicherheit betrifft dies die in den Curricula und Lernzielkatalogen geforderten Fähigkeiten des analytischen Denkens und Reflektierens. Da die Kommunikation mit Texten (Interpretation) und über Texte (Analyse) ein wesentliches Kriterium der hermeneutischen Methodik ist, werden auf diese Weise kommunikative Fähigkeiten geübt, wie sie für die Patientensicherheit als unabdingbar hinsichtlich des Lernens aus Fehlern, eines ganzheitlich-systemischen Denkstils (Systemdenken) und der Teamentwicklung erachtet werden.

H Zusammenfassung der Ergebnisse und Diskussion

In Abwandlung eines berühmten Zitats des französischen Staatsmannes Charles de Gaulle[1] könnte man sagen, dass die Patientensicherheit „eine zu ernsthafte Angelegenheit ist", um sie den Medizinexperten zu überlassen.[2] Am Patientenbett sind alle Experten – der Patient für sein Leiden, die Mediziner für die Diagnostik und Therapie seines Gebrechens und die Pflegenden für seine Versorgung und Betreuung. Aus diesem Grund sind die z.T. ausführlichen Darstellungen in dieser Arbeit an diejenigen adressiert, die Verantwortung für die Ausbildung von Medizinstudierenden sowie Ärzten und Ärztinnen haben. Den Lehrenden sollen diese Ausführungen als Planungshilfe dienlich sein. Den Entscheidungsträgern/innen in Hochschulgremien, Verbänden oder Politik sind sie als Argumentation zur Implementierung der Patientensicherheit im medizinischen Studium sowie in der ärztlichen Weiter- und Fortbildung gedacht. Schließlich ist dieser Entwurf eines integrierten Lehrprojekts auch der Versuch, ein Modell für die Ausbildung anderer Gesundheitsberufe in Patientensicherheit zu entwickeln.

1 Ergebnisse

In einem kurzen Überblick sollen die Schritte der Analyse und Lernzielbestimmung bis zum Entwurf des integrierten Lehrkonzepts Patientensicherheit sowie die Antworten auf die in Kapitel A.2 gestellten Untersuchungsfragen zusammengefasst werden. Patientensicherheit wird prozessual als das Produkt aller Maßnahmen in Klinik und Praxis definiert, „die darauf gerichtet sind, Patienten vor vermeidbaren Schäden in Zusammenhang mit der Heilbehandlung zu bewahren"[3] oder als Zustand, der „durch die ‚Abwesenheit unerwünschter Ereignisse' gekennzeichnet ist"[4]. Spätestens seit der Publikation der Befunde über das Ausmaß von Behandlungsschäden an US-amerikanischen Kliniken[5] im Jahr 2000 wird

---

[1] Charles de Gaulle (1890-1970), frz. General und Staatsmann, Begründer der Fünften Republik auf der Basis einer Verfassungsreform.
[2] De Gaulles berühmtes Zitat im Wortlaut: „Ich bin zu dem Schluss gekommen, dass Politik eine zu ernste Angelegenheit ist, als dass man sie den Politikern überlassen könnte."
[3] Vgl. Ärztliches Zentrum für Qualität (2005), S. 8.
[4] Vgl. Aktionsbündnis Patientensicherheit (2006), S. 9.
[5] Vgl. Kohn/ Corrigan/ Donaldson (1999).

die Sicherheit der Patientenversorgung weltweit als Problem wahrgenommen und zum Gegenstand wissenschaftlicher Forschung. Zu den tragenden Säulen einer verbesserten Versorgungssicherheit zählen Ausbildungsmaßnahmen und medizinische Fehlermeldesysteme als Instrument der Fehlerdetektion und -analyse. Obwohl die WHO mehrere explizite Empfehlungen[6] via Internet zur Verfügung stellt und eine Reihe von Empfehlungen, Curricula und Lernzielkatalogen zur Patientensicherheit vorliegen, ist das Thema bisher kaum oder nur unzureichend in der medizinischen Lehre abgebildet. Der Zweck des hier vorgestellten integrierten Lehrkonzepts Patientensicherheit besteht darin, die Kluft zwischen den in Lernzielformulierungen zum Ausdruck gebrachten Willensbekundungen und ihrer Realisation in der medizinischen Lehre zu überbrücken. Dazu wurde dem Entwurf die gegenwärtige Situation der medizinischen Ausbildung und Praxis in Deutschland zugrunde gelegt. In der Folge ist das vorgeschlagene Konzept an die deutschen Verhältnisse angepasst und rückt in einem bestimmten Grad von den Maximalforderungen der WHO ab. Als ein solcher Kompromiss verstanden, sollten die genannten Unterrichtsvolumina nicht unterschritten und die empfohlenen Themen nicht unterlaufen werden.

Prinzipiell handelt es sich bei dem vorliegenden Entwurf um das Ergebnis einer Curriculum-Entwicklung, der eine Bedarfs- und eine Bedingungsanalyse zugrunde liegen. Darüber hinaus wurden die Ursachen des Kernproblems menschlicher Fehlleistungen untersucht und ein Vergleich vorhandener Curricula und Lernzielkataloge zur Patientensicherheit angestellt.

Die erste Untersuchungsfrage, ob ein Bedarf an Ausbildungsmaßnahmen zur Patientensicherheit besteht, ist angesichts der statistischen Befunde sowie der nationalen und internationalen Stellungnahmen mit ja zu beantworten. Der konservativen wissenschaftlich fundierten und dennoch heftig kritisierten Schätzung von 18.800 Todesfällen infolge von Behandlungsfehlern[7] steht in Deutschland eine unverhältnismäßig geringe Anzahl von Lehrangeboten zur Patientensicherheit gegenüber, die auch nur in bestimmtem Umfang von Medizinischen Fakultäten angeboten werden.

---

[6] Vgl. World Health Organization (2009), (2011) und (2012).
[7] Vgl. Geraedts (2014).

H Diskussion

Die Behandlungsfehlerstatistik der Gutachter- und Schlichtungsstellen an den Landesärztekammern und des Medizinischen Dienstes der Krankenkassen weisen aus methodischen Gründen niedrigere Fallzahlen auf, die dennoch auf die Notwendigkeit entsprechender Ausbildungsinitiativen verweisen. Das Substrat der Bedarfsanalyse ist die Befragung von Medizinstudierenden im 10. Semester vor ihrem Eintritt in das Praktisches Jahr (PJ), die erhebliche Wissensdefizite offenlegt. Aufgrund korrespondierender Ergebnisse mit einer ähnlichen Untersuchung[8] ist von der Validität dieses Befundes auszugehen. Zudem lässt sich der Ausbildungsbedarf in Patientensicherheit individual- und sozialethisch mit den Folgen von Behandlungsfehlern (Kap. D.2) begründen.

Mit dem festgestellten Ausbildungsbedarf ergibt sich die Frage nach den Lernzielen und Bildungsinhalten eines Lehrkonzepts Patientensicherheit. Die Bedingungsanalyse nimmt die zukünftige Lebens- und Arbeitswelt der zu Bildenden in den Blick, um daraus anzustrebende Lernziele und geeignete Bildungsinhalte zu bestimmen.

Die Stellung von Ärzten und Ärztinnen in der medizinischen Versorgung und das therapeutische Verhältnis verweisen auf deren zentrale Position im sozialstaatlichen Gefüge. Aus den beruflichen Anforderungen und gesellschaftlichen Erwartungen an die ärztliche Profession ergibt sich ein heterogener Bedarf notwendiger Handlungskompetenzen. Dieser wird maßgeblich durch diverse Entwicklungstendenzen innerhalb und außerhalb des Gesundheitssystems erzeugt, die zudem den Status der Ärzteschaft als Profession tangieren. Daraus erwächst die Notwendigkeit, insbesondere Fertigkeiten im Umgang mit einer veränderten Patientenschaft hinsichtlich der Krankheitsbilder und eines erhöhten psychischen Betreuungsbedarfs sowie mit komplizierter werdender Medizintechnik zu fördern.

Daraus lassen sich in Beantwortung der zweiten Untersuchungsfrage nach der Art des Ausbildungsbedarfs soziale und personale Kompetenzen wie Patientenorientierung und Kommunikationsfähigkeit herleiten. Zu vermittelnde fachliche und methodische Kompetenzen sollten darüber hinaus zur Bewältigung der zunehmenden Komplexität im System sowie zur Gestaltung des allgemeinen Wandels befähigen. Diese Qualifizierung des Ausbildungsbedarfs deutet auf Bildungsziele, die über berufsbezogene Kompetenzen hinaus in die Persönlichkeitsbildung hineinreichen, d.h.

---

[8] Vgl. Toennessen/ Swart/ Marx (2013).

die Bildung von Haltungen, Bewusstsein und Denkstilen betreffen, um letztlich auch der drohenden ärztlichen De-Professionalisierung entgegen zu wirken.

Als Teil der Bedingungsanalyse bildet die Analyse der medizinischen Ausbildung die Rahmenbedingungen (Forschungsfrage 3) für ein neues Lehrangebot ab. Gegenwärtige und geplante Reformansätze erzeugen eine erhebliche Varianz der Lehrpläne und Strukturen des Medizinstudiums, so dass sich die integrative Ausrichtung und der modulare Aufbau des Lehrkonzepts Patientensicherheit diesbezüglich als günstig erweisen können.

Von zentraler Bedeutung für das Thema Patientensicherheit ist ein konstruktiver Umgang mit den Ursachen von Fehlern bzw. Fehlleistungen. Die Problemanalyse im Kapitel D ist als Teil einer erweiterten Bedingungsanalyse zu verstehen, mit dem Ziel, problemorientiert den speziellen Lernbedarf zu bestimmen. Da kognitiven Prozessen der Wahrnehmung und Informationsverarbeitung hier besondere Bedeutung zukommt, wird ein entsprechender Ausbildungsbedarf hinsichtlich der Aspekte Aufmerksamkeit, Kontrolle, Reflexion und Bewusstsein formuliert. Hier zeichnet sich der Nutzen universeller Lernziele und Bildungsinhalte bereits ab, die in die Richtung einer sicherheitsbewussten Haltung, einer breiteren Wahrnehmungsperspektive und eines analytischen Denkstils weisen.

Die Beantwortung dieser vierten Frage nach problemspezifischen Lernzielen und Bildungsinhalten wird um die Ergebnisse der Curriculumanalyse ergänzt. Darin geht es um die Identifikation von Lernzielen und Bildungsinhalten, über die im Diskurs um die Patientensicherheit-Ausbildung allgemeiner Konsens besteht. Bis auf die Handbücher der WHO[9] sind die Empfehlungen[10] zur Ausbildung sehr abstrakt gehalten oder als strukturierte Auflistung von Lernzielen[11] gestaltet. Diese wurden zumeist induktiv aus Studienergebnissen zur Patientensicherheit hergeleitet und erscheinen evident. Probleme aus erziehungswissenschaftlicher Perspektive bestehen in dem offenbar zugrundeliegenden Verständnis

---

[9] Vgl. World Health Organization (2009), (2011) und (2012).
[10] Vgl. European Union Network for Patient Safety (2010).
[11] Vgl. Agency for Quality in Medicine (2007); Bundesärztekammer (2009); Schweizerische Akademie der Wissenschaften (2007); Aktionsbündnis Patientensicherheit (2014); Medizinischer Fakultätentag (2015).

einer normativen Pädagogik und mangelnden Hinweisen für den Transfer in die Ausbildungspraxis. Eine normative Pädagogik unterliegt dem Irrtum, erwünschte Verhaltensveränderungen durch methodische Intervention steuern zu können.[12] Bis ins Detail operationalisierte Lernzielformulierungen haben ihren Wert für die Vermittlung deklarativen Wissens und des objektiven Prüfens dieser Kenntnisse auf dem Niveau der Reproduktion. Für die Bildung von Motiven und Einstellungen sind hingegen soziale Bedingungen zu berücksichtigen, die in der Lernumgebung und Zielgruppe der Lernenden gegeben sind. Deshalb müssen didaktische Entscheidungen über Feinziele und die Methodenwahl in der Verantwortung der Lehrenden belassen werden. Dies ist kein Zugeständnis an deren Freiheit in der Unterrichtsgestaltung, sondern die Voraussetzung für die Reorganisation und den Transfer von Wissensbeständen in Prozesse des Problemlösens. Aus diesem Grund wurde bei der Entwicklung des hier vorgestellten Lehrkonzepts explizit auf die Vorgabe von Feinzielen verzichtet.

Aus den vorgenannten Analyseschritten ergibt sich in einem ersten Ansatz die Bestimmung der Richtziele für das Lehrkonzept Patientensicherheit. Während Haltungen (Motive) die Voraussetzung für das Handeln sind, unterstützen Wissen und Fertigkeiten dessen Ausführung. Mit Bezug auf die Bedeutung des Bewusstseins, der Aufmerksamkeit und der kognitiven Kontrolle bei der Fehlervermeidung wird eine *Haltung der Achtsamkeit* als grundlegend für sicheres Handeln bestimmt. Dabei wird dieser Terminus hier in Abgrenzung zur fokussierten Konzentration als erweiterte Wahrnehmungsperspektive[13] aufgefasst, in die ethische Bewertungen einfließen[14]. Aus einer Definition des medizinischen Handelns wurden allgemeine Kompetenzen abgeleitet und in die Beschreibung eines *Therapeutischen Habitus* zusammengeführt. Als speziell sicherheitsrelevantes Kriterium wird ein kognitiver Stil der Analysefähigkeit und des dialektischen Denkens erachtet.

Das traditionelle Verständnis der Hermeneutik als Kunst der Textinterpretation vernachlässigend, wird ihr sowohl eine rezeptive als auch produktive Bedeutung für das Verstehen und Strukturieren sozialen Sinns

---

[12] Vgl. Lenzen (1999), S. 26-30.
[13] Vgl. Bishop et al. (2004).
[14] Vgl. Schulz-Nieswandt (2010) und (2010a), S. 89-91.

beigemessen.[15] Da sich die „Universalität des Verstehens"[16] auf den Sinn jeglicher menschlicher Interaktion und Lebensäußerungen bezieht, erscheint die hermeneutische Methode der Geistes- und Kulturwissenschaften didaktisch und methodisch besonders geeignet zur Erreichung universeller Bildungsziele wie der Persönlichkeitsbildung. Damit ist die fünfte Frage dieser Untersuchung nach dem Nutzen humanistischer Bildungsinhalte für die Patientensicherheit beantwortet. In einem Modell hermeneutischer Handlungskompetenzen werden Verantwortung und Orientierungsfähigkeit (Bildung von Motiven), Reflexionsfähigkeit und Urteilskraft sowie Patientenorientierung und Kommunikationsfähigkeit als Grobziele für das Lehrkonzept Patientensicherheit entwickelt.

Das Lehrkonzept Patientensicherheit integriert die gesamte medizinische Lehre vom Studium bis zur ärztlichen Fortbildung. Der Aufbau der Module folgt diesem Bildungsweg lebenslangen Lernens. Vor allem ist die Konzeption so angelegt, dass seine Inhalte in den straffen Lehrplan des Medizinstudiums integrierbar sind. Die Themen der Module bauen gemäß ihrer Relevanz für die Patientensicherheit und die ärztliche Tätigkeit aufeinander auf. In den Grundlagenkursen werden die Inhalte der besprochenen Curricula und Lernzielkataloge vermittelt, wohingegen die Weiter- und Fortbildung verstärkt auf die Selbstbildung ausgerichtet sind.

2 Diskussion

Es erscheint sinnvoll den Bedarf an einem Lehrangebot zur Patientensicherheit direkt bei der betroffenen Zielgruppe nachzufragen. Doch wie erfragt man Vorwissen und Einstellungen zu einem Problem, das offensichtlich zuvor kaum thematisiert worden ist? Genau das war die Herausforderung nach der Erfahrung bei der Befragung von Studierenden im 10. Semester an der Medizinischen Fakultät der RWTH Aachen im Jahr 2010. Obwohl methodisch nicht unproblematisch, wurde dem Fragenteil in der Folgeuntersuchung im Sommer 2013 eine Definition des Begriffs Patientensicherheit vorangestellt.

Antworttendenzen der sozialen Erwünschtheit wurde mit der Operationalisierung des zu erklärenden Konzepts auf verschiedenen Ebenen begegnet (Indikatoren: Wissen, Einstellungen, Verhalten). Dennoch sind derartige Antwortverzerrungen nicht mit absoluter Sicherheit auszuschließen.

---

[15] Vgl. Jung (2001), S. 10.
[16] Vgl. Jung (2001), S. 9.

Dem methodischen Einwand einer zu geringen Stichprobengröße ist entgegenzuhalten, dass die Anzahl von 216 Studienteilnehmern bei einer Grundgesamtheit von etwa 10.700 Medizinstudierenden pro Semester[17] den Kriterien der Stichprobenberechnung standhalten sollte. Da die Aachener Medizinstudierenden keinem anderen Auswahlverfahren als diejenigen anderer medizinischer Fakultäten unterliegen,[18] besteht kein Grund, die Repräsentativität der Studie anzuzweifeln. Für ihre Reliabilität sprechen zudem die Befunde der Marburger Studierendenbefragung[19].

Weitere methodische Einwände lassen sich gegen die Art der Curriculum-Entwicklung einbringen. Im Idealfall entwickeln Expertenteams wissenschaftlich und anwendungsbezogen Curricula in einem fortlaufenden offenen Prozess aus Evaluation und Revision. Diese Idealbedingungen waren im vorliegenden Fall nicht gegeben.

Da auf dem Gebiet der Ausbildung zur Patientensicherheit in Deutschland bislang wenig Erfahrung verfügbar ist, konnten zumindest die Evaluationsergebnisse des Aachener Lehrprojekts in den vorliegenden Entwurf einfließen. Der vorliegende Entwurf wäre nach seiner Implementierung wiederum in einem Prozess der fortlaufenden Curriculum-Entwicklung zu evaluieren und zu revidieren. Als Vorteil dieses Lehrkonzepts wird die deduktive Ableitung der Lernziele erachtet, die auf der Darstellung der Ursachen von Fehlleistungen im Kapitel D basiert. Aus diesem Teil der Bedingungsanalyse wurden Lernziele und Bildungsinhalte herausgearbeitet, die über die Empfehlungen der vorliegenden Curricula und Lernzielkataloge zur Patientensicherheit hinausweisen.

Der hier vorgestellte Entwurf eines integrierten Lehrprojekts repräsentiert ein selbstständiges Fach Patientensicherheit mit einem Themenquerschnitt, der Forderungen nach Multiprofessionalität und interdisziplinärer Zusammenarbeit der Gesundheitsberufe gerecht wird. De facto aber ist

---

[17] Die Zahlen beziehen sich auf 10.707 deutsche und ausländische Studienanfänger im Studienfach Humanmedizin zum Wintersemester 2008/2009. Vgl. Statistisches Bundesamt (2013), S. 34.
[18] Alternative Auswahlverfahren zur Vergabe nach *Numerus Clausus* über die Stiftung Hochschulzulassung (ehem. Zentralstelle für die Vergabe von Studienplätzen, ZVS), z.B. interne Assessments oder persönliche Vorstellungsrunden, werden bisher nur von wenigen medizinischen Fakultäten in geringem Umfang genutzt.
[19] Vgl. Toennessen/ Swart/ Marx (2013).

diese Themenvielfalt den Erfordernissen sicheren medizinischen Handelns geschuldet. Nichtsdestoweniger stellt dieser Vorschlag einen vorläufigen Kompromiss angesichts der in der Ärztlichen Approbationsordnung beinhalteten Stofffülle und der reformbedingten Umstrukturierungen des Medizinstudiums dar. Dies zeigt sich auch in den als Mindestanforderung bezifferten Unterrichtsvolumina. Die Besonderheit des Faches Patientensicherheit erfordert kulturwissenschaftliche Bildungsinhalte in der medizinischen Ausbildung, wie sie in der Diskussion um das *Würzburger Philosophicum* oder das *Studium fundamentale* an der Universität Witten/ Herdecke erörtert werden.

Der integrative Ansatz des Konzepts besteht sowohl in der besonderen Berücksichtigung der Bedingungen des Medizinstudiums sowie der einbezogenen Spanne (beruflichen) lebenslangen Lernens, vom Studium bis zur kontinuierlichen ärztlichen Fortbildung, entlang der die Module ausgerichtet sind. Auch hier wird eine Kompromisslösung angeboten, indem die persönlichkeitsbildenden hermeneutischen Bildungsanteile mit zunehmender Eigentätigkeit erst mit der ärztlichen Weiterbildung einsetzen. Entsprechend ihrer Bedeutung für die Vorbereitung auf die ärztliche Tätigkeit, ist es hingegen wünschenswert, diese Inhalte möglichst früh im Medizinstudium zu thematisieren. Die Idee eines quer zum gesamten Studium angelegten Blocks „Persönliche und professionelle Entwicklung"[20] könnte als Vorschlag für die geplante Reform des Medizinstudiums[21] aufgenommen werden. Das vermeintliche Problem geeigneter Dozenten für die Moderation der kulturwissenschaftlichen Themen ergibt sich aus der in der Diskussion um die Patientensicherheit geforderten Multiprofessionalität.

Ein berechtigter erziehungswissenschaftlicher Einwand könnte gegen die zugrunde gelegte Theorie der kategorialen Bildung nach Wolfgang Klafki für die Herleitung der Bildungsinhalte gerichtet werden. Die Verwendung dieser didaktischen Theorie, die zeitlich hinter der kritisch-konstruktiven Didaktik und deren Erwiderung durch das Berliner Modell zurückliegt, kann als konservativ kritisiert werden. Dem ist entgegenzuhalten, dass die genannten Modelle für die schulische Bildung entwickelt wurden, wohingegen die relativ einfachen Grundsätze der kategorialen Bildung

---

[20] Vgl. Walton/ Jeffrey/ Staalduinen et al. (2013).
[21] Vgl. Wissenschaftsrat (2014); zum „Masterplan Medizinstudium 2020" siehe Koalitionsvertrag: Bundesregierung (2013), S. 81f.

für erziehungswissenschaftliche Laien nachvollziehbar und in der beruflichen Ausbildung anwendbar sind.

Die Bestimmung von Lernzielen ist ein typischer Anwendungsfall der hermeneutischen Methode. Insofern mag die Herleitung der Grobziele auf der Basis eines Modells hermeneutischer Handlungskompetenzen ungewöhnlich sein, aber in der Sache nicht falsch. Probleme ergeben sich, wie die eigene Lehrerfahrung zeigt, aus der Akzeptanz geisteswissenschaftlicher Methoden (Hermeneutik, Dialektik, Mäeutik) in medizinischen Fachkreisen. Diese Andersartigkeit des Lernens verunsichert zunächst Medizinstudierende, die es gewohnt sind, prüfungsorientiert und kurzfristig große Stoffmengen aufzunehmen (sog. *bulimisches Lernen*).[22]

Sicherheit ist gleichermaßen eine Voraussetzung als auch das erzielte Ergebnis einer Handlung. Erst die Wahrscheinlichkeit für das Eintreten eines Ergebnisses motiviert die Entscheidung für eine Handlungsalternative; und erst die Sicherheit des Handlungserfolgs verleiht einer Handlungsweise Sinn. Sicherheit ist zudem ein existenzielles menschliches Bedürfnis und somit ein vorrangiges Interesse.[23] In diesem Punkt unterscheiden sich Sicherheitsvorstellungen der Medizin von denen der Hochrisikobereiche, auf die im Diskurs um die Patientensicherheit immer wieder rekurriert wird. Im Fall von Fehlleistungen und Sicherheitsversagen zählen der Ingenieur im Kernkraftwerk oder der Pilot eines Flugzeugs selbst zu den unmittelbar betroffenen Opfern. Hinzu kommt die Dimension des Schadensausmaßes und damit seine Wahrnehmbarkeit für die Fachwelt und für die Öffentlichkeit – hier der tragische Einzelfall, dort die Katastrophe mit einer Vielzahl von Opfern.

Lernen findet in einem konkreten Kontext statt, der die soziale Beziehung zwischen Lehrendem und Lernendem beeinflusst.[24] Der Bezugsrahmen

---

[22] Siehe auch Jaspers (1986a), S. 8f.
[23] Vgl. Maslow (2010), insbes. S. 62-65.
[24] Lektüre und virtuelle Lernformate sind davon nicht ausgenommen, weil der Autor bzw. Produzent die Erwartungen und Reaktionen seiner Rezipienten wie in einer direkten Interaktion berücksichtigen muss. Auch virtuelles Handeln ist seiner Art nach soziales Handeln, in dem es sich in seinem subjektiven Sinn auf das Verhalten anderer bezieht. Vgl. Max Weber (2005), S. 4. Die mittelbare Anwesenheit des Anderen lässt indes nur abstrakte Annahmen über dessen Vorstellungen und Verhaltensweisen zu. Sie reduziert ihn auf die Passivität eines

der Patientensicherheit umfasst die menschliche Interaktion mit sozialen und technischen Systemen sowie Organisationen, mit der Besonderheit der Asymmetrie im therapeutischen Verhältnis. Ausbildungsmaßnahmen zur Patientensicherheit antizipieren diesen Human-Factor-Ansatz und sollen Lernende auf dieses komplizierte Beziehungsgeflecht vorbereiten. Die meisten der benannten Curricula und Lernzielkataloge listen technische und nicht-technische – sozialkommunikative Inhalte auf, ohne die soziale Dimension des Lernprozesses selbst einzubeziehen. Damit vermeiden sie die Stellungnahme dazu, wie beispielsweise kommunikative Fähigkeiten mit der Entwicklung einer patientenorientierten Haltung verbunden werden können.

Die Konsequenz aus dieser Einsicht muss jedoch lauten, zumindest für die Ausbildung in Patientensicherheit „neue alte Wege der (Aus)Bildung" zu beschreiten. Dies bedeutet, bewährte Verfahren wie z.B. Praxisanleitung hinsichtlich der Aktualität ihrer Referenz und innovative Tendenzen auf ihre didaktische Bewährung hin zu überprüfen. Die Vermeidung dieser Frage bewahrt indes davor, Kritik an den gegebenen Strukturen formulieren zu müssen.

Die Ausführungen der vorgelegten Arbeit zeigen auf, dass sich die Begriffe *Sicherheitskultur, Lernkultur, Kommunikationskultur* und *lernende Organisation* im Grunde genommen äquivalent – zumindest aber komplementär – zueinander verhalten. Folglich gelten in der theoretischen (schulischen) Lernsituation die gleichen sozialen Prinzipien wie in der praktischen (betrieblichen).

Die Bedeutung der Wahrnehmung Anderer für das Erkennen von Fehlleistungen und für Fehlerkorrekturen hat James Reason hervorgehoben.[25] Dieser soziale Aspekt spricht für strukturelle Interventionen und gegen reflexartig initialisierte Maßnahmen zunehmender Technisierung und Bürokratisierung, die auf den ersten Blick Problemlösungen zu sein scheinen. Im Gegenteil erhöhen sie die Komplexität in den Systemen,

---

Bildungskonsumenten, die mit einer aktiven Lerntätigkeit nicht zu vereinbaren ist. Ihren Nutzen haben virtuelle Lernformate hingegen in der Vermittlung deklarativen Wissens. Ein Missbrauch liegt hingegen vor, wenn Inhalte, die das vermittelbare Pensum des Lehrplans überschreiten, auf diese Weise quasi ausgelagert werden. Der konkrete Anwendungsbezug des Themas Patientensicherheit verweist insofern auf die Grenzen virtueller Lernformate.

[25] Vgl. Reason (1994), S. 207f.

schränken die Handlungsfähigkeit ein (Paradox der Automatisierung) und führen zu einem Effekt der Verantwortungsdiffusion. Dieser Begriff aus der Psychologie bezeichnet einen Zustand nicht eindeutiger Verantwortungszuschreibung, weil man sich auf die Initiative anderer Personen – und im übertragenen Sinn auf die Funktion von Sicherheitssystemen verlässt.

Wie für jede soziale Beziehung gilt für die Lernsituation, dass sie einen bestimmten Kontext hat. Dieser ist selten durch zwingende Umstände vorgegeben. Das Wort *Organisation* bringt zum Ausdruck, dass der situative Rahmen gestaltet werden kann. Die Lernsituation ist hier insofern eine besondere, da kollektive Wissensbestände als Grundlage der Kommunikation und des gemeinsamen Handelns noch anzulegen und zu konsolidieren sind. In der Arbeitsorganisation erfordert diese Besonderheit Freiräume, die Lehrende und Lernende zumindest partiell von betrieblichen Verpflichtungen entbinden und die dennoch in den betrieblichen Abläufen verortet sind. Selbstverständlich erfordert die Schaffung innerbetrieblicher Lernräume Ressourcen wie Personal, Zeit und Arbeitsmittel.

Was hier für das Lernen in der Organisation ausgeführt wird, gilt in gleichem Maße für die Vermeidung von Fehlern und die Bedingungen sicheren Arbeitens. Ein neuer Taylorismus mit der Segmentierung von Arbeitsschritten unter maximaler Auslastung der persönlichen Arbeitskraft ist mit den Erfordernissen einer Sicherheitskultur, in der Kommunikation und Teamentwicklung von zentraler Bedeutung sind, nicht vereinbar: Selbstbeobachtung, Kontrolle, kollegiale Unterstützung und der kritische zweite Blick, der für die Vermeidung von Fehlleistungen ebenso wie für das Lernen aus Beinahe-Fehlern bedeutsam sind, werden dadurch ökonomischen Zwängen geopfert.

Die Ergebnisse einer buchhalterischen Aufrechnung für diese Art von Investitionen in die Sicherheit – der Organisation, der Patienten und der Mitarbeiter – mit den unkalkulierbar gewordenen Unkosten für juristische Verfahren und Haftpflichtversicherungsprämien bei verbliebenen Teilkaskorisiken dürften zu aufschlussreichen Einsichten über das Verhältnis von Effizienz und Effektivität, von Kosten und Nutzen führen.

An diesem Punkt kommt man zur Frage der Ressourcenverteilung im Gesundheitssystem und dem Problem der Fehlanreize. Dieses besteht unabhängig davon, ob Unternehmen Einsparungen mit dem Ziel der Gewinnmaximierung durchführen oder, ob die öffentliche Hand sich aus der

Finanzierung von Krankenhäusern zurückzieht, um Gesundheitsausgaben zu reduzieren. Die externen Effekte dieser „Einsparungen" erzeugen Kosten anderer Art, die u.a. in der Ausweitung des Subsidiaritätsprinzips zulasten pflegender Angehöriger, der Patientensicherheit, des sozialstaatlichen Solidaritätsprinzips und nicht zuletzt des professionellen Status der Ärzteschaft gehen werden. Mittel- bis langfristig werden sich diese Kosten im gesamten gesellschaftlichen System auswirken. Die sog. Kostenexplosion im Gesundheitswesen ist zweifelsohne eine Folge des medizinisch-technischen Fortschritts mit neuen Optionen und teuren Verfahren, der Expansion von Bedürfnissen und des demografischen Wandels.

Die Medikalisierung der Gesellschaft, für welche die Bewerbung medizinischer Produkte in nahezu jeder Zeitschrift und TV-Werbeeinblendung als Indikator herangezogen werden kann, deutet auf die „Wachstumspotenziale" und vermittelt den Eindruck des Gesundheitsmarktes als eines El Dorado, in dem die Kostenspirale durch unzweckmäßige Ressourcenverteilung und Fehlanreize vorangetrieben wird. Das Lavieren zwischen den sozialstaatlichen Prinzipien der Solidarität sowie der Daseinsvorsorge einerseits[26] und marktwirtschaftlichen Prinzipien andererseits hat bisher keine Lösung des Dilemmas herbeiführen können.

Die Probleme der Patientensicherheit scheinen jedoch unmittelbar mit der Ökonomisierung des Gesundheitswesens im Zusammenhang zu stehen, auch wenn dies empirisch schwer zu belegen ist und in Fachpublikationen bestenfalls politisch korrekt angedeutet wird.[27]

Doch wie entledigt man sich der Geister, die man rief? Offensichtlich ist das Problem der Patientensicherheit ein Symptom der aktuellen Verhältnisse im Gesundheitssystem. Diese sind das Ergebnis einer langen Kette von Gesundheitsreformgesetzen, einer wachsenden Anzahl von Akteuren und vor allem einer Vielzahl von Stakeholdern im System sowie eigendynamischen Entwicklungen infolge von Liberalisierungstendenzen, um nur einige der Faktoren zu nennen.

---

[26] Vgl. Schulz-Nieswandt (2010b), insbes. Kap. 3 und 4; Forsthoff (1971), S. 75-80. In Abgrenzung zu Forsthoffs staatsrechtlicher Perspektive fasst Schulz-Nieswandt den Begriff der Daseinsvorsorge als ein mit dem Gemeinwohl verbundenes existenzialphilosophisches Konzept auf. Vgl. Schulz-Nieswandt (2010b), S. 14. Speziell zum Thema Daseinsvorsorge und Sicherheit, siehe Schulz-Nieswandt (2010b), S. 18-20.

[27] Vgl. Isfort et al. (2010), S. 64 und 72.

Was als Korrektur von Fehlentwicklungen intendiert war, hat in einigen Fällen zu neuen Komplikationen geführt. Durch mangelnde Kooperation und Koordination der Akteure im Gesundheitssystem werden die Transparenzprobleme hinsichtlich ihrer Interessensphären nicht zu lösen sein.

Angesichts der zentralen Position der Ärzte im Gesundheitssystem und der ihnen drohenden De-Professionalisierung sollten einige ärztliche Lobbyisten der interdisziplinären Kooperation der Gesundheitsberufe mehr Aufmerksamkeit widmen als der Ausweitung ihrer berufsständischen Privilegien. Seit einigen Jahren zeichnet sich auf interdisziplinären Konferenzen und Tagungen ein diesbezügliches Umdenken auch bei den Pflegekräften und Angehörigen anderer Gesundheitsberufe ab.

Die deutsche Hochschullandschaft hat sich im Bereich der Gesundheitsversorgung stark gewandelt. Neben Universitäten sind öffentliche und private Fachhochschulen und Bildungseinrichtungen getreten, die ihren Beitrag zur Professionalisierung der traditionellen Gesundheitsberufe und zur Qualifizierung neuer Tätigkeitsausrichtungen leisten. Anstatt verhaltener Koexistenz sollten diese synergetischen Potenziale als Chance zur Kooperation und Gestaltung der Gesundheitsversorgung genutzt werden. Zur Gestaltung des Wandels bedarf es Persönlichkeit/en – deshalb spielt der humanistische Bildungsansatz im Zusammenhang mit der Persönlichkeitsbildung in dem hier vorgestellten Lehrkonzept eine wichtige Rolle.

Inzwischen haben österreichische Institutionen Aufbaustudiengänge in Patientensicherheit etabliert, wie z.B. die Donau-Universität Krems (MSc. in Clinical Risk- and Quality-Management), die Universität Wien (Patientensicherheit und Qualität im Gesundheitssystem MSc.) und die Alpen-Adria-Universität in Klagenfurt (Universitätslehrgang Risikomanagement und Patientensicherheit). Damit wird jedoch Tendenzen, die Patientensicherheit zu einer Angelegenheit von Experten zu machen, befördert.

Die Sicherheit der medizinischen Versorgung muss aber zum Anliegen aller Beteiligten und zuvorderst der Akteure im Gesundheitswesen gemacht werden. Ein Schritt dazu sind „Sicherheitsnetzwerke", in denen einzelne Akteure, Gruppen und Organisationen in kontinuierlicher Interaktion zueinander stehen. Mit dem Ärztlichen Zentrum für Qualität in der Medizin (ÄZQ), dem Aktionsbündnis Patientensicherheit (APS), den European Network-Nursing Academies (ENNA), der Bundesärztekammer (BÄK) und dem Gemeinsamen Bundesausschuss (G-BA), um hier nur einige zu nennen, bestehen bereits wichtige Knotenpunkte in einem zu verdichtenden Netzwerk.

Eine praktizierte Sicherheitskultur ist eine Kultur der Verantwortlichkeit. Die durch Sozialversicherungen gedeckten monetären Risiken der Gesundheitsversorgung und ihre Sicherheit sind keine wohlfahrtstaatlichen Zuwendungen, sondern ein Kollektivgut von existenzieller Bedeutung.[28] Wo aber ein allgemeines Interesse vorliegt, ohne dass jemand in der zivilrechtlichen Verantwortung dafür ist, muss der Staat in einem staatsrechtlichen Verständnis die Verantwortung übernehmen.[29]

Gesundheit und Sicherheit sind existenzielle menschliche Bedürfnisse. Ihre Abwesenheit erzeugt Mangelgefühle, die durch die Abhängigkeit von Anderen, deren Motiven und Kompetenz, verstärkt werden. Vertrauen muss verdient sein, indem es erworben und erhalten wird. Dies gilt umso mehr, wenn ein konditionales Gut wie die Gesundheit von einem anderen – der Sicherheit – abhängt. Sicheres Verhalten ist die Mindestvoraussetzung zur Erzielung eines intendierten Handlungserfolgs. Sicherheit in der medizinischen Behandlung ist folglich kein hehres Ziel, sondern eine alltägliche Notwendigkeit.

Die Dimension der Patientensicherheit ragt weit über den individuellen Fall des Patientenschadens hinaus bis in die verfassungsrechtlichen Grundsätze des Sozialstaates. In dieser Dimension betrifft Sicherheit die Patienten und das medizinische Personal, die Einrichtungen der Gesundheitsversorgung und den Sozialstaat. Sie ist somit eine gesamtgesellschaftliche Angelegenheit. Die Verankerung der Patientensicherheit in der medizinischen Lehre kann nur eine der unumgänglichen Maßnahmen sein. Vor dem beschriebenen Hintergrund verwundert jedoch deren zögerliche Umsetzung.

---

[28] Vgl. Schulz-Nieswandt (2010b), S. 18-20.
[29] Vgl. Forsthoff (1971), S. 25f.

Literaturverzeichnis

Agency for Quality in Medicine (Hrsg.) (2007): CME-Concept „Patient Safety" Identify errors, Avoid incidents. Correct consequences – Learning from Errors. Berlin: AQuMed/ ÄZQ. URL: www.aezq.de/mdb/edocs/pdf/.../ps-cme-2009.pdf, (Zugriff am: 17.02.2016).

Ahne, Thomas/ Poellnitz, Paul von/ Gaupp, Rainer et al. (2015): Integration von E-Learning-Angebote anderer Lehrbereiche in den QB Notfallmedizin zur Förderung des interdisziplinären und interprofessionellen Dialogs: Evaluationsergebnisse. In: Gemeinsame Jahrestagung der Gesellschaft für Medizinische Ausbildung (GMA) und des Arbeitskreises zur Weiterentwicklung der Lehre in der Zahnmedizin (AKWLZ). Leipzig, 30.09.-03.10.2015. Düsseldorf: German Medical Science GMS Publishing House. S. 161.

Aktion Demokratische Gemeinschaft (2014): Gesundheitsreform 2015. URL: http://www.adg-ev.de/index.php/publikationen/adg-foren/forum-mai-2014/899-gesundheitsreform-2015, (Zugriff am: 13.04.2017).

Aktion Saubere Hände (o.J.). URL: http://www.aktion-sauberehaende.de/ash/ash/, (Zugriff am: 10.02.2016).

Aktionsbündnis Patientensicherheit (Hrsg.) (2006): Agenda Patientensicherheit 2006. Witten/ Herdecke: Private Universität Witten/ Herdecke.

Aktionsbündnis Patientensicherheit (Hrsg.) (2008): Aus Fehlern lernen. Profis aus Medizin und Pflege berichten. Bonn: Aktionsbündnis Patientensicherheit.

Aktionsbündnis Patientensicherheit (Hrsg.) (2012): Wege zur Patientensicherheit. Lernzielkatalog für Kompetenzen in der Patientensicherheit. Eine Empfehlung des Aktionsbündnisses Patientensicherheit e.V. erstellt von der Arbeitsgruppe Bildung und Training, Bonn: APS. URL: http://www.propatientensicherheit.de/fileadmn/Medianablage/Dokumente/Aktionsb%C3%BCndnis_PatSi/APS_Lernzielkatalog_Wege_final_130206.pdf, (Zugriff am: 22.07.2016).

Aktionsbündnis Patientensicherheit (Hrsg.) (2014): Wege zur Patientensicherheit. Lernzielkatalog für Kompetenzen in der Patientensicherheit. Eine Empfehlung des Aktionsbündnisses Patientensicherheit e.V. für Institutionen und Lehrende im Bereich der Aus-, Fort- und Weiterbildung der Gesundheitsberufe, erstellt von der Arbeitsgruppe Bildung und Training. Bonn: APS. URL: http://www.aps-ev.de/fileadmin/fuerRedakteur/PDFs/AGs/EmpfehlungAGBuT_Lernzielkatalog_Wege_2014_05_14_neu.pdf, (Zugriff am: 17.02.2016).

Amelang, Manfred/ Bartussek, Dieter (1997): Differentielle Psychologie und Persönlichkeitsforschung. 4. überarb. u. erw. Aufl. Stuttgart/ Berlin/ Köln: Verlag W. Kohlhammer.

Andersen, Ronald M. (1995): Revisiting the Behavioral Model and Access to Medical Care: Does it Matter? In: Journal of Health and Behavior 36 (3). S. 1-10.

Andersen, Ronald M. (2008): National Health Surveys and the Behavioral Model of Health Services Use. In: Medical Care 46 (7). S. 647-653.

Antonovsky, Aaron (1997): Salutogenese. Zur Entmystifizierung der Gesundheit. Dt. Ausg. hrsg. von Alexa Franke, [Forum für Verhaltenstherapie und psychosoziale Praxis, Bd. 36], Tübingen: dgvt-Verlag 1997.

AOK Bundesverband (2014): Krankenhaus-Report 2014: Wege zu mehr Patientensicherheit. Pressekonferenz am 21. Januar 2014 in Berlin. URL: http://www.aok-bv.de/imperia/md/aokbv/presse/pressemitteilungen/archiv/20 14/krankenhaus_report_2014_pressemappe_210114.pdf, (Zugriff am: 12.01.2016).

Approbationsordnung für Ärzte vom 27. Juni 2002 (BGBl. I S. 2405), Zuletzt geändert durch Art. 2 V. v. vom 2.08.2013 (BGBl. I S. 3005). URL: https://www.gesetze-im-internet.de/_appro_2002/BJNR240500002.html, (Zugriff am: 21.01.2016).

Arendt, Hannah (1998): Vita activa oder Vom tätigen Leben. 10. Aufl. München/ Zürich: Piper.

Armitage-Chan, Elizabeth (2014): Human factors, non-technical skills, professionalism andflight safety: their roles in improving patient outcome. In: Veterinary Anaesthesia and Analgesia, 41 (3) S. 221–223.

Aronson, Elliot/ Wilson, Timothy D./ Akert, Robin M. (2004): Sozialpsychologie. 4. akt. Aufl. München: Pearsons Education Deutschland. Kap. 4.

Ärztezeitung (04.08.2011): Mainzer Infusionsskandal: Staatsanwaltschaft gibt auf. URL: http://www.aerztezeitung.de/praxis_wirtschaft/recht/article/664913/ mainzer-infusionsskandal-staatsanwaltschaft-gibt.html, (Zugriff am: 03.04.2016).

Ärztliches Zentrum für Qualität in der Medizin (Hrsg.) (2005): Glossar Patientensicherheit, Definitionen und Begriffsbestimmungen. Berlin: ÄZQM. URL: www.arztbibliothek.de/mdb/edocs/pdf/patientensicherheit/glossar-patienten sicherheit.pdf, (Zugriff am: 12.01.2016).

Atkinson, Rita L./ Atkinson, Richard C./ Smith, Edward E. et al. (2001): Hilgards Einführung in die Psychologie. Grabowski, Joachim/ Meer van der, Elke (Hrsg.). Heidelberg/ Berlin: Spektrum Akademischer Verlag. Kap. 3; Kap. 9 und Kap. 17.

Auffermann, Bärbel/ Orschiedt, Jörg (2006): Die Neandertaler. Auf dem Weg zum modernen Menschen. Stuttgart: Konrad Theiss Verlag.

Australian Council for Safety and Quality in Health Care (Hrsg.) (2005). National Patient Safety Education Framework. The Framework Documents. Canberra: ACSQHC. URL: http://www.safetyandquality.gov.au/wpcontent/uploads/2012/06/National-Patient-Safety-Education-Framework-2005.pdf, (Zugriff am: 17.02.2016).

Australian Commission on safety and Quality in Healthcare (Hrsg.) (2006): Measuremant for Improvemant. Toolkit. Canberra: ACSQHC. URL: http://www.safetyandquality.gov.au/wp-content/uploads/2012/01/measurement-for-Improvement-toolkit-a.pdf, (Zugriff am: 02.10.2015).

Badke-Schaub, Petra/ Hofinger, Gesine/ Lauche, Kristina (2012): Human Factors. In: Badke-Schaub, Petra/ Hofinger, Gesine/ Lauche, Kristina (Hrsg.). Human Factors. Psychologie sicheren Handelns in Risikobranchen. 2. übarb. Aufl. Berlin/ Heidelberg: Springer-Verlag. S. 3-20.

Baecker, Dirk (2000): Die verlernende Organisation. Wittener Diskussionspapiere, 76. Universität Witten/ Herdecke.

Baecker, Dirk (2002): Wozu Systeme? Berlin: Kulturverlag Kadmos.

Baecker, Dirk (2003): Plädoyer für eine Fehlerkultur. In: Zeitschrift für Organisationsentwicklung, Jahrgang, 22 (2/3). S. 24-29.

Bandura, Albert (1976): Lernen am Modell. Stuttgart: Klett-Kotta.

Bandura, Albert (1979): Sozial-kognitive Lerntheorie. Stuttgart: Klett-Kotta.

Beauchamp, Tom L./ Childress, James F. (1989): Principles of Biomedical Ethics. 3. Aufl. New York, Oxford: Oxford University Press.

Beck, Ulrich (1986): Risikogesellschaft. Auf dem Weg in eine andere Moderne. Frankfurt/M.: Suhrkamp.

Becker, Kai (2015): NKLZ. Jetzt geht es um den Stoff. URL: http://www.zm-online.de/starter/campus/NKLZ-Jetzt-geht-es-um-den-Stoff_301960.html, (Zugriff am: 04.10.2015).

Behörde für Soziales, Familie, Gesundheit und Verbraucherschutz (Hrsg.) (2010): Aus Fehlern lernen. Curriculumbausteine Patientensicherheit. Hamburg: BSG. URL: https://www.pflege-ndz.de/tl_files/pdf/Aus-Fehlern-lernen-Curriculumbausteine-Patientensicherheit.pdf, (Zugriff am: 25.09.2015).

Belardi, Nando (2014): Supervision. In: Wirtz, Markus (Hrsg.): Dorsch. Lexikon der Psychologie. 17. Aufl. Bern: Verlag Hans Huber. S. 1624f.

Benecker, Christian (2010): Bachelor und Master in der Medizin – schon ein Modellversuch mobilisiert Widerstand. In: Ärztezeitung, 11.01.2010. URL: http://www.aerztezeitung.de/politik_gesellschaft/article/583050/bachelor-master-medizin-schon-modellversuch-mobilisiert-widerstand.html, (Zugriff am: 04.11.2015).

Berger, Peter. L./ Luckmann, Thomas (2007): Die gesellschaftliche Konstruktion der Wirklichkeit. Eine Theorie der Wissenssoziologie, 21. Aufl., Frankfurt/M.: Fischer TB Verlag.

Bergius, Rudolph (1994a): Motiv, Motivation, Motivationsforschung. In: Häcker, Hartmut/ Stapf, Kurt H. (Hrsg.). Dorsch Psychologisches Wörterbuch, 12. übarb. Aufl. Bern: Verlag Hans Huber. S. 490-494.

Bergius, Rudolph (1994b): Aufmerksamkeit. In: Häcker, Hartmut/ Stapf, Kurt H. (Hrsg.). Dorsch Psychologisches Wörterbuch, 12. überarbeitete Auflage, Bern: Verlag Hans Huber. S. 69f.

Berner, Barbara (2007): Tätigkeit der Gutachterkommissionen und Schlichtungsstellen in Deutschland. In: Madea, Burkhard/ Dettmeyer, Reinhard (Hrsg.): Medizinschadensfälle und Patientensicherheit. Köln: Deutscher Ärzteverlag. S. 33-37.

Birbaumer, Niels/ Schmidt, Robert F. (1999): Biologische Psychologie. 4. Aufl. Berlin/ Heidelberg/ New York: Springer-Verlag.

Bishop, Scott R./ Lau, Mark/ Shapiro, Schauna et al. (2004): Mindfulness: A Proposed Operational Definition. In: Clinical Psychology: Science and Practice, 11 (3). S. 230–241.

Bloom, Benjamin S./ Engelhart, Max D./ Furst, Edward J. et al. (1976): Taxonomie von Lernzielen im kognitiven Bereich, Weinheim/ Basel: Beltz Verlag.

Böhm, Winfried (2000): Wörterbuch der Pädagogik. 15. übarb. Aufl. Stuttgart: Alfred Kröner Verlag.

Bohrer, Thomas/ Schmidt, Michael/ Rüter, Gernot et al. (2010): Medizinstudium: Die Schwester der Medizin. Deutsches Ärzteblatt, 107 (51/52). S. 2591. URL: http://www.aerzteblatt.de/archiv/79818/Medizinstudium-Die-Schwester-der-Medizin, (Zugriff am: 29.09.2015).

Borgetto, Bernhard/ Kälble, Karl (2007): Medizinsoziologie. Sozialer Wandel, Krankheit, Gesundheit und das Gesundheitssystem. Weinheim/ München: Juventa.

Bourdieu, Pierre (1982): Die feinen Unterschiede. Kritik der gesellschaftlichen Urteilskraft. 14. Aufl. Frankfurt/M.: Suhrkamp Verlag.

Bowlin, Stephanie/ Baer, Ruth (2012): Relationships between mindfulness, self-control, and psychological functioning. In: Personality and Individual Differences, 52 (3). S. 411-415.

Brennan, Troyen A./ Leape, Lucian L./ Laird, Nan M., et al. (1991): Incidence of Adverse Events and Negligence in Hospitalized Patients: Results of the Harvard Medical Practice Study I. In: New England Journal for Medicine, 324 (6): S. 370-376.

Brinkmann, Günter (Hrsg.) (1975): Offenes Curriculum – Lösungen für die Praxis. Kronenberg/Ts.: Scriptor Verlag.

Brockert, Ann-Katrin/ Wendl, Janica/ Druener, Susanne et al. (2014): „Vom Durcheinander zum Miteinander", Interprofessioneller Workshop 2014 – Ein Pilotprojekt. In: Jahrestagung der Gesellschaft für Medizinische Ausbildung (GMA). Hamburg, 25.-27.09.2014. Düsseldorf: German Medical Science GMS Publishing House. S. 78.

Brockhaus (1954): Der Grosse Brockhaus. 16. Völlig neuberarb. Aufl. in 12 Bänden, Bd. 4. Wiesbaden: F. A. Brockhaus.

Brockhaus (1993): Solidarität. In: Brockhaus Enzyklopädie in 24 Bänden. 19. Völlig neu bearb. Aufl. Bd. 20, S. 428-431.

Brockhaus (1993): Subsidiarität/ Subsidiaritätsprinzip. In: Brockhaus Enzyklopädie in 24 Bänden. 19. Völlig neu bearb. Aufl. Bd. 21; S. 395f.

Brödel, Rainer (2002): Relationierungen zur Kompetenzdebatte. In: Siebert, Horst (Hrsg.): REPORT Literatur- und Forschungsreport Weiterbildung. Wissenschaftliche Halbjahreszeitschrift, 49/2002. Bielefeld: Bertelsmann Verlag. S. 39-47.

Brown, Kirk Warren/ Ryan, Richard/ Creswell, David: Mindfulness (2007): Theoretical Foundations and Evidence for its Salutary Effects. In: Psychological Inquiry, 18 (4). S. 211-237.

Bruner, Jérôme S. (1957): Going beyond the information given. In: Bruner, Jerome/ . Brunswik, Egon/ Festinger, Leon/ Heider, Fritz et al. (Hrsg.): Contemporary approaches to cognition. Cambridge/Mass.: Harvard University Press.

Buerschaper, Cornelius (2012): Organisationen – Kommunikationssystem und Sicherheit. In: Badke-Schaub, Petra/ Hofinger, Gesine/ Lauche, Kristina (Hrsg.). Human Factors. Psychologie sicheren Handelns in Risikobranchen. 2. übarb. Aufl. Berlin/ Heidelberg: Springer-Verlag. S. 165-187.

Bundesärztekammer (Hrsg.) (2009): Fortbildungskonzept „Patientensicherheit", Fehlerquellen erkennen, Unerwünschte Ereignisse vermeiden, Folgen korrigieren – aus Fehlern lernen. Berlin: BÄK. URL: www.aezq.de/mdb/edocs/pdf/literatur/fbkonzept-ps.pdf, (Zugriff am: 17.02.2016).

Bundesärztekammer (2010-2014): Statistische Erhebung der Gutachterkommissionen und Schlichtungsstellen für die Statistikjahre 2010 bis 2014. URL: http://www.bundesaerztekammer.de/patienten/gutachterkommissionen-schlichtungsstellen/, (Zugriff am: 2.09.2015).

Bundesärztekammer (2011): Gutachterkommissionen und Schlichtungsstellen bei den Ärztekammern. Ein Wegweiser. Berlin. URL: http://www.bundesaerztekammer.de/patienten/gutachterkommissionen-schlichtungsstellen/, (Zugriff am: 30.01.2016).

Bundesärztekammer (2014). Ärztestatistik 2014: Etwas mehr und doch zu wenig. Ergebnisse der Ärztestatistik zum 31. Dezember 2014. Alle Diagramme und Tabellen. URL: http://www.bundesaerztekammer.de/fileadmin/user_upload/downloads/pdf-Ordner/Statistik2014/Stat14AbbTab.pdf, (Zugriff am: 09.11.2015).

Bundesärztekammer (2015): Ärztestatistik 2014: Etwas mehr und doch zu wenig. Ergebnisse der Ärztestatistik zum 31. Dezember 2014. URL: http://www.bundesaerztekammer.de/ueber-uns/aerztestatistik/aerztestatistik-2014/, (Zugriff am: 09.11.2015).

Bundesärztekammer (2015a): Ärztliche Ausbildung in Deutschland. URL: http://www.bundesaerztekammer.de/aerzte/aus-weiter-fortbildung/ausbildung/allgemeine-informationen-zum-medizinstudium/#c14517, (Zugriff am: 18.11.2015).

Bundesärztekammer (2015b): Medizinstudium und ärztliche Tätigkeit in Deutschland. URL: http://www.bundesaerztekammer.de/aerzte/internationales/medizinstudium-und-aerztliche-taetigkeit-in-deutschland/, (Zugriff am: 06.03.2017).

Bundesärztekammer (2015c): Empfehlungen zur ärztlichen Fortbildung. 4. überarbeitete Auflage 24. April 2015. URL: http://www.bundesaerztekammer.de/fileadmin/user_upload/downloads/pdf-Ordner/Fortbildung/EmpfFortb_20150424.pdf, (Zugriff am: 07.03.2017).

Bundesministerium Bildung und Forschung (o.J.): Bologna-Prozess. Zahlen und Fakten zur Europäischen Studienreform in Deutschland. URL: https://www.bmbf.de/de/zahlen-und-fakten-zur-europaeischen-studienreform-in-deutschland-1041.html, (Zugriff am: 04.11.2015)

Bundesministerium für Gesundheit (2014): Basistarif in der privaten Krankenversicherung. URL: http://www.bmg.bund.de/glossarbegriffe/b/basistarif-in-der-privaten-krankenversicherung.html, (Zugriff am: 09.11.2015).

Bundesministerium für Gesundheit (2015a): Ambulante ärztliche Vergütung. URL: http://www.bmg.bund.de/themen/krankenversicherung/ambulante-versorgung/aerztliche-verguetung.html, (Zugriff am: 09.11.2015)

Bundesministerium für Gesundheit (2015b): Ärztinnen und Ärzte. URL: http://www.bmg.bund.de/themen/gesundheitssystem/gesundheitsberufe/aerzte.html, (Zugriff am: 11.09.2015).

Bundesministerium für Gesundheit (2015c): Einheitlicher Bewertungsmaßstab (EBM). URL: http://www.bmg.bund.de/glossarbegriffe/e/einheitlicher-bewertungsmassstab-ebm.html, (Zugriff am: 09.11.2015).

Bundesministerium für Gesundheit (2015d): Entgelte für voll- und teilstationäre Krankenhausleistungen. URL: http://www.bmg.bund.de/themen/krankenversi cherung/stationaere-versorgung/krankenhausfinanzierung.html, (Zugriff am: 09.11.2015).

Bundesministerium für Gesundheit (2015e): Patientenrechtegesetz. URL: http://www.bmg.bund.de/glossarbegriffe/p-q/patientenrechtegesetz.html, (Zugriff am: 09.11.2015).

Bundesministerium für Gesundheit (2015f): Bundesministerium für Gesundheit: Informationen zu den Krankheiten Demenz und Alzheimer. URL: http://www.bmg.bund.de/themen/pflege/demenz/infos-zu-den-krankhei ten.html, (Zugriff am: 20.11.2015)

Bundesministerium für Wirtschaft und Energie (Hrsg.) (2011): Innovationsimpulse der Gesundheitswirtschaft – Auswirkungen auf Krankheitskosten, Wettbewerbsfähigkeit und Beschäftigung. München: PRpetuum GmbH.

Bundesministerium für Wirtschaft und Energie (Hrsg.) (2015): Gesundheitswirtschaft. Fakten und Zahlen. Ausgabe 2014. München: PRpetuum GmbH.

Bundesregierung(2001): Antwort der Bundesregierung auf die Große Anfrage der Abgeordneten Rainer Brüderle, Gudrun Kopp, Paul K. Friedhoff, weiterer Abgeordneter und der Fraktion der FDP. „Daseinsvorsorge in der Sozialen Marktwirtschaft". Deutscher Bundestag. 14. Wahlperiode. Drucksache 14/6249 vom 06.06.2001. URL: http://dip21.bundestag.de/dip21/btd/ 14/062/1406249.pdf, (Zugriff am: 01.02.2017).

Bundesregierung (2013): Deutschlands Zukunft gestalten. Koalitionsvertrag zwischen CDU, CSU und SPD. 18. Legislaturperiode. URL: https://www.bundesregierung.de/Content/DE/_Anlagen/2013/2013-12-17-koalitionsvertrag.pdf;jsessionid=4C1CC07F2C1F1B7B5CA57F89ABD11 DEE.s3t1?__blob=publicationFile&v=2, (Zugriff am: 21.04.2016).

Bundesverband der Freien Berufe (o.J). Über die Freien Berufe/ Definition und Profil. URL: http://www.freie-berufe.de/ueber-die-freien-berufe/definition-und-profil.html, (Zugriff am: 0.10.2015)

Bundeszentrale für politische Bildung (2014): Lastenverteilung zwischen Arbeitgebern und Arbeitnehmern. URL: http://www.bpb.de/politik/innenpolitik/ gesundheitspolitik/179136/lastenverteilung, (Zugriff am: 11.10.2015).

Burger, Walter (1999): Reformstudiengang Medizin an der Humboldt-Universität zu Berlin. In: Göbel, Eberhard/ Schnabel, Kai (Hrsg.): Medizinische Reformstudiengänge. Beispiele aus Deutschland, Kanada, Den Niederlanden, Norwegen, Schottland, der Schweiz, Schweden und den USA. Frankfurt/M.: Mabuse Verlag. S. 15-37.

Büschges, Günter (2002): Organisationssoziologie. In: Endruweit, Günter/ Trommsdorf, Gisela (Hrsg.): Wörterbuch Soziologie. 2 völlig neubearb. und erw. Aufl. Stuttgart: Lucius & Lucius.S. 391-395.

Büschges, Günter/ Abraham, Martin/ Funk, Walter (1996): Grundzüge der Soziologie. 2. durchgesehene Aufl. München/Wien: Oldenbourg.

Busemann, Alexandra/ Busemann, C./ Traeger, T. et al. (2013): Curriculum „Patientensicherheit" im Blockpraktikum Chirurgie an der Universität Greifswald. In: Zentralblatt für Chirurgie, 138 (6). S. 657–662.

Busse, Reinhard/ Blümel, Miriam/ Ognyanova, Diana (2013): Das deutsche Gesundheitssystem. Akteure, Daten, Analysen. Berlin: Medizinisch Wissenschaftliche Verlagsgesellschaft.

Canadian Patient Safety Institute (Hrsg.) (2009): The Safety Competencies. Enhancing Patient Safety Across the Health Professions. Ottawa: CPSI. URL: http://www.patientsafetyinstitute.ca/en/toolsResources/safetyCompetencies/Documents/Safety%20Competencies.pdf, (Zugriff am: 13.04.2017).

Chakraborti, Chayan/ Boonyasai, Romsai/ Wright, Scott M. et al. (2008): A Systematic Review of Teamwork Training Interventions in Medical Student and Resident Education. In: Journal of General Internal Medicine, 23 (6). S. 846-853.

Clausen, Lars (2003): Schwachstellenanalyse aus Anlass der Havarie der Pallas. Bericht, der Ministerpräsidentin des Landes Schleswig-Holstein am 4. Mai 1999 erstattet. Bonn: Bundesverwaltungsamt – Zentralstelle für Zivilschutz, 53.

Cocks, Margaret (2014): The hidden curriculum. In: Canadian Medical Association Journal, 186 (2). S. 152.

Coffield, Frank (2014.): Beyond Bulimic Learning. In: Coffield, Frank/ Costa, Cristina/ Müller, Walter et al. (Hrsg.): Beyond Bulimic Learning. Improving teaching in further education. London: Institute of Education Press. S. 1-21.

Coleman, James S. (1994): Foundations of Social Theory. Cambridge/ Massachusetts/ London: Harvard University Press.

Coleman James S./ Katz, Elihu/ Menzel, Herbert (1957): The Diffusion of an Innovation among Physicians. In: Sociometry, 20 (4). S. 253-270.

Coleman James S./ Katz, Elihu/ Menzel, Herbert (1966): Medical Innovation: A diffusion study. Indianapolis: The Bobbs-Merrill Company.

Conze, Werner (2004): Sicherheit. In: Brunner, Otto/ Conze, Werner/ Koselleck, Reinhart (Hrsg.): Geschichtliche Grundbegriffe. Historisches Lexikon zur politischen Sprache in Deutschland, Bd. 5. Studienausgabe. Stuttgart: Klett-Cotta. S. 831–862.

Council of Europe (2006): Recommendation Rec(2006)7 of the Committee of Ministers to member states on management of patient safety and prevention of adverse events in health care. URL: https://wcd.coe.int/ViewDoc.jsp?id=1005 439&Site=CM, (Zugriff am: 21.01.2016).

Council of European Union (2009): Council Recommendation of 9 June 2009 on patient safety, including the prevention and control of healthcare associated infections (2009/C 151/01). URL: http://ec.europa.eu/health/patient_safet docs/council_209_en.pdf, (Zugriff am: 21.01.2016)

Creifelds, Carl (Hrsg.) (2014): Creifelds Rechtswörterbuch. Unter Mitarbeit von Dieter Guntz, Heinz Ströer, Hans Kaufmann, Friedrich Quack und Paul Henssler, 21. neu bearb. Aufl. München: C.H. Beck.

Dahrendorf, Ralf (1974): Homo Sociologicus. Ein Versuch zur Geschichte, Bedeutung und Kritik der Kategorie der sozialen Rolle. 14. Aufl. Köln-Opladen: Westdeutscher Verlag.

Damanakis, Alexander/ Josephs, Dennis/ Stibane, Eva Christina et al. (2014): Marburger Chirurgisches *Weiterbildungscurriculum* – Strukturierte Weiterbildung im Common Trunk an einem Universitätsklinikum. In: Jahrestagung der Gesellschaft für Medizinische Ausbildung (GMA). Hamburg, 25.-27.09.2014. Düsseldorf: German Medical Science GMS Publishing House. S. 55.

Dave Ravindra H. (1973): Eine Taxonomie pädagogischer Ziele und ihre Beziehung zur Leistungsmessung. In: Ingenkamp, Karlheinz (Hrsg.). Möglichkeiten und Grenzen der Testanwendung in der Schule. 2. neu zusammengestellte Aufl. Weinheim/ Basel: Beltz Verlag. S. 149-161.

Davis, David A. (2013): Die medizinische Ausbildung neu denken. In: Gigerenzer, Gerd/ Gray, J.A. Muir (Hrsg.): Bessere Ärzte, bessere Patienten, bessere Medizin. Aufbruch in ein transparentes Gesundheitswesen. Berlin: Medizinisch Wissenschaftliche Verlagsgesellschaft. S. 249–270.

Dedy, Niclas/ Bonrath, Esther/ Zervin, Boris (2013): Teaching nontechnical skills in surgical residency: A systematic review of current approaches and outcomes. In: Surgery, 154, (5). S. 1000-1008.

Dekanat der Medizinischen Fakultät der RWTH Aachen (Hrsg.) (2013): Studienführer Modellstu8diengang Medizin. Eschweiler: Medienhaus Kuper.

Destatis (2015): Bevölkerung auf Grundlage des Zensus 2011. URL: https://www.destatis.de/DE/ZahlenFakten/GesellschaftStaat/Bevoelkerung/Be voelkerungsstand/Tabellen/Zensus_Geschlecht_Staatsangehoerigkeit.html, (Zugriff am: 09.10.2015).

Destatis (2015a): Gesundheitsausgaben. URL: https://www.destatis.de/ DE/ZahlenFakten/GesellschaftStaat/Gesundheit/Gesundheitsausgaben/Gesund heitsausgaben.html, (Zugriff am: 13.10.2015).

Destatis (2015b): Studienfach Medizin (Allgemein-Medizin). Deutschland. URL: https://www.destatis.de/DE/ZahlenFakten/Indikatoren/LangeReihen/Bildung/lrbil05.html?cms_gtp=152382_list%253D1&https=1, (Zugriff am: 04.11.2015).

Destatis (2015c): Studierende insgesamt nach Fächergruppen. URL: https://www.destatis.de/DE/ZahlenFakten/GesellschaftStaat/BildungForschungKultur/Hochschulen/Tabellen/StudierendeInsgesamtFaechergruppe.html. (Zugriff am: 04.07.2016).

Deutsch, Erwin/ Spieckhoff, Andreas (2014): Medizinrecht. Arztrecht, Arzneimittelrecht, Medizinprodukterecht und Transfusionsrecht. 7. Aufl. Heidelberg/ Dordrecht/ London u.a.: Springer.

Deutsche Röntgengesellschaft (2013): Lernzielkatalog für Medizinstudium zu oberflächlich. Arbeitsgruppe der DRG setzt sich kritisch mit den Inhalten des Nationalen Kompetenzbasierten Lernzielkatalogs (NKLM) auseinander. URL: http://www.drg.de/de-DE/1284/deutsche-roentgengesellschaft-lernzielkatalog-fuer-medizinstudium-zu-oberflaechlich, (Zugriff am: 20.02.2016).

Deutsche Gesellschaft für Innere Medizin (2013): Stellungnahme der Deutschen Gesellschaft für Innere Medizin und der Schwerpunktgesellschaften der Inneren Medizin in der Bundesrepublik Deutschland zum vorgelegten sog. Nationalen Kompetenzbasierten Lernzielkatalog Medizin (NKLM) der Gesellschaft für Medizinische Ausbildung (GMA). URL: http://www.dgim.de/portals/pdf/Stellungnahmen/20131205_Stellungnahme%20DGIM%20zu%20NKLM.pdf, (Zugriff am: 20.02.2016).

Deutscher Bundestag (2010): Fraktionen befürworten ein Patientenrechtegesetz. URL: https://www.bundestag.de/dokumente/textarchiv/2010/29853639_kw20_de_patientenrechte/201784, (Zugriff am: 13.04.2017).

Deutscher Hochschulverband (2009): Resolution der Arbeitsgemeinschaft Hochschulmedizin. Qualität des Medizinstudiums erhalten - aber nicht durch BA/MA. URL: http://www.hochschulverband.de/cms1/754.html, (Zugriff am: 9.04.2017).

Deutsches Referenzzentrum für Ethik in den Biowissenschaften (o.J): Patientenautonomie. URL: http://www.drze.de/im-blickpunkt/patientenverfuegungen/module/patientenautonomie, (Zugriff am: 30.10.2015).

Dichgans, Johannes (2008): Jugend ist Stärke und Alter ist Schwäche der Reparaturmechanismen. In: Staudinger, Ursula/ Häfner, Heinz (Hrsg.). Was ist Alter(n)? Neue Antworten auf scheinbar einfache Fragen. Berlin u.a.: Springer. S. 57-65.

Diettrich, Andreas/ Gillen, Julia (2005): Lernprozesse im Betrieb zwischen Subjektivierung und Kollektivierung – Dilemmasituation oder Potential? In: Berufs- und Wirtschaftspädagogik (9). URL: http://www.bwpat.de/ausgabe9/diettrich_gillen_bwpat9.pdf, (Zugriff am: 12.0.4.2016).

Dietz, Isabel/ Lux, Richard/ Mohsenpour, Amir et al. (2012): "Fehler in der Medizin – Schritte zu einer offenen Fehlerkultur" – eine Summerschool für Studierende der Medizin. In: Jahrestagung der Gesellschaft für Medizinische Ausbildung (GMA). Aachen, 27.-29.09.2012. Düsseldorf: German Medical Science GMS Publishing House. S. 88.

Dörner, Dietrich (2015): Die Logik des Misslingens. Strategisches Denken in komplexen Situationen. 13. Aufl. Reinbeck bei Hamburg: Rowohlt Verlag.

Dudas, Robert/ Bundy, David/ Miller, Marlene R. et al. (2011): Can teaching medical students to investigate medication errors change their attitudes towards patient safety? BMJ Quality and Safety 20, (4). S. 319-325.

Edelmann, Walter (1996): Lernpsychologie. 5. vollst. überarb. Aufl. Weinheim: Psychologie Verlags Union.

Elias, Norbert (1984): Über die Einsamkeit der Sterbenden. 8. Aufl. Frankfurt/M.: Suhrkamp.

Elias, Norbert (1997): Entwurf zu einer Theorie der Zivilisation. In: Elias, Norbert: Über den Prozess der Zivilisation. Soziogenetische und psychogenetische Untersuchungen, Bd. 2. Wandlungen der Gesellschaft. Entwurf zu einer Theorie der Zivilisation. Frankfurt/M: Suhrkamp. S. 323-499.

Engelhardt, Dieter von (1993): Medizinethik aus der Sicht der Medizingeschichte. In: Schweizerische Rundschau Medizin, 82 (23). S. 696-702.

Erikson, Erik H. (1973): Identität und Lebenszyklus. 27. Aufl. Frankfurt/M: Suhrkamp Verlag.

Ernstmann, Nicile/ Ommen, Oliver/ Driller, Elke et al. (2009): Social Capital and Risk Management in Nursing. In: Journal of Nursing Care Quality, 24 (4), S. 340-347.

Erpenbeck, John/ Rosenstiel, Lutz von (2007): Einführung. In: Erpenbeck, John/ Rosenstiel, Lutz von (Hrsg.): Handbuch Kompetenzmessung. Erkennen, Verstehen und Bewerten von Kompetenzen in der betrieblichen, pädagogischen und psychologischen Praxis. 2. überarb. und erw. Aufl. Stuttgart: Schäffer-Poeschel Verlag. S. XI-XLVI.

Esser, Hartmut (1990): "Habits", "Frames" and Rational Choice". Die Reichweite von Theorien der rationalen Wahl. Zeitschrift für Soziologie, 19 (4). S. 231-247.

Esser, Hartmut (1999a): Soziologie. Spezielle Grundlagen, Bd. 1. Situationslogik und Handeln. Studienausgabe. Frankfurt-Main/ New York: Campus Verlag.

Esser, Hartmut (1999b): Soziologie. Allgemeine Grundlagen. 3. Aufl. Frankfurt-Main/ New York: Campus Verlag. Kap. 14.

Europäische Kommission (2000): Arbeitsdokument der Europäischen Kommission. Memorandum über Lebenslanges Lernen. SEK(2000) 1832. Brüssel. URL: http://www.die-frankfurt.de/esprid/dokumente/doc-2000/EU00_01.pdf, (Zugriff am: 03.01.2016).

Europäisches Parlament (2005): Richtlinie 2005/36/EG des Europäischen Parlaments und des Rates vom 7. September 2005 über die Anerkennung von Berufsqualifikationen. URL: http://eur-lex.europa.eu/LexUriServ/LexUri Serv.do?uri=OJ:L:2005:255:0022:0142:de:PDF, (Zugriff am: 04.11.2015)

European Commission (2005): Patient Safety – Making it Happen. Luxembourg Declaration on Patient Safety. URL: http://ec.europa.eu/health/ph_overvie Documents/ev_20050405_rd01_en.pdf, (Zugriff am: 21.01.2016).

European Commission (2014): Patient Safety and Health Care-Associated Infections . Report from the Commission to the Council. June 2014. URL: http://ec.europa.eu/health/patient_safety/docs/ec_2ndreport_ps_implementatio n_en.pdf, (Zugriff am: 21.01.2016).

European Union Network for Patient Safety (Hrsg.) (2010): A General Guide for Education and Training in Patient Safety. Brüssel: EuNetPas. URL: http://www.eupatient.eu/globalassets/projects/eunetpas/guidelines_final_22-06-2010.pdf, (Zugriff am: 16.03.2017).

Expert Conference (2011): Krakow Statement on Education in Quality Care and Patient Safety. URL: http://www.expertconference.cmj.org.pl/krakow-statement, (Zugriff am: 21.01.2016).

Fahlbruch, Babette/ Schöbel, Markus/ Marold, Juliane (2012): Sicherheit. In: Badke-Schaub, Petra/ Hofinger, Gesine/ Lauche, Kristina (Hrsg.). Human Factors. Psychologie sicheren Handelns in Risikobranchen. 2. übarb. Aufl. Berlin/ Heidelberg: Springer-Verlag. S. 21-38.

Fahrion, Georg (2008): Ärzte kämpfen gegen Kunstfehler-Tabu. Der Tagesspiegel. In: Tagesspiegel.de. vom 28.02.2008. URL: http://www.tages spiegel.de/politik/deutschland/gesundheit-aerzte-kaempfen-gegen-kunstfehler-tabu/1177426.html, (Zugriff am: 13.04.2017).

Farley, Donna/ Zheng, Hao/ Rousi, Eirini et al. (2015): Field Test of the World health Organization Multi-Professional Patient Safety Curriculum Guide. In: PloS one, 10 (9). 10.1371/journal.pone.0138510. S. e0138510. URL: http://journals.plos.org/plosone/article?id=10.1371/journal.pone.0138510, (Zugriff am: 22.07.2016).

Faulstich, Peter (2002): Verteidigung von „Bildung" gegen die Gebildeten unter ihren Verächtern. In: Siebert, Horst (Hrsg.): Literatur- und Forschungsreport Weiterbildung: wissenschaftliche Halbjahreszeitschrift, Nr. 49. Bielefeld: Bertelsmann Verlag. S. 15-25.

Faure, Edgar/ Herrera, Felipe/ Kaddoura et al. (1972): Learning to be. The world of Education today and tomorrow. Paris: UNESCO.

FDP-Fraktion (2001): Große Anfrage der Abgeordneten Rainer Brüderle, Gudrun Kopp, Paul K. Friedhoff u.a. „Daseinsvorsorge in der sozialen Marktwirtschaft". Deutscher Bundestag. 14. Wahlperiode. Drucksache 14/5192 vom 24.01.2001. URL: http://dipbt.bundestag.de/doc/btd/14/051/1405192.pdf, (Zugriff am: 01.02.2017).

Festinger, Leon (1978): Einführung in die Theorie der kognitiven Dissonanz. In: Festinger, Leon/ Irle, Martin/ Möntmann, Volker (Hrsg.): Theorie der kognitiven Dissonanz. Bern/ Stuttgart/ Wien: Huber. S. 15-42.

Fisseni, Hermann-Josef (1998): Persönlichkeitspsychologie. Auf der Suche nach einer Wissenschaft. Ein Theorieüberblick. 4. überb. u. erw. Aufl. Göttingen u.a. Hofgreve.

Flin, R./ Patey, R./ Glavin, R. et al. (2010): Anaesthetists' non-technical skills. In: British Journal of Anaesthesia, 105 (1). S. 38-44.

Floss, Harald (2006): Als der Mensch schuf, schuf er richtig – Europas kreativer Urknall vor 34.000 Jahren. In: Uelsberg, Gabriele/ Lötters, Stefan (Hrsg.): Roots/ Wurzeln der Menschheit. Mainz: Ph von Zabern. S. 209-226.

Flowerdew, Lynsey/ Brown, Ruth/ Vincent, Charles et al. (2012): Identifying Nontechnical Skills Associated With Safety in the Emergency Department: A Scoping Review of the Literature. In: Annals of Emergency Medicine, 59 (5). S. 386-394.

Forschner, Maximilian (1995): Verantwortung. In: Staatslexikon Recht-Wirtschaft-Gesellschaft in 7 Bänden, Bd. 5. hrsg. von der Görresgesellschaft. 7. Aufl. Sonderausgabe. Freiburg/ Brsg.: Herder Verlag. Sp. 589-593.

Forsthoff, Ernst (1971): Der Staat der Industriegesellschaft. Dargestellt am Beispiel der Bundesrepublik Deutschland. München: Verlag C.H. Beck.

Frankl, Viktor E. (1972): Der Mensch auf der Suche nach Sinn. Zur Rehumanisierung der Psychotherapie, Freiburg/Brsg: Verlag Herder.

Franz, Dominik (2014): Vertrags- und privatärztliche Vergütung. In: Roeder, Norbert/ Hensen, Peter/ Franz, Dominik (Hrsg.): Gesundheitsökonomie, Gesundheitssystem und öffentliche Gesundheitspflege. Ein praxisorientiertes Kurzlehrbuch. 2. akt. Aufl. Köln: Deutscher Ärzteverlag. S. 97-104.

Freud, Sigmund (2000): Fehlleistungen. In: Mitscherlich, Alexander/ Richards, Angela/ Strachey, James (Hrsg.): Sigmund Freud Studienausgabe. Bd. 1. Vorlesungen zur Einführung in die Psychoanalyse und neue Folge. Frankfurt/M.: Fischer Taschenbuch Verlag. S. 41-98.

Freud, Sigmund (2014): Zur Psychopathologie des Alltagslebens. 2. Aufl. Frankfurt/M.: Fischer Verlag.

Frey, Ulrich (2007): Der blinde Fleck. Kognitive Fehler in der Wissenschaft und ihre evolutionsbiologische Grundlagen. Heusenstamm: Ontos Verlag.

Fritze, Jürgen (2014): Die Private Krankenversicherung. In: Roeder, Norbert/ Hensen, Peter/ Franz, Domink (Hrsg.): Gesundheitsökonomie, Gesundheitssystem und öffentliche Gesundheitspflege. Ein praxisorientiertes Kurzlehrbuch. 2. akt. Aufl. Köln: Deutscher Ärzteverlag. S. 47-56.

Fuchs, Werner (1988): Kultur. In Fuchs, Werner/ Klima, Rolf/ Lautmann, Rüdiger et al. (Hrsg.): Lexikon zur Soziologie. 2. Verb. und erw. Auflage. Ungekürzte Sonderausgabe. Opladen: Westdeutscher Verlag. S. 437f.

Gaede, Peter-Matthias (Hrsg.) (2007): Psychologie. Denken, Fühlen, Handeln. Geo Themenlexikon, Bd. 13.Mannheim: GEO, Gruner & Jahr. S. 730 f.

Ganslandt, Herbert G.(1995): Fallibilismus. In: Mittelstraß, Jürgen (Hrsg.): Enzyklopädie Philosophie und Wissenschaftstheorie. Bd. 1. Stuttgart/ Weimar: Verlag J.B. Metzler. S. 629f.

Garms-Homolová, Vjenka/ Schaeffer, Doris (2012): Einzelne Bevölkerungsgruppen: Ältere und Alte. In: Schwartz, Friedrich W./ Walter, Ulla/ Siegrist, Johannes et al. (Hrsg.): Public Health. Gesundheit und Gesundheitswesen. 3. völlig neu bearb. und erw. Aufl. München: Urban & Fischer. S. 703-714.

Gastmeier, Petra (2014): Krankenhaushygiene und Infektionsvermeidung. In: Klauber, Jürgen/ Geraedts, Max/ Friedrich, Jörg et al. (Hrsg.) Krankenhaus-Report 2014. Schwerpunkt: Patientensicherheit. Stuttgart: Schattauer. S. 113-124.

Gausmann, Peter/ Henninger, Michael/ Koppenberg, Joachim (Hrsg.) (2015): Patientensicherheitsmanagement. Berlin/ Boston: Walter de Gruyter.

Gehlen, Arnold (1986): Der Mensch. Seine Natur und seine Stellung in der Welt. 13. Aufl. Wiesbaden: Aula-Verlag.

Geisler, Linus S. (2004): Patientenautonomie – eine kritische Begriffsbestimmung. Deutsche Medizinische Wochenschrift, 129 (9). S. 453–456. Internet: URL: http://www.linus-geisler.de/art2004/03dmw-patientenautonomie.html, (Zugriff am: 27.10.2015)

Geißler, Heinrich (1974): Krankenversicherungs-Budget. Eine Voraussetzung der finanziellen Entwicklung der gesetzlichen Krankenversicherung für die Jahre 1973 bis 1978 sowie eine Analyse der Entwicklung in den Jahren 1960 bis 1973. Planungsgruppe für Gesellschaftspolitik des Ministeriums für Soziales, Gesundheit und Sport des Landes Rheinland-Pfalz. Verlag Dr. Hanns Krach: Mainz.

Gembrys, Sven/ Herrmann, Joachim (2007): Qualitätsmanagement. Stuttgart: Rudolf Haufe-Verlag.

Gemeinsamer Bundesausschuss (2014): Richtlinie des Gemeinsamen Bundesausschusses über grundsätzliche Anforderungen an ein einrichtungsinternes Qualitätsmanagement für die an der vertragsärztlichen Versorgung teilnehmenden Ärzte, Psychotherapeuten und medizinischen Versorgungszentren. (Qualitätsmanagement-Richtlinie vertragsärztliche Versorgung – ÄQM-RL). Fassung vom 18.10.2005, geändert am 27. November 2015. URL: https://www.g-ba.de/downloads/62-492-1087/AEQM-RL_2015-11-27_iK-2015-12-10.pdf, (Zugriff am: 13.04.2017).

Gemeinsamer Bundesausschuss (2014a): Richtlinie des Gemeinsamen Bundesausschusses über die grundsätzlichen Anforderungen an ein einrichtungsinternes Qualitätsmanagement für nach § 108 SGB V zugelassene Krankenhäuser (Qualitätsmanagement-Richtlinie Krankenhäuser – KQM-RL). Fassung vom 21. Juni 2005, am 23. Januar 2014. URL: https://www.g-ba.de/downloads/62-492-865/KQM-RL_2014-01-23.pdf, (Zugriff am: 13.04.2017).

Gemeinsamer Bundesausschuss (2014b): Beschluss des Gemeinsamen Bundesausschusses über eine Änderung der Vereinbarung des Gemeinsamen Bundesausschusses gemäß § 137 Abs. 1 Satz 3 Nr. 1 SGB V über die grundsätzlichen Anforderungen an ein einrichtungsinternes Qualitätsmanagement für nach § 108 SGB V zugelassene Krankenhäuser: Umsetzung des § 137 Absatz 1d Satz 1 SGB V. Vom 23. Januar 2014. URL: https://www.g-ba.de/downloads/39-261-1919/2014-01-23_KQM-RL_137-1d_BAnz.pdf, (Zugriff am: 13.04.2017).

Gemeinsamer Bundesausschuss (2014c): Tragende Gründe zum Beschluss des Gemeinsamen Bundesausschusses über eine Änderung der Vereinbarung des Gemeinsamen Bundesausschusses gemäß § 137 Abs. 1 Satz 3 Nr. 1 SGB V über die grundsätzlichen Anforderungen an ein einrichtungsinternes Qualitätsmanagement für nach § 108 SGB V zugelassene Krankenhäuser: Umsetzung des § 137 Absatz 1d Satz 1 SGB V. Vom 23. Januar 2014. URL: https://www.g-ba.de/downloads/40-268-2709/2014-01-23_KQM-RL_137-1d_TrG.pdf, (Zugriff am: 13.04.2017).

Gemeinsamer Bundesausschuss (2015): Richtlinie des Gemeinsamen Bundesausschusses über grundsätzliche Anforderungen an ein einrichtungsinternes Qualitätsmanagement für Vertragsärztinnen und Vertragsärzte, Vertragspsychotherapeutinnen und Vertragspsychotherapeuten, medizinische Versorgungszentren, Vertragszahnärztinnen und Vertragszahnärzte sowie zugelassene Krankenhäuser (Qualitätsmanagement-Richtlinie/QM-RL). Fassung vom 17.Dezember 2015, in Kraft getreten am 16. November 2016. URL: https://www.g-ba.de/downloads/62-492-1296/QM-RL_2015-12-17_iK-2016-11-16.pdf, (Zugriff am: 26.01.2017).

Georg, Waltraud (2014): Simulation in Aus-, Weiter- und Fortbildung. In: Burgald, Gerald/ Baberg, Hennig T./ Popken, Gralf (Hrsg.): Patientensicherheit. Gemeinsam sicher. Berlin: Medizinisch Wissenschaftliche Verlagsgesellschaft. S. 121-124.

Geraedts, Max (2014): Das Krankenhaus als Risikofaktor. In: Klauber, Jürgen/ Geraedts, Max/ Friedrich, Jörg et al. (Hrsg.) Krankenhaus-Report 2014. Schwerpunkt: Patientensicherheit. Stuttgart: Schattauer. S. 3-11.

Gerst, Thomas (2001): Fortbildung: Selbstverpflichtung. In: Deutsches Ärzteblatt, 98 (13), S A797. URL: http://www.aerzteblatt.de/pdf.asp?id=26584, (Zugriff am: 18.11.2015).

Gesetz zur Errichtung einer Stiftung „Stiftung für Hochschulzulassung" vom 18.11.2008. (GV. NRW. 2008 S. 710). URL: https://recht.nrw.de/lmi/owa/br_bes_text?anw_nr=2&gld_nr=2&ugl_nr=221&bes_id=12285&aufgehoben=N&menu=1&sg=0, (Zugriff am: 18.11.2015).

Gesetz zur Verbesserung der Rechte von Patientinnen und Patienten vom 20.02.2013 - BGBl I 2013 Nr. 9 vom 25.02.2013. URL: https://www.bgbl.de/xaver/bgbl/start.xav?start=//*%5B@attr_id=%27bgbl113s0277.pdf%27%5D#__bgbl__%2F%2F*%5B%40attr_id%3D%27bgbl113s0277.pdf%27%5D__1492102823941 (Zugriff am: 13.04.2017).

Gesundheitsberichterstattung des Bundes (2015): Mitglieder und mitversicherte Familienangehörige der gesetzlichen Krankenversicherung am 1.7. eines Jahres. URL: http://www.gbe-bund.de/oowa921-install/servlet/oowa/aw92/dboowasys921.xwdevkit/xwd_init?gbe.isgbetol/xs_start_neu/&p_aid=3&p_aid=71981185&nummer=249&p_sprache=D&p_indsp=-&p_aid=87256948, (Zugriff am: 09.11.2015).

Gesundheitsberichterstattung des Bundes (2015a): Private Kranken- und Pflegeversicherung, Versicherte. URL: http://www.gbe-bund.de/oowa921-install/servlet/oowa/aw92/dboowasys921.xwdevkit/xwd_init?gbe.isgbetol/xs_start_neu/&p_aid=i&p_aid=95852746&nummer=682&p_sprache=D&p_indsp=0&p_aid=39031053, (Zugriff am: 09.11.2015).

Gesundheitsberichterstattung des Bundes (2015b): Bevölkerung nach Art des Versicherungsverhältnisses in der Krankenversicherung. Art des Versicherungsverhältnisses: nicht krankenversichert. URL: http://www.gbe-bund.de/oowa921-install/servlet/oowa/aw92/dboowasys921.xwdevkit/xwd_init?gbe.isgbetol/xs_start_neu/&p_aid=3&p_aid=42491576&nummer=468&p_sprache=D&p_indsp=-&p_aid=63868591, (Zugriff am: 09.11.2015).

Gesundheitsberichterstattung des Bundes (2015c): Ärztliches Personal in Krankenhäusern und Vorsorge- oder Rehabilitationseinrichtungen. URL: http://www.gbe-bund.de/oowa921-install/servlet/oowa/aw92/dboowasys921.xwdevkit/xwd_init?gbe.isgbetol/xs_start_neu/&p_aid=i&p_aid=32528019&nummer=559&p_sprache=D&p_indsp=99999999&p_aid=71445646, (Zugriff am: 09.11.2015).

Gesundheitsberichterstattung des Bundes (2015d): Ärztliche bzw. psychotherapeutisch geleitete ambulante Gesundheitseinrichtungen. URL: http://www.gbe-bund.de/oowa921-install/servlet/oowa/aw92/dboowasys921.xwdevkit/xwd_init?gbe.isgbetol/xs_start_neu/&p_aid=i&p_aid=88104961&nummer=861&p_sprache=D&p_indsp=-&p_aid=37966532. (Zugriff am: 09.11.2015).

Gesundheitsministerkonferenz (2014): Beschlüsse der 87. GMK. TOP 11.3 Patientensicherheit. URL: https://www.gmkonline.de/Beschluesse.html?id=194&jahr=2014, (Zugriff am: 24.01.2016).

Gethmann, Carl F. (2004): Paradigma. In: Mittelstraß, Jürgen (Hrsg.): Enzyklopädie Philosophie und Wissenschaftstheorie. Bd. 3. Unveränd. Sonderausgabe. Stuttgart: Metzlersche Verlagsbuchhandlung. S. 33-37.

Geulen, Dieter (2012): Sozialisation. In: Lenzen, Dieter (Hrsg.): Pädagogische Grundbegriffe, Bd. 2. 8. Aufl. Reinbeck/Hamburg: Rowohlt TB-Verlag. S. 1409-1416.

Giesecke, Susanne (2014): AOK-Krankenhaus-Report. 19.000 tödliche Behandlungsfehler. In: Ärzte Zeitung online vom 21.01.2014. URL: http://www.aerztezeitung.de/praxis_wirtschaft/klinikmanagement/article/853520/aok-krankenhausreport-19000-toedliche-behandlungsfehler.html, (Zugriff am: 08.03.2014).

Gigerenzer, Gerd (2008a): Bauchentscheidungen. Die Intelligenz des Unbewussten und die Macht der Intuition. 11. Aufl. München: Wilhelm Goldmann Verlag.

Gigerenzer, Gerd (2008b): Why Heuristics Work. In: Perspectives on psychological science, 3 (1). S. 20-29.

Gigerenezer, Gerd (2014): Risiko. Wie man die richtigen Entscheidungen trifft. 2. Aufl. München: btb-Verlag.

Glazinski, Rolf/ Wiedensohler, Ralph (2004): Patientensicherheit und Fehlerkultur im Gesundheitswesen. Fehlermanagement als interdisziplinäre Aufgabe in der Patientenversorgung. Eschborn: Verlag Dr. Dr. Rolf Glazinski.

Gloede, Tristan/ Hammer, Antje/ Ommen, Oliver (2013): Is social capital perceived by the medical director associated with coordination among hospital staff? A nationwide survey in German hospitals. In: Journal of Interprofessional Care, 27 (2). S. 171-176.

Göbel, Eberhard/ Schnabel, Kai (Hrsg.)(1999): Medizinische Reformstudiengänge. Beispiele aus Deutschland, Kanada. Den Niederlanden, Norwegen, Schottland, der Schweiz, Schweden und den USA. Frankfurt/M.: Mabuse Verlag.

Goffman, Erving (1973): „Asyle. Über die soziale Situation psychiatrischer Patienten und anderer Insassen". Frankfurt/M.: Suhrkamp-Verlag.

Gordon, Morris/ Darbyshire, Daniel/ Baker, Paul (2012): Non-technical skills training to enhance patient safety: a systematic review. In: Medical Education 46 (11). S. 1042–1054.

Griebau, Dirk (2015): Der Behandlungsvertrag. In: Ratzel, Rudolf/ Luxemburger, Bernhard (Hrsg.): Handbuch Medizinrecht. 3. neubearb. Aufl. Heidelberg: CF Müller. S. 711-727.

Grimm, Jacob/ Grimm, Wilhelm (2016): Achtsamkeit. In: Kompetenzzentrum für elektronische Erschließungs- und Publikationsverfahren in den Geisteswissenschaften (Hrsg.): Deutsches Wörterbuch von Jacob Grimm und Wilhelm Grimm auf CD-ROM und im Internet. (1838-1961) URL: http://woerterbuchnetz.de/DWB/?sigle=DWB&mode=Vernetzung&lemid=G A01889#XGA01889 (14.07.2016).

Groß, Dominik/ Schäfer, Gereon (2011): Das Verhältnis von Patient und Behandler im Zeitalter von Health 2.0 und Telemedizin, In: Dominik Groß/ Michael Rosentreter (Hrsg.): Der Patient und sein Behandler. Die Perspektive der Medical Humanities. [Aachener Beiträge zur Geschichte, Theorie und Ethik der Medizin, Bd. 5]. Münster: Lit-Verlag. S. 107-123.

Gross, Manfred/ Guse, Andreas H. (201): Reformstudiengänge in Deutschland. In: Hochschulrektorenkonferenz (Hrsg.): Medizinstudium, quo vadis? Auf dem Weg zu einer europäischen Ärzteausbildung. Bonn. S. 18-21.

Gudjons, Herbert (2011): Frontalunterricht neu entdecken. Integration in offene Unterrichtsformen. 3. akt. Aufl. Bad Heilbronn: Verlag Julius Klinkhardt.

Guggenberger, Bernd (1987): Das Menschenrecht auf Irrtum. Anleitung zur Unvollkommenheit. Hamburg: Carl Hanser Verlag.

Häcker, Hartmut (2014): Fähigkeit. In: Wirtz, Markus A. (Hrsg.): Dorsch Lexikon der Psychologie. 17. Aufl. Bern: Verlag Hans Huber. S. 548.

Hagen, E.W./ Mays, G.T. (1981): Human Factors Engineering in US Nuclear Arena. In: Nuclear Safety: a quarterly technical progress review, 22 (3). S. 337-346.

Haidle, Miriam (2006): Ene, mene, muh – und schlau bist Du? Zur Entwicklung des menschlichen Denkens. In: Uelsberg, Gabriele/ Lötters, Stefan (Hrsg.): Roots/ Wurzeln der Menschheit. Mainz: Ph von Zabern. S. 199-208.

Haller, Urs/ Welti, S./ Haenggi, D. et.al. (2005): Von der Schuldfrage zur Fehlerkultur in der Medizin. In: Gynäkologisch geburtshilfliche Rundschau, 43 (5), S. 147–160.

Hammer, Antje/ Karbach, Ute/ Scholten, Nadien et al. (2014): Sozialkapital und Patientensicherheit aus Sicht ärztlicher Direktoren – Ergebnisse einer deutschlandweiten Befragung. In: Klauber, Jürgen/ Geraedts, Max/ Friedrich, Jörg et al. (Hrsg.) Krankenhaus-Report 2014. Schwerpunkt: Patientensicherheit. Stuttgart: Schattauer. S. 69-77.

Hansis, Martin L./ Hart, Dieter (2001): Medizinische Behandlungsfehler in Deutschland. In: Robert Koch-Institut (Hrsg). Gesundheitsberichterstattung des Bundes, Themenheft 04/01. URL: http://www.rki.de/DE/Content/Gesundheitsmonitoring/Gesundheitsberichterstattung/GBEDownloadsT/behandlungsfehler.html?nn=2370692, (Zugriff am: 30.01.2016).

Häussler, Bertram/ Gothe, Holger (2012): Inanspruchnahme von Versorgungsleistungen. In: Hurrelmann, Klaus/ Razum, Oliver (Hrsg.): Handbuch Gesundheitswissenschaften. 5. vollst. überarb. Aufl.. Weinheim, Basel: Beltz Juventa. S. 985-1006.

Heckhausen, Heinz (2003): Motivation und Handeln. 2. völlig überarb. und erg. Aufl.: Berlin u.a.: Springer-Verlag.

Heinrich Böll Stiftung (o.J.): Daseinsfürsorge. Komunalwiki. URL: http://kommunalwiki.boell.de/index.php/Daseinsvorsorge, (Zugriff am: 13.04.2017).

Henke, Winfried (2006): Ursprung und Verbreitung des Genus Homo – paläobiologische Anmerkungen zum evolutionären Erfolg unserer Gattung. In: Uelsberg, Gabriele/ Lötters, Stefan (Hrsg.): Roots/ Wurzeln der Menschheit. Mainz: Ph von Zabern. S. 33-52.

Hensche Rechtsanwälte (o. J.): Informationen zum Thema Arzthaftung - Behandlungsfehler. Krankenhausrecht online. Hensche Rechtsanwälte. URL: http://www.info-krankenhausrecht.de/Rechtsanwalt_Arztrecht_Medizinrecht_Behandlungsfehler_Behandlungsfehler01.html#tocitem12, (Zugriff am: 2.02.2016).

Hensche Rechtsanwälte (o.J.): Behandlungsvertrag. Auf: Krankenhausrecht online. Hensche Rechtsanwälte. URL: http://www.info-krankenhausrecht.de/ Rechtsanwalt_Arztrecht_Medizinrecht_Behandlungsvertrag_Behandlungs vertrag_01.html, (Zugriff am: 19.10.2015).

Hensen, Peter/ Roeder, Norbert/ Franz, Dominik (2014): Das deutsche Gesundheitssystem im Wandel. In: Roeder, Norbert/ Hensen, Peter/ Franz, Domink (Hrsg.): Gesundheitsöko-nomie, Gesundheitssystem und öffentliche Gesundheitspflege. Ein praxisorientiertes Kurzlehrbuch. 2. akt. Aufl. Köln: Deutscher Ärzteverlag. S. 1-18.

Herder-Dorneich, Philipp (1994):, Ökonomische Theorie des Gesundheitswesens. Problemgeschichte, Problembereiche, theoretische Grundlagen, Baden-Baden: Nomos-Verlag.

Herkner, Werner (2008): Lehrbuch Sozialpsychologie. 3. unveränd. Aufl. Bern u.a.: Huber.

Heuer, Herbert (2014): Fertigkeit. In: Wirtz, Markus A. (Hrsg.): Dorsch Lexikon der Psychologie. 17. Aufl. Bern: Verlag Hans Huber. S. 579.

Hillman, Karl-Heinz (1994): Werte. In: Hillman, Karl-Heinz (Hrsg.): Wörterbuch Soziologie. 4. überb. u. erg. Aufl. Stuttgart: Alfred Kröner Verlag.

Hochschulrahmengesetz (HRG) vom 22.01.1976. Bundesgesetzblatt Teil I 1976 Nr. 10 vom 29.12.1976. S. 185-206. URL: http://www.bgbl.de/xaver/bgbl/ start.xav?startbk=Bundesanzeiger_BGBl#__bgbl__%2F%2F*%5B%40attr_id %3D%27bgbl176s0185.pdf%27%5D__1451928943566, (Zugriff am: 03.01.2016).

Hochschulrahmengesetz (HRG), Neufassung vom 19.01.1999 Bundesgesetzblatt Teil I 1979 Nr. 3 vom 27.01.1999. S. 18-34. URL: http://www.bgbl.de/ xaver/bgbl/start.xav?startbk=Bundesanzeiger_BGBl#__bgbl__%2F%2F*%5 B%40attr_id%3D%27bgbl199s0018.pdf%27%5D__1451928830604, (Zugriff am: 03.01.2016).

Hochschulstart (o.J): Auswahlquoten. URL: http://www.hochschul start.de/index.php?id=515#, (18.11.2015).

Hochschulstart (2008): Staatsvertrag über die Errichtung einer gemeinsamen Einrichtung für Hochschulzulassung vom 5. Juni 2008. URL: http://www.hochschulstart.de/fileadmin/downloads/Gesetze/g02.pdf, (Zugriff am: 18.11.2015).

Hoffmann, Barbara/ Jonitz, Günther (2014): Sicherheitskultur und Berichts- und Lernsysteme. In: Klauber, Jürgen/ Geraedts, Max/ Friedrich, Jörg et al. (Hrsg.) Krankenhaus-Report 2014. Schwerpunkt: Patientensicherheit. Stuttgart: Schattauer. S. 49-67.

Hoffmann, Barbara/ Siebert, Hartmut/ Euteneier, Alexander (2015): Wie lernen wir, Patienten sicher zu versorgen? Patientensicherheit in der Ausbildung der Gesundheitsberufe. In: Koch-Gromus, Uwe/ Bartz, Hans-Jürgen (Hrsg.). Bundesgesundheitsblatt, Gesundheitsforschung, Gesundheitsschutz, 58 (1). S. 87-94.

Hoffmann, Nicolas/ Beckers, Stefan/ Goetz, Alwin et al. (2014): Implementierung des Themas Patientensicherheit in den Abschnitt „Operative Medizin". In: Jahrestagung der Gesellschaft für Medizinische Ausbildung (GMA). Hamburg, 25.-27.09.2014. Düsseldorf: German Medical Science GMS Publishing House. S. 7f.

Hoffmann, Sandra (2012): Reformstudiengänge Humanmedizin. URL: https://www.thieme.de/viamedici/vor-dem-studium-infos-zum-medizinstudium-1493/a/reformstudiengaenge-humanmedizin-3738.htm, (Zugriff am: 20.11.2015).

Hofinger, Gesine (2012): Fehler und Unfälle. In: Badke-Schaub, Petra/ Hofinger, Gesine/ Lauche, Kristina (Hrsg.). Human Factors. Psychologie sicheren Handelns in Risikobranchen. 2. überb. Aufl. Berlin/ Heidelberg: Springer-Verlag. S 39-60.

Hohn, Nicole/ Heumueller, Rebecca/ Eisert, Albrecht et al. (2012): Innovativ, Interdisziplinär, Interprofessionell – Seminar Patienten- und Arzneimitteltherapiesicherheit -. In: Jahrestagung der Gesellschaft für Medizinische Ausbildung (GMA). Aachen, 27.-29.09.2012. Düsseldorf: German Medical Science GMS Publishing House; 2012. S. 14.

Holz, Franziska/ Hopfmann, Axel (2013): Patientensicherheit – Aus Fehlern lernen. In: Medtropole Sonderausgabe. Dezember 2013. 4. Asklepios Programm Patientensicherheit. S. 8-10. URL: http://www.asklepios.com/upload/Auszug_medtropole_Dezember_2013_30291.pdf, (Zugriff am 20.01.2016).

Holzer, Elke/ Thomeczek, Christian/ Hauke, Eugen et al. (Hrsg.) (2005): Patientensicherheit. Leitfaden für den Umgang mit Risiken im Gesundheitswesen. Wien: Facultas Verlags- und Buchhandels AG.

Honnefelder, Ludger (2011): Bildung durch Wissenschaft? Zur Einführung. In: Honnefelder, Ludger/ Rager, Günter (Hrsg.): Bildung durch Wissenschaft? Grenzfragen, Bd. 36. Freiburg/ München: Verlag Karl Alber. S. 11-31.

Huisinga, Richard/ Lisop, Ingrid (2005): Curriculumentwicklung im Strukturwandel. Frank-furt/M: Verlag der Gesellschaft zur Förderung arbeitsorientierter Forschung und Bildung.

Hui-Ying, Chiang/ Shu-Yuan, Lin/ Su-Chen, Hsu et al. (2010): Factors determining hospital nurses' failures in reporting medication errors in Taiwan. In: Nursing Outlook, 58 (1). S. 17-25.

Humboldt, Wilhelm von (1997a): Der Litauische Schulplan (1809). In: Menze, Clemens (Hrsg.): Wilhelm von Humboldt Bildung und Sprache. Paderborn: Ferdinand Schöningh. S. 111-117.

Humboldt, Wilhelm von (1997b): Der Königsberger Schulplan (1809). In: Menze, Clemens (Hrsg.): Wilhelm von Humboldt Bildung und Sprache. Paderborn: Ferdinand Schöningh. S. 101-110.

Humboldt, Wilhelm von (1997c): Über die innere und äußere Organisation der höheren wissenschaftlichen Anstalten in Berlin. (orig.1809) In: Menze, Clemens (Hrsg.): Wilhelm von Humboldt. Bildung und Sprache. 5. durchges. Aufl. Paderborn: Ferdinand Schöningh. S. 118-126.

Hurrelmann, Klaus (2002): Sozialisation. In: Endruweit, Günter/ Trommsdorf, Gisela (Hrsg.): Wörterbuch Soziologie. 2 völlig neubearb. und erw. Aufl. Stuttgart: Lucius & Lucius. S. 500-509.

Isfort, Michael/ Weidner, Frank (2007): Pflege-Thermometer 2007. Eine bundesweite repräsentative Befragung zur Situation und zum Leistungsspektrum des Pflegepersonals sowie zur Patientensicherheit im Krankenhaus. Köln: Deutsches Institut für angewandte Pflegeforschung e.V. (dip) (Hrsg.).

Isfort, Michael/ Weidner, Frank/ Gehlen, Danny (2012): Pflege-Thermometer 2012. Eine bundesweite Befragung von Leitungskräften zur Situation der Pflege und Patientenversorgung auf Intensivstationen im Krankenhaus. Köln: Deutsches Institut für angewandte Pflegeforschung e.V. (dip) (Hrsg.).

Isfort Michael/ Weidner, Frank/ Neuhaus, Andrea (2010): Pflege-Thermometer 2009. Eine bundesweite Befragung von Pflegekräften zur Situation der Pflege und Patientenversorgung im Krankenhaus. Köln: Deutsches Institut für angewandte Pflegeforschung e.V. (dip) (Hrsg.).

Janson, Kerstin (2010): Schonungslose Diagnose. In: Hochschulrektorenkonferenz (Hrsg.): Medizinstudium, quo vadis? Auf dem Weg zu einer europäischen Ärzteausbildung. Bonn. S. 12-13.

Jaspers, Karl (1986a): Die Idee des Arztes. (1953) In: ders.: Der Arzt im technischen Zeitalter. Technik und Medizin, Arzt und Patient, Kritik der Psychotherapie. München: Piper. S. 7-18.

Jaspers, Karl (1986b): Arzt und Patient.(1953) In: ders.: Der Arzt im technischen Zeitalter. Technik und Medizin, Arzt und Patient, Kritik der Psychotherapie. München: Piper. S. 19-38.

Jaspers, Karl (1986c): Der Arzt im technischen Zeitalter. (1958) In: ders.: Der Arzt im technischen Zeitalter. Technik und Medizin, Arzt und Patient, Kritik der Psychotherapie. München: Piper. S. 39-58.

Jeffs, Lianne/ Abramovich, Illona A./ Haes, Chris et al (2013): Implementing an interprofessional patient safety learning initiative: insights from participants, project leads and steering committee members. In: BMJ Quality and Safety, 22 (11). S. 923-930.

Johns, Christopher (2004): Selbstreflexion in der Pflegepraxis. Gemeinsam aus Erfahrungen lernen. Bern u.a.: Verlag Hans Huber.

Jonas, Hans (1980): Das Prinzip Verantwortung. Versuch einer Ethik für die technologische Zivilisation, Frankfurt a.M.: Suhrkamp.

Jonas, Hans (1985): Ärztliche Kunst und menschliche Verantwortung. In: ders.: Technik, Medizin und Ethik. Zur Praxis des Prinzips Verantwortung, Frankfurt a. M.: Suhrkamp. S. 146-161.

Jones, Edward E./ Davis, Keith (1965): From acts to dispositions. In: Berkowitz, Leonard (Hrsg.): Advances in experimental social psychology, Bd. 2. New York/ London: Academic Press.

Jonitz, Günther/ Francois-Kettner, Hedwig/ Lauterberg, Jörg et al. (Hrsg.) (2010). Agenda Patientensicherheit 2010. Bonn.

Jung, Matthias (2001): Hermeneutik zur Einführung. Hamburg: Junius Verlag.

Kahneman, Daniel/ Tversky, Amos (1979): Prospect Theory: An Analysis of Decision under Risk. In: Ecconmometria, 47 (2). S. 263-291.

Kahneman, Daniel/ Tversky, Amos (1983): Choices, Values and Frames. In: American Psychologist, 39 (4). S. 341-350.

Kaiser, Hansruedi (2005): Wirksame Ausbildungen entwerfen. Das Modell der konkreten Kompetenzen. Bern: h.e.p. Verlag.

Kaiser, Roland (2014): „Ärztliche Behandlungsfehler". Funktion der Gutachter- und Schlichtungsstellen (GUS) bei der Landesärztekammer Hessen. In: Merkle, Walter (Hrsg.). Risikomanagement und Fehlervermeidung im Krankenhaus. Berlin/ Heidelberg: Springer. S. 21-26.

Kant, Immanuel (1785): Grundlegung zur Metaphysik der Sitten. In Kant, Immanuel: Akademie Ausgabe IV, Kritik der reinen Vernunft. S. 385-463. URL: https://korpora.zim.uni-duisburg-essen.de/kant/aa04/Inhalt4.html, (Zugriff am: 07.03.2017)

Kaplan, Harold S. (2003): Benefiting from the „Gift of Failure". Essentials for an Event Reporting System. In: The Journal of Legal Medicine, 24 (1). S. 29-35.

Kare-Silver, Nigel de/ Mehay, Ramesh (2013): Assessement and Competence. In: Mehay, Ramesh (Hrsg.): The Essential Handbook for GP-Training and Education. London/ New York: Radcliffe Publishing. S. 409-423.

Kassenärztliche Bundesvereinigung (o.J.) Statistische Kerndaten aus dem Bundesarztregister zum Stichtag 31.12.2014. URL: http://www.kbv.de/media/sp/2014_12_31_Statistische_Kerndaten_BAR.pdf, (Zugriff am: 09.11.2015)

Katzenmeier, Christian/ Brennecke, Philipp/ Wenzel, Frank et al. (2013): Die Haftpflichtversicherung von Arzt und Krankenhausträger. In: Wenzel, Frank (Hrsg.): Handbuch des Fachanwalts Medizinrecht. 3. Aufl. Köln: Luchterhand. S. 577-671.

Keller, Eva (2012): Etwas mehr Praxis bitte. In: Deutsche Universitätszeitung. 06/2012. S. 32f. URL: http://www.eva-keller.de/leseproben/praxis.pdf, (Zugriff am: 04.11.2015).

Kelley, Harold H. (1967): Attribution Theory in social psychology. In: Levine, David (Hrsg.): Nebraska symposium on motivation, Bd. 15. Lincoln: University of Nebraska Press.

Kenga, Shian-Ling/ Smoskib, Moria/ Robinsa Clive (2011): Effects of Mindfulness on Psychological Health: A Review of Empirical Studies. In: Clinical Psychological Review, 31 (6). S. 1041-1056.

Kienzle, Hans-Friedrich (2016): Haftungsfragen bei Schnittstellen in der ärztlichen Behandlung. In: Steinmeyer, Heinz-Dietrich/ Roeder, Norbert/ Eiff, Wilfried von (Hrsg.): Medizin – Haftung – Versicherung. Festschrift für Karl Otto Bergmann zum 70. Geburtstag. Berlin/ Heidelberg: Springer-Verlag. S. 113-122.

Kirch, Darell/ Boysen, Philip (2010): Changing The Culture in Medical Education to Teach Patient Safety. In: Health Affairs, 29, (9). S. 1600–1604.

Klafki, Wolfgang (1964): Das pädagogische Problem des Elementaren und die Theorie der kategorialen Bildung, Weinheim/ Basel: Beltz.

Klafki, Wolfgang (1976): Aspekte kritisch-konstruktiver Erziehungswissenschaft, Weinheim/ Basel: Beltz.

Klafki, Wolfgang (2007): Neue Studien zur Bildungstheorie und Didaktik: Zeitgemäße Allgemeinbildung und kritisch-konstruktive Didaktik. 6. Aufl. Weinheim/ Basel: Beltz.

Klafki, Wolfgang (2011): Die bildungstheoretische Didaktik im Rahmen kritisch-konstruktiver Erziehungswissenschaft. In: Gudjons, Herbert/ Winkel, Rainer (Hrsg.): Didaktische Theorien. Hamburg: Bergmann+Helbig Verlag. S. 13-34.

Klamen, Debra L./ Sanserino, Kate/ Skolnik, Patty (2013): Patient Safety Education: What Was, What Is, and What Will Be? In: Teaching and Learning in Medicine, 25 (Suppl 1). DOI: 10.1080/10401334.2013.842906. S. S44-S49.

Klein, Hans Joachim (1995): Kultur. In Schäfers, Bernhard (Hrsg.): Grundbegriff der Soziologie. München: Wilhelm Fink Verlag. S. 174-176.

Klever-Deichert, Gabriele/ Gerber-Grote, Andreas/ Stock, Stephanie et al. (2013) Das deutsche Gesundheitswesen: Zahlen und rechtlicher Rahmen. In: Lauterbach, Karl/ Stock, Stephanie/ Brunner, Helmut (Hrsg.): Gesundheitsökonomie. Lehrbuch für Mediziner und andere Gesundheitsberufe. 3. vollst. übarb. Aufl. Bern: Verlag Hans Huber. S. 75-103.

Klocke, Manfred (2014): Krankenhaus-Report des AOK-Bundesverbands. Schädliche Skandalierung. In: Ecclesia Versicherungsdienst GmbH Informationsdienst, (1). S. 1.

Koch-Gromus, Uwe/ Kreß, Hartmut (2012): Arzt-Patienten-Verhältnis. In: Bundesgesundheitsblatt, Gesundheitsforschung, Gesundheitsschutz, 55 (9). S. 1081-1084.

Köhler, Andreas/ Bovenkerk, Marie-Louise (2016): Steigende Risiken in der Heilwesenhaftpflicht – die Versicherbarkeit in der Krise? In: Steinmeyer, Heinz-Dietrich/ Roeder, Norbert/ Eiff, Wilfried von (Hrsg.): Medizin – Haftung – Versicherung. Festschrift für Karl Otto Bergmann zum 70. Geburtstag. Berlin/ Heidelberg: Springer-Verlag. S. 122-143.

Köhler-Hohmann, Christel (2015) Arbeitsrecht der Klinikärzte. In: Ratzel, Rudolf/ Luxemburger, Bernhard (Hrsg.): Handbuch Medizinrecht. 3. neubearb. Aufl. Heidelberg: CF Müller. S. 1092-1131.

Kohn, Linda T./ Corrigan, Janet M/ Donaldson Molla S. (Hrsg.) (2000): To err is Human: Building a Safer Health System. Committee on Quality of Health Care in America. Institute of Medicine. Washington: National Academy Press.

Koppenberg, J./ Henninger M./ Gausmann, P. et al. (2014): Simulationsbasierte Trainings zur Verbesserung der Patientensicherheit. Konzeptionelle und organisationale Möglichkeiten und Grenzen. In: Notfall und Rettungsmedizin, 17 (5). S. 373–378.

Korne, Dirk de/ Wijngaarden, Jeroen/ Dyck, Cathy van et al. (2014): Evaluation of aviation-based safety team training in a hospital in The Netherlands. In: Journal of Health Organization and Management, 28 (6). S. 731-753.

Kocyba, Hermann (2002): Habitus. In: Endruweit, Günter/ Trommsdorf, Gisela (Hrsg.): Wörterbuch Soziologie. 2 völlig neubearb. und erw. Aufl. Stuttgart: Lucius & Lucius. S. 211.

Krathwohl, David R./ Bloom, Benjamin S./ Masia, Bertram B. (1975): Taxonomie von Lernzielen im affektiven Bereich. Weinheim/ Basel: Beltz Verlag.

Krause, Detlef (1988): Humankapital. In: In Fuchs, Wernder/ Klima, Rolf/ Lautmann, Rüdiger et al. (Hrsg.): Lexikon zur Soziologie. 2. verb. und erw. Auflage. Ungekürzte Sonderausgabe. Opladen: Westdeutscher Verlag. S. 319f.

Krempel, Stephan (2014): Rechtliche Aspekte von Kunstfehlern. In: Merkle, Walter (Hrsg.). Risikomanagement und Fehlervermeidung im Krankenhaus. Berlin/ Heidelberg: Springer. S. 141-157.

Kreß, Hartmut (2012): Das Arzt-Patient-Verhältnis im Sinn patientenzentrierter Medizin, In: Bundesgesundheitsblatt, Gesundheitsforschung, Gesundheitsschutz, 55 (9). S. 1085-1092.

Kröll, Martin (2006): Herausforderungen der Curriculumentwickung. Rezension zu Pätzold/ Günter/ Rauner, Felix (Hrsg.): Qualifikationsforschung und Curriculumentwicklung. In: Berufsbildung in Wissenschaft und Praxis, 6. S. 55. URL: https://www.bibb.de/veroeffentlichungen/de/bwp/show/id/1188, (Zugriff am: 22.07.2016).

Kulessa, Hanne (Hrsg.) (2005) Herznaht. Ärzte, die Dichter waren – von Benn bis Schnitzler. Hamburg/ Leipzig/ Wien: Europa Verlag.

Kultusministerkonferenz (o.J.): Bologna-Prozess. URL: http://www.kmk.org/wissenschaft-hochschule/internationale-hochschulangelegenheiten/bologna-prozess.html, (Zugriff am: 04.11.2015).

Kultusministerkonferenz (2003): Pressemitteilung: Kultusministerkonferenz für Neuordnung der Hochschulzulassung. URL: http://www.kmk.org/presse-und-aktuelles/pm2003/neuordnung-der-hochschulzulassung-auswahlrecht-bewerber-sollen-hochschulen-waehlen-koennen.html, (Zugriff am: 16.11.2015).

Kultusministerkonferenz (2003a): Eckpunkte für die Neuordnung der Hochschulzulassung. Beschluss der Kultusministerkonferenz vom 06.03.3003. URL: http://www.kmk.org/fileadmin/pdf/PresseUndAktuelles/Beschluesse_Veroeffentlichungen/Hochschule_Wissenschaft/eckpunktehsz.pdf, (Zugriff am: 18.11.2015).

Kultusministerkonferenz (2014): Vorausberechnung der Studienanfängerzahlen 2014-2025. Zusammenfassung der Ergebnisse. Ständige Konferenz der Kultusminister der Länder in der Bundesrepublik Deutschland. Berlin, 08.05.2014. URL: http://www.kmk.org/fileadmin/pdf/Statistik/Dokumentationen/Zusammenfassende_Ergebnisse_2014_Text.pdf, (Zugriff am: 04.11.2015).

Lang, Bernd/ Ruppert, M./ Schneibel, B. et al. (2010): Teamtraining in der Luftrettung. Aeromedical Crew Ressource Management – Ein europäisches Trainingsprogramm zur Optimierung der Flug- und Patientensicherheit in der Luftrettung. In: Notfall und Rettungsmedizin, 13 (5). S. 368-374.

Lauterbach, Karl/ Lüngen, Markus/ Passon, Anna (2010): Der Gesundheitsfonds und die finanzseitigen Reformen der gesetzlichen Krankenversicherungen. In: Lauterbach, Karl/ Lüngen, Markus/ Schrappe, Matthias (2010): Gesundheitsökonomie, Management und Evidence-based-Merdicine. 3. völlig neu bearb. u. erw. Aufl.Stuttgart: Schattauer. S. 204-215.

Lauterberg, Jörg (2009): Critical Incident Reporting Systeme (CIRS) in Medizin und Pflege. In: Hart, Dieter/ Mattern, Heiko/ Trent, Monika et al. (Hrsg.): Risiken verringern, Sicherheit steigern. Kinderkliniken für Patientensicherheit. Köln: Deutscher Ärzteverlag. S. 9-36.

Lauterberg, Jörg/ Blum, Karl/ Briner, Matthias et al. (2012): Befragung zum Einführungsstand von klinischem Risiko-Management (kRM) in deutschen Krankenhäusern. Abschlussbericht. Institut für Patientensicherheit der Universität Bonn (Hrsg.). URL: http://www.aps-ev.de/fileadmin/fuerRedakteur/ PDFs/ProjekteKRMKRM_Abschlussbericht_final_0.pdf, (Zugriff am: 20.12.2015).

Lauterberg, Jörg/ Mertens, Anja (2007): Behandlungsfehler-Management in der Gesetzlichen Krankenversicherung am Beispiel der AOK. In: Madea, Burkhard/ Dettmeyer, Reinhard (Hrsg.): Medizinschadensfälle und Patientensicherheit. Köln: Deutscher Ärzteverlag. S. 57-63.

Leape, Lucian L./ Brennan, Troyen A./ Laird, Nan M. et al. (1991): The Nature of Adverse Events in Hospitalized Patients: Results of the Harvard Medical Practice Study II. In: New England Journal for Medicine, 324 (6): S. 377-384, 1991.

Lederman, Reeva/ Dreyfus, Suelete/ Matchan, Jessica et al. (2013): Electronic error-reporting systems: A case study into the impact on nurse reporting of medical errors. In: Nursing Outlook, 61 (6). S. 417-426.

Leeten, Lars (2009): Die Bewältigungskapazität von Sprache und ihre Grenzen. In: Ingensiep Hans Werner/ /Rehbock Theda (Hrsg.): „Die rechten Worte finden ..." Sprache und Sinn in Grenzsituationen des Lebens. Würzburg: Königshausen & Neumann. S. S. 81-94.

Lefrancois, Guy (1994): Psychologie des Lernens. 3. Auf. Berlin/ Heidelberg/ New York: Springer-Verlag.

Lehner, Susanne/ Kowalski, Christoph/ Wirtz, Markus et al. (2013): Work Engagement von Krankenhausärzten: Welche Rolle spielen Sozialkapital und Persönlichkeitseigenschaften? In: Psychotherapie, Psychosomatik, medizinische Psychologie, 63 (3/4). S. 122-128.

Lenzen, Dieter (1999): Erziehungswissenschaft. Was sie kann, was sie will. Reinbeck/ Hamburg: Rowohlt TB Verlag.

Leotsakos, Agnès/ Ardolino, Antonella/ Cheung, Ronny et al. (2014): Educating future leaders in Patient safety. In: Journal of multidisciplinary healthcare, 7. S. 381-388.

Lindenberger, Ulman (2002): Intellektuelle Entwicklung im mittleren und höheren Erwachsenenalter. In: Oerter, Rolf/ Montada, Leo (Hrsg.): Entwicklungspsychologie. 5. vollst. übarb. Aufl. Weinheim/ Basel/ Berlin: Beltz Verlag. S. 356-381.

Lipp, Wolfgang (2002): Kultursoziologie. In: Endruweit, Günter/ Trommsdorf, Gisela (Hrsg.): Wörterbuch Soziologie. 2 völlig neubearb. und erw. Aufl. Stuttgart: Lucius & Lucius. S. 298-304.

Long, S./ Arora, S./ Moorthy, K. et al. (2011): Qualities and attributes of a safe practitioner: identification of safety skills in healthcare. In: BMJ Qualitiy and Safety, 20 (6). S. 483-490.

Lorenz, Kuno (2004): ars. In: Mittelstraß, Jürgen (Hrsg.): Enzyklopädie Philosophie und Wissenschaftstheorie. Bd. 1. unveränd. Sonderausgabe. Stuttgart: Metzlersche Verlagsbuchhandlung. S. 185f.

Luhmann, Niklas (2011): Einführung in die Systemtheorie. Baecker, Dirk (Hrsg.). 6. Aufl. Heidelberg: Carl Auer Verlag.

Lux, Vera (2010): 5 Jahre APS – die Mitgliederperspektive. Vortrag auf der 5. Jahrestagung des APS und dem 9. Deutschen Kongress für Versorgungsforschung, 30.09- 02.10.2010 in Bonn. In: Jonitz, Günther/ Francois-Kettner, Hedwig/ Lauterberg, Jörg et al. (Hrsg.): Aktionsbündnis Patientensicherheit. Agenda Patientensicherheit 2010. Bonn.

Madigosky, Wendy/ Headrick, Linda/ Nelson, Kathrin et al. (2006): Changing and Sustaining Medical Students' Knowledge, Skills, and Attitudes about Patient Safety and Medical Fallibility. In: Academic Medicine, 81 (1), S. 94-101.

Maio, Giovanni (2005): Ausbildung, ärztliche. In: Gerabeck, Werner/ Haage, Bernhard/ Keil, Gundolf et al.: Enzyklopädie Medizingeschichte. Berlin/ New York: Walter de Gryuter. S. 122f.

Malik, Aisha Y./ Foster, Charles (2014): From informed consent to informed request: strengthening shared decision-making. In: Indian journal of medical ethics, 11 (1). S. 53–54.

Manyonga, Howard/ Dinwoodie, Mark/ Nisselle, Paul (2014): From informed consent to shared decision-making. In: South African medical Journal, 104 (8). S. 561-562.

Manser, Tanja/ Epping, Bernhard (2016): Briefing ist der Schlüssel zu effizienten Teams. In: Zeitschrift für Orthopädie und Unfallchirurgie, 154 (1). S. 7-9.

Manser, Tanja/ Staender, Sven (2005): Aftermath of an adverse event: supporting health care professionals to meet patient expectations through open disclosure. In: Acta Anaesthesiologica Scandinavica, 49 (6). S. 728-734.

Martimianakis, Maria A./ Michalec, Barret / Lam, Justin et al. (2015): Humanism, the Hidden Curriculum, and Educational Reform: A Scoping Review and Thematic Analysis. In: Academic medicine, 90 (11 Suppl.). S. S5-S13.

Maslow, Abraham (2010): Motivation und Persönlichkeit. 12. Aufl. Reinbeck/Hamburg: Rowohlt.

Mayer, David/ Klamen, Debra L./ Gunderson, Anne et al. (2009). Designing a Patient Safety Undergraduate Medical Curriculum: The Telluride Interdisciplinary Roundtable Experience. In: Teaching and Learning in Medicine, 21 (1), 52-58.

Mayntz, Renate (1997): Historische Überraschungen und das Erklärungspotential der Sozialwissenschaft (1995). In: Mayntz, Renate (Hrsg.): Soziale Dynamik und politische Steuerung. Theoretische und methodologische Überlegungen. Schriften des Max-Planck-Instituts für Gesellschaftsforschung Köln, Bd. 29. Frankfurt am Main/ New York: Campus. S. 328-340.

Mayntz, Renate /Nedelmann, Brigitta (1997): Eigendynamische soziale Prozesse. In: Mayntz, Renate (Hrsg.): Soziale Dynamik und politische Steuerung. Theoretische und methodologische Überlegungen. Schriften des Max-Planck-Instituts für Gesellschaftsforschung Köln, Bd. 29. Frankfurt am Main/ New York: Campus. S. 86-114.

Medizinische Fakultät, RWTH Aachen University (2013): Qualifikationsprofile. URL: https://www.medizin.rwth-aachen.de/go/id/rxs, (Zugriff am: 10.02.2016].

Medizinischer Dienst des Spitzenverbands (o.J.): Behandlungsfehlerbegutachtung der MDK 2009 – 2014. Infographik. URL: https://www.mds-ev.de/fileadmin/bilder/Infografiken/final_BHF-Statistik_I.png, (Zugriff am: 01.02.2016).

Medizinischer Dienst des Spitzenverbandes Bund der Krankenkassen (Hrsg.) (2009): Leitfaden für die Zusammenarbeit zwischen Krankenkassen/ Pflegekassen und MDK bei drittverursachten Gesundheitsschäden, insbesondere bei Behandlungsfehlern und Pflegefehlern. Arbeitsgruppen Ü1-MedJur, Forum MedJur 6. akt. Aufl. Essen: MDK. URL: https://www.mds-ev.de/fileadmin/dokumente/Publikationen/GKV/Begutachtungsgrundlagen_GKV/Leitfaden_Zusarbeit_MDK_KK_drittverursachte_Gesschaeden.pdf, (Zugriff am: 2.02.2016).

Medizinischer Dienst des Spitzenverbandes Bund der Krankenkassen (2010-2014): Jahresstatistiken 2010 bis 2014, Behandlungsfehlerbegutachtung der MDK. URL: https://www.mds-ev.de/richtlinienpublikationen/behandlungsfehler.html, (Zugriff am: 02.09.2015).

Medizinischer Fakultätentag (o.J.): Arbeiten am Nationalen Kompetenzbasierten Lernzielkatalog (NKLM). URL: http://www.mft-online.de/presse-standpunkte/telegramm/arbeiten-am-nationalen-kompetenzbasierten-lernzielkatalog-nklm (Zugriff am: 11.04.2016).

Medizinischer Fakultätentag (Hrsg.) (2015): Nationaler Kompetenzbasierter Lernzielkatalog Medizin (NKLM). Berlin: MFT. URL: www.nklm.de/files/nklm_final_2015-07-03.pdf, (Zugriff am: 17.02.2016).

Mehay, Ramesh (Hrsg.) (2013): The Essential Handbook for GP-Training and Education. London/ New York: Radcliffe Publishing.

Merten, Martina (2008): Patientensicherheit: Fehlerbekenntnis löst Flut an Reaktionen aus, In: Deutsches Ärzteblatt 2008; 105(10), S. A491-A492. URL: http://www.aerzteblatt.de/archiv/59215/Patientensicherheit-Fehlerbekenntnis-loest-Flut-an-Reaktionen-aus, (Zugriff am: 14.09.2015).

Meulemann, Heiner (2013): Soziologie von Anfang an. Eine Einführung in Themen, Ergebnisse und Literatur. 3. übarb. Aufl. Wiesbaden: VS Verlag für Soziallwissenschaften.

Meyer, Meinert A./ Meyer, Hilbert (2007): Wolfgang Klafki: eine Didaktik für das 21. Jahrhundert? Weinheim u.a.: Beltz.

Miller, George E. (1990): The Assessment of Clinical Skills/ Competence/ Performance. In: Academic Medicine, 65 (9), S. S63-S67.

Mittelstraß, Jürgen (2005): Gesundheitsmaße oder: wie gesund wollen (können) wir sein? In: Schumpelick, Volker/ Vogel, Bernhard (Hrsg.): Grenzen der Gesundheit. Beiträge des Symposions vom 27. bis 30. September 2003 in Cadenabbia. Freiburg/Brsg.: Verlag Herder. S. 142-154.

Mohr, Marcus (2007): Die Haftung der Krankenkassen und Vertragsärzte für Behandlungsfehler. Zur Ablösung eines vermeintlichen Axioms des Vertragsrechts durch ein öffentlich-rechtliches Haftungsregime. Hamburg: Lit-Verlag.

Mühlinghaus, Isabel/ Scheffer, Simone/ Antolic, Andrea et al. (2007): Teamarbeit und Fehlermanagement als Inhalte des Medizinstudiums. In: GMS Zeitschrift für Medizinische Ausbildung, 24 (4). S. 184-189.

Müller, Hermann/ Krummenacher, Josef (2014): Aufmerksamkeit. In: Wirtz, Markus A. (Hrsg.): Dorsch Lexikon der Psychologie. 17. Aufl. Bern: Verlag Hans Huber. S. 215.

Müller, Manfred (2004): Risiko und Risikomanagement im Luftverkehr. In: Zeitschrift für ärztliche Fortbildung und Qualität im Gesundheitswesen, 98 (7). S. 559-565.

Muster-Berufsordnung für die in Deutschland tätigen Ärztinnen und Ärzte. (MBO-Ä 1997) in der Fassung des Beschlusses des 18. Deutschen Ärztetages 2015 in Frankfurt am Main. URL: http://www.bundesaerzte kammer.defileadmin/user_upload/downloads/pdf-Ordner/MBO/MBO_02.07.2015.pdf, (Zugriff am: 18.11.2015).

(Muster-)Fortbildungsordnungsordnung 2013 in der Fassung vom 29.05.2013. URL: http://www.bundesaerztekammer.de/recht/berufsrecht/muster-fortbildungsordnung-pdf/, (Zugriff am: 07.03.2017).

(Muster-)Richtlinien über den Inhalt der Weiterbildung (MWBO 2003) in der Fassung vom 18.02.2011. URL: http://www.bundesaerztekammer.de/fileadmin/user_upload/downloads/RiliMWBO20110218.pdf, (Zugriff am: 07.03.2017).

Muster-Satzungsregelung Fortbildung und Fortbildungszertifikat. Stand: 20. Mai 2004. URL: http://www.bundesaerztekammer.de/fileadmin/user_upload/downloads/Fortbildungssatzung20040520.pdf, (Zugriff am: 13.04.2017).

Muster-Weiterbildungsordnung 2003 in der Fassung vom 28.06.2013. URL: http://www.bundesaerztekammer.de/fileadmin/user_upload/downloads/pdf-Ordner/Weiterbildung/MWBO.pdf, (Zugriff am: 07.03.2017).

Nabilou, Bahram/ Feizi, Aram/ Seyedin, Hesam (2015): Patient Safety in Medical Education: Students' Perceptions, Knowledge and Attitudes. In: PLoS ONE, 10 (8): S. e0135610. doi:10.1371/journal.pone.0135610. URL: http://journals.plos.org/plosone/article?id=10.1371%2Fjournal.pone.0135610, (Zugriff am: 22.07.2016).

Narr, Helmut (2008): Ärztliches Berufsrecht. Ausbildung, Weiterbildung, Berufsausübung. Bd. I. Fortgeführt von Hess, Rainer/ Schirmer, Dieter/ Nösser, Gerhard u.a. 2. völlig neubearb. und erw. Aufl. 18. Ergänzung. Köln: Deutscher Ärzteverlag.

Narr, Helmut/ Hübner, Marlis (2007): Die Weiterbildung. In: Narr, Helmut/ Hübner, Marlis (Hrsg.): Ärztliches Berufsrecht. Ausbildung, Weiterbildung, Berufsausübung. Bd. 1. 2. völlig neu bearb. und erw. Aufl. 18. Ergänzungslieferung – Stand September 2007. Köln: Deutscher Ärzte-Verlag. Teil C.

Narr, Helmut/ Hübner, Marlis (2014): Die Ausbildung bis zur Approbation. In: Narr, Helmut/ Hübner, Marlis (Hrsg.): Ärztliches Berufsrecht. Ausbildung, Weiterbildung, Berufsausübung. Bd. 1. 2. völlig neu bearb. und erw. Aufl. 22. Ergänzungslieferung Teil A – Stand Mai 2014. Köln: Deutscher Ärzte-Verlag.

Neu, Johann (2013): Grundlagen der Arzthaftung, Standard, Leitlinien, Richtlinien, Behandlungsfehler. In: Saarländisches Ärzteblatt, 66 (8). Nachdruck. Überarbeitete Version der Artikelserie „Haftungsfragen" aus dem Niedersächsischen Ärzteblatt 2011. S. 11-14.

Nida-Rümelin, Julian (2005a): Warum es keine Verantwortung ohne Freiheit gibt. In: Nida-Rümelin, Julian: Menschliche Freiheit. Stuttgart: Philipp Reclam jun. S. 79-105.

Nida-Rümelin, Julian (2005b): Das hat Humboldt nie gewollt. In: DIE ZEIT, 61 (10). S. 48.

Nie, Yanli/ Duan, Yurong/ Chen, Peixian et al. (2011): Patient safety education for undergraduate medical students: a systematic review. In: BMC Medical Education (11). S. 33ff. doi:10.1186/1472-6920-11-33.

Nolda, Sigrid (2008): Einführung in die Theorie der Erwachsenenbildung. Darmstadt: Wissenschaftliche Buchgesellschaft.

Obst, Lothar (2009): Die Grenzen der Privatisierung. In: Deutsches Ärzteblatt, 109 (19). S. 924-926.

Odzwany, Richard/ Hasler, Scott/ Abrams, Richard et al. (2005): Organizational and cultural changes for providing safe patient care. In Quality Management in Health Care, 14 (3). S. 132-143.

Ohlenbusch-Harke, Theda/ Hanel, Andreas/ Helm, Christian et al. (2015): „Hoffentlich merkt's keiner" – Vermittlung von Fehlerkultur und Patientensicherheit als ärztliche Kernkompetenz im Rahmen eines multiinstitutionell gestalteten Wahlfachs. In: Gemeinsame Jahrestagung der Gesellschaft für Medizinische Ausbildung (GMA) und des Arbeitskreises zur Weiterentwicklung der Lehre in der Zahnmedizin (AKWLZ). Leipzig, 30.09.-03.10.2015. Düsseldorf: German Medical Science GMS Publishing House. S. 219.

Ollenschläger, Günther (2001): Medizinische Risiken, Fehler und Patientensicherheit. Zur Situation in Deutschland. In: Schweizerische Ärztezeitung, 82 (26). S. 1404-1410.

Ommen, Oliver/ Driller, Elke/ Köhler, Thorsten et al. (2009): The relationship between Social Capital in Hospitals and Physician Job Satisfaction. In: BMC health services research (9). S. 81-89.

Ossen Peter (2014): An der Spitze der Bewegung – DKG-Qualitätstag der Krankenhäuser. In: Das Krankenhaus, 106 (6). S. 515-529.

Ott, Bernd (2011): Grundlagen des beruflichen Lernens und Lehrens. Ganzheitliches Lernen in der beruflichen Bildung. Berlin: Cornelsen Verlag Scriptor.

Ottmann, Henning (2010): Geschichte des politischen Denkens, Bd.4/1. Das 20. Jahrhundert. Der Totalitarismus und seine Überwindung, Stuttgart/ Weimar: Verlag J.B. Metzler. S. 62-64.

Ovretveit, John (2009): The contribution of new social science research to patient safety. In: Social Science & Medicine, 69 (12). S. 1780-1783.

Odwazny, Richard/ Hasler, Sott/ Abrams, Richard et al. (2005): Organizational and cultural changes for providing safe patient care. Quality Management in Health Care, 14 (3). S. 132-143.

Parsons, Talcott (1967): Definition von Gesundheit und Krankheit im Lichte der Wertbegriffe und der sozialen Struktur Amerikas, In: Mitscherlich, Alexander (Hrsg.): Der Kranke in der modernen Gesellschaft, Köln/ Berlin: Kiepenheuer & Witsch. S. 57-87.

Parsons, Talcott (1970): Struktur und Funktion der modernen Medizin. Eine soziologische Analyse. In: König, René/ Tönnesmann, Margret (Hrsg.): Kölner Zeitschrift für Soziologie und Sozialpsychologie, Sonderheft 3, 4. Auflage, Wiesbaden: Springer. S. 10-57.

Parsons, Talcott (1991): The Social System. Neue Aufl. (Erstausgabe: 1951). London: Routledge.

Passon, Anna/ Lüngen, Markus/ Gerber-Grote, Andreas et al. (2013): Das Krankenversicherungssystem in Deutschland. In: Lauterbach, Karl/ Stock, Stephanie/ Brunner, Helmut (Hrsg.): Gesundheitsökonomie. Lehrbuch für Mediziner und andere Gesundheitsberufe. 3. vollst. übarb. Aufl. Bern: Verlag Hans Huber. S. 105-135.

Patient Safety and Quality of Care Working Group (Hrsg.) (2014): Key Findings and Recommendations on Education and Training in Patient safety across Europe Work of the Education and Training in Patient safety Subgroup of the Patient Safety and Quality of Care. Working Group of the European Commission. Brüssel: PSQCWG. URL: http://ec.europa.eu/health/patient_safety/docs/guidelines_psqcwg_education_training_en.pdf, (Zugriff am: 20.01.2016).

Patientenrechtegesetz, Gesetz zur Verbesserung der Rechte von Patientinnen und Patienten vom 20.02.2013 - BGBl I 2013 Nr. 9 vom 25.02.2013. URL: http://www.bgbl.de/xaver/bgbl/start.xav?start=%2F%2F*%5B%40attr_id%3D'bgbl113s0277.pdf%5D#__bgbl__%2F%2F*%5B%40attr_id%3D%27bgbl113s0277.pdf%27%5D__1448449065251 (Zugriff am: 02.02.2016).

Paula, Helmut (2007): Patientensicherheit und Risikomanagement im Pflege- und Krankenhausalltag. Heidelberg: Springer Medizin Verlag.

Pavesi, Ermanno (2006): Gesundheit und Wahrheit aus psychiatrischer Sicht. In: Reinhard, Heinrich (Hrsg.): Philosophisches zu Wahrheit, Freiheit, Liebe [Schriftenreihe der Theologischen Hochschule Chur, Bd. 6]. Freiburg/Schweiz: Academic Press Fribourg/ Paulusverlag. S. 77-86.

Peters, Tim/ Baumann, Anne/ Schildmann, Jan et al. (2011): Risiken und Fehler in der modernen Medizin: Ein Kursmodul zur professionellen Sensibilisierung von Medizinstudierenden. In: Jahrestagung der Gesellschaft für Medizinische Ausbildung (GMA). München, 05.-08.10.2011. Düsseldorf: German Medical Science GMS Publishing House. S. 55.f.

Petry, Franz Michael (2009): Mit Risikomanagement zu mehr Patientensicherheit. Etablierung einer neuen Sicherheitskultur ist „Chefsache". In: Arzt und Krankenhaus, 82 (8). S. 240-244.

Petry, Franz Michael (2014): Die Flucht der Versicherer stoppen. In: Orthopädie und Unfallchirurgie – Mitteilungen und Nachrichten, 3 (1). S. 42–43.

Petry, Franz Michael (2015): Heilwesen-Haftpflicht, das ungeliebte Risiko? Vortrag auf dem 10. HZV Symposium – Haftpflicht im Heilwesen Hamburg, den 27.11.2015. URL: http://www.hzv-uhh.de/fileadmin/gemeinsam/ Veranstaltungen/Symposien/10._Symposium/Petry_Heilwesen-Haft pflicht_das_ungeliebte_Risiko_27.11.pdf, (Zugriff am: 03.04.2016).

Petry, Franz-Michael/ Preetz, Filip (2016): Occurrence versus Claims-Made – Ein Paradigmenwechsel in der Haftpflichtversicherung von Krankenhäusern? In: Steinmeyer, Heinz-Dietrich/ Roeder, Norbert/ Eiff, Wilfried von (Hrsg.): Medizin – Haftung – Versicherung. Festschrift für Karl Otto Bergmann zum 70. Geburtstag. Berlin/ Heidelberg: Springer-Verlag. S. 179-188.

Pfadenhauer, Michaela (2004): Professionelle Organisationen als Lernkulturen am Beispiel der ärztlichen Fortbildung. In: Arbeitsgemeinschaft Betriebliche Weiterbildungsforschung e.V. (Hrsg.). Kompetenzentwicklung 2004. Münster: Waxmann Verlag. S. 255-300.

Pfaff, Holger/ Badura Bernhard/ Pühlhofer, Frank et al. (2005): Das Sozialkapital der Krankenhäuser – wie es gemessen und gestärkt werden kann. In: Badura, Bernhard/ Schellschmidt, Henner/ Vetter, Christian (Hrsg.): Fehlzeiten-Report 2004: Gesundheitsmanagement in Krankenhäusern und Pflegeeinrichtungen. Zahlen, Daten, Analysen aus allen Branchen der Wirtschaft. Berlin: Springer. S. 81-109.

Pfaff, Holger/ Driller, Elke (2012): Organisationsentwicklung. In: Hensen, Gregor/ Hensen, Peter (Hrsg.): Gesundheits- und Sozialmanagement. Leitbegriffe und Grundlagen modernen Managements. Stuttgart: Verlag Kohlhammer. S. 195-207.

Pfaff, Holger/ Hammer, Antje/ Ernstmann, Nicole. et al. (2009): Sicherheitskultur: Definition, Modelle und Gestaltung. In: Zeitschrift für Evidenz, Fortbildung und Qualität im Gesundheitswesen, 103 (8). S. 493-497.

Pfeiffer, Yvonne/ Briner Matthias/ Wehner Theo et al. (2013): Motivational antecedents of incident reporting: evidence from a survey of nurses and physicians. Swiss Medical Weekly, 143. S. w13881.

Pieper, Annemarie (2000): Autonomie. In: Korff, Wilhelm/ Beck, Lutwin/ Mikat, Paul (Hrsg) im Auftrag der Görres-Gesellschaft: Lexikon der Bioethik, Bd. 1. Studienausgabe. Gütersloh: Gütersloher Verlagshaus. S. 289-293.

Pierre, Michael St. (2013): Patientenversorgung – aber sicher. Sicherheitskultur und Risikomanagement in der Hals-, Nasen-, Ohrenheilkunde. In: Laryngo-Rhino-Otologie, 92 (S01). S. 23-32.

Pierre, Michael St./ Hofinger, Gesine (2014): Human Factors und Patientensicherheit in der Akutmedizin. 3. kompl. akt. u. erw. Aufl. Berlin/ Heidelberg: Springer-Verlag.

Plamper, Evelyn/ Possel, Dorothee (2013): Ökonomische Grundlagen des Gesundheitssystems. Die Stationäre Versorgung. In: Lauterbach, Karl/ Stock, Stephanie/ Brunner, Helmut (Hrsg.): Gesundheitsökonomie. Lehrbuch für Mediziner und andere Gesundheitsberufe. 3. vollst. übarb. Aufl. Bern: Verlag Hans Huber. S. 159-179.

Popper, Karl Raimund (1994): Alles Leben ist Problemlösen. In: Popper, Karl: Alles Leben ist Problemlösen. Über Erkenntnisgeschichte und Politik. München: Piper Verlag. S. 255-263.

Porter, Michael E. (2010): What Is Value in Health Care? In: The New England Journal of Medicine, 363 (26). S. 2477-2481.

Pronovost, Peter/ Goeschel, Christine/ Olsen, Kyle et al. (2009): Reducing health care hazards: lessons from the commercial aviation safety team. In: Health Affairs, 28 (3) S. w479-w489.

Pschyrembel (2014): Pschyrembel. Klinisches Wörterbuch. 266. Akt. Aufl. Berlin/ Boston: Walter de Gruyter.

Quirmbach, Thomas (2007): Behandlungsfehlervorwürfe – Begutachtung durch den MDK am Beispiel des MDK Nordrhein. . In: Madea, Burkhard/ Dettmeyer, Reinhard (Hrsg.): Medizinschadensfälle und Patientensicherheit. Köln: Deutscher Ärzteverlag. S. 53-55.

Raab, Hans-Rudolf/ Weiler, Reto (2010): Das Oldenburger Modell für ein europäisches Medizinstudium. Bachelor und Master als Chance. In: Deutsche Gesellschaft für Chirurgie – Mitteilungen, 39 (1), S. 24-28.

Rall, Markus (2010): AG Bildung und Training. In: Jonitz, Günther/ Francois-Kettner, Hedwig/ Lauterberg, Jörg et al. (Hrsg.). Aktionsbündnis Patientensicherheit. Agenda Patientensicherheit 2010. Tätigkeitsbericht. Bonn. S. 38-40.

Rall, Marcus/ Gessel, Elisabeth van/ Staender, Sven (2011): Education, teaching & training in patient safety. In: Best Practice & Research Clinical Anaesthesiology, 25 (2). S. 251-262.

Rall, Marcus/ Oberfrank, Stephanie (2013): „Human factors" und „crisis resource management". Erhöhung der Patientensicherheit. In: Unfallchirurg, 116 (10). S. 892–899.

Rasmussen, Jens (1983): Skills, Rules, and Knowledge; Signals, Signs, and Symbols; and other Distinctions. In: IEEE Transaction on Systems, Man, and Cybernetics, 13 (3). S. 257-266.

Rau, Ferdinand (2014): Das Gesundheitssystem. In: Roeder, Norbert/ Hensen, Peter/ Franz, Dominik (Hrsg.): Gesundheitsökonomie, Gesundheitssystem und öffentliche Gesundheitspflege. Ein praxisorientiertes Kurzlehrbuch. 2. akt. Aufl. Köln: Deutscher Ärzteverlag. S. 33-46.

Recht.NRW (2016): Gesetz zur Errichtung einer Stiftung „Stiftung für Hochschulzulassung" vom 18. November 2008. In: Geltende Gesetze und Verordnungen (SGV. NRW.) mit Stand vom 1.7.2016. URL: https://recht.nrw.de/lmi/owa/br_bes_text?anw_nr=2&gld_nr=2&ugl_nr=221&bes_id=12285&menu=1&sg=0&aufgehoben=N&keyword=Hochschulzulassung#det0 (Zugriff am: 05.07.2016).

Reason, James (1990): Human Error. Cambridge, MA: Cambridge University Press.

Reason, James (1994): Menschliches Versagen. Psychologische Risikofaktoren und moderne Technologien. Heidelberg: Spektrum.

Reason, James (1995): Understanding adverse events. In: Quality in Health Care, 4 (2). S. 80-89.

Reason, James (2000): Human Error: models and management. In: British Medical Journal, 320 (7237). S. 768-770.

Reason, James (2004): Beyond the organisational accident: the need for "error-wisdom" on the frontline. In: Quality and Safety in Health Care, 13 (Suppl II). S. i28–ii33.

Reber, Gerhard (1992): Lernen, organisationales. In: Frese, Erich (Hrsg.): Handwörterbuch der Organisation. 3. völlig neu gestalt. Aufl. Stuttgart: Poeschel. Sp. 1240-1255.

Rehbein, Boike/ Saalmann, Gernot (2014): Habitus. In: Fröhlich, Gerhard/ Rehbein, Boike (Hrsg.): Bourdieu Handbuch. Leben-Werk-Wirkung. Stuttgart: Metzler'sche Verlagsbuchhandlung. S. 110-117.

Rehbein, Boike/ Saalmann, Gernot (2014a): Kapital. In: Fröhlich, Gerhard/ Rehbein, Boike (Hrsg.): Bourdieu Handbuch. Leben-Werk-Wirkung. Stuttgart: Metzler'sche Verlagsbuchhandlung. S. 134-140.

Rehborn, Martin/ Thomae, Heike (2015): Krankenhausplanung, Krankenhausfinanzierung, Versorgungsverträge. In: Ratzel, Rudolf/ Luxemburger, Bernhard (Hrsg.): Handbuch Medizinrecht. 3. neubearb. Aufl. Heidelberg: CF Müller. S. 1418-1511.

Repschläger, Uwe/ Schulte, Claudia/ Osterkamp, Nicole (2014): Macht der medizinische Fortschritt die Wiedereinführung des Risikopools erforderlich? Eine empirische Analyse von Hochkostenfällen. In: Repschläger, Uwe/ Schulte, Claudia/ Osterkamp, Nicole (Hrsg.). Barmer GEK Gesundheitswesen aktuell 2014. Seite 90–109.

Riedel, Klaus (2012): Curriculum. In: Lenzen, Dieter (Hrsg.): Pädagogische Grundbegriffe, Bd. 1. Reinbek/Hamburg: Rowohlt-Taschenbuch-Verlag. S. 298-301.

Riha, Ortrun (2004): Grundwissen Geschichte, Theorie, Ethik der Medizin. Bern: Verlag Hans *Huber.*

Rittelmeyer, Christian (2005): Über die ästhetische Erziehung. Eine Einführung in Friedrich Schillers pädagogische Anthropologie. Weinheim: Juventa.

Robinsohn, Saul B. (1967): Bildungsreform als Revision des Curriculum und ein Strukturkonzept für Curriculumentwicklung. Neuwied/ Berlin: Luchterhand.

Rodrigue, Christopher/ Seoane, Leonardo/ Gala, Rajiv et al. (2013): Implementation of a Faculty Development Curriculum Emphasizing Quality Improvement and Patient Safety: Results of a Qualitative Study. In: The Ochsner Journal, 13 (3). S. 319–321.

Roeder, Norbert/ Hensen, Peter/ Franz, Domink (2014): Das deutsche Gesundheitssystem im Wandel. In: dies. (Hrsg.): Gesundheitsökonomie, Gesundheitssystem und öffentliche Gesundheitspflege. Ein praxisorientiertes Kurzlehrbuch. 2. akt. Aufl. Köln: Deutscher Ärzteverlag. S. 1-18.

Rogers, Carl R. (2009): Die Klientenzentrierte Gesprächspsychotherapie. 18. Aufl., Frankfurt/M.: Fischer Taschenbuch Verlag.

Rohde, Johann J. (1974): Soziologie des Krankenhauses. Zur Einführung in die Soziologie der Medizin. 2. übarb. Aufl. Suttgart: Ferdinand Enke Verlag.

Rosenstiel, Lutz von (2003): Grundlagen der Organisationspsychologie. 5. übarb. Aufl. Stuttgart: Schäffer-Poeschel Verlag.

Rosentreter, Michael (2005): Der Effekt des Gesundheitssystem-Modernisierungsgesetzes IV auf die Inanspruchnahme medizinischer Leistungen. Magisterarbeit. Vorgelegt an der Universität zu Köln im November 2005.

Rosentreter, Michael (2012a): Sicherheitskultur lernen – vom Berufsethos zum Curriculum Patientensicherheit. In: Deutsche Zeitschrift für Klinische Forschung, 16 (5/6). S. 79-85.

Rosentreter, Michael (2012b): Der persönliche Umgang mit Fehlern im Krankenhaus – Aspekte der sozialen Wahrnehmung und Patientensicherheit. In: Schmidt, Kurt/ Sold, Markus/ Verrel, Thorsten (Hrsg.): Zum Umgang mit Behandlungsfehlern. (Organisations)Ethische, rechtliche und psychosoziale Aspekte. Tagungsband der ELSA-Klausurwoche 2012. Berlin: Lit-Verlag. S. 105-126.

Rosentreter, Michael (2013): Zugänge zu Patientensicherheit und Verantwortung bahnen. Ansätze für die Lehre in Studium und Weiterbildung. In: Frewer, Andreas/ Schmidt, Kurt/ Bergmann, Lutz (Hrsg.): Fehler und Ethik in der Medizin. Neue Wege für Patientenrechte. Würzburg: Königshausen & Neumann. S. 229-173.

Rosentreter, Michael/ Epping, Bernhard (2016): Das Thema gehört verpflichtend ins Studium. In: Zeitschrift für Orthopädie und Unfallchirurgie, 2016, 154 (1). S. 9-154.

Rosentreter, Michael/ Groß, Dominik/ Schäfer, Gereon (2011): Pilot project "Patient-Safety" in Medical Education. In: GMS – Zeitschrift für Medizinische Ausbildung, 28 (1). S. Doc 12-18. DOI: 10.3205/zma000724.

Rosentreter, Michael/ Pundt, Johanne (2014): Patientensicherheit als Qualitätsmerkmal – Qualifizierung als Merkmal von Patientenorientierung. In: Pundt, Johanne (Hrsg.): Patientenorientierung: Wunsch oder Wirklichkeit?. Bremen: Apollon University Press. S. 231-257.

Rosvold, Enger H./ Mirsky, Allan F./ Pribram, Karl H. (1954): Influence of amygdalectomy on social behavior in monkeys. In: Journal of comparative and physiological psychology, 47 (3). S. 173-178.

Roth, Gerhard (2011): Bildung braucht Persönlichkeit. Wie Lernen gelingt. Lizenzausgabe für die Bundeszentrale für politische Aufklärung. Stuttgart: Cotta'sche Buchhandlung.

RWTH Aachen University (2014): Zahlenspiegel 2013. Hrsg. vom Dezernat für Planung, Entwicklung und Controlling der Rheinisch-Westfälischen Technischen Hochschule (RWTH) Aachen. URL: https://www.rwth-aachen.de/global/show_document.asp?id=aaaaaaaaaampiau, (Zugriff am: 10.02.2016).

Sachverständigenrat Gesundheit (2000): Gutachten 2000/2001 des Sachverständigenrates für die Konzertierte Aktion im Gesundheitswesen, Bedarfsgerechtigkeit und Wirtschaftlichkeit, Band II, Qualitätsentwicklung in Medizin und Pflege. Bundesdrucksache 14/5660. URL: http://dipbt.bundestag.de/doc/btd/14/056/1405660.pdf, (Zugriff am 12.01.2016).

Sachverständigenrat Gesundheit (2003): Gutachten 2003 des Sachverständigenrat zur Begutachtung der Entwicklung im Gesundheitswesen. Finanzierung, Nutzerorientierung und Qualität. Band I, Finanzierung und Nutzerorientierung. Bundesdrucksache 15/530. URL: http://dip21.bundestag.de/dip21/btd/15/005/1500530.pdf, (Zugriff am: 12.01.2016).

Sachverständigenrat Gesundheit (2007): Gutachten 2007 des Sachverständigenrates zur Begutachtung der Entwicklung im Gesundheitswesen. Kooperation und Verantwortung – Voraussetzungen einer zielorientierten Gesundheitsversorgung. Bundesdrucksache 16/6339. URL: http://dipbt.bundestag.de/dip21/btd/16/063/1606339.pdf, (Zugriff am: 12.01.2016).

Schäfer, Robert (2013): Ärztliche Fortbildung zwischen Selbstverpflichtung und Regulierung. In: Rheinisches Ärzteblatt, 22 (11)
URL: https://www.aekno.de/downloads/archiv/2013.11.022.pdf, (Zugriff am: 18.11.2015).

Schelsky, Helmut (1978): Bildung in der wissenschaftlichen Zivilisation (1963). In: Pleines, Jürgen-Eckhardt (Hrsg.): Bildungstheorien. Probleme und Positionen. Freiburg/ Basel/ Wien: Herder Verlag. S. 113-129.

Schmidt, Eric/ Goldhaber-Fiebert, Sara/ Ho, Lawrence A. (2013): Simulation Exercises as a Patient Safety Strategy. A Systematic Review. In: Annals of Internal Medicine, 158 (5/2). S. 426-433.

Schmidt, Kurt W. / Wolfslast, Gabriele (2002): Patientenaufklärung. Ethische und rechtliche Aspekte. In: Deutsche Medizinische Wochenschrift 127 (2002), 12, S. 634-637.

Schmidt, Lothar (2014): Balint-Gruppe. In: Wirtz, Markus: Dorsch. Lexikon der Psychologie. 17. Aufl. Bern: Verlag Hans Huber. S. 247.

Schmitz, Katharina/ Lenssen, Rebekka/ Rosentreter, Michael et al. (2015): Wide cleft between theory and practice: medical students' perception of their education in patient and medication safety. In: Pharmacy, 70 (5). S. 351-354.

Schober, Madrean/ Affara, Fadwa (2008): Advanced Nursing Practice (ANP). Bern: Verlag Hans Huber.

Schöne-Seifert, Bettina (2007): Grundlagen der Medizinethik. Stuttgart: Alfred Kröner-Verlag.

Schrappe, Matthias (2009): Qualitätsmanagement, Patientensicherheit und Risikomanagement. In: Kirch, Wilhelm (Hrsg.): Fehldiagnosen und Patientensicherheit. Berlin/ Heidelberg: Springer-Verlag. S. 161-205.

Schrappe, Matthias (2010): Patientensicherheit und Risikomanagement. In Lauterbach, Karl W/ Lüngen, Markus/ Schrappe, Matthias (Hrsg.): Gesundheitsökonomie, Management und Evidence-based medicine. 3. völlig neu berarb. u. erw. Aufl. Stuttgart: Schattauer. S. 362-394.

Schrappe, Matthias/ Lessing, Constanze/ Albers, Bernhard et al. (2007): Agenda Patientensicherheit 2007. Witten/ Herdecke: Aktionsbündnis Patientensicherheit e.V. (Hrsg.). S. 13-77.

Schubert, Maria/ Wacker, Johannes/ Staender, Sven (2015): Patientensicherheit im Medizinstudium. Neues Studienmodul für Medizinstudierende an der Universität Zürich. Vortrag auf der APS Jahrestagung 2015, Berlin, 16.04.2015. URL: http://www.aps-ev.de/fileadmin/fuerRedakteur/PDFs/Veranstaltungen/Jahrestagungen/2015/Vortraege/WS_06_Schubert.pdf, (Zugriff am 20.01.2016).

Schulman, Paul R. (2004): General attributes of safe organisations. In: Quality and Safety in Healthcare. (13) (Supplement II). S. ii39-ii44.

Schulz-Nieswandt, Frank (2010): Eine Ethik der Achtsamkeit als Normmodell der dialogischen Hilfe- und Entwicklungsplanung in der Behindertenhilfe. Eine Analyse der Mikroebene der kulturellen Praxis und der institutionellen Praktiken im Kontext sozialunternehmerischer Organisationsentwicklung. Olsberg: Josefsheim gGmbH.

Schulz-Nieswandt, Frank (2010a): Ethik der Achtsamkeit als Normmodell professionellen Handelns. In: Niederschlag, Heribert (Hrsg.): Recht auf Selbstbestimmung? Vom Umgang mit den Grenzen des Lebens. Ostfildern: Matthias-Grünewald-Verlag. S. 87-93.

Schulz-Nieswandt, Frank (2010b): Öffentliche Daseinsvorsorge und Existenzialismus. Eine gouvernementale Analyse unter besonderer Berücksichtigung der Wasserversorgung. In: Zeitschrift für öffentliche und gemeinwirtschaftliche Unternehmen. Beiheft 39.

Schulz-Nieswandt, Frank (2010c): Wandel der Medizinkultur? Anthropologie und Tiefenpsychologie der Integrationsversorgung als Organisationsentwicklung. Berlin: Duncker & Humblot.

Schwappach, Daniel/ Hochreutener, Marc Anton (2008): Das zweite Opfer: Entwicklung eines Handlungsrahmens für den betriebsinternen Umgang mit Zwischenfällen. In: Schweizerische Ärztezeitung 89 (33). S. 1404-1408.

Schwappach, David /Boluarte, Till A. (2008): The emotional impact of medical error involvement on physicians: a call for leadership and organisational accountability. In: Swiss Medical Weekly, 139 (1/2), S. 9-15.

Schwappach, David/ Hochreutener, Marc-Anton/ Laue, Nicoletta von (2010): Täter als Opfer – Konstruktiver Umgang mit Fehlern in Gesundheitsorganisationen, [Schriftenreihe Patientensicherheit, Bd. 3], Zürich: Stiftung für Patientensicherheit. S. 3-65.

Schwappach, David/ Koeck, Christian (2004): What makes an error unacceptable? A factorial survey on the disclosure of medical errors. In: International Journal for Quality in Health Care, 16 (4). S. 317–326.

Schwartz Friedrich W./ Schneider, Nils/ Klein-Lange, Matthias (2012): Berufsfelder im Krankenhaus. In: Schwartz, Friedrich W./ Walter, Ulla/ Siegrist, Johannes et al. (Hrsg.): Public Health. Gesundheit und Gesundheitswesen. München: Urban & Fischer. S 303-308.

Schwartz, Friedrich Wilhelm (2012): Die Situation von Ärzten in Deutschland. In: Schum-pelick, Volker/ Vogel, Bernhard (Hrsg.): Gesundheitssystem im Umbruch. Beiträge des Sym-posions vom 23. bis 26. September 2011 in Cadenabbia. Freiburg u.a.: Herder. S. 317-326.

Schwartz, Friedrich Wilhelm/ Walter, Ulla (2012): Altsein – Kranksein? In: Schwartz, Fried-rich W./ Walter, Ulla/ Siegrist, Johannes et al. (Hrsg.): Public Health. Gesundheit und Gesundheitswesen. 3. völlig neu bearb. und erw. Aufl. München: Urban & Fischer. S. 167-185.

Schweizerische Akademie der Wissenschaften (Hrsg.) (2007): Aus- und Weiterbildung in Patientensicherheit und Fehlerkultur. Projekt „Zukunft Medizin Schweiz" – Phase III. Basel 2007: SAMW. URL: http://www.samw.ch/dms/de/Publikationen/Positionspapiere/d_Fehlerkultur.pdf, (Zugriff am: 17.02.2016).

Schwemmer, Oswald (2004a): Autonomie. In: Mittelstraß, Jürgen (Hrsg.): Enzyklopädie Philosophie und Wissenschaftstheorie. Unveränderte Sonderausgabe. Bd. 1. Stuttgart: Metzlersche Verlagsbuchhandlung. S. 232-234.

Schwemmer, Oswald (2004b): Verantwortung. In: Mittelstraß, Jürgen (Hrsg.): Enzyklopädie Philosophie und Wissenschaftstheorie, Bd. 4. Unveränd. Sonderausgabe. Stuttgart: Metzlersche Verlagsbuchhandlung. S. 499-501.

Schwendenwein, Werner (2000): Theorie des Unterrichtens und Prüfens. 7. Aufl. Wien: WUV-Universitätsverlag.

Selye, Hans (1977): Stress. Lebensregeln vom Entdecker des Stress-Syndroms, Reinbeck bei Hamburg: Rowohlt Taschenbuch Verlag.

Senge, Peter M. (2011). Die fünfte Disziplin. Kunst und Praxis der lernenden Organisation. 11. völlig überb. und akt. Aufl. Stuttgart: Schäffer-Poeschel-Verlag.

Sesink, Werner (2003): Bildung durch Wissenschaft – Wissenschaft durch Bildung. In: Lengnink, Katja/ Prediger, Susanne/ Siebel, Franziska (Hrsg.): Mathematik für Menschen. Festschrift für Rudolf Wille. (vervielfältigtes Mansukrit). Darmstadt: Technische Universität. o.S. URL: http://www.sesink.de/wordpress/wp-content/uploads/2014/09/Bildung-durch-Wissenschaft_Sesink_2003.pdf, (Zugriff am: 12.04.2016).

Shapiro, Shauna/ Astin, John/ Bishop, Scott et al. (2005): Mindfulness-Based Stress Reduction for Health Care Professionals: Results From a Randomized Trial. In: International Journal of Stress Management, 12, (2). S. 164-176.

Siegrist, Johannes (2005): Medizinische Soziologie, 6. Auflage, München: Urban & Fischer.

Siegrist, Johannes (2012): Die ärztliche Rolle im Wandel. In: Bundesgesundheitsblatt, Gesundheitsforschung, Gesundheitsschutz, 55 (9). S. 1100–1105.

Sloane, Peter F.E. (2003). Schulnahe Curriculumentwicklung. In: Berufs- und Wirtschaftspädagogik-online, Ausg. 4. URL: http://www.bwpat.de/ausgabe4/sloane_bwpat4.shtml, (Zugriff am: 07.10.2015).

Smith, A.F./ Arfanis, K (2013): "Sixth sense" for patient safety. In: British Journal of Anaesthesia, 110 (2). S. 167-169.

Sommer, Kai-Jörg./ Kranz, Jennifer/ Steffens, Joachim A. (2014): Prozessgestaltung in Hochzuverlässigkeitsorganisationen. In: Der Urologe, 53 (5). S. 645-649.

Sozialgesetzbuch, Fünftes Buch: Gesetzliche Krankenversicherung. 43. neu bearb. Aufl. Stand: 26. März 2014. München: Deutscher Taschenbuchverlag.

Statistisches Bundesamt (2013): Statistisches Bundesamt, Bildung und Kultur, Studierende an Hochschulen [Fachserie 11, Reihe 4.1]. Wiesbaden 2013.

Statistisches Bundesamt (Hrsg.) (2015): Gesundheit. Ausgaben 2013 [Fachserie 12, Reihe 7.1.1]. Wiesbaden: DESTATIS. URL: https://www.destatis.de/DE/ Publikationen/Thematisch/Gesundheit/Gesundheitsausgaben/AusgabenGe sundheitPDF_2120711.pdf?_blob=publicationFile, (Zugriff am: 09.11.2015).

Steindorf, Gerhard (2000): Grundbegriffe des Lehrens und Lernens. 5. Aufl. Bad Heilbrunn/Obb: Klinkhardt.

Stichweh, Rudolf (1996): Professionen in einer funktional differenzierten Gesellschaft. In: Combe, Arno/ Helsper, Werner (Hrsg.): Pädagogische Professionalität. Untersuchungen zum Typus pädagogischen Handelns. Frankfurt/M: Suhrkamp. S. 49-69.

Stiftung für Hochschulzulassung (2015) : Verordnung über die zentrale Vergabe von Studienplätzen durch die Stiftung für Hochschulzulassung. VergabeVO Stiftung. Stand Wintersemester 2015/16. URL: http://www.hochschulstart.de/ fileadmin/downloads/Gesetze/g03.pdf, (Zugriff am: 18.11.2015).

Stock, Stephanie/ Hansen, Leonhard/ Redelli, Marcus (2013): Ökonomische Grundlagen des Gesundheitssystems. Die ambulante Versorgung. In: Lauterbach, Karl/ Stock, Stephanie/ Brunner, Helmut (Hrsg.): Gesundheitsökonomie. Lehrbuch für Mediziner und andere Gesundheitsberufe. 3. vollst. überb. Aufl. Bern: Verlag Hans Huber. S. 137-157.

Straub, Christoph (2012): Wettbewerb und Gesundheitswirtschaft – Die Perspektive der GKV. In: Schumpelick, Volker/ Vogel, Bernhard (Hrsg.): Gesundheitssystem im Umbruch. Beiträge des Symposions vom 23. bis 26. September 2011 in Cadenabbia. Freiburg u.a.: Herder. S. 240-248.

Strohschneider, Stefan (2012): Human-Factors-Training. In: Badke-Schaub, Petra/ Hofinger, Gesine/ Lauche, Kristina (Hrsg.). Human Factors. Psychologie sicheren Handelns in Risikobranchen. 2. überb. Aufl. Berlin/ Heidelberg: Springer-Verlag. S. 313-332.

Task Force Patientensicherheit (Hrsg.) (2001): Für ein sicheres Gesundheitssystem. Vorschlag für ein nationales Programm zur Erhöhung der Patientensicherheit. URL: http://www.patientensicherheit.ch/de/ueber-uns/Stiftungs dokumente.html), (Zugriff am: 23.09.2015).

Tegtmeier, Uwe/ Wiedensohler, Ralph (2013): Risikomanagement, Fehlerkultur und Patientensicherheit. In: Endo-Praxis, 29 (1). S. 10-15.

Teigland, Claire L./ Blasiak, Rachel C./ Wilson, Lindsay A. et al. (2013): Patient safety and quality improvement education: a cross-sectional study of medical students' preferences and attitudes. In: BMC Medical Education, 13. S. 16ff. doi:10.1186/1472-6920-13-16.

Thiel, Marta (2013): Modellstudiengänge für Medizin. URL:https://www.thieme.de/viamedici/vor-dem-studium-infos-zum-medizin studium1493/a/modellstudiengaenge-medizin-3737.htm, (Zugriff am: 20.11.2015).

Thode, Nicole/ Bergmann, Eckhardt/ Kamtsiuris, Panagiotis et al. (2005): Einflussfaktoren auf die ambulante Inanspruchnahme in Deutschland. In: Bundesgesundheitsblatt, Gesundheitsforschung, Gesundheitsschutz, 48 (3), S. 296-306.

Thomas, Dominik/ Reifferscheidt, Antonius/ Walendzik, Anke et al. (2014): Patientengefährdung durch Fehlanreize – die Folge des Vergütungssystems? In: Klauber, Jürgen/ Geraedts, Max/ Friedrich, Jörg et al. (Hrsg.) Krankenhaus-Report 2014. Schwerpunkt: Patientensicherheit. Stuttgart: Schattauer. S. 13 - 23.

Thomeczek Christian/ Bock, W. / Conen, Dieter et al. (2004): Das Glossar Patientensicherheit – Ein Beitrag zur Definitionsbestimmung und zum Verständnis der Thematik „Patientensicherheit" und „Fehler in der Medizin". In: Gesundheitswesen, 66 (12). S. 833-844.

Todeva, Emanuela/ Knocke, David (2002): Strategische Allianzen und das Sozialkapital von Unternehmen. In: Allmendinger, Jutta/ Hinz, Thomas (Hrsg.): Organisationssoziologie. Kölner Zeitschrift für Soziologie und Sozialpsychologie, Sonderheft 42. Wiesbaden: Westdeutscher Verlag.

Toennessen, Björn/ Swart, Enno/ Marx, Yvonne (2013): Patientensicherheitskultur – Wissen und Wissensbedarf bei Medizinstudenten. In: Zentralblatt für Chirurgie, 138 (6). S. 650-656.

Trentzsch, Heiko/ Urban, Bert/ Sandmeyer, Benedikt et al. (2013): Verbessern simulatorbasierte Teamtrainings die Patientensicherheit? In: Unfallchirurg, 116 (10). S. 900–908.

Tversky, Amos/ Kahneman, Daniel (1971): Belief in the Law of small Numbers. In: Psychological Bulletin, 76 (2). S. 105-110.

Ulich, Dieter/ Mayring, Philipp (2003): Psychologie der Emotionen. 2. überb. und erw. Aufl. Stuttgart: Verlag Kohlhammer.

Ulsenheimer, Klaus (2003): Risikomanagement aus juristischer Sicht. In: Zeitschrift für ärztliche Fortbildung und Qualität, 97 (8/9). S. 624-630.

Ulsenheimer, Klaus (2013): Anmerkungen zum neuen Patientenrechtegesetz. URL: http://v3.meinzeus.de/site/environment/cms/uls/62/anmerkungen%20%20zum%20neuen%20patientenrechtegesetz.pdf, (Zugriff am: 01.11.2015).

Universität Basel (2011): Summer School über Patientensicherheit und Qualitätsverbesserung. Veranstaltungsinformation. URL: https://www.unibas.ch/de/Aktuell/News/Uni-Campus/Summer-School--ber-Patientensicherheit-und-Qualit-tsverbesserung.html, (Zugriff am13.04.2017).

Verbraucherportal (o.J.) : Informationen zur Krankenversicherungspflicht in Deutschland. URL:https://www.1averbraucherportal.de/versicherung/kranken versicherung/krankenversicherungspflicht, (Zugriff am: 13.04.2017).

Vogus, Timmothy/ Sutcliffe, Kathleen (2007): The impact of safety organizing, trust leadership, and care pathways on reporting medication errors in hospital nursing units. In: Medical Care, 45 (10). S. 997-1002.

Vollmer, Georg/ Kötter, Thomas/ Westermann, Jürgen (2015): Gesund durchs Medizinstudium. In: Deutsches Ärzteblatt, 112 (35), S. A1414-A1415.

Walton, Merrilyn/ Jeffrey, Heather/ Staalduinen, Samantha van et al (2013): When should students learn about ethics, professionalism and patient safety? In: The Clinical Teacher, 10 (4). S. 224–229.

Wasem, Jürgen (2004): Finanzierungsgrundlagen und -rahmen der zukünftigen sozialen Krankenversicherung in Deutschland. In: Pitschas, Rainer (Hrsg.). Finanzierungsprobleme der Gesundheitsreform und GKV-Modernisierungsgesetz. Referate der 5. Speyrer Gesundheitstage am 27./28. März 2003, Speyer: Hochschule für Verwaltungswissenschaften. S. 5-34.

Waterman, Amy/ Garbutt, Jane/ Hazel, Erik et al. (2007): The emotional impact of medical errors on practicing physicians in the United States and Canada. In: Joint Commission Journal on Quality and Patient Safety, 33 (8). S. 467-476.

Watzlawik, Paul/ Beauvin, Janet H./ Jackson, Don D. (2007): Menschliche Kommunikation. Formen, Störungen, Paradoxien. Bern: Verlag Hans Huber, Hogrefe.

Weber, Manfred (2012): Probleme der Gesundheitsversorgung – Erfahrungen aus dem ärztlichen Alltag: Innere Medizin. In: Schumpelick, Volker/ Vogel, Bernhard (Hrsg.): Gesundheitssystem im Umbruch. Beiträge des Symposions vom 23. bis 26. September 2011 in Cadenabbia. Freiburg u.a.: Herder. S. 113-128.

Weber, Max (2002): Politik als Beruf (1919). In: Kaesler, Dirk (Hrsg.). Max Weber. Schriften 1894 bis 1922. Stuttgart: Kröner-Verlag. S. 512-556.

Weber, Max (2005): Wirtschaft und Gesellschaft. Grundriss der verstehenden Soziologie, 5. revidierte Auflage, Lizenzausgabe für Zweitausendeins. Frankfurt/M.: Zweitausendeins. S. 1-42.

Wehner, Theo (1984): Im Schatten des Fehlers – Einige methodisch bedeutsame Arbeiten zur Fehlerforschung. Bremer Beiträge zur Psychologie, Bd. 34. Universität Bremen.

Weinert, Franz E. (2002): Vergleichende Leistungsmessung in Schulen – eine umstrittene Selbstverständlichkeit. In: Weinert, Franz E. (Hrsg.), Leistungsmessung in Schulen. 2. Aufl. Weinheim und Basel: Beltz-Verlag. S. 17-31.

Weltgesundheitsorganisation (2014): Verfassung der Weltgesundheitsorganisation. Stand: Mai 2014. URL: https://www.admin.ch/opc/de/classified-compilation/19460131/201405080000/0.810.1.pdf, (Zugriff am: 03.0.4.2016).

Wenzel, Frank/ Bernsmann, Klaus,/ Gehlen, Gerd et al. (2013): Das Recht der medizinischen Behandlung. In: Wenzel, Frank (Hrsg.): Handbuch des Fachanwalts Medizinrecht. 3. Aufl. Köln: Luchterhand. S. 263-575.

Wenzel, Frank/ Rosenberger, Rainer/ Luckey, Jan et al. (2013): Das arzthaftungsrechtliche Mandat. In: Wenzel, Frank (Hrsg.): Handbuch des Fachanwalt Medizinrecht. 3. Aufl. Köln: Luchterhand. S. 693-920.

West, Colin/ Huschka, Mashele M./ Novotny, Paul J. et al. (2006): Association of perceived medical errors with resident distress and empathy: a prospective longitudinal study. In: Journal of the American Medical Association, 296 (9). S. 1071-1078.

Winteler, Adi (2011): Professionell lehren und lernen. Ein Praxisbuch. 4. akt. und überb. Aufl. Darmstadt: Wissenschaftliche Buchgesellschaft.

Wintermantel, Margret (2010): Für ein europäisches Medizinstudium. In: Hochschulrektorenkonferenz (Hrsg.): Medizinstudium, quo vadis? Auf dem Weg zu einer europäischen Ärzteausbildung. Bonn. S. 8-11.

Wippermann, Carsten (2012): Welches Gesundheitssystem wollen wir haben? Wünsche von Versicherten und Patienten. In: Schumpelick, Volker/ Vogel, Bernhard (Hrsg.): Gesundheitssystem im Umbruch. Beiträge des Symposions vom 23. bis 26. September 2011 in Cadenabbia. Freiburg u.a.: Herder. S. 37-56.

Wissenschaftsrat (Hrsg.) (2008): Empfehlungen zur Qualitätsverbesserung von Lehre und Studium Dresden: WiR. URL: http://www.wissenschaftsrat.de/download/archiv/8639-08.pdf. (Zugriff am: 20.11.2015).

Wissenschaftsrat (Hrsg.) (2014): Empfehlungen zur Weiterentwicklung des Medizinstudiums in Deutschland auf Grundlage einer Bestandsaufnahme der humanmedizinischen Modellstudiengänge. Dresden: WiR. URL: http://www.wissenschaftsrat.de/download/archiv/4017-14.pdf. (Zugriff am: 20.11.2015).

Wojcieszak, Doug/ Banja, John/ Houk, Carole (2006): The Sorry Works! Coalition: Making the Case for Full Disclosure. In: Joint Commission Journal on Qualitiy and Patient Safety, 32 (6). S. 344-350.

Wong, Brian/ Etchells, Edward/ Kuper, Ayelet et al. (2010): Teaching Quality Improvement and Patient Safety to Trainees: A Systematic Review. In: Academic Medicine, 85 (9). S. 1426-1438.

World Health Organization (Hrsg.) (2004): World Alliance for Patient safety. Forward Programme 2005. Genf: WHO Press. URL: http://www.who.int/patientsafety/en/brochure_final.pdf, (Zugriff am: 20.01.2016).

World Health Organization (Hrsg.) (2006): World Alliance for Patient safety. Forward Programme 2006-2007. Genf: WHO Press. URL: http://www.who.int/patientsafety/information_centre/WHO_EIP_HDS_PSP_2006.1.pdf, (Zugriff am: 21.01.2016).

World Health Organization (Hrsg.) (2008): World Alliance for Patient safety. Forward Programme 2008-2009. Genf: WHO Press. URL: http://www.who.int/patientsafety/information_centre/reports/Alliance_Forward_Programme_2008.pdf, (Zugriff am: 20.01.2016).

World Health Organization (Hrsg.) (2009): WHO Patient Safety Curriculum Guide for Medical Schools. Genf: WHO Press. URL: http://www.who.int/patientsafety/education/curriculum/EN_PSP_Education_Medical_Curriculum/en/, (Zugriff am: 20.01.2016).

World Health Organization (Hrsg.) (2011): WHO Patient Safety Curriculum Guide: Multi-professional Edition. Genf: WHO Press. URL: http://www.who.int/patientsafety/education/curriculum/en/, (Zugriff am: 20.01.2016).

World Health Organization (Hrsg.) (2012): Patient Safety Research. A Guide for developing training programmes. Genf: WHO Press. URL: http://www.who.int/patientsafety/research/strengthening_capacity/guide_developing-training-programmes/en/, (Zugriff am: 20.01.2016).

World Health Organization (2014a): Constitution of the World Health Organization. In: Basic Documents, 84th edition. Including amendments adopted up to 31 December 2014. URL: http://apps.who.int/gb/bd/PDF/bd48/basic-documents-48th-edition-en.pdf (Zugriff am: 13.11.2016).

World Health Organization (Hrsg.) (2014b): The High 5s Project. Interim Report. Genf: WHO Press. Genf: WHO Press. URL: http://www.who.int/patientsafety/implementation/solutions/high5s/High5_InterimReport.pdf, (Zugriff am: 20.01.2016).

Wu, Albert W. (2000): Medical error: the second victim. The doctor who makes the mistake needs help too. In: British Medical Journal, Vol. 320 (7237). S. 726f.

Zaheer, Sharm/ Ginsburg, Liane/ Chuang, You-Ta et al. (2015): Patient Safety climate (PSC) perceptions of frontline staff in acute care hospitals: Examinng the role of ease of reporting, unit norms of openness, and participative leadership. In: Health Care Management Review, 40 (1). S. 13-23.

Zimbardo, Philip G./ Gerig, Richard J. (1999): Psychologie. 7. neu übs. und bearb. Aufl. Berlin/ Heidelberg/ New York: Springer-Verlag. Kap. 3.

Zimmer, Carl (2006): Woher kommen wir? Die Ursprünge des Menschen. München: Spektrum Akademischer Verlag.

Anhang A: Übersicht der Lehrangebote Medizinischer Fakultäten zur Patienten

Universität / Institution	Lehrprojekt seit/ von ... bis	Projekt
Charité-Universitätsmedizin	seit 2006	Seminar/ Übung „Teamarbeit und Fehlermanage 2 x 3 UE für Medizinstudierende im 10. Semester,
J.W- Goethe Universität Frankfurt	2008 und 2009	Vorlesung „Patientensicherheit"; 4 Unterrichtseinheiten, Pflichtveranstaltung
RWTH Aachen	SS 2009 bis SS 2012[1]	Seminar „Patientensicherheit – Klin. Umgang mit therapiesicherheit"; 2 SWS (28 UE), keine Teilnahme
Heinrich Heine Universität Düsseldorf		Patientensicherheit im Studienblock 2, „Interdisziplinäre Entscheidungen", (SB IE), 1 UE (60
Ruhr-Universität Bochum	GMA 2011, 095	Medizinethisches Kursmodul „Risiken und Fehler in 1 Unterrichtseinheit, 1. und 2. Studienabschnitt,
Ernst-Moritz-Arndt Universität Greifswald	seit 2011	Seminar „Patientensicherheit und Arzthaftung" im 4 Unterrichtsstunden, 2. klinisches Jahr / 8. Semes
Semmelweis-Universität Asklepios Campus Hamburg	2011/12	Blockveranstaltung „Patientensicherheit – Aus Feh in Kooperation mit der Behörde Gesundheit und 3 Blöcke mit insgesamt 14 Unterrichtseinheiten,
Wissenschaftliches Institut der TK, WINEG[2]	seit 2012	Summerschool, 1-wöchige Tagung zu gesundheits-Medizin, Gesundheits-, Sozial- und Wirtschaftswis Themen u.a. Qualität und Patientensicherheit, jeweils
Uni Witten/ Herdecke, LMU München, Helios Klinik Wuppertal, bvmd[3]	GMA 2012, V615 (vorgestellt), 2013 (durchgeführt)	Summer School „Fehler in der Medizin – Schritte zu gefördert von der Volkswagen-Stiftung; 5-tägige Summer School für Medizinstudierende auf
Rheinische F-Wilhelms-Universität Bonn	seit 2009 (Gründungsjahr)	Diverse Lehrangebote des Instituts für Patientensi ökonomie, Gesundheitssystem, öffentliche Gesund
RWTH Aachen Aixtra (Skills-Lab)	GMA 2014, P421 (152)	Interprofessioneller Workshop „Kommunikation, Pati Einwöchiger Workshop für Angehörige der Gesund-
Uniklinikum Hamburg-Eppendorf	GMA 2014, P124 (015)	Interaktive Vorlesung „Patientensicherheit" im Tri-Stundenvolumen k.A.; geschätzt gem. Lehrinhalte:
TU Dresden	GMA 2015, P2-029 (268)	Seminar „Vermittlung von Fehlerkultur und Patienten 1-wöchiger Block für Klinische Semester, Wahlpflicht.
Albert-Ludwigs-Universität Freiburg	GMA 2015, P6-082 (192)	Interaktives E-Learning-Modul „ELPAS" im Blockprak 2-tägig, 5. Fachsemester, Pflichtbestandteil, Projekt

Quelle: Eigene Darstellung

---

[1] Das Aachener Lehrprojekt wird seit 2013 mit dem Schwerpunkt Arzneimitteltherapiesicherheit von der Pharmakologie weitergeführt.
[2] WINEG, Wissenschaftliches Institut der Techniker Krankenkasse für Nutzen und Effizienz im Gesundheitswesen.
[3] bvmd, Bundesvertretung der Medizinstudierenden in Deutschland e.V.

sicherheit 2006-2015

beschreibung	Referenz
ment"; Pflichtveranstaltung.	Mühlinghaus et al. (2007)
	zuletzt: VL-Verz. 2009
Verwechslungen"; ab WS 2010/2011 „PaS und Arzneimittelbeschränkung, Wahlpflicht.	Rosentreter/ Groß/ Schäfer (2011), Hohn et al. (2012)
Patientensicherheit im Studienblock 2 min.).	VL-Verz. WS 2015/16
der modernen Medizin"; Pflichtveranstaltung.	VL-Verz. WS 2015/16; Peters et al. (2011)
Blockpraktikum Chirurgie; ster, Pflichtmodul.	Busemann et al. (2013)
lern lernen"; Verbraucherschutz Hamburg 7. und 9. Semester Wahlkurs.	Holz/ Hopfman (2013)
wissenschaftlichen Themen für Studierende und Doktoranden der senschaften; im September eines Jahres.	https://www.tk.de/tk/veranstaltungen/summer-school-2015/622322
einer offenen Fehlerkultur"; gefördert von der Volkswagen-Stiftung; der Fraueninsel im Chiemsee.	Dietz et al. (2012)
cherheit, IfPS in den Querschnittbereichen Gesundheitsheitspflege, Prävention und Fortbildungen im PJ .	https://www.ifpsbonn.de/lehre
entensicherheit, Fehlermanagement, Notfall" heitsberufe	Brockert et al. (2014)
mester „Operative Medizin" mit Simulation; 6-8 UE.	Hoffmann et al. (2014)
sicherheit als ärztliche Kernkompetenz";	Ohlenbusch-Harke et al. (2015)
tikum QB 8 Notfallmedizin; ende 03/2015.	https://www.medsoz.uni-freiburg.de/forschung/laufend Ahne et al. (2015)

Anhang B: Behandlungsfehlerstatistik Gutachter- und Schlichtungsstellen und

	2010		2011	
	MDK 2. Halbjahr	GUS	MDK	GUS
Behandlungsfehler-Vorwürfe (Anträge)[1]	6.302	11.016	12.686	11.107
Sachentscheidungen[2]		7.355		7.452
Unbestätigter Vorwurf		70,1% 5.156	67,9% 8.614	69,3% 5.165
Behandlungsfehler mit Schäden	1.832 (29,1%)	29,3% 2.157	32,1% 4.068	30,1% 2.241
Kausalität[3]		84,4%	75,1%	84,8%
- nachgewiesen		24,8% 1.821	24,0% 3.055	25,5% 1.901
-unklar			7,9% 1.013	
-keine		5,1% 378		5,2% 386

Quelle: Eigene Darstellung gem. Behandlungsfehlerbegutachtung der Gutachterkommissionen und

---

[1] Hier Anzahl der Anträge = Behandlungsfehlervorwürfe; (BÄK: Anträge mit Mehrfachvorwürfen)
[2] Ausgangswert für Prozentuierung
[3] Nachgewiesene Kausalität als Anteil der Behandlungsfehler

Behandlungsfehlerbegutachtung des MDK

2012		2013		2014	
MDK	GUS	MDK	GUS	MDK	GUS
12.483	12.232	14.585	12.173	14.663	12.053
12.483	7.578	14.585	7.922	14.663	7.751
68,5% 8.551	69,9% 5.298	74,7% 10.894	71,7% 5.679	74,1% 10.865	70,9% 5.499
31,5% 3.932	29,4% 2.231	25,3% 3.687	27,8% 2.206	25,9% 3.769	28,5% 2.206
68,9%	84,7%	68,9%	84,5%	78,8%	84,8%
21,7% 2.709	24,9% 1.889	17,4% 2.538	23,5% 1.864	20,3% 2.970	23,9% 1.854
9,8% 1.223	5,1% 391	7,9% 1.152	4,8% 379	3,7% 542 / 1,9% 278	5,1% 398

Schlichtungs stellen sowie des Medizinischen Dienstes, Jahresstatistiken 2010-2014

Anhang C: Fragebogen – Studierendenwissen und Einstellungen zur PaS

INSTITUT FÜR GESCHICHTE, THEORIE & ETHIK DER MEDIZIN
Med. Fakultät der RWTH, Wendlingweg 2, D-52074 Aachen

> Sehr geehrte Studierende des 10. Semesters,
> das Thema Patientensicherheit erlangt in der klinischen Praxis zunehmend an Relevanz und in der öffentlichen Wahrnehmung an Beachtung.
> PATIENTENSICHERHEIT wird definiert „als das Produkt aller Maßnahmen in Klinik und Praxis, die darauf gerichtet sind, Patienten vor vermeidbaren Schäden in Zusammenhang mit der Heilbehandlung zu bewahren." (Ärztliches Zentrum für Qualität in der Medizin)
> An unserer Fakultät wurde das Thema Patienten- und Arzneimittelsicherheit bereits im Jahr 2009 in die Lehre aufgenommen.
> Zur Verbesserung des Lehrangebots bitten wir Sie als junge Mediziner am Übergang vom Studium zur Praxis um Ihre Mitwirkung, in dem Sie den folgenden Fragebogen ausfüllen.
> Erhebung und Analyse der Daten erfolgen selbstverständlich völlig anonym.

1. Haben Sie den Begriff „Patientensicherheit" vor dieser Befragung schon einmal gehört?
   - Ja ☐
   - Nein ☐

2. Haben Sie sich mit diesem Thema schon einmal befasst, z.B. durch Fachlektüre oder Teilnahme an Lehrveranstaltungen?
   - Ja ☐
   - Nein ☐

3. Wie schätzen Sie Ihren Wissensstand zum Thema Patientensicherheit ein?

sehr gut	gut	befriedigend	ausreichend	mangelhaft	ungenügend
☐	☐	☐	☐	☐	☐

4. Welche Aussagen hinsichtlich der Patientensicherheit sind richtig oder falsch?

	richtig	falsch	Weiß nicht
CIRS sind Systeme zur Erfassung von Zwischenfällen in medizinischen Abläufen.	☐	☐	☐
Die *Patienten-Identifikation* mittels Patientenakte ist ausreichend.	☐	☐	☐
Aufgrund von *Medikationsfehlern* werden in Deutschland jährlich bis zu 300.000 Intensivbehandlungen nötig.	☐	☐	☐
Unerwünschte Ereignisse können, müssen aber nicht zwangsläufig zu einem Schaden für den Patienten führen.	☐	☐	☐
Team Time out bezeichnet die Pause des Personals nach dauerhaftem konzentriertem Einsatz.	☐	☐	☐
Das *Aktionsbündnis Patientensicherheit (APS)* ist ein Zusammenschluss von Patienten, die durch Behandlungsfehler geschädigt wurden.	☐	☐	☐

5. Bringen Sie die folgende Aufzählung klinischer Risikoquellen in die von Ihnen vermutete Reihenfolge ihrer Häufigkeit [Beispiel: 1 = häufigste Risiko, 2 = zweithäufigstes usw.]

Risiko	Rang
→ Patientenidentifikation	|_____|
→ Arzneimittelverwechslung / -unverträglichkeit	|_____|
→ Hygiene / Nosokomiale Infektionen	|_____|
→ Fehler bei Operationen	|_____|
→ Schnittstellen im Behandlungsprozess, z.B. Übergaben, Befundmitteilung ...	|_____|

6. Glauben Sie, dass die Öffentlichkeit ausreichend gut zum Thema Patientensicherheit informiert ist?

sehr gut informiert					sehr schlecht informiert
☐	☐	☐	☐	☐	☐

7. Sind Sie der Meinung, dass in den Medien in angemessener Weise über das Thema Patientensicherheit informiert wird?

angemessene Sachinformation					unangemessene Emotionalisierung
☐	☐	☐	☐	☐	☐

8. Sind Sie der Meinung, dass das medizinische Personal (Ärzteschaft, Pflegende usw.) ausreichend über das Thema Patientensicherheit informiert ist?

völlig ausreichend informiert					absolut unzureichend informiert
☐	☐	☐	☐	☐	☐

9. Welche Bedeutung messen Sie persönlich dem Thema Patientensicherheit für Ihre ärztliche Tätigkeit bei?

zentrale Bedeutung					untergeordnete Bedeutung
☐	☐	☐	☐	☐	☐

10. Welchen Stellenwert hatte das Thema Patientensicherheit in Ihrer bisherigen ärztlichen Ausbildung?

sehr hohen Stellenwert					eher geringen Stellenwert
☐	☐	☐	☐	☐	☐

11. Welchen Stellenwert sollte das Thema Patientensicherheit Ihrer Meinung nach in der ärztlichen Ausbildung einnehmen?

sehr hohen Stellenwert					eher geringen Stellenwert
☐	☐	☐	☐	☐	☐

12.	Seit 2009 wird an der medizinischen Fakultät Aachen das Seminar „Patienten- und Arzneimitteltherapie im Rahmen des Qualifikationsprofils „Arzt-Patient-Gesellschaft" angeboten. Haben Sie an diesem Seminar teilgenommen?	Ja (→ weiter mit Frage 14)	☐
		Nein (→ weiter mit Frage 13)	☐

13. Wenn Sie das Seminar „Patientensicherheit und Arzneimitteltherapiesicherheit" nicht besucht haben: Geben Sie bitte Ihre Gründe dafür an? [Mehrfachnennung möglich]

Mir war nicht bekannt, dass dieses Seminar angeboten wird	☐
Man erhält genügend Informationen zum Thema in anderen Lehrveranstaltungen	☐
Der enge Zeitplan im Studium	☐
Ich halte das Thema für nicht relevant	☐
Das Thema interessiert mich nicht so sehr	☐
Andere Themen / Veranstaltungen waren mir wichtiger	☐
Andere Gründe:	☐

14. Mit Blick auf Ihr bevorstehendes Praktisches Jahr (PJ) und die klinischen Anforderungen: Halten Sie sich in punkto Patientensicherheit für gut vorbereitet?

sehr gut vorbereitet					nur unzureichend vorbereitet
☐	☐	☐	☐	☐	☐

15.	Halten Sie ein begleitendes Lehrangebot für die Zeit des Praktischen Jahres für sinnvoll?	Ja	☐
		Nein	☐

16.	Hätten Sie Interesse im Rahmen Ihres Praktischen Jahres eine Lehrveranstaltung zum Thema Patientensicherheit zu besuchen?	Ja	☐
		Nein	☐

17. Auf welche Schwerpunkte sollte im Rahmen eines Seminars zur Patientensicherheit Ihrer Meinung nach besonders eingegangen werden? [Mehrfachnennung möglich]

Praktiken der Patientensicherheit (CIRS, Team Timeout, Patientenidentifikation etc.)	☐
Persönlicher Umgang mit Fehlern	☐
Risiko- und Qualitätsmanagement	☐
Arzneimitteltherapiesicherheit	☐
Evidenzbasierte Medizin	☐
Rechtliche Aspekte	☐
Fallbesprechungen	☐
Sicherheitskultur (Umgang mit Fehlern in der Organisation)	☐

18. Wie oft haben Sie persönlich bereits unerwünschte Ereignisse oder Risikosituationen erlebt, in denen nach Ihrer Einschätzung die Patientensicherheit gefährdet war?

noch nie	selten	manchmal	oft
☐	☐	☐	☐

Nun bitten wir Sie abschließend um einige Angabe zu Ihrer Person.

19. Ihr Geschlecht?

Mann	☐
Frau	☐

20. Ihr Geburtsjahr? |1|9|__|__|

21. Ist das Medizinstudium Ihre erste Ausbildung im medizinischen Bereich?

Ja	☐
Nein	☐

22. Wie viel Erfahrung in der stationären Patientenversorgung haben Sie?   ca. |__|__| Monate

15. Halten Sie ein begleitendes Lehrangebot für die Zeit des Praktischen Jahres für sinnvoll?   Ja ☐

Wir danken Ihnen für Ihre Mitwirkung und wünschen Ihnen einen guten Start in Ihr PJ!

Anhang D: WHO-Methodenempfehlungen für die Lehre zu unterschiedlichen

Themengebiete		Vortrag Präsentation	Interaktive[a] Lehrsektion	Kleingruppen- diskussion	Fallbesprechung
1.	Patientensicherheit		X	X	X
2.	Human Factors[1]	X	X		X
3.	Systemkomplexität[1]	X	X	X	X
4.	Team[2]	X		X	X
5.	Lernen aus Fehlern		X	X	X
6.	Klinische Risiken[3]		X	X	X
7.	Qualitätsmanagement[3]		X	X	
8.	Patientenorientierung		X	X	X
9.	Infektionsvermeidung[3]		X	X	X
10.	Invasive Verfahren[3]		X	X	X
11.	Medikamentensicherheit[3]	X		X	X

Quelle: Eigene Darstellung nach WHO-Curriculum Guide for Medical Schools, thematische Methodenem-

[1] auch als interaktive DVD verfügbar. Bezug, siehe World Health Organization (2009).
[2] auch Teamentwicklungstraining; in den Darlegungen der WHO besonders hervorgehoben: die Relevanz positiver Rollenvorbilder
[3] auch Paneldiskussion, z.B. mit Gruppe erfahrener Kliniker

Themengebieten (How to teach this topic)

Angeleitete Übung in Kleingruppen	Rollenspiel	Simulation[b]	Projektarbeit[c] / Einzelaktivitäten	Hospitation / Bedside-Learning	Patientenbegleitung[d]
			X		X
X			X		
					X
X	X	X	X	X	
X		X	X		
		X	X		X
		X	X	X	
	X	X			
			X	X	X
	X	X		X	X
		X	X		

pfehlungen „How to teach this topic"

[a] auch Expertengespräch mit Angehörigen anderer Gesundheitsberufe oder Patienten
[b] z.B. virtuelle Computersimulation, simulierte Situationen mit Kommilitonen, Darstellern oder Dummies, Simulationstraining im Labor
[c] auch Begleitung von Implementierungsprojekten wie z.B. Händedesinfektion oder Interviews mit Sachverständigen, Betroffenen usw.
[d] im angelsächsischen Sprachraum angewandtes Format, bei dem Studierende einen Patienten/ eine Patientin entweder von der Aufnahme bis zur Entlassung oder während einer bestimmten Phase des Klinikaufenthalts begleiten und ein Journal darüber führen

Anhang E: WHO-Empfehlungen für die Lernerfolgskontrolle der unterschiedlichen

	Themengebiete	Multiple Choice Question	Modified Essay Question	Short Best Answer Paper	Case-based discussion
1.	Patientensicherheit	X	X	X	X
2.	Human Factors[1]	X	X	X	X
3.	Systemkomplexität[1]	X	X	X	X
4.	Team[2]	X	X		
5.	Lernen aus Fehlern	X	X	X	X
6.	Klinische Risiken	X	X	X	X
7.	Qualitätsmanagement				
8.	Patientenorientierung	X	X	X	X
9.	Infektionsvermeidung	X	X	X	X
10.	Invasive Verfahren	X	X	X	X
11.	Medikamentensicherheit[3]	X			

[1] zugleich als methodisches Mittel der Lehre; [2] einschließlich dokumentierter Beobachtungen und reflek
Quelle: Eigene Darstellung nach WHO-Curriculum Guide for Medical Schools, thematische Empfehlun

Multiple Choice Question (MCQ)	Abfrage von Wissen durch Auswahl der richtigen Option aus vier oder fünf Antwortvorgaben.
Extended Matching Question (EMQ)	Ähnlich der MCQ, allerdings mit starkem Praxisbezug in Form von Szenarien, für die eine oder mehrere Antworten zutreffen können.
Modified Essay Question (MEQ)	Offene, strukturierende Fragen zu einem Beispiel, die argumentativ zu beantworten sind.
Short Best Answer Paper	Offene Fragen zur Einschätzung des gelernten Wissens oder der Fähigkeit, den gelernten Stoff anzuwenden.
Case-based discussion (CBD)	Moderierte Fallbesprechung, bevorzugt von Situationen, die die Studierenden selbst erlebt haben.
Self-assessment	Studentische Selbsteinschätzung der Leistung/ des Lernerfolgs.
Assignment	Aufgabe, meist schriftliche Ausarbeitung unter Vorgabe bestimmter Fragen und Analyseschritte.

Themengebiete (How to assess this topic)[1]

Self-assessment	Assignment/ Project	Simulation	Account[2]	Portfolio/ Journal[1]	Objective structured Clinical Examination
X				X	X
X					
X			X		
	X	X		X	
X	X		X		
X	X			X	
	X		X		
X			X	X	X
X			X	X	X
X			X	X	X
	X		X		X

tierender Berichte; [3] ebenfalls Formate wie Dosiskalkulations- oder Indikationsquiz.
gen zur Lernerfolgskontrolle „How to access this topic"

Project	Projektarbeit, oft in Zusammenhang mit Assignment
Simulation	Nachgestellte Situation mit experimentalem Charakter zur Analyse komplexer Verhaltensabläufe in Rollenspiel, am PC oder im Labor.
Account	Bericht/ Protokoll, z.B. über eine praktische Unterrichtseinheit oder einen klinischen Einsatz.
Portofolio/ Logbook/ Journal	Studentischer Bericht zur Dokumentation klinischer Einsätze, Leistungen; Fragen zur Einschätzung des Lernerfolgs.
Objective structured Clinical Examination (OSCE)	Ein Parcours mit verschiedenen klinischen Situationen, in denen verschiedene Kompetenzen zur Lösung der Aufgaben angewendet werden müssen (*performance*).

---

[1] Siehe auch Übersicht in Table 5: Sample of typical end of medical programme learning outcomes for patient safety showing typical assessement formats; WHO Curriculum Guide (2009), S. 47f.

Anhang F1: Vergleichende Übersicht der Curricula und Lernzielkataloge

	WHO: Patient Safety Curriculum Guide for Medical Schools	ÄZQ/ BÄK: CME-Concept „Patient Safety" Fortbildungskonzept „Patientensicherheit"	SAMW: Aus- und Weiterbildung in Patientensicherheit
Referenz	Australian Patient Safety Education Framework	Curriculum Qualitätssicherung; Ärztliches Qualitätsmanagement	Projektbericht: Ziele & Aufgaben der Medizin zu Beginn des 21. Jahrhunderts
Ansatz/ Intention	Programm zur Implementierung des Fachs PaS	Strukturierte Handreichung, Leitlinie für Fortbildung	Arbeitsgruppenbericht, Empfehlung
Zielgruppe	Lehrer/ Medizinstudierende	Medizinstudierende/ Ärzte, im Gesundheitswesen Tätige, Multiplikatoren	Alle Fachpersonen im Gesundheitswesen: Ärzte, Pflegepersonal, Apotheker
Umfang	254 Seiten	24 Seiten + 2 Glossar 24 Seiten+ 11 Glossar	18 Seiten
Struktur/ Gliederung	Teil A: Teachors Guide Teil B: Curriculum Guide mit 11 Themengebieten Anhang: Prüfungsformate	Kap. 2. Fortbildungskonzept Patientensicherheit Kap. 3. Lerngebiete/ Module Kap. 4. Modulare Inhalte und Modellstundenpläne Anhang: Glossar	I. Allgemeiner Rahmen II. Instrumente zur Verbesserung d. PaS III. Medizinische Fehler und Kommunikation
Konzept	modular, integriert, 11-22 Unterrichtseinheiten (UE) nach Themen	3-stufig: 4, 16 und 20 UE Basiswissen: Information Fachwissen: Umsetzung Zusatzqualifikation: Vermittlung	Begründung u. Voraussetzungen für Ausbildung Patientensicherheit Ausbildungsziele und -inhalte Lehrformate nach Aus- und Weiterbildung
Zeitpunkt	Beginn des Studiums/ vor Beginn der klinischen Tätigkeit	Medizinstudium, Weiter- und Fortbildung	Studium/ Weiterbildung

Quelle: Eigene Darstellung nach den in Kapitel E vorgestellten Dokumenten.

EuNetPaS: A General Guide for Education and Training	APS: Wege zur Patientensicherheit. Lernzielkatalog	MFT/ GMA: Nationaler Kompetenzbasierter Lernzielkatalog Medizin
Harvard Practice Study, WHO-Curriculum Guide u.a.	EuNetPaS General Guide WHO-Curriculum Guide u.a.	ÄAppo; BÄO, MWBO, Kerncurriulum bvmd, Gegenstandskatalog I MPP, LZ-Kataloge aus NL, CH, GB, SCO, CA
Eckpunktepapier Ausbildung und Wissenstransfer in der EU	Empfehlung für Entwicklung von Lehrveranstaltungen	Kompetenzorientierung statt fachliche Bindung
Aller Berufsgruppen und Akteure in der Gesundheitsversorgung und Patienten	Lehrverantwortliche; alle Beschäftigten, die im Beruf zu PaS beitragen können	Lehrende: k.A. Medizinstudierende/ *undergraduate Medical Education*
27 Seiten + Anhang, je 4 Seiten Inhalte und Glossar	40 Seiten einschl. Glossar & Lit-verzeichnis etc.	320 Seiten + 25 S. Anhang zu Verfahren. 294 S. Tabellen
1. Übersicht: EU-Kooperation, Voraussetzungen für Ausbildung 2. Leitlinien für Implementierung von PaS-Schulung	1. Anwendung des Lernziel-katalogs 2. Lernziele (9 Themen) Anhang	Abschnitte I. Ärztl. Rollen (Kap. 5-11) II. Wissen, Fähigkeiten, Haltungen (Kap. 12-19) III. Anlässe ärztlicher Konsultationen (Kap. 20/ 21)
Praxiserfahrung → Wissens-transfer: Theorie, Berufsgruppen, EU-Mitglieder 7 leitende Prinzipien	Orientierung über inhaltliche Gestaltung von Lehr-veranstaltungen; Beschreibung relevanter Kompetenzen für die PaS	Orientierung für medizinische Fakultäten bzgl. Absolventenprofil/ Kerncurriculum für Medizinstudium 294 Seiten Tabellenwerk
Beginn der Ausbildung, Weiterbildung, Lebenslanges Lernen	Basisausbildung PaS in Aus-, Fort- und Weiterbildung	Medizinstudium

→ ff.

Anhang F2: Vergleichende Übersicht der Curricula und Lernzielkataloge

	WHO: Patient Safety Curriculum for Medical Schools	ÄZQ/ BÄK: CME-Concept „Patient Safety Fortbildungskonzept Patientensicherheit"	SAMW: Aus- und Weiterbildung in Patientensicherheit
Lernziele	Wissen, Fertigkeiten, Verhaltensweisen; Studierende als positive Rollenmodelle in Praxis	Nicht explizit formuliert: Bereitschaft zu Auseinandersetzung mit PaS; Strategien zur Fehlervermeidung	Sensibilisierung für das Thema Patienteischerheit Basiswissen, Fertigkeiten, auch Einstellungen
Themen	Kommunikation, Human Factors, Lernen aus Fehlern, Systemkomplexität, Teamentwicklung, Risiko- und Qualitätsmanagement, Patientenorientierung, Infektionsprophylaxe, invasive Verfahren, Medikamentensicherheit	Grundlagen: PaS Fehlerforschung: Human Factors, Fehlertheorie Kommunikation/ Teamarbeit, Patientenorientierung Methoden und Instrumente	Ausbildung: Fehler, Systeme, Schnittstellen Querschnitt: Ethik, Kommunikation/ Teamarbeit, Fehlerumgang, Instrumente Weiterbildung: Fehleranalyse, Interdisziplinarität, Verantwortung
Materialien	Tools and Ressources unter: http://www.who.int/patientsafety/education/	/	Präsentationen, Fallbeispiele, Publikationen auf: http://www.patientensicherheit.ch
Didaktik	Lernen am Modell, PaS als praxisorientiertes Querschnittsfach	Erfahrungsbasiertes Lernen	Präventiv ausgerichtetes Lernen, Praxisorientierung
Methodik	aktives und aktivierendes Lernen, Problembasiertes Lernen (PBL)	Seminar, Aufzählung versch. Unterrichts- und Lernformate	Vorlesung, problembasiertes Lernen, Workshops
Lernumgebung	Seminarraum, Simulationslabor, Patientenbett, Station, Klinik	/	Seminarraum, Simulationslabor
Bemerkungen (siehe Anmerkungen nach jew. Kapitel)	Induktive Ableitung der Inhalte, weitgehend Aspekte des operanten Lernens, Studierende als Avantgarde	keine Begründung der Konzepte/ Inhalte, stichwortartiger Gegenstandskatalog, Inhalte > >> Zeitvolumen	PaS in klinischem und gesellschaftl. Kontext Verzahnung: Praxis ↔ Ausbildung; trad. Lernformate, eingebettet in strukturelle Bezüge

Quelle: Eigene Darstellung nach in Kapitel E vorgestellten Dokumenten.

EuNetPaS: A General Guide for Education and Training	APS: Wege zur Patientensicherheit. Lernzielkatalog	MFT/GMA: Nationale Kompetenzbasierter Lernzielkatalog Medizin
Basiswissen, Fertigkeiten, Einstellungen zu PaS gem. Verantwortung in der Patientenversorgung	Orientierung über inhaltliche Gestaltung von Lehrveranstaltungen und Themen der Patientensicherheit	Befähigung zur Berufsausübung, Weiter- u. Fortbildung zur PaS: elementare Kenntnisse und Fertigkeiten
Basiswissen, Fertigkeiten, Verhalten/ Einstellungen Gewährleistung der PaS Systembasiertes Arbeiten Sicherheitskultur ermöglichen Richtung für Qualität in Gesundheitsversorgung vorgeben	Basiswissen PaS & Anregungen für Vertiefungen: PaS, Fehlerentstehung, Systemdenken, Patientenzentrierung, Sicherheitskultur, Team & Kommunikation, Lernen aus Fehlern, PaS-Maßnahmen	Kap. 10: Begriffe, Fehlerentstehung, Fehlerkommunikation, CIRS, QM & RM Kap. 8: Team, Reflexion, Fehleranalyse Kap. 11: Selbsteinschätzung und Wahrnehmungsfehler Kap. 16 Pharmakovigilanz
Projektende 2010, Website auf http://www.pasq.eu/	/	/
Erfahrungsbasiertes Lernen am Arbeitsplatz	beteiligungsorientierte interaktive Methoden/ erfahrungsbasiertes Lernen	Nach Kapiteln unterschiedliche Kompetenzkonzepte
Praktika, Projektarbeit, Workshops für Wissenstransfer zwischen Berufsgruppen	Vorträge, E-Learning, interdisziplinäre u. interprofessionelle Lernformate	Abbildung 5: Prüfungsformate, Seite 26
„Praxis vor Seminarraum" Arbeitsplatz	/	/
Theoretisch, wenig konkret, Problemlösen in der Praxis ↔ valide Lernkonzepte Inhärent: Supervision	Thema: Patientenrolle! Vorwort zur PaS! Widersprüche durch nachträgliche Ergänzungen	„Patientenorientierte Gesundheitsversorgung", Umfang des Tabellenwerks! Transfer vom Lernzielkatalog zum Lehrplan?

Anhang G: Literaturempfehlungen zur Planung eines Lehrprojekts zur PaS

A) Patientensicherheit und Risikomanagement zum Einlesen

Die vielfältigen Aspekte der Patientensicherheit bringen es mit sich, dass Einführungen für gewöhnlich als Sammelbände mit Aufsätzen zu den jeweiligen Themen aufgebaut sind. In ihrer Struktur führen diese Darstellungen immer in ähnlicher Weise an die Problematik heran: Begriffe und Definitionen, Verortung der Patientensicherheit zwischen Qualität- und Risikomanagement, mehr oder weniger explizit die Fehlerentstehung, Konzepte und Strategien zum Umgang mit Fehlern und ihrer Vermeidung sowie fakultativ die Vorstellung konkreter Lösungsansätze. Je nach Standpunkt der Herausgeber wird das Thema stärker aus einer Managementperspektive, dem Human-Factors-Ansatz oder dem medizinischen Blickwinkel angegangen.

Eine gute Übersicht gibt das Taschenbuch „'Patientensicherheit', Leitfaden für den Umgang mit Risiken im Gesundheitswesen" (Hrsg.: E. Holzer et al.), das schon im Titel die Intention der Autoren führt, ihren Lesern eine Vorstellung von den Dimensionen der Problematik zu vermitteln. So werden neben Aspekten des Risikomanagements z.B. Lösungsansätze in den deutschsprachigen Ländern oder Bewältigungsstrategien in ausgewählten Disziplinen vorgestellt. Durch den günstigen Anschaffungspreis empfiehlt sich der Band auch für die studentische Bibliothek.

Ebenfalls als Überblick über das Thema Patientensicherheit ist der von W. Merkle herausgegebene Band „Risikomanagement und Fehlervermeidung im Krankenhaus" konzipiert. Kurze Kapitel zu vielfältigen Aspekten der Patientensicherheit und des Risikomanagements geben einen guten Überblick über das Thema. Der besondere Nutzen dieses Buches besteht in einigen auf die Praxis bezogenen Kapiteln, in denen konkrete Ansätze und Maßnahmen zur Risikovermeidung, vom systemischen Coaching über Verfahren der Ereignisanalyse bis zum CIRS, beschrieben werden. Wie die folgenden Empfehlungen eignet sich dieses Buch aufgrund seines Preises eher zur Anschaffung für die Institutsbibliothek.

„Human Factors und Patientensicherheit in der Akutmedizin" von M. St. Pierre und G. Hofinger erscheint nur auf den ersten Blick thematisch eng gefasst zu sein. Wie es der Titel ankündigt, werden Patientensicherheit, Fehler und Schadensereignisse im Zusammenhang mit der Interaktion von Menschen und sozialen sowie technischen Systemen dargestellt. Wer das Thema Patientensicherheit aus diesem organisationssoziologischen und -psychologischen Blickwinkel verstehen möchte, findet in diesem Buch die gesuchten Erklärungen. Vor allen Dingen werden die in den Curricula und Empfehlungen zur Patientensicherheit angeführten Lerninhalte wie Kommunikation und soziale Kompetenz zum Arbeiten im Team hier beschrieben und begründet. Durch den Human-Factors-Ansatz wird dem Leser deutlich, dass kritische Ereignisse immer auch im Kontext der Organisation zu sehen sind.

Holzer, Elke/ Thomeczek, Christian/ Hauke, Eugen et al. (Hrsg.) (2005): Patientensicherheit. Leitfaden für den Umgang mit Risiken im Gesundheitswesen. Wien: Facultas Verlags- und Buchhandels AG.

Merkle, Walter (Hrsg.) (2014): Risikomanagement und Fehlervermeidung im Krankenhaus. Berlin/ Heidelberg: Springer-Verlag.

St. Pierre, Michael/ Hofinger, Gesine (2014): Human Factors und Patientensicherheit in der Akutmedizin. 3. kompl. akt. u. erw. Aufl. Berlin/ Heidelberg: Springer-Verlag.

B) Vertiefung bestimmter Aspekte der Patientensicherheit

Wer sein Wissen zum Human-Factors-Ansatz vertiefen möchte, wird unweigerlich auf das Buch „Human Factors. Psychologie sicheren Handelns in Risikobranchen", das von P. Badke-Schaub et al. herausgegeben wurde, stoßen. Darin wird der Human-Factors-Ansatz in seinen vielfältigen Facetten erklärt und seine Anwendung in den diversen Hochrisikobereichen beschrieben. Dementsprechend wird die Patientensicherheit explizit nur im Kapitel 13 von P. Dieckmann und M. Rall behandelt sowie im Kapitel 17 von T. Manser gestreift.

In mehreren Sammelbänden werden einzelne Aspekte der Patientensicherheit systematisch vertieft. Mit Blick auf die Planung und Durchführung eines Lehrprojekts ist zuvorderst der jüngst erschienene Band von P. Gausmann, M. Henninger und J. Koppenberg (Hrsg.) „Patientensicherheitsmanagement" zu nennen. Darin werden alle relevanten Aspekte der Patientensicherheit entlang des WHO Curriculum Guides von bekannten Experten ausführlich dargestellt und besprochen. Das Buch enthält deshalb nicht nur wertvolle Informationen zur Aufbereitung für den Unterricht, sondern gibt implizit auch Hinweise für die Konzeption von

Lehrprojekten. Die Themenwahl, die Ausführlichkeit der Kapitel und deren sachkundige Bearbeitung durch renommierte Autoren aus dem Gebiet der Patientensicherheit machen dieses Buch zu einem wertvollen Hilfsmittel der Unterrichtsvorbereitung. Doch leider offenbart der hohe Preis des Bandes von 99,50 Euro, dass Dozenten und Verantwortliche in der Lehre anscheinend nicht primär als Zielgruppe anvisiert sind.

Die Ergebnisse einer vom Bundesministerium für Bildung und Forschung geförderten Klausurwoche beinhaltet der Band „Vom Umgang mit Behandlungsfehlern", herausgegeben von K. Schmidt, M. Sold und T. Verrel. Hier finden sich juristische, psychosoziale und ethische Faktoren im Zusammenhang mit der Patientensicherheit von Fachautoren gut verständlich dargestellt. Deren spezifische fachliche Perspektive und Kompetenz ermöglicht einen weiter gefassten Blick auf die einzelnen Aspekte der Patientensicherheit. Dazu gehören Grundprobleme einer Fehlerkultur ebenso wie Kommunikation und Mitarbeiterschutz oder Überlegungen zu alternativen Haftungsregimen und Patientenschutz.

Der Titel „Fehler und Ethik in der Medizin. Neue Wege für Patientenrechte" lässt einen ethischen Schwerpunkt dieser Aufsatzsammlung vermuten. Tatsächlich haben die Herausgeber A. Frewer, K. Schmidt und L. Bergmann ein lesenswertes Kompendium zum Umgang mit Fehlern zusammengestellt, das Aufsätze eines internationalen Autorenteams vereint. Ethische Aspekte wie Macht und Verantwortung oder der Kontext bestimmter Behandlungssituationen werden ebenso thematisiert wie die Reichweite des (neuen) Patientenrechtegesetzes. Desgleichen werden praktische Bezüge wie z.B. simulationsbasiertes Training oder Fehlererkennung hergestellt und behandelt. Ein Blick in andere Länder und den dortigen Umgang mit Behandlungsfehlern, Kommunikation und Interessenausgleich zwischen betroffenen Patienten und dem beteiligten medizinischem Personal erweitert nicht nur die Perspektive des Bandes.

Immer noch lesenswerte Klassiker sind die Bände des Deutschen Ärzteverlags. Das Buch „Risiken verringern, Sicherheit steigern. Kinderkliniken für Patientensicherheit", herausgegeben von Dieter Hart u.a., beleuchtet Fehlermeldesysteme (CIRS) ausführlich in Theorie und Anwendung. Der von B. Madea und R. Dettmeyer herausgegebene Band „Medizinschadensfälle und Patientensicherheit" geht das Thema verstärkt aus der Perspektive der Behandlungsfehlerbegutachtung und Jurisdiktion an.

Badke-Schaub, Petra/ Hofinger, Gesine/ Lauche, Kristina (Hrsg.) (2012): Human Factors. Psychologie sicheren Handelns in Risikobranchen. 2. übarb. Aufl. Berlin/ Heidelberg: Springer-Verlag.

Gausmann, Peter/ Henninger, Michael/ Koppenberg, Joachim (Hrsg.) (2015): Patientensicherheitsmanagement. Berlin/ Boston: Walter de Gruyter.

Frewer, Andreas/ Schmidt, Kurt/ Bergmann, Lutz (Hrsg.) (2013): Fehler und Ethik in der Medizin. Neue Wege für Patientenrechte. [Jahrbuch Ethik in der Klinik, Bd. 6] Würzburg: Königshausen & Neumann.

Hart, Dieter/ Mattern, Heiko/ Trent, Monika et al. (Hrsg.) (2009): Risiken verringern, Sicherheit steigern. Kinderkliniken für Patientensicherheit. Köln: Deutscher Ärzteverlag.

Madea, Burkhard/ Dettmeyer, Reinhard (Hrsg.) (2007): Medizinschadensfälle und Patientensicherheit. Köln: Deutscher Ärzteverlag.

Schmidt, Kurt/ Sold, Markus/ Verrel, Thorsten (Hrsg.) (2012): Zum Umgang mit Behandlungsfehlern. (Organisations)Ethische, rechtliche und psychosoziale Aspekte. Tagungsband der ELSA-Klausurwoche 2012. Berlin: Lit-Verlag.

C) Planung eines Lehrprojekts Patientensicherheit

Der „WHO Patient Safety Curriculum Guide for Medical Schools" wurde bereits ausführlich im Kapitel G dieser Arbeit besprochen. Die Fülle der fachlichen, didaktischen und methodischen Hinweise in dieser Empfehlung zur Lehre und Lernen von Patientensicherheit ist bis bisher unübertroffen. Der WHO Curriculum Guide besticht durch die Vielfalt der pädagogischen Ratschläge, die Details und Genauigkeit der Darstellung sowie die Dichte der Argumentation. Hinzu kommt der für Dozenten und Lehrverantwortliche unschätzbare Vorteil der webgestützten und ständig aktualisierten Materialien in Form pädagogischer Hinweise, Foliensätzen (Powerpoint) und dergleichen. Was hier über die für die Ausbildung von Ärzten und Ärztinnen konzipierte Variante des WHO Patient Safety Curriculum Guide gesagt wurde, lässt sich in gleicher Weise für die analog gestaltete „Multi-professional Edition" anwenden. Die englischsprachigen Ratgeber und Materialien können kostenfrei im Internet von der Webseite der WHO heruntergeladen werden:

[http://www.who.int/patientsafety/education/curriculum/en/].

Wer eine vollständige Handreichung zur Durchführung einer Lehrveranstaltung mit Inhalten, Materialien und methodischen Hinweisen benötigt, kann auf die „Curriculumbausteine Patientensicherheit" der Hamburger Behörde für Soziales, Familie, Gesundheit und Verbraucherschutz zugreifen. Zwar zielt das 36 Unterrichtsstunden umfassende Konzept auf Auszubildende in der Pflege, enthält aber alle nötigen Inhalte für eine gründliche Einführung in das Thema Patientensicherheit. Methodische Hinweise an die Lehrenden, Illustrationen und großzügige Materialien zur Unterstützung problembasierten Lernens machen diese verfügbare Broschüre zu einem wertvollen Hilfsmittel für die Planung und Durchführung entsprechender Lehrveranstaltungen.

Behörde für Soziales, Familie, Gesundheit und Verbraucherschutz (Hrsg.) (2010): Aus Fehlern lernen. Curriculumbausteine Patientensicherheit. Hamburg: BSG.

Unter dem angegebenen Link lässt sich diese nur im Internet verfügbare Broschüre kostenfrei herunterladen:

[http://www.hamburg.de/patientenschutz/4252224/broschuere-curriculumbausteine-patientensicherheit/]

World Health Organization (Hrsg.) (2009): WHO Patient Safety Curriculum Guide for Medical Schools. Genf: WHO Press.

World Health Organization (2011): WHO Patient Safety Curriculum Guide: Multi-professional Edition. Genf: WHO Press.

D) (Medizinische) Didaktik und Methodik

Obwohl Wissenschaftler für Forschung und Lehre ausgebildet werden, mangelt es in Deutschland an der didaktischen Ausbildung der Hochschullehrer. Die „Grundlagen des beruflichen Lernens und Lehrens" werden von B. Ott so verständlich und umfassend erklärt, dass wenig pädagogisches Vorwissen notwendig ist, um sie auf die Planung und Gestaltung von Lehrkonzepten anwenden zu können. Skizzen und Tabellen unterstützen die Ausführungen in den Texten zu Lernpsychologie und zu gruppendynamischen Aspekten, didaktischen und methodischen Aspekten oder zu Lernzielplanung und Lehrplangestaltung. Dieses Buch gibt Lehrenden die Möglichkeit, ihren Unterricht und ihre Methodenwahl auf ein berufspädagogisches Fundament zu stellen und ihr pädagogisches Handeln zu begründen. Inhalt, Übersichtlichkeit und Preis machen dieses Buch auch zur Anschaffung für die Privatbibliothek empfehlenswert.

In Großbritannien zählt R. Mehay's (Hrsg.) "Essential Handbook for GP-Training and Education" zu den Klassikern unter den Anleitungen für Lehrende in der medizinischen Ausbildung. Hat man die zehn Kapitel zu den Grundlagen des Lehrens und Lernens sowie die praxisbezogenen Hinweise zur Planung, Durchführung und Evaluation medizinischer Ausbildungsformate gelesen, kommt man zu der Frage, warum dieses oder ein ähnliches Buch in Deutschland noch keine entsprechende Verbreitung gefunden hat. Aus der Praxis für die Praxis der Lehrenden und Auszubildenden bzw. Anzuleitenden haben die Autoren einen Fundus nützlicher Hinweise und Hilfen für die Lehre, die praktische Anleitung und das Lernen zusammengestellt. In der Art eines Lehrbriefs mit einführenden Fragestellungen, strukturierenden Überschriften, Illustrationen und Grafiken gibt dieses Buch jedem Lehrenden methodische Unterstützung für die Planung und Durchführung von Lehrveranstaltungen. Der Band ist vor allem auch für Dozenten eine Hilfe, die in der Anwendung von Formaten praxisbasierten und selbstorganisierten Lernens noch keine oder wenig Erfahrung haben. Das gesamte Methodenspektrum angelsächsischer Unterrichtspraxis vom Peer-Learning über Modified Essay Questions bis zum
E-Learning, das in den Ausführungen des WHO-Curriculumguide vorausgesetzt bzw. lediglich angedeutet wird, ist im „Essential Handbook" ausführlich und praxisnahe beschrieben. Einen Einblick kann man sich kostenfrei und ohne einen mit dem Buch erworbenen Zugangscode online verschaffen, wo die Inhalte laufend aktualisiert werden. Als Kindle-Edition kann dieses Buch über den Internet-Buchhandel erworben werden; für den Bezug über die Bibliothek werden viele Nutzer vermutlich erst einmal einen Anschaffungsvorschlag an ihre Bücherei richten müssen. Unter der folgenden URL wird auf die Buchkapitel und Materialien verlinkt:

[http://www.essentialgptrainingbook.com/]

Dabei muss Frontalunterricht nicht langweilig sein, wenn er in offene Unterrichtsformen integriert ist, wie H. Gudjons in „Frontalunterricht neu entdecken. Integration in offene Unterrichtsformen" darlegt. Ausführlich werden Argumente für dieses Unterrichtsformat und methodische Möglichkeiten zu seiner Bereicherung erörtert. Allerdings wirkt dieses Buch im Vergleich zum „Essential Handbook" textlastig und scheint eher an erfahrene Pädagogen gerichtet zu sein. Auf die zeitlichen Erfordernisse problembasierter und selbstorganisierter Lernformate wurde im Kapitel G eingegangen, weswegen es unter zeitlichen Restriktionen sinnvoll sein kann, sich aus diesem Buch Anregungen für einen offenen und anregenden Frontalunterricht zu holen.

Gezielt an Hochschuldozenten ist der Klassiker von A. Winteler „Professionell lehren und lernen" gerichtet. An der Praxis der Unterrichtsplanung und Gestaltung orientiert, werden sehr konkrete methodische Hinweise und Hilfen gegeben, z.B. für einen guten Unterrichtseinstieg oder die erste Unterrichtsstunde. Wie erwartet werden in diesem für die Hochschullehre verfassten Buch auch Themen wie Prüfungen und die Lehrevaluation behandelt. Checklisten zu aktivierenden Lehrstrategien und Anregungen zur Qualitätsverbesserung in der Lehre oder dem veränderten Rollenverständnis von Lehrern und Lernenden unterstreichen die Aktualität der inzwischen 4. Auflage dieses Ratgebers.

Wer Lernen verstehen und auf dieser Basis effektiver unterrichten möchte, sollte „Bildung braucht Persönlichkeit. Wie Lernen gelingt" von G. Roth lesen. Der Autor bemängelt zu Recht, dass die Erkenntnisse der neuro-biologischen Lernforschung bislang nicht in der Unterrichtsgestaltung Berücksichtigung finden. Detailliert und informativ werden in diesem Band, wie auch in den anderen Publikationen E. Roths, die neurologischen Vorgänge, z.B. bei der Verarbeitung von Stress oder dem Lernen und der Gedächtnisbildung geschildert. Dieses Buch hat unter den gegebenen Verhältnissen in der Lehre an Schulen und Universitäten vor Allem seinen Nutzen für das Verständnis der Lehrenden für ihre Schüler und das Lernen. Für die konkrete Unterrichtssituation werden die Hinweise des Autors relevant, wenn Lehrende sie für eine genauere Zielgruppenorientierung in ihrer Planung berücksichtigen. Da „Bildung braucht Persönlichkeit" auch als Taschenbuch erschienen ist, lohnt sich die Anschaffung in jedem Fall.

Gudjons, Herbert (2011): Frontalunterricht neu entdecken. Integration in offene Unterrichtsformen. 3. akt. Aufl. Bad Heilbronn: Verlag Julius Klinkhardt.

Mehay, Ramesh (Hrsg.) (2013): The Essential Handbook for GP-Training and Education. London/ New York: Radcliffe Publishing.

Ott, Bernd (2011): Grundlagen des beruflichen Lernens und Lehrens. Ganzheitliches Lernen in der beruflichen Bildung. Berlin: Cornelsen Verlag Scriptor.

Roth, Gerhard (2015): Bildung braucht Persönlichkeit. Wie Lernen gelingt. Stuttgart: Cotta.

Winteler, Adi (2011): Professionell lehren und lernen. Ein Praxisbuch. 4. akt. und überarb. Aufl. Darmstadt: Wissenschaftliche Buchgesellschaft.

E) Sozialpsychologie – auch für Laien verständlich

Aus den USA stammen Konzept und Realisation des Lehrbuchs „Sozialpsychologie" von E. Aronson, T.D. Wilson und R.M. Akert, das inzwischen in der 8. Auflage erschienen ist. Dies und die übersichtliche Darstellung der Inhalte mit Skizzen, Schemata, farblich unterlegten Definitionen und praktischen Beispielen sprechen für dieses Buch. Darüber hinaus sind es genau diese Elemente, welche die Lektüre sozialpsychologischer Themen zu einem Lese-Erlebnis machen. Die für die Patientensicherheit genannten Aspekte lassen sich hier auch für den Laien leicht nachvollziehbar, aber fachlich anspruchsvoll, nachlesen.

Aronson, Elliot/ Wilson, Timothy D./ Akert, Robin M. (2004): Sozialpsychologie. 4. akt. Aufl. München: Pearsons Education Deutschland. Kap. 4.

Anhang H: Beispiel eines Modulplans für das Aufbaumodul A2

Beschreibung, Aufbaumodul (A2):			
Vertiefung der Grundlagen, Aufbau sozialer Kompetenzen			
Kennzeichnung: Modul A2: Aufbaumodul	Kreditpunkte	Studiensemester 5. - 9. Semester	Dauer 1 Semester
Lehrveranstaltungen: Seminar	Workload	Kontaktzeit 2 SWS/ 24 UE	Selbststudium
Lehrformen:	Seminar mit 2 SWS Alternativ: 2 bis 4 Blockseminare		
Gruppengröße:	18 bis max. 24 Teilnehmer		
Qualifikationsziele:	- Vertieftes Grundwissen zur Patientensicherheit - Befähigung zur Teilnahme an Folgemodulen		

Berufliche Handlungskompetenz

Fach- kompetenz:	Wissen und Verstehen: - Risiken, Fehler- und Schadensgenese - Kommunikationstheorie - Sozialpsychologische Grundkenntnisse
Methoden- kompetenz:	Entscheiden und Handeln - Erkennen von Risikosituationen - Transparenz schaffen durch Kommunikation - Strukturierte Informationsverarbeitung durch Wissen um Wahrnehmungsverzerrungen
Soziale Kompetenz:	Soziale Orientierung und Handeln - Gespräche führen und Information weiterleiten - Kooperieren im Team - Probleme (Fehler) argumentativ bearbeiten - Kreativer Umgang mit Konflikten/ Problemen
Personale Kompetenz:	Selbststeuerung - Erkennen eigener Belastungsgrenzen (physisch, insbesondere aber: Konzentrationsfähigkeit und Aufmerksamkeit) - Selbstkontrolle und Reflexion - Hilfsbereitschaft und kollegiale Aufmerksamkeit
Hinweise zu Inhalten	Die Inhalte des Basismoduls A1 sind in Kürze zu wiederholen, um a) die Wissensbasis der Teilnehmer anzugleichen und b) um bisheriges Wissen als Grundlage für die neuen Inhalte zu aktivieren. Der Umgang mit Fehlern betrifft eine zeitliche und soziale Dimension, die auf den Zusammenhang von individuellem Verhalten und Organisationsbedingungen verweist. An diesem Punkt tritt die Bedeutung einer Sicherheitskultur für die Patientensicherheit besonders hervor. Voraussetzung einer Sicherheitskultur ist das Sozialkapital einer Organisation, z.B. die Art der Kommunikation und der Informationsverarbeitung (Wahrnehmung und analytischer Denkstil)

Literatur:	Ideal: Reader oder vom Dozenten redigierte Handouts der studentischen Referate Reason, J. (1995): Understanding adverse events. Reason, J. (2000): Human Error: models and management. Lauterberg, J. (2009): Critical Incident Reporting Systeme (CIRS) in Medizin und Pflege. Schwappach, D./ Koeck, Ch. (2004): What makes an error unacceptable? A factorial survey on the disclosure of medical errors. Schwappach, D./ Boluarte, T. (2008): The emotional impact of medical error involve-ment on physicians: a call for leader-ship and organisational accountability. St. Pierre, M./ Hofinger, G.(2014): Human Factors und Patien-tensicherheit in der Akutmedizin. Merkle, W. (2014.). Risikomanagement und Fehlervermeidung im Krankenhaus, einzelne Kapitel Aronson, E. / Wilson, T./ Akert, R. (2004): Sozialpsychologie, einzelne Kapitel
Verwendbarkeit des Moduls:	Voraussetzung für Teilnahme am Basismodul B1 vor Antritt des Praktischen Jahres
Teilnahme-voraussetzung	Erfolgreiche Teilnahme am Basismodul A1
Prüfungsformen:	Übernahme eines Referats oder schriftliche Ausarbeitung einer Fallbesprechung aus einem Fehlermeldesystem (Modified Essay Question) Moderierte Fallbesprechung (Case-based discussion) Prüfung im OSCE-Format zu Kommunikation und Risiko-erkennung Simulation mit Rollenspiel
Vergabe ECP:	Erwerb der ECP durch regelmäßige Seminarteilnahme und Erbringen der Seminarleistung
Stellenwert der Note:	Patientensicherheit als prüfungsrelevantes Pflichtfach (?)
Häufigkeit des Angebots:	Winter- und Sommersemester
Lehrende	Gesundheitswissenschaftler/ Wissenschaftler mit kontextnaher Qualifikation zur Medizin (z.B. Soziologen, Psychologen, Pädagogen), Ärzte, Apotheker/innen, Fallbesprechungen: Kliniker aus verschiedenen Disziplinen, Allgemeinmedizinen und Transfusionsmediziner

Struktur, Aufbaumodul (A2):
Vertiefung der Grundlagen, Aufbau sozialer Kompetenzen

Thematische Schwerpunkte	Umgang mit Fehlern in einer Sicherheitskultur, Kommunikation und Soziale Wahrnehmung
Zeit/Ort	Klinischer Abschnitt vor der Famulatur
Lernform/ Stundenumfang	Seminar mit 2 SWS oder Blockseminar mit 24 UE zu je 45 Minuten
Handlungs- kompetenzen	In diesem Modul vertiefen die Studierenden ihr Verständnis für die Entstehung und Vermeidung von Fehlern bzw. Fehlleistungen. Sie erkennen die Beziehung von individuellen Faktoren, Organisationsbedingungen und aufgabentypischen Charakteristika bei der Fehlergenese. Sie erkennen die Bedeutung gegenseitiger Aufmerksamkeit zur Vermeidung kognitiver (Wahrnehmungs-)Fehler und der Kommunikation für die notwendige Transparenz der Handlungsabläufe. Auf der Basis dieser Zusammenhänge akzeptieren sie die Notwendigkeit des lebenslangen Lernens. Mithilfe theoretischen Wissens und praktischer Kommunikations- und Wahrnehmungsübungen entwickeln die Studierenden ihre sozialen Kompetenzen.
Lernziele	a) kognitive Lernziele – Wissen: Die Studierenden - verorten die Patientensicherheit in den Feldern des Qualitäts- und Risikomanagements, - erklären die Funktion und Bedeutung von Fehlermeldesystemen; - nennen Fehlerarten und erläutern deren Entstehung, - stellen die Bedeutung der Kommunikation für die Transparenz von Prozessen und die Bewältigung der Schnittstellenproblematik heraus, - wissen um Belastungen und Grenzen der Konzentrationsfähigkeit, - erläutern typische Wahrnehmungsverzerrungen.
	b) affektive Lernziele – Einstellungen: Die Studierenden - haben eine professionelle Einstellung zum Umgang mit Fehlern - haben keine Scheu, über Fehler zu kommunizieren, - erkennen die Bedeutung von Aufmerksamkeit und Achtsamkeit für die PaS, - bewerten Risiken und Folgen von Schadensereignisse für Betroffene und Beteiligte aus einer moralischen Perspektive, - erläutern die Problematik der PaS im Zusammenhang von Ethik, Medizin und ärztlicher Profession, - erkennen Kommunikationsmängel und analysieren deren Ursachen, - achten auf Risiken und risikoträchtige Situationen, - begründen eine fundierte Informationssammlung und -weitergabe.
	c) psychomotorische Lernziele – Können: Die Studierenden - unterscheiden begleitende und auslösende Faktoren von unerwünschten Ereignissen, - führen die Analyse von Fallbeispielen in Gruppen durch,

	- entwickeln Ideen zur Prävention von Fehler- und Schadensereignissen, - erkennen Risiken und Risikosituationen und reagieren adäquat darauf, - beachten Regeln offener Kommunikation und korrigieren Missverständnisse (Nachfragen etc.), - hinterfragen schnell getroffene Urteile und Situationseinschätzungen kritisch.
Themen und Inhalte	a) Thema: Umgang mit Fehlern - Vermeiden von Fehlern durch gegenseitige Aufmerksamkeit und Achtsamkeit, - Lernen aus Fehlern: Fehlermeldesysteme (CIRS) und Instrumente der Fehleranalyse, - Risiken für die beteiligten Angehörigen der Gesundheitsberufe *second victim*) und Coping-Strategien, - Persönlicher Umgang mit Fehlern: Offenlegung, Entschuldigung, Reflexion.
	b) Thema: Organisation und Sicherheitskultur - Organisation, Systeme und Schnittstellenproblematik, - Lernende Organisation und Ebenen des Organisationslernens, - Methoden des Qualitäts- und Risikomanagements im Zusammenhang mit der Patientensicherheit.
	c) Thema: Kommunikation - Informations- und Kommunikationsmodelle und -prinzipien - Grundsätze des klientenzentrierten Gesprächs, - Deeskalationsmodelle (NURSE und SPIKE Modell), - Kommunikation von Fehlern/ Schäden im Team und mit betroffenen Patienten.
	d) Thema: Soziale Wahrnehmung - Wahrnehmungsfehler am Beispiel der Attributionstheorien, - Vorurteil und Stereotyp, - Kognitive Stile der Informationsverarbeitung, - Entscheidungen in sozialen Gruppen, - Hilfsverhalten.
Methodik	a) Seminar Unterrichtsgespräch, Präsentation, Gruppenübungen, studentische Vorträge, Gruppendiskussion, Kommunikationsübungen, Fallbesprechungen
	b) Exkursion und Expertengespräche
	c) Fallbesprechungen zu typischen Risikosituationen mit Ärzten aus verschiedenen Fachgebieten als Moderatoren
	d) Skills-Lab: Kommunikationsübungen, klinische Simulation zur Risikoerkennung
Praktische Anteile	Fallbesprechungen mit erfahrenen Klinikern
	Expertengespräch, z.B. Gewalt gg. Patienten, Risikomanagement
	Exkursion, z.B. Transfusionsmedizin, Apotheke
Anmerkungen	

Organisation und Individuum
hrsg. von Prof. Dr. Frank Schulz-Nieswandt (Universität zu Köln) und
Prof. Dr. Holger Pfaff (Universität zu Köln)

Britta Biendara
Betriebsformen und professionelle Haltungstypen – ein betriebsmorphologischer Beitrag zum Gesundheitswesen
Kooperationen im Gesundheitswesen, Betriebs- und Versorgungsformen treten vor dem Hintergrund des soziodemographischen bzw. versorgungsepidemiologischen Wandels regelmäßig in den Vordergrund. Die Weiterentwicklung der Gesundheitsorganisationen steht in einem Spannungsfeld zwischen Kooperation und Wettbewerb und ist zentraler Bestandteil der Organisationsentwicklung. Darüber hinaus stellen der Neuzuschnitt der Gesundheitsberufe und die Fokussierung auf Patientenorientierung wesentliche Handlungsfelder auf der Ebene der Organisationen und der beteiligten Berufsgruppen dar. Hemmnisse, Treiber, Erfolgsfaktoren sowie Best-Practice Beispiele einer vernetzten Zusammenarbeit im Gesundheitswesen stehen daher im Fokus der Arbeit.
Bd. 7, 2016, 286 S., 34,90 €, br., ISBN 978-3-643-13535-3

Saskia Alich
Angehörige erwachsener Menschen mit Behinderung
Ein Problemaufriss: empirisch-exemplarische Darstellung zur Lebenslage Angehöriger von Menschen mit Behinderung in Einrichtungen der Behindertenhilfe
Bd. 6, 2011, 216 S., 24,90 €, br., ISBN 978-3-643-11112-8

Ute Karbach
Medizinische Leitlinien
Ärztliche Deutungsmuster und Leitlinienkonformität – Eine Annäherung
Die Einführung von Leitlinien ist eine von vielen Strategien, mit welcher die Gesundheitsorganisationen auf Defizite in der Gesundheitsversorgung lenkend einwirken. Bislang jedoch hat dies nicht zu einer leitlinienkonformen Krankenversorgung geführt. Die mangelnde ärztliche Leitlinienumsetzung steht im Widerspruch zu einer belegten ärztlichen Akzeptanz einer leitlinienorientierten und Evidenz-basierten Medizin.
Die vorliegende Studie geht der Frage nach, auf welchen stereotypen Sichtweisen und Interpretationen die Umgangsweise von Ärztinnen und Ärzten mit Leitlinien basieren.
Bd. 5, 2010, 120 S., 19,90 €, br., ISBN 978-3-643-10563-9

Petra Stemmer
Assistierende Technologien in der Behindertenhilfe
Ein Stakeholder-Problem
Bd. 4, 2010, 144 S., 19,90 €, br., ISBN 978-3-643-10020-7

Petra Steffen
Anspruchsniveaureduktion und Entschuldigungstendenz bei Krankenhauspatienten
Eine empirische Analyse der Determinanten
Bd. 3, 2009, 216 S., 24,90 €, br., ISBN 978-3-8258-1590-5

Nicole Ernstmann
Determinanten der subjektiven Nutzenbewertung der elektronischen Gesundheitskarte und des elektronischen Rezepts
Bd. 2, 2008, 120 S., 19,90 €, br., ISBN 978-3-8258-1374-1

Elke Driller
Burnout in helfenden Berufen
Eine Darstellung am Beispiel pädagogisch tätiger Mitarbeiter der Behindertenhilfe
Bd. 1, 2008, 128 S., 19,90 €, br., ISBN 978-3-8258-1373-4

LIT Verlag Berlin – Münster – Wien – Zürich – London
Auslieferung Deutschland / Österreich / Schweiz: siehe Impressumsseite